Jahrbuch der medizinischen Psychologie 7

Schriftleitung

E. Brähler, Gießen   B. F. Klapp, Berlin
J. W. Scheer, Gießen

Herausgeber

E. Brähler, Gießen   B. Dahme, Hamburg
S. Davies-Osterkamp, Düsseldorf
G. Ehle, Berlin   B. F. Klapp, Berlin
U. Koch-Gromus, Freiburg   S. Maes, Leiden
M. Perrez, Fribourg   H. P. Rosemeier, Berlin
J. W. Scheer, Gießen   L. R. Schmidt, Trier
H. Schröder, Leipzig   U. Tewes, Hannover
R. Verres, Heidelberg   B. Wimmer-Puchinger, Wien
A. Zink, Berlin

Psychologische Aspekte medizinischer Maßnahmen

Herausgegeben von
Lothar R. Schmidt

Mit 19 Abbildungen und 32 Tabellen

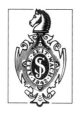

Springer-Verlag
Berlin Heidelberg New York
London Paris Tokyo
Hong Kong Barcelona
Budapest

Prof. Dr. Lothar R. Schmidt
Universität Trier, Fachbereich I – Psychologie
Postfach 38 25, W-5500 Trier

ISBN 3-540-54259-0 Springer-Verlag Berlin Heidelberg New York

Die Deutsche Bibliothek - CIP-Einheitsaufnahme
Psychologische Aspekte medizinischer Maßnahmen : mit 32 Tabellen / hrsg. von
Lothar R. Schmidt. Berlin; Heidelberg; New York; London; Paris; Tokyo; Hong Kong;
Barcelona; Budapest: Springer, 1992
(Jahrbuch der medizinischen Psychologie; 7)
ISBN 3-540-54259-0
NE: Schmidt, Lothar R. (Hrsg.); GT

Satz: Textbüro K. Strohmer, Heidelberg
19/3140-543210 – Gedruckt auf säurefreiem Papier

Vorwort

In der Medizin erscheint es eher ungewöhnlich, einen Jahrbuchband von den Maßnahmen und Eingriffen ausgehend zu strukturieren. Hingegen ist in der Psychologie durch das Standardwerk von Janis zur Auseinandersetzung mit chirurgischen Eingriffen und wegen der Bedeutung der Copingkonzepte eine Zentrierung auf die Maßnahmen, die sog. *Stressoren*, häufiger festzustellen.

Die Beiträge dieses Jahrbuchbandes sollen exemplarisch eine breite Palette von Maßnahmen mit unterschiedlichen Akzentsetzungen erkennen lassen. Es wurden überwiegend Einzelmaßnahmen herausgestellt, die jedoch teilweise – wie beispielsweise Herzoperationen – äußerst komplexe Ereigniskonstellationen sind. So hätte man hinsichtlich der Analatresie als Einzelmaßnahme das Biofeedbacktraining auswählen können; es erschien aber viel wichtiger, für diesen Bereich den komplexen Zusammenhang von Maßnahmen herauszuarbeiten.

Der bislang in der Fachliteratur weitgehend vernachlässigte Bereich der Auseinandersetzung von Kindern mit medizinischen Maßnahmen ist darüber hinaus in einem eigenen Überblickskapitel vertreten.

Die Psychodiagnostik ist in diesem Jahrbuchband kaum repräsentiert, da es bedauerlicherweise nur wenig neue Ansätze gibt. Allerdings gehen die biochemischen und psychophysiologischen Methoden in eine Reihe von Beiträgen zu den einzelnen medizinischen Maßnahmen ein. Eine der wenigen vielversprechenden psychodiagnostischen Neuerungen, nämlich die computerunterstützte Selbst- und Fremdbeobachtung, wurde in diesen Band aufgenommen.

Die Beiträge dieses Bandes sollten insgesamt deutlich machen, daß es in der medizinischen Psychologie durchaus kontroverse Standpunkte gibt und daß Forschungsmethodik und Forschungspraxis eine große Streuung aufweisen. In dem Beitrag von H.-J. Meffert und dem Einführungskapitel des Herausgebers sollte dieses Spannungsfeld explizit zur Darstellung kommen.

Die Beiträge sind in ihrem Anspruch und dem Anteil der Empirie absichtlich heterogen angelegt worden. Manche Beiträge enthalten eher grundlegende Darstellungen wichtiger Bereiche, andere sind wertende Übersichten zu den wesentlichen Forschungsergebnissen, wieder andere stellen eigene empirische Untersuchungen in den Vordergrund. Dadurch sollten Leser mit unterschiedlichen Interessen und unterschiedlichen Vorkenntnissen von der Lektüre des Jahrbuchs profitieren können. Gleiches gilt für die professionellen Zielgruppen, die sowohl Ärztinnen und Ärzte als auch am Feld der Medizin interessierte Psychologinnen und Psychologen umfassen.

Alle Beiträge dieses Bandes sind durch den Herausgeber und die Schriftleitung angefordert worden. Den Autorinnen und Autoren ist für die Einhaltung der Fristen für die Abgabe ihrer Manuskripte und deren Revision sehr zu danken.

Besonderer Dank gilt der Schriftleitung des Jahrbuchs der medizinischen Psychologie, allen voran dem Kollegen Elmar Brähler, der kontinuierlich und detailliert von der Planung über die Begutachtung bis zur Drucklegung an diesem Band mitgewirkt hat. Weiterhin ist die äußerst hilfreiche Arbeit der Gutachterinnen und Gutachter, die ebenfalls von der Schriftleitung ausgewählt wurden, mit dankbarer Anerkennung zu erwähnen. Nicht zuletzt sei den Sekretärinnen, Frau Helga Lindner und Frau Lore Merkt, sowie den zuständigen Mitarbeitern des Springer-Verlags herzlich für die gute Zusammenarbeit gedankt.

Trier, im November 1991   *Lothar R. Schmidt*

Autorinnen- und Autorenverzeichnis

Appelt, Herta, Priv.-Doz. Dr. phil., Dipl.-Psych.
Abt. Sexualforschung,
Psychiatrische Universitätsklinik,
Martinistr. 52, 2000 Hamburg 20

Dlugosch, Gabriele E., Dipl.-Psych.
Universität Trier, Fachbereich I – Psychologie,
Postfach 3825, 5500 Trier

Grigelat, Angela, Dipl.-Psych.
Institut für Medizinische Psychologie,
Universitätsklinikum Essen,
Hufelandstr. 55, 4300 Essen 1

Johnston, Marie, Ph. D., Reader in Psychology
Department of Psychology,
University of St. Andrews,
St. Andrews, Fife, Scotland KY16 9JU

Jordan, Jochen, Priv.-Doz., Dr. rer. med., Dipl.-Psych.
Funktionsbereich Psychosomatik,
Universitätsklinik Frankfurt,
Theodor-Stern-Kai 7, 6000 Frankfurt

Krohne, Heinz W., Prof. Dr. phil., Dipl.-Psych.
Psychologisches Institut,
Johannes-Gutenberg-Universität,
Saarstr. 21, 6500 Mainz

Lenhart, Franz-P., Dr.
Institut für Anästhesiologie,
Ludwig-Maximilians-Universität München,
Marchioninistr. 15, 8000 München 70

Meffert, Heinz-J., Dr., Dipl.-Psych.
Universitätskrankenhaus Hamburg-Eppendorf,
Abt. Thorax-, Herz- und Gefäßchirurgie,
Martinistr. 52, 2000 Hamburg 20

Mendl, Gabriela, Dr. phil., Dipl.-Psych.
Institut für Anästhesiologie und Institut für Medizinische Psychologie,
Ludwig-Maximilians-Universität, München
Marchioninistr. 15, 8000 München 70

Neuser, Jürgen, Priv.-Doz., Prof. Dr. med., Dipl.-Psych.
Fakultät für Psychologie und Sportwissenschaft, Abt. für Psychologie,
Universität Bielefeld,
Postfach 8640, 4800 Bielefeld

Perrez, Meinrad, Prof. Dr., Dipl.-Psych.
Psychologisches Institut,
Universität Fribourg,
Route des Fougères, CH-1700 Fribourg

Reicherts, Michael, Dr., Dipl.-Psych.
Psychologisches Institut,
Universität Fribourg,
Route des Fougères, CH-1700 Fribourg

Saile, Helmut, Dr. phil., Dipl.-Psych.
Universität Trier,
Fachbereich I – Psychologie,
Postfach 3825, 5500 Trier

Scheer, Jörn W., Prof. Dr. phil., Dipl.-Psych.
Klinikum der Justus-Liebig-Universität Gießen,
Abt. Medizinische Psychologie
Friedrichstr. 36, 6300 Gießen

Schmidt, Lothar R., Prof. Dr. phil., Dipl.-Psych.
Universität Trier,
Fachbereich I – Psychologie,
Postfach 3825, 5500 Trier

Schröder, Christina, OAss., Dr. sc. phil., Dipl.-Psych.
Universität Leipzig, Bereich Medizin,
Karl-Sudhoff-Institut für Geschichte der Medizin und der Naturwissenschaften,
Talstr. 33, 7030 Leipzig

Schröder, Harry, Prof. Dr., Dipl.-Psych.
Sektion Psychologie,
Universität Leipzig,
Tieckstr. 2, 7030 Leipzig

Schumacher, Jörg, Dipl.-Psych.
Sektion Psychologie,
Universität Leipzig,
Tieckstr. 2, 7030 Leipzig

Strauß, Bernhard, Priv.-Doz., Dr. phil., Dipl.-Psych.
Abt. Psychotherapie und Psychosomatik,
Zentrum für Nervenheilkunde der Universität Kiel,
Niemannsweg 147, 2300 Kiel 1

Vögele, Claus, Dr., Dipl.-Psych.
Fachbereich Psychologie,
Universität Marburg,
Gutenbergstr. 18, 3550 Marburg

Redaktion dieses Jahrbuches

Inhaltsverzeichnis

B. Forschungsstrategien in der medizinischen Psychologie

C. Rezensionen

D. Historische Seiten

A. Psychologische Aspekte medizinischer Maßnahmen

I. Einführung

Psychologische Aspekte medizinischer Maßnahmen: Umfang, Bedingungen, Forschungs- und Praxisprobleme

L. R. Schmidt

Zusammenfassung

Der enorme Umfang und die psychologische Bedeutung medizinischer Maßnahmen bei Erwachsenen und Kindern werden umrissen. Medizinische Maßnahmen werden ambulant und stationär durchgeführt, und sie dienen als Einzelmaßnahmen sowie in Sequenzen sowohl diagnostischen als auch therapeutischen Zielsetzungen. Sie reichen von Punktionen und Injektionen bis zu unterschiedlichen operativen Eingriffen mit und ohne Bewußtsein der Patienten. Vor allem die funktionelle Einbettung der Maßnahmen in die gesamte klinische Situation und den Lebenszusammenhang werden reflektiert. Ein Rahmenmodell soll die Vielzahl möglicher Bedingungen und moderierender Einflußgrößen verdeutlichen. Den Schwerpunkt des Kapitels bildet die Evaluation und Diskussion der Forschungsansätze und Forschungsmethoden. Eine künftige vergleichende Systematisierung der Forschungsdesigns und -ergebnisse könnte manche der Unklarheiten und Widersprüche, die derzeit in bezug auf die psychologischen Aspekte medizinischer Maßnahmen bestehen, auflösen helfen und eine bessere "Verträglichkeit" von Forschung und Praxis ermöglichen. Schließlich werden einige psychologische Praxismodelle skizziert.

Summary

The introduction stresses the enormous scope and psychological impact of stressful medical procedures in adults and children. Single medical procedures and sequences are used as assessment and intervention strategies in in-patient and out-patient services. They include punctures and injections as well as different surgical procedures with conscious and with unconscious patients. The implications of these procedures within the clinical setting and the life situation of the individuals are discussed. A structural framework for stressful medical procedures systematically describes the great variety of potential variables and moderator influences. The chapter focuses on the evaluation and discussion of research designs and methods. A stricter systematization of future research designs and results might prevent some of the confusion and the contradictions in present publications and might lead to a better fit of psychological research and practice. Finally, some models of psychological practice are sketched.

Einleitung

Potentiell belastende medizinische Situationen kommen Tag für Tag auf sehr viele Patientinnen und Patienten und auf ihre Angehörigen, aber auch auf Ärzte und Ärztinnen sowie auf Pflegekräfte zu. Solche medizinischen Situationen betreffen sowohl diagnostisch als auch therapeutisch ausgerichtete Maßnahmen in stationären und ambulanten Einrichtungen. Sie reichen von Injektionen, Punktionen oder Katheterisierungen über komplexere Abläufe wie beim Geburtsvorgang bis hin zu chirurgischen Eingriffen und Maßnahmen bei chronischen oder terminalen Krankheiten.

Der *Umfang* medizinischer Maßnahmen und Eingriffe wird zumindest grob verdeutlicht durch die Tatsache, daß allein in der Bundesrepublik Deutschland im Jahre 1987 *stationär* ca. 13 Mio. Fälle behandelt wurden, die insgesamt für über 200 Mio. Pflegetage aufgenommen worden waren. An den meisten Pflegetagen werden Maßnahmen durchgeführt bzw. müssen sich die Patienten mit den schon erfolgten Maßnahmen und Eingriffen (z.B. Operationen) auseinandersetzen. Unter den Patienten, die sich medizinischen Maßnahmen unterziehen müssen, sind viele *Kinder*, da mehr als 50 % von ihnen (ohne Berücksichtigung der Geburt) mindestens einmal während der Kindheit stationär im Krankenhaus aufgenommen werden.

Die Zahl leichter und mittelschwerer medizinischer Maßnahmen und Eingriffe, die *ambulant* in Kliniken, Polikliniken, bei vielen niedergelassenen Ärzten und Zahnärzten (vgl. Schneller u. Fleischer-Peters 1985; Reschke et al. 1988) vorgenommen werden, ist äußerst groß.

Statistische Angaben gerade zu den nicht sehr bekannten medizinischen Maßnahmen mögen das Ausmaß dieses Problemkreises verdeutlichen. Bruckenberger (1989) zeigt für 4 Bundesländer auf, daß im Jahre 1987 bei mindestens 1‰ der Bevölkerung *Nierensteinbehandlungen* (vgl. Beitrag Mendl u. Lenhart in diesem Buch) durchgeführt wurden, so daß in der Bundesrepublik Deutschland insgesamt mit mindestens 65000 Maßnahmen dieser Art pro Jahr gerechnet werden muß. Die *perkutane transluminale Angioplastie* (vgl. Beitrag Jordan in diesem Buch) wurde 1987 nach Bruckenberger (1989) in der Bundesrepublik in 11 168 Fällen vorgenommen. Dabei geht Bruckenberger (1989) davon aus, daß in der Regel eingreifendere, komplikationsreichere Verfahren nicht durch neue, weniger belastende Methoden ersetzt werden. Beispielsweise sind trotz der rasch zunehmenden Zahl perkutaner transluminaler Angioplastien auch die Bypassoperationen pro Jahr weiter angestiegen.

Die extrem hohe Anzahl sehr unterschiedlicher medizinischer Maßnahmen bekommt *psychologisch* eine um so stärkere *Bedeutung*, je mehr Belastungen und Bedrohungen zumindest für einige Individuen damit verbunden sind. Wie Davies-Osterkamp (1985, S. 216) ausführt, steht bei Operationen aus ärztlicher Sicht der Aspekt der "Heilmaßnahme zur Verbesserung des körperlichen Zustandes, zur Lebensrettung oder Lebenserhaltung" ganz im Vordergrund. Die in der medizinischen Literatur weithin fehlende Beachtung psychologischer Komponenten belegt, daß von Ärzten und dem gesamten medizinischen System die subjektiven Belastungen nicht wahrgenommen oder zugebilligt werden. Die meisten Maßnahmen werden aus Medizinerperspektive als Routine und objektiv weitgehend ungefährlich angesehen. Das gilt ganz besonders für Spezialisten, die viele Routinemaßnahmen hundert- und tausendfach im Jahr durchführen.

Selbst subjektiv als äußerst bedrohlich eingestufte Maßnahmen, wie etwa die Lumbalpunktion, werden von Spezialisten als (objektiv) leichte und ungefährliche Routinetätigkeit angesehen. Sogar als ungefährlich geltende Untersuchungsmethoden, wie die Computertomographie, können jedoch bei Patienten zu Angst führen, wenn sie auf "geschlossene Räume" phobisch reagieren oder wenn sie die häufig zu hörende Kurzerklärung, daß das Gehirn oder der Körper bei der Maßnahme "in Scheiben zerlegt" würden, falsch verstehen.

Ziel dieses Beitrags ist es nicht, den gesamten Bereich der medizinischen Maßnahmen zu "psychologisieren", sondern auf einige psychologische Bedingungen aufmerksam zu machen. In der Tat werden - auch von Kindern - die meisten medizinischen Maßnahmen und Eingriffe ohne aktuelle oder gar längerdauernde Probleme überstanden; vorausgesetzt, daß zumindest ein Mindestmaß an angemessenen Informationen über das Verfahren und mögliche Hilfen angeboten werden, wie es in der heutigen Medizin glücklicherweise häufig der Fall ist (vgl. Beitrag Saile u. Schmidt in diesem Buch).

Andererseits sollte man aber die Bedeutung medizinischer Maßnahmen für die Patienten auch nicht "*trivialisieren*" (vgl. Lazarus 1984), will man ein zuweilen "böses Erwachen" vermeiden (vgl. Böhm 1988). Nicht ganz zufällig ist die Vorbereitung auf medizinische Maßnahmen, insbesondere auf Operationen, schon des öfteren zum Thema in der Tagespresse geworden (vgl. Walter 1989 in der "Weilburger Kreiszeitung"). Ist es doch für nicht wenige Individuen eine sehr starke Belastung, oft sogar eine krisenhaft erscheinende Bedrohung, sich bestimmten medizinischen Maßnahmen unterziehen zu müssen. Solche Individuen dürfen deshalb nicht als abweichend, weichlich oder nörglerisch diskriminiert werden, sondern sind mit ihrer Problematik ernst zu nehmen und durch gezielte Interventionen auf die Maßnahmen und ihre Folgen vorzubereiten.

Medizinische Maßnahmen und ihre Bedeutung

Van der Ploeg (1988) hat sich in mehreren empirischen Untersuchungen mit der Bewertung von sehr unterschiedlichen medizinischen Ereignissen durch Patienten befaßt, und er fordert eine stärkere Beachtung von medizinischen Ereignissen mit großer Häufigkeit bzw. Intensität.

Die nachfolgend zusammengestellten medizinischen Maßnahmen sollen verdeutlichen, daß dieser Bereich weit mehr als Operationen umfaßt (vgl. auch Übersicht auf S. 11).

Operationen mit und ohne Bewußtsein, z. B.:
- elektive Chirurgie und Herzschrittmachereinbau,
- Notfalloperationen,
- bei komplexem Krankheitsgeschehen
- sehr schwere Operationen (z. B. Herzoperationen),
- Nachoperationen (z. B. Entfernen von Drähten, Platten u. ä.).

Umschriebene Einzelmaßnahmen, die aber im Zusammenhang mit schwerwiegenden Diagnosen oder Eingriffen stehen können:
- endoskopische Untersuchungen: Gastroskopie, Rektoskopie, Bronchoskopie u. a.,
- Katheterismus,
- Injektionen unterschiedlicher Art, Lokalisation und Dauer, z. B. auch während bestimmter radiologischer Untersuchungen,
- Punktionen, insbesondere Lumbalpunktionen,
- Computertomographie,
- Untersuchungen in Druckkammern (Über- bzw. Unterdruck),
- Akupunktur,
- Biofeedbackmethoden unterschiedlicher Art.

Umschriebene Maßnahmen meist im Zusammenhang mit *schwerwiegenden Diagnosen:*
- transluminale Koronarangioplastie,
- Knochenmarktransplantation,
- Bestrahlung,
- Chemotherapie.

Sequenzen von Maßnahmen bei umschriebenen Ereignissen oder Situationen:
- Vorsorgeuntersuchungen: pränatal und in allen Lebensphasen,
- In-vitro-Fertilisation mit zahlreichen Einzelmaßnahmen,
- Geburt.

Vielfältige Maßnahmen sehr unterschiedlicher Art:
- Dialyse mit zahlreichen Einzelmaßnahmen,
- Verletzungs- und Wundversorgung,
- Verbände, u. U. in komplexen Zusammenhängen wie schweren Verbrennungen oder anderen Verletzungen,
- Nähen, Fädenziehen,
- Gipsverbände,
- Prothesen und andere Maßnahmen infolge Verletzungen und Krankheiten verschiedenster Art.

Um die Maßnahmen in eine psychologisch sinnvoll erscheinende Ordnung zu bringen, müßten Bedingungen wie Vorhersagbarkeit und Kontrollierbarkeit bekannt sein (vgl. Krohne 1988; Reicherts 1988). Besonders schwierig erscheint es, Einzelmaßnahmen außerhalb des jeweiligen Behandlungs- und Diagnosekontextes einzuordnen.

Bei den psychologischen Untersuchungen zu medizinischen Maßnahmen dominieren weiterhin *Operationen* unter Vollnarkose. Dabei werden zur Gewinnung einer möglichst umschriebenen Streßsituation bevorzugt: elektive, routinemäßige chirurgische Eingriffe (vgl. Schmidt 1984; Ziegler et al. 1989), die z. T. auch ambulant durchgeführt werden (Jamison et al. 1987), bzw. umschriebene Routineoperationen wie Hysterektomie (vgl. Borgert u. Schmidt 1988; Schulze et al. 1988; Zintl-Wiegand u. Köhler 1987) oder Kaiserschnitt (Tadmor 1988; Greene et al. 1989).

Wittich u. Lucius-Hoene (1988) zeigen in einer sehr kritischen Literaturanalyse zu den psychischen Störungen nach *Hysterektomie* auf, daß bei zu starker Vereinfachung die Untersuchungen u. U. keine Aussagekraft mehr haben, zumal sogar oft die psychosexuellen Beeinträchtigungen fehlen:

> Das Gros der Untersuchungen mit hohen Fallzahlen scheint jedoch die Vielschichtigkeit der beteiligten körperlichen, kognitiven und emotionalen Faktoren nicht wahrzunehmen und zielt auf die Herstellung einfacher Zusammenhänge ab, was entsprechend reduzierende Erhebungstechniken und die Nichtbeachtung wesentlicher modifizierender Einflußfaktoren zur Voraussetzung hat (Wittich u. Lucius-Hoene 1988, S. 196).

Zunehmend werden auch schwere Operationen oder Operationen im Zusammenhang mit schweren Krankheiten in empirische psychologische Untersuchungen einbezogen (z. B. Rückenoperationen: Valach et al. 1988; Pankreatektomie: Lang et al. 1989; Lippen-Kiefer-Gaumen-Spalten: Geier u. Wittstock 1986; Hydrozephalus: Ogden 1986). Besondere Beachtung haben psychologische Aspekte bei Operationen am offenen Herzen gefunden (vgl. Mench u. Woidera 1986; Anderson 1987; Salm 1988; Beitrag Meffert in diesem Buch). Im Zusammenhang mit Krebserkrankungen gibt es v. a. Publikationen zur Mammaamputation (vgl. Schmidt 1984; Ziegler et al. 1989) oder zur Laryngektomie (vgl. de Maddalena et al. 1989), jedoch weniger unter dem Aspekt des Coping mit der Operation als mit ihren Folgen. Je schwerwiegender Operationen sind, um so eher dürften differentielle, subjektiv orientierte Aspekte eine Rolle spielen (vgl. Beitrag Schröder u. Schumacher in diesem Buch).

Untersuchungen zu diagnostischen und therapeutischen *Maßnahmen*, die meist bei *Bewußtsein* der Patienten durchgeführt werden, sind zwar zahlreich, aber auch sehr heterogen (vgl. Schmidt 1984). Neben den Maßnahmen, die in diesem Buch erwähnt werden, gibt es v. a. empirische Arbeiten zur Gastroskopie (Shipley et al. 1978, 1979), zum Herzkatheterismus (vgl. Salm 1982; Richter et al. 1988), zur pränatalen Diagnostik (Weinman 1991) und zur Chemotherapie bzw. Strahlenbehandlung bei Krebs (vgl. Burish u. Carey 1986; Andrykowski 1988; Eardley 1988; Leventhal et al. 1988; Morrow u. Dobkin 1988; Johnson et al. 1989; Schwarz 1989).

Die subjektive *Bedeutung* von Maßnahmen und insbesondere ihre *Einbettung* in komplexere Strukturen und Prozesse ist bislang fast gänzlich vernachlässigt worden (vgl. auch Davies-Osterkamp 1985, S. 216).

Diese Bedeutungen sind bei *Kindern* v. a. wegen ihrer geringen Fähigkeit zur Antizipation schwer zu untersuchen. Allerdings gilt es, die kindlichen *Konzepte* von Krankheiten und Maßnahmen unbedingt zu berücksichtigen.

Bei *Erwachsenen* mit schweren Krankheiten, die das Bewußtsein oder die kognitiven Funktionen stark beeinträchtigen, ist die Erfassung der Bedeutung solcher Zusammenhänge ebenfalls oft nur schwer möglich. Diesbezüglich sind die Ergebnisse von Schmidt u. Bauer (1986) zu Gliompatienten von Belang:

> Alle drei Fragenkomplexe zusammenfassend ist festzustellen, daß die subjektive Lebensqualität von Patienten mit einem malignen Hirntumor 1 – 5 Jahre nach Beginn der Chemotherapie relativ gut ist. Sie leiden wenig, haben ein positives Selbstbild und sind in bezug auf ihre Zukunft weder ängstlich noch depressiv (Schmidt u. Bauer 1986, S. 586).

In dieser Einschätzung unterscheiden sie sich von Patienten mit Tumoren anderer Organsysteme. Neben hirnorganischen Beeinträchtigungen diskutieren die Autorinnen Anpassungsmechanismen an ein reduziertes Leistungsniveau, relative körperliche Unversehrtheit und meist Fehlen von Schmerzen.

Bei den Sequenzen und Einzelmaßnahmen ist die *existentielle Bedeutung* des Ereignisses und seine Stellung im Lebenszusammenhang zu berücksichtigen. Solche Maßnahmen umfassen:

- "Freudige" Ereignisse von begrenzter Dauer: Leventhal et al. (1989) weisen hier auf die Beeinflussung des Schmerzerlebens während der *Geburt* hin. Dadurch sind u. U. bestimmte Interventionen wirksamer, als wenn die zeitliche Erstreckung unklar wäre (auch wenn es beim Geburtsvorgang natürlich eine beträchtliche Streuung gibt) oder der Abschluß der Sequenz unangenehmer wäre.
- Bedingt "freudige" Ereignisse, weil durch die Maßnahme eine *Entlastung* zu erwarten ist: entweder diagnostische günstige Ausgänge oder kleine oder größere Operationen, die mit großer Wahrscheinlichkeit zur Linderung oder gar Heilung eines unangenehmen Zustands führen. Das gilt auch für viele lindernde Maßnahmen im Zusammenhang mit schweren Verletzungen.
- Gravierende Operationen unterschiedlicher Indikation, beispielsweise im Magen-Darm-Trakt. Die ganze medizinische Vielfalt der prä- und postoperativen Situation bei solchen Operationen wurde in einem von Klußmann (1987) herausgegebenen Buch verdeutlicht (vgl. auch Brähler u. Möhlen 1988 zur postoperativen Prognose des Zwölffingerdarmgeschwürs).
- Umschriebene, aber sehr eingreifende Maßnahmen bei malignen Erkrankungen, z. B. die Knochenmarktransplantation, die von Neuser (1990) in einer prospektiven Verlaufsstudie untersucht wurde.
- Bei vielfältigen Maßnahmen unterschiedlicher Art im Zusammenhang mit schweren Krankheiten, deren Dauer und Verlauf ungewiß oder eher negativ ist: Zentrale Beispiele sind Krebs oder chronische neurologische Krankheiten.

Wegen dieser großen Streuung der individuellen Bedeutung von medizinischen Maßnahmen können Forschungsergebnisse nicht ohne weiteres von einem Kontext in einen anderen übertragen werden (s. die Warnung von Leventhal et al. 1989 bei Maßnahmen zur Geburtsvorbereitung). Zum anderen können Individuen, die formal die gleiche Einzelmaßnahme durchlaufen, nicht einfach in einer Stichprobe zusammengefaßt werden.

Die komplexen Interaktionen von Bedeutung und Freiwilligkeit einer Maßnahme können am Beispiel der Maßnahmen bei der *In-vitro-Fertilisation* (Schröder u. Glas 1989) belegt werden. Im Kontext dieser Untersuchungen und Eingriffe wird – auch für die Autorinnen überraschend – die Laparoskopie als medizinische Maßnahme von den Patientinnen in die unterste von 3 Rubriken, nämlich "keine besondere Belastung", eingestuft:

> Die Überlegung liegt nahe, daß das v. a. bei der Laparoskopie einzugehende gesundheitliche Risiko verdrängt wurde, da dieser Eingriff als notwendig zur Durchführung der Behandlung angesehen wurde. Darüber hinaus betonen die Patientinnen die Freiwilligkeit ihrer Entscheidung für diese Behandlung und sahen damit die Situation eher als von ihnen kontrolliert an (Schröder u. Glas 1989, S. 24).

Auch die überraschenden psychophysiologischen Ergebnisse bei der Herzkatheterisierung, die Richter et al. (1988) mitgeteilt haben, könnten auf diesem Bedeutungshintergrund ihre Erklärung finden (vgl. Cacioppo u. Tassinary 1990 zu den Grenzen des Einflusses psychologischer Variablen auf psychophysiologische Messungen). Die meisten Herzkatheteruntersuchungen sind Bestandteil eines umfassenderen bedrohlichen Gesamtgeschehens, bei dem oft eine Herzoperation sehr wahrscheinlich oder schon fest geplant ist. Die physische Bedrohlichkeit der (subjektiv trotzdem als sehr belastend eingestuften) Herzkatheterisierung kann dadurch erheblich reduziert sein, zumal mit einer Habituation an die Gesamtsituation zu rechnen ist.

Rahmenmodell zur Auseinandersetzung mit medizinischen Maßnahmen

Bislang fehlt es in der medizinisch-psychologischen Literatur an Theorien oder gar umgreifenden Handlungsmodellen, die es erlauben würden, eine einigermaßen verbindliche differenzierte Analyse der psychischen Auseinandersetzung mit medizinischen Maßnahmen in den jeweiligen Bedeutungszusammenhängen vorzunehmen (vgl. auch Beitrag Schröder u. Schumacher in diesem Buch). Meist werden einzelne Situationen (nicht unbedingt Handlungseinheiten) quasi experimentell als Stressoren herausgegriffen. Allzu oft werden einzelne Meßvariablen oder Variablen gleicher Modalität ausgewählt und mit ihrer Hilfe Effekte von Interventionen im Prä-post-Vergleich abgeschätzt. Man hat den Eindruck, daß hierbei häufig lediglich relativ willkürliche Prozeßfragmente (vgl. Fahrenberg 1987) erfaßt werden, da die Untersuchungen in der Regel ohne präzise definierte Beziehung zu den Verarbeitungsprozessen des Individuums gestaltet werden. Wie Salm (1988) kritisiert, wird die Krankenhaus- und v. a. die Lebenssituation von Individuen meist nicht einbezogen.

Pragmatisch kann man medizinische Situationen bzw. Handlungen als potentielle *Stressoren* betrachten. Auch wenn medizinische Alltagssituationen nur selten die Bedeutung kritischer Lebensereignisse erlangen, können dafür entwickelte Rahmenmodelle (vgl. Filipp 1981) hier adaptiert werden. Das Rahmenmodell in Tabelle 1 (bzw. in der Übersicht unten) kann auch auf nicht sehr gravierende medizinische Diagnosen und Eingriffe angewandt werden.

Tabelle 1. Rahmenmodell zur Auseinandersetzung mit medizinischen Maßnahmen (vgl. Übersicht unten; Saile u. Schmidt 1990). Die potentiellen Auswirkungen und Interaktionen der unterschiedlichen Bedingungen sind nicht durch Pfeile dargestellt worden, da sie sehr zahlreich sind und je nach Maßnahme gesondert überprüft werden müssen.

Antezedente Bedingungen	Kontextuelle Bedingungen	Aktuelle und längerfristige Auseinandersetzung
Vorerfahrungen mit medizinischen Behandlungssituationen	Makrosystemische Aspekte; Krankenhaus, Praxis; Krankheit; Maßnahmen	Reaktionen während und nach dem Krankenhausaufenthalt/ Praxisbesuch
Merkmale der Patienten (insbesondere Personmerkmale) und Antizipationen von Belastungen		
Soziale Unterstützung		

Spezifizierung einiger Bedingungen zur Auseinandersetzung mit medizinischen Maßnahmen (vgl. Rahmenmodell Tabelle 1 sowie Saile u. Schmidt 1990)

Antezedente Bedingungen

Vorerfahrungen mit medizinischen Belastungssituationen
Es gilt hierbei, allgemeine und spezifische Vorerfahrungen zu unterscheiden und ggf. "stellvertretende" Erfahrungen zu beachten. Da die *erstmals durchzuführende bzw. durchgeführte Maßnahme* die Vorerfahrungen für die weiteren Maßnahmen bestimmt, kommt ihr eine besondere Bedeutung zu; insbesondere gilt dies für Sequenzen von Maßnahmen, zu erwartende langwierige oder stark bedrohliche Erkrankungen oder ungeklärte, komplizierte Diagnosen.

Merkmale der Patientin/des Patienten
- *Soziodemographische Merkmale;*
- *Persönlichkeitsmerkmale und differentielle Merkmale*, die jeweils allgemein und in bezug auf spezifische Belastungssituationen zu beurteilen sind:
  Angst, Aggression und andere Persönlichkeitsvariablen als Eigenschaft und als Zustand;

Verhalten, Stile und Strategien in bezug auf Coping und Abwehr; diesbezügliche Verläufe und Prozesse bei Behandlungssequenzen und weitreichenden, bedrohlichen bzw. langwierigen Krankheiten;
Kompetenzen, kompensatorische Möglichkeiten, Kontrolle;
- *Informationen, Einstellungen und Antizipationen* in bezug auf je spezifische Maßnahmen, jedoch unter Beachtung kontextueller Bedingungen.

Soziale Unterstützung
vor allem durch Partner, Familie, Freunde, aber auch durch Selbsthilfegruppen und ähnliche Laiensysteme.

Kontextuelle Bedingungen

Makrosystemische Aspekte
wie Gesundheitswesen und entsprechende gesetzliche Regelungen, Organisation der Krankenversicherungen und Krankenkassen, Veränderungen im Gesundheitssystem.

Krankenhaus- bzw. auf die ärztliche Praxis oder Ambulanz bezogene (ökosystemische) Aspekte und organisatorische Regelungen
- Krankenhaus- und Stationsstrukturen bzw. Praxis oder Ambulanz,
- personelle Ausstattung und Ausbildung,
- räumliche Ausstattung,
- Besuchszeiten, soziales Klima.

Krankheit
Die Maßnahmen werden in ihrer Bedeutung für die Patienten (als Stressor, aber auch als Entlastung) und der daraus resultierenden Auseinandersetzung in hohem Maße von der Krankheit oder dem Krankheitsverdacht beeinflußt. Das gilt ganz besonders für Krebs und andere chronische oder unmittelbar lebensbedrohliche Krankheiten sowie für Verletzungen (u. U. verbunden mit starken Schmerzen). Es ist auch von großer Bedeutung, ob die Grob- bzw. Verdachtsdiagnose bereits bekannt ist oder nicht.

Medizinische Maßnahmen und Eingriffe
- Maßnahmen bei Bewußtsein vs. unter (Voll)narkose,
- ambulante vs. stationäre Maßnahmen und Eingriffe,
- diagnostische vs. therapeutische Maßnahmen
- elektive vs. Notmaßnahmen,
- Dauer und (vermutliche) Häufigkeit (Sequenzen) von Maßnahmen,
- objektive Schwere und Risiken der Maßnahmen und Eingriffe,
- Einschränkungen und Veränderungen körperlicher und/oder psychischer Funktionen durch die medizinischen Maßnahmen.

Aktuelle und längerfristige Auseinandersetzung

Situationen (zeitliche Erstreckung und Bereiche)
z. B. bei chirurgischen Eingriffen:
- präoperativ,
- perioperativ (mit vs. ohne Bewußtsein),
- postoperativ (kurz-, mittel- und/oder langfristig),

Reaktionen der Patienten im Verlauf
in bezug auf verschiedene Kriterien und Indikatoren. Die erwünschten Reaktionen sind nicht immer eindeutig festlegbar und können v. a. bezüglich verschiedener Zeitpunkte unterschiedlich sein. Ist beispielsweise ein möglichst geringes Angstausmaß während der

Operation wünschenswert, so könnte sich dies in der postoperativen Phase negativ auswirken, etwa wenn es durch Unterstützung abwehrender Copingstrategien erreicht wurde. Hingegen könnten beispielsweise Aggressionen zwar im Stationsalltag unerwünscht sein, aber
insgesamt zu einer günstigeren (Teil)prognose beitragen u. ä.

Obwohl Prozeßanalysen (vgl. hierzu Gil 1984; Salm 1988) aufgrund dieses Modells nicht ohne weiteres gewährleistet sind, eignet es sich zur systematischen
Einbeziehung sehr unterschiedlicher Maßnahmen. Der Rahmen erlaubt weiterhin
die Einordnung von Forschungsergebnissen und die Ableitung von Fragestellungen für zukünftige, gezieltere Untersuchungen. Da es äußerst schwierig ist, nur *ein*
Modell für die Bedrohung durch alle vorhandenen, sehr heterogenen medizinischen Maßnahmen zu entwickeln, könnte man auch versuchen, unterschiedliche
Rahmenmodelle für verschiedene "Typen" von Maßnahmen in Interaktion mit
verschiedenen Krankheitsbildern zu erstellen; jedoch hat die Entwicklung nur *eines* heuristischen Modells den Vorteil der einheitlicheren und damit vergleichba-
reren Betrachtungsweise.

Forschungsansätze und Forschungsmethoden: Standortbestimmung und Perspektiven

Eine generelle Beurteilung der psychologischen Bedeutung von medizinischen
Maßnahmen und darauf bezogenen Interventionen ist erschwert, weil die Medizin
auch auf diesem Gebiet in einer stetigen Entwicklung begriffen ist, bei der sich die
Maßnahmen und ihre Risiken verändern (vgl. auch Beiträge über einige neuere
medizinische Methoden in diesem Buch). Hingewiesen sei hier nur auf die erhebliche Senkung von Narkoserisiken. Zudem haben sich die Einstellungen und der
Informationsgrad der Patienten sowie die juristischen Anforderungen an die Pati-
entenaufklärung im Laufe der Jahrzehnte deutlich gewandelt. Bei (meist nicht explizit erfolgender) vergleichender Betrachtung von Forschungsergebnissen wird
die Interpretation noch unsicherer durch Unterschiede der Gesundheitssysteme in
verschiedenen Ländern und Kulturen und durch Veränderungen und Reformen
von Makro- und Exosystemen auf dem Gesundheitssektor. Die rasch zunehmende
psychologische Literatur zu medizinischen Maßnahmen spiegelt die Heterogenität
sowie die Veränderungen auf dem Gesundheitssektor wider.
  Zunächst ein Blick auf die grundlegenden unterschiedlichen *Zielsetzungen*:

– klinische Untersuchungen, die z. T. ganzheitliche Ansätze verfolgen und z. T.
  Fallstudien sind;
– Untersuchungen zu Streß, Stressoren, (quasi)experimentelle Analysen von
  Maßnahmen, ohne diese im klinischen, im sequentiellen oder gar im Lebens-
  kontext des Individuums zu reflektieren;

- theoriegeleitete Untersuchungsansätze, die allerdings außerordentlich selten
  sind;
- konstruktgeleitete Untersuchungen (meist bezogen auf Teilkonstrukte), die
  sich meist auf Meßvariablen und nur gelegentlich auf Kriteriumsvariablen beziehen;
- spezifische Interventionen, die meist im Stil der Verhaltensmedizin nicht theoriegeleitet sind, sondern bestimmte Methoden und Techniken (manchmal im
  Vergleich) erproben.

Der Versuch einer Standortbestimmung in einem Sammelreferat kann nicht differenziert inhaltlich erfolgen und muß sowohl hinsichtlich der beispielhaft anzu-
sprechenden Maßnahmen als auch der methodischen Aspekte selektiv bleiben.
Während Saile et al. (1988) für Kinder eine Metaanalyse der Effekte von psychologischen Vorbereitungsmethoden vorgelegt haben (vgl. auch Beitrag Saile u.
Schmidt in diesem Buch), fehlen bislang umfassende Metaanalysen bei erwachsenen Patienten (vgl. zu Operationen bei Erwachsenen Beitrag Johnston u. Vögele
in diesem Buch). Zu psychologischen Aspekten medizinischer Maßnahmen liegen
methodisch und inhaltlich sehr unterschiedlich gestaltete Überblicksarbeiten vor
(vgl. Davies-Osterkamp 1977, 1985; Schmidt 1979, 1984; Rogers u. Reich 1986;
Johnston 1988; Ludwick-Rosenthal u. Neufeld 1988; Salm 1988; Johnston u.
Wallace 1990), und allein in deutscher Sprache existieren einige Monographien zu
prä-, peri- und postoperativen Aspekten von Operationen (Tolksdorf 1985; Höfling 1988; Vögele 1988).

Die vorherrschende *Forschungspraxis* ist von Pragmatismus geprägt. Die viel-
zitierte und -diskutierte erste große empirische Untersuchung zum Operationsstreß
von Janis (1958) war wesentlich stärker theoriegeleitet als die meisten nachfolgenden, unabhängig davon, wie man zu seinen dynamisch orientierten Grundan-
nahmen steht.

Global betrachtet kann man nach fast allen Übersichten davon ausgehen, daß
(mit wenigen Ausnahmen wie etwa der Durchbrechung von vermeidenden Reaktionen in bezug auf kurzfristige Maßnahmen) die meisten üblichen psychologischen Vorbereitungsmethoden für medizinische Situationen und Eingriffe zumindest nicht schädlich sind, sondern positive Effekte erzielen.

Die Stärke der Effekte ist in den einzelnen Untersuchungen und für einzelne
Maßnahmen und Individuen sehr unterschiedlich. Trotzdem kommt es auch wei-
terhin zu unspezifisch positiven Bewertungen (vgl. Salmon et al 1986) bzw. zur
Überbetonung einzelner Aspekte, etwa des Wertes der antizipierenden Verarbei-
tung mittels Videofilmen (vgl. Allen et al. 1989) oder der Streßimpfung (vgl.
Wells et al. 1986) zur Vorbereitung auf medizinische Maßnahmen.

Die z. T. hohen statistischen Signifikanzen von Effekten sind in ihrer klinischen
Bedeutsamkeit nicht unumstritten (vgl. für *Kinder* Saile et al. 1988; Peterson
1989; Beitrag von Saile u. Schmidt in diesem Buch; für *Erwachsene* die Über-
blicke von Schultheis et al. 1987; Johnston 1988; Beitrag von Johnston u. Vögele
in diesem Buch; Ludwick-Rosenthal u. Neufeld 1988; Weinman u. Johnston
1988). Auch recht komplexe, individuell ansetzende Operationsvorbereitungspro-

gramme wie das von Höfling (1988) sind in der Effektstärke mittelgradig. Die psychologischen Maßnahmen müssen sich allerdings gegen positive wie negative Rahmenbedingungen und Routinen der Kliniken, in denen die Untersuchungen durchgeführt werden, "durchsetzen".

Der Forschungsstand in bezug auf medizinische Maßnahmen wird vielfach unter *methodischen Aspekten* kritisiert. Eine Systematisierung der Forschungsdesigns in "naturalistic settings" hat West (1985) vorgenommen.

Eine psychologische Forschung, die auf grundlegenden *Erkenntnisgewinn* oder die *Prüfung* unterschiedlicher *Modelle* zur Verarbeitung von medizinischen Maßnahmen abzielt, muß selbstverständlich anders aufgebaut sein als die vorherrschenden, eher pragmatischen Vergleiche von Interventionsmethoden. Das gilt für die Größe und Zusammensetzung von Personenstichproben ebenso wie v. a. für die Bedingungsanalysen und die daraus resultierenden Variablenstichproben (möglichst multivariat und multimodal) und die Auswahl der medizinischen Maßnahmen und ihre Stellung im jeweiligen medizinischen Diagnose- und Behandlungskontext.

Eine notwendige Bedingung zur Verbesserung der auf größere Stichproben ausgerichteten empirischen Forschung ist das *mosaikartige differentielle Vorgehen* (vgl. Schmidt 1979), das auch von Schultheis et al. (1987) favorisiert wird.

Darüber hinaus sollten *Einzelfallstudien* so aufgebaut werden, daß sie die *Aggregation* der Fälle unter wissenschaftlichen Aspekten erlauben, obwohl die Äquivalenz von Einzelfällen generell nur schwer erreichbar ist (vgl. Bochnik et al. 1988; Beitrag Meffert in diesem Buch). Das gilt aber noch mehr für die Effektforschung in der traditionellen Psychotherapie, die trotzdem zunehmend Versuche der Aggregation unternimmt (vgl. Arnold u. Grawe 1989).

Nach den bisher eher globalen Darstellungen werden in den anschließenden Abschnitten einige ausgewählte Aspekte der Forschung beleuchtet und einige Gesichtspunkte der "Verträglichkeit" von Forschung und Praxis diskutiert.

Meß-, Prozeß- und Kriteriumsvariablen

Multivariate Forschungspläne sind schon aus organisatorischen Gründen und wegen der ständigen Zeitknappheit im medizinischen Setting sehr schwer zu verwirklichen. Andererseits finden sich Untersuchungen wie die von Tolksdorf (1985) zum präoperativen Streß, die zwar eine Reihe von Meßvariablen unterschiedlicher Ebenen enthalten, jedoch durch univariate Auswertungen ohne Beachtung der Beziehungen zwischen den Variablen bzw. wechselnde Stratifizierungen von Stichproben nur wenig gesicherte Interpretationen zulassen.

Hinsichtlich der *Meßmodalitäten* überwiegen sehr einfache oder auf bestimmte Fragestellungen abgestimmte spezifische Selbst- und Fremdeinschätzungen sowie Fragebogen. Die operationalisierte computerunterstützte Selbst- und Fremdbeobachtung (vgl. Perrez u. Reicherts 1989 und ihren Beitrag in diesem Buch) stellt eine hoffnungsvolle Entwicklung dar. Viel häufiger als bisher sollten konkrete erlebens- und verhaltensbezogene Datenquellen ausgeschöpft werden, die sich etwa auf die fundamentale Beeinträchtigung von Konzentration und Aufmerksamkeit oder gravierende funktionelle Störungen beziehen könnten. Die im medizinischen Setting ohnehin häufig vorgenommenen physiologischen Messungen sollten, wie in manchen perioperativen Untersuchungen (vgl. Dony u. Frank 1979; Vögele 1988), systematischer genutzt und gelegentlich um wichtige Meßvariablen ergänzt werden.

Seit der klassischen Untersuchung von Janis (1958) zur Bedeutung der *Furcht* bei Operationsstreß und der stärker operationalisierten Publikation von Spielberger et al. (1973) zur Trait- und Stateangst bei Operationen spielt "die" *Angst* in empirischen Untersuchungen und Diskussionen zur Verarbeitung medizinischer Maßnahmen eine ganz besondere Rolle (vgl. Heckhausen 1989). Die Bedeutung der Angst gilt in diesem Zusammenhang schon als derart selbstverständlich, daß sie sehr selten hinterfragt wird und auch viel zu wenig zwischen Angst und anderen Emotionen sowie zwischen Angst und Coping unterschieden wird (vgl. Diskussion bei Davies-Osterkamp 1985).

Auf die Verarbeitung, den Umgang mit belastenden medizinischen Maßnahmen und ihre Folgen bezogen, gelten *Copingverhaltensweisen und -strategien* bzw. Abwehrmechanismen als die entscheidenden intervenierenden (Persönlichkeits)variablen (vgl. Schmidt 1988 a). Die dominierende Stellung des Coping ist prinzipiell wegen der Einbeziehung der subjektiven Auseinandersetzungsprozesse von Patienten begrüßenswert, wodurch diese mehr Chancen zur Mitgestaltung im medizinischen Feld erlangen können. Der derzeitige Stand und die derzeitigen Probleme der Copingforschung sind von Schröder (1986), Krohne (1988), Schmidt (1988 a), Rüger et al. (1990) und Laux u. Weber (1990) umrissen worden.

Bislang fehlt es v. a. an einer Betrachtung des Coping mit medizinischen Maßnahmen im Rahmen von übergeordneten *Handlungstheorien* (vgl. Boesch 1976) und damit auch an der Klärung der Wechselwirkungen von Coping und Emotionen (vgl. Folkman u. Lazarus 1988; Krohne 1988; Krohne et al. 1989; Laux u. Weber 1990; Montada im Druck) und einer klareren Unterscheidung von Coping- und Abwehrprozessen (vgl. Prystav 1981; Beutel 1988; Kächele u. Steffens 1988).

Allerdings mehren sich Versuche, systematisch die Streßsituationen und ihre Verarbeitung zu analysieren (vgl. Schönpflug 1986; Martelli et al. 1987; Krohne 1988; Auerbach 1989). Reicherts (1988) hat unter handlungstheoretischen Überlegungen die Merkmale von Belastungsereignissen differenziert herausgearbeitet. Dabei unterscheidet er:

- Strukturmerkmale (Ereignis- und Zeitstruktur),
- Transformationsmerkmale (Kontrollierbarkeit, Ungewißheit, Realitätsstatus, Ambiguität) und
- Inhaltsmerkmale (Belastungsquelle und -bereich; Belastungsart und -thema).

Die *Meßvariablen*, die *vor* den Maßnahmen eingesetzt werden, müssen getrennt werden von den *Prozeßvariablen* (vgl. Auerbach 1989) und den *Kriteriums*- oder *Effektmessungen* nach der Durchführung der Maßnahmen und Eingriffe. Wenn dieselben Variablen benutzt werden und diese auch noch stark der subjektiven Beeinflussung durch den oder die Untersucher unterliegen, ist die Interpretation der Ergebnisse stark eingeschränkt (vgl. die Metaanalyse von Saile et al. 1988).

Bei den *Kriteriumsmessungen* dominieren neben den "harten" Fakten Fremd- und Selbstratings. Prinzipiell gilt es bei der Auseinandersetzung mit medizinischen Maßnahmen (vgl. auch Salm 1988 hinsichtlich der Copinganforderungen bei Herzoperierten) zu unterscheiden zwischen den sog. "harten", äußeren *Kriterien*, die aus dem Feld der Medizin stammen, und den subjektiven, persönlichen Kriterien der Patienten und ihrer Angehörigen, ihren Emotionen und Kognitionen sowie ihrer Arbeits- und Leistungsfähigkeit. Viele vermeintlich objektive Kriterien sind nur bedingt verwertbar, weil das Gesundheitssystem die Verweildauer oder die Verabreichung bestimmter Medikamente (Schmerz-, Beruhigungs- oder Schlafmittel) oft stärker bestimmt als die differentiellen Bedürfnisse der Patienten. Bei den Kriteriumsvariablen ist z.T. mit erheblichen Interaktionen zu rechnen, etwa zwischen akutem postoperativem Schmerz und Emotionen wie Angst, Ärger und Hilflosigkeit (vgl. Höfling 1987).

Bei mit Ratingskalen und anderen Beurteilungsmethoden erfaßten Veränderungen muß einerseits die klinische Bedeutsamkeit oft angezweifelt werden, andererseits gilt es v.a., die Einflüsse der emotional meist stark beteiligten Beurteiler zu berücksichtigen. Die Verwendung biochemischer, insbesondere hormoneller Meßwerte wie die Kortisolkonzentration (vgl. Tolksdorf 1985; Salmon et al. 1986; Chernow et al. 1987; Rüger et al. 1990) ist zwar unbeeinflußter von persönlichen Einstellungen und Erwartungen, jedoch ist noch nicht genügend belegt, ob es sich dabei um hinreichend reliable und valide Kriteriumsmessungen handelt.

In den letzten Jahren hat sich die medizinische Psychologie vermehrt bemüht, "sekundäre" Kriterien mit Hilfe von auf Meß- und Prozeßvariablen basierenden *Clusteranalysen* zu "konstruieren". Obwohl hierbei oft auf Effektmessungen verzichtet wird, werden die Cluster trotzdem so interpretiert, als würden sie eine Aussage zur Güte der Bewältigung oder der Angemessenheit der emotionalen Regulation erlauben. Zudem sind die Cluster praktisch nie kreuzvalidiert worden, so daß sich schon rein methodisch solche Schlußfolgerungen verbieten.

Interventionen

In der Forschung werden Untersuchungsansätze zur Effektüberprüfung von Interventionen überbetont, während sorgfältige Bedingungsanalysen randständig geblieben sind. Es dominieren Untersuchungen zu prä- oder perioperativen Effekten mit sehr kurzen postoperativen Zeitspannen, d.h. es fehlt fast immer die Analyse von *längerfristigen Effekten*. Medizinische Maßnahmen außer Operationen werden seltener empirisch überprüft, und durch die große Palette von Maßnahmen gibt es nur wenig vergleichbare Daten (vgl. Schmidt 1979, 1984).

Der *Verlauf* von Maßnahmen *ohne Intervention* hängt neben Coping- und Persönlichkeitsvariablen sehr stark von den Basisinformationen ab, die in der Öffentlichkeit und im medizinischen System zu verschiedenen Krankheiten und den mit ihnen verbundenen Maßnahmen vorhanden sind bzw. den Patienten routinemäßig gegeben werden. Diese Informationen sollten jedoch nicht nur nach Gesichtspunkten der juristischen Notwendigkeit gestaltet werden, sondern v. a. die Bedürfnisse der Patientinnen und Patienten berücksichtigen.

Seit Janis (1958) seine Ergebnisse und Überlegungen zur Bedeutung des "work of worrying" vorgelegt hat, wird dem Umfang und der Art der *Informationen* von Patienten vor medizinischen Maßnahmen besonderes Augenmerk gewidmet (vgl. auch Schmidt 1984). In den empirischen Untersuchungen werden Informationen im medizinischen Setting (z. B. Hausarzt oder Klinik) und durch Bezugspersonen meist überhaupt nicht erfaßt. Patienten, die so wenig informiert sind wie in den 50er Jahren, dürfte es heute allerdings kaum noch geben.

Umstritten ist das Ausmaß und die Art der Informationen, ob beispielsweise die Abwehr eines Patienten durchbrochen werden soll. Grundsätzlich gilt es zu unterscheiden zwischen einer Informierung, die auf einen mündigen Patienten abzielt, der weitgehend selbständig Entscheidungen trifft, und Informationen, die v. a. den Patienten beruhigen und damit in das medizinische System "einpassen" sollen. Patientinnen und Patienten sollten v. a. darüber informiert werden, wie sich ihr Aussehen, bestimmte Funktionen oder ihre Lebenssituation durch einen Eingriff verändern und ob Schmerzen oder andere Beschwerden zu erwarten sind.

Die Effekte sensorischer und prozeduraler Informationen (getrennt und kombiniert) bei medizinischen Maßnahmen wurden von Suls u. Wan (1989) einer Metaanalyse unterzogen. Die Analyse bestätigt ihre "dual process preparation hypothesis", wonach die Kombination beider Informationsformen optimal ist.

Häufig wird die Information über Merkblätter oder Broschüren zu vermitteln versucht (vgl. Schmidt 1984; Wallace 1986). Auf jeden Fall müssen solche Broschüren empirisch auf ihre Wirkung überprüft werden. Allzu oft enthalten sie v. a. medizinische Informationen, ohne die Erlebensseite des betroffenen Individuums hinreichend zu berücksichtigen. Besondere Gefahren bestehen, wenn über die Lektüre von schriftlichen Materialien hinaus keine gezielten Gespräche angeboten werden.

Die Ausführungen zu den psychologischen *Interventionen*, die bei medizinischen Maßnahmen üblicherweise zur Anwendung kommen, können hier kurz gefaßt werden, da sie in verschiedenen Kapiteln dieses Buches, bezogen auf je verschiedene Maßnahmen, dargestellt und evaluiert werden (vgl. auch Schmidt 1984; Davies-Osterkamp 1985; Schultheis et al. 1987; Ludwick-Rosenthal u. Neufeld 1988; Saile et al. 1988; Johnston 1988; Weinman u. Johnston 1988). In der überwiegenden Zahl der empirischen Publikationen werden folgende psychologischen Interventionen, gelegentlich auch in Kombination, verwendet: gezielte prozedurale Informationen, sensorische Informationen, Verhaltensinstruktionen, emotionszentrierte Verfahren, Modeling, kognitives Coping und Entspannungsübungen. Relativ wenige psychologische Arbeiten zur Verwendbarkeit von Musik vor oder während Operationen (vgl. Spintge u. Droh 1981) und anderen medizinischen Maßnahmen sind vorhanden.

Es müßte stets geprüft werden, ob die Interventionen, wie im Versuchsplan vorgesehen, durchgeführt und genutzt wurden (vgl. Ludwick-Rosenthal u. Neufeld 1988) und wie sich die Treatments bei Vergleichsgruppen tatsächlich unterscheiden bzw. welche Variablen in Kliniken oder anderen medizinischen Settings allen Vorgehensweisen gemeinsam sind. Weiterhin müssen die Zeitpunkte der Durchführung psychologischer Interventionen und ggf. ihre Wiederholung stärker als bisher beachtet werden (vgl. Auerbach 1989). Bislang fehlt ein individualisiertes Vorgehen mit einer Abstimmung der Interventionen auf die Bedeutung und Sequenzen von Maßnahmen fast ganz.

Besonders wichtig ist prinzipiell der Aspekt des während der Maßnahmen vorhandenen oder fehlenden *Bewußtseins* der Patienten. Bei Bewußtsein (zu beachten ist hier die zunehmende Anzahl von Operationen unter Leitungsanästhesie, vgl. Beitrag Mendl u. Lenhart in diesem Buch) können während der Durchführung der Maßnahmen gezielte Informationen gegeben oder Übungen (z. B. Entspannung) durchgeführt werden. Beispielsweise könnten bei Maßnahmen, die bei Bewußtsein ablaufen, viel stärker als bisher vorbereitende und begleitende Maßnahmen *kombiniert* werden.

Bei allen medizinischen Maßnahmen sind die beabsichtigten und ungeplanten Auswirkungen der sozialen *Unterstützungssysteme* (vgl. Schwarzer u. Leppin 1989) zu berücksichtigen. Es handelt sich hierbei um die Unterstützung durch Partner, Kinder und andere nahe Angehörige ebenso wie um Angebote von Selbsthilfegruppen. Kulik u. Mahler (1987) haben die unterstützende Funktion von Mitpatienten vor Herzoperationen analysiert.

Während in der Regel unterstellt wird, daß eine soziale Unterstützung durch Angehörige zumindest nicht schädlich für die Auseinandersetzungsprozesse von Patienten ist, kommt Neuser (1989, S. 158) bezüglich der Knochenmarktransplantation zu folgenden überraschenden Schlußfolgerungen:

> Die Ergebnisse der dargestellten Studie stehen im Widerspruch zur gängigen Auffassung, daß soziale Unterstützung generell als Streßpuffer wirke. Sie stehen in Einklang mit einigen anderen Studien, die differentielle Auswirkungen sozialer Unterstützung bei Tumorpatienten mit unterschiedlicher Ausprägung körperlicher Symptome belegten.

Die *Indikationsbedingungen* (vgl. Seidenstücker 1984; Beitrag von Schröder u. Schumacher in diesem Buch) für die psychologischen Interventionen bei medizinischen Maßnahmen sind weitgehend ungeklärt. Eine *differentielle Indikation* würde zumindest die Art der Maßnahmen, die Personvariablen und Interventionsmethoden und potentiell alle Variablen des Rahmenmodells einbeziehen müssen. Solche differentiellen Überlegungen wären überflüssig, wenn man Mefferts (1984) empirisch nicht belegter Annahme folgen würde, daß die positiven Effekte von Interventionen ganz überwiegend auf den Beziehungsaspekt zurückzuführen wären.

Differentielle Aspekte

Da differentielle Aspekte zu wenig beachtet werden, ist es immer noch fast unmöglich (mit formellen wie informellen Methoden der Psychodiagnostik), die Individuen frühzeitig zu erkennen, deren psychisches Risiko bei Maßnahmen besonders groß ist und die deshalb am ehesten eine Intervention benötigen. Die Ausnahme bilden die extrem ängstlichen bzw. vigilanten Patienten (vgl. auch Auerbach 1989). Dabei neigt die Medizin bei diesen Gruppen zu medikamentösem Vorgehen oder "zudeckenden" Methoden wie Musik. Vor allem starke Repressors und andere zunächst besonders ruhig oder nicht leicht erkennbar extrem reagierende Individuen bleiben unerkannt und unbehandelt, obwohl sie hohe Risiken haben können.

Ein differentielles Vorgehen ist unabdingbar, jedoch muß man auch die Grenzen der auf Gruppen von Patienten bezogenen differentiellen Forschung berücksichtigen (vgl. Beitrag von Meffert in diesem Buch). Unter Einbezug nur weniger "Faktoren" mit einigen Stufen erreicht man rasch über 100 Zellen in einem Versuchsplan, woran die praktische Durchführbarkeit oft schon scheitert. Ein methodisch nicht ganz befriedigendes Untersuchungsmosaik scheint im Feld der Medizin der einzig praktikable Ausweg.

Die Bedeutung von differentiellen Effekten durch unterschiedliche Copingstrategien bei der Gastroskopie wurde von Shipley et al. (1978) in einer fast schon "klassischen" Untersuchung belegt. Sie verglichen die routinemäßige Information mit der Wirkung von Filmmodellen. Ein Film mit einer realistischen Darstellung der Gastroskopie bei einer anderen Person wurde entweder nicht oder einmal oder dreimal dargeboten. Wie aus Abb. 1 hervorgeht, hatte diese Vorbereitungsmethode sehr unterschiedliche Effekte bei "Sensitizers" und bei "Repressors". Allerdings muß man die Frage stellen, ob diese Herzfrequenzveränderungen klinisch bedeutsam sind.

In der Metaanalyse von Suls u. Fletcher (1985) zur relativen Effizienz von "avoidant" und "non-avoidant" Copingstrategien wurde insbesondere differentiellen Effekten von kurzfristigen und längerfristigen Auswirkungen nachgegangen. Vermeidung erwies sich bei kurzfristigen Betrachtungen meist als wirksamer, es sei denn, daß durch die Aufmerksamkeitszuwendung eher sensorische als bedrohliche Aspekte beachtet wurden. In bezug auf die langfristig angelegten Untersuchungen ergab sich insgesamt gesehen ein mittelgradiger Beleg für die Hypothese, daß eine Aufmerksamkeitszuwendung mit einer besseren Adaptation einhergeht.

Weitere differentielle Aspekte werden von Auerbach (1989) betont, wobei er v. a. auf die "Emotion-and-problem-focused"-Copingstrategien eingeht. Gleichzeitig belegt er aber auch die Grenzen solcher Zugänge unter Beachtung der Komplexität der belastenden Situationen.

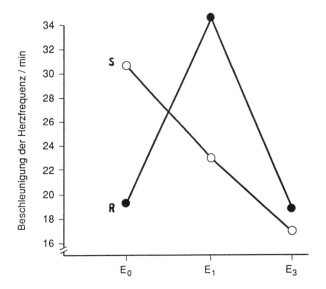

Abb. 1. Mittlerer Anstieg der Herzfrequenz während der ersten 5 min einer Gastroskopie für "Repressors" (R) und "Sensitizers" (S) unter 3 Bedingungen bei Patienten ohne Gastroskopieerfahrung. Bedingung E_0: Kontrollvideoband; Bedingung E_1: Videoband über Gastroskopie mit einem "Modell", einmalige Darbietung; Bedingung E_3: Videoband über Gastroskopie mit einem "Modell", 3malige Darbietung. (Nach Shipley et al. 1978)

Differentielle Effekte in den Reaktionen auf Streßsituationen und darauf bezogene psychologische Interventionen sind darüber hinaus in bezug auf sehr viele Variablen zu erwarten (vgl. Schultheis et al. 1987; Beutel 1988; Ludwick-Rosenthal u. Neufeld 1988; Saile et al. 1988). Zu diesen zählen im medizinischen Feld insbesondere auch die eigenen und stellvertretenden *Vorerfahrungen* sowie Aspekte der Vorhersagbarkeit und Kontrollierbarkeit (vgl. Krohne 1988) und der internalen vs. externalen Kontrolle (vgl. Schultheis et al. 1987).

"Verträglichkeit" von Forschung und Praxis

Die Aussagekraft und die differentiellen Möglichkeiten der psychologischen Forschung zu medizinischen Maßnahmen wurden von Meffert (1984; vgl. auch Beitrag in diesem Buch) scharf kritisiert:

> In allen Wissenschaften, die sich auf den Menschen beziehen, besteht eine Spannung zwischen einer Betrachtungsweise, die den Menschen als Objekt nach Art der Physik sieht und einer Betrachtungsweise, die versucht, dem Menschen menschlich, als Partner zu begegnen und ihn auf eine menschliche Art zu verstehen (Meffert 1984, S. 366).

Die Tatsache, daß wir es eigentlich immer mit kranken Menschen zu tun haben und nicht mit Krankheiten, sollte nicht dazu führen, Gruppenuntersuchungen und Regelanwendungen generell abzuwerten oder Abstraktionen abzulehnen (vgl. Schmidt 1988 b). Die psychologische Forschung kann weder den Anspruch erheben, für jeden einzelnen Patienten das jeweilige Hauptproblem zu erfassen, noch die Praxis gleichsam abzubilden. Soweit solche Übertragungsleistungen überhaupt möglich sind, ist es die Aufgabe des differenzierten, geschulten Praktikers. Dies ist im übrigen ein Argument für die praktische Arbeit von Psychologen im Feld der Medizin.

Die differenzierte Analyse des Forschungsstandes, insbesondere durch methodisch ausgefeilte *Metaanalysen* (vgl. Saile et al. 1988 für Kinder) zeigt auch auf, welche Effekte bei der *praktischen* Verwendung psychologischer Methoden bei spezifischen Problemstellungen zu erwarten sind.

Zwei Aspekte des medizinischen Feldes, die die psychologische Forschung stark beeinträchtigen, seien zumindest erwähnt. Eine multivariate Vorgehensweise ist schon aus organisatorischen Gründen in der Medizin kaum zu verwirklichen, jedoch in ihrer Notwendigkeit gegenüber viel stärker praxisorientierten Ärztinnen und Ärzten auch schwer zu begründen. Weiterhin ist die Forschungsmotivation und die Praxisorientierung von Ärztinnen und Ärzten meist eine ganz andere als die von Psychologinnen und Psychologen (vgl. Beckmann 1982).

Die Frage nach der "Verträglichkeit" zwischen Praxis und Forschung stellt sich aber auch umgekehrt, ob nämlich die Praxis sich hinreichend an der Forschung orientiert. Viele Vorschläge zur psychologischen Praxis bei medizinischen Maßnahmen sollen zumindest der Vermeidung häufiger Fehler dienen.

Folgende Komponenten und folgende Systematik einer psychologischen Operationsvorbereitung werden von Höfling (1988) empfohlen:

Komponenten:
- Information,
- persönlicher Kontakt,
- aktive Kontrollmöglichkeiten,
- Akzeptierung genesungsfördernder Emotionen und der Eigenverantwortung,
- Bereitstellung intrapsychischer Kontrollmöglichkeiten.

Systematik:
- Prüfung des Vorwissens und des individuellen Informationsbedürfnisses,
- Eingehen auf direkt oder indirekt geäußerte Emotionen,
- "Synchronisierung" zwischen den Professionen.

Diese Praxisbezogenheit wird v. a. dann mit der Forschung unverträglich, wenn sich die Vorschläge wie bei Tolksdorf (1985) oder Höfling (1988) überwiegend an Ärzte oder das Pflegepersonal richten, da diese den psychologischen Forschungsstand in aller Regel nicht kennen und auch nicht hinreichend methodisch nachvollziehen können.

Nach Johnston (1986; Übers. d. Verf.) ergeben sich folgende – nicht unumstrittene – Implikationen:

1) Sehr ängstliche Patienten werden wahrscheinlich auch nach einer Operation sehr ängstlich sein und können eine langsamere Heilung aufweisen.

2) Wenig ängstliche Patienten haben eine große Wahrscheinlichkeit, sich postoperativ günstig zu entwickeln.

3) Das medizinische Personal sollte in der Lage sein, ängstliche Patienten zu identifizieren, ohne unbedingt zu verstehen, welches die Gründe der Angst sind.

4) Patienten, die Möglichkeiten, etwas über eine bevorstehende Operation zu erfahren, nicht wahrnehmen, müssen nicht notwendigerweise ein höheres postoperatives Risiko aufweisen.

5) Unrichtige Erwartungen über eine Operation führen postoperativ mit größerer Wahrscheinlichkeit zu Problemen, wenn die Schwierigkeiten unterschätzt werden.

6) Patienten können versuchen, entweder ihre Emotionen oder die tatsächliche Bedrohung durch eine Operation zu kontrollieren.

7) Patienten sind mit größerer Wahrscheinlichkeit stärker ängstlich, wenn sie jung, weiblich oder neurotisch sind und in jüngerer Zeit andere kritische Lebensereignisse durchliefen oder in einer stärker belastenden medizinischen Situation sind.

8) Patienten, die vor der Operation aktiv und energiereich sind, werden mit großer Wahrscheinlichkeit eine rasche postoperative Heilung aufweisen.

9) Neuroendokrine Störungen sind sowohl mit der Antizipation einer Operation als auch mit den Eingriffen selbst verbunden.

10) Die Transpiration und das erlebte Angstniveau verändern sich bei chirurgischen Patienten im Verlauf der Zeit nicht gleichsinnig.

Einige Ratschläge dieser Art "unterdrücken" differentielle Ergebnisse oder interpretieren sie einseitig.

Praxismodelle

Die psychologischen Praxismodelle sollten – abgesehen von ökonomischen Aspekten und Stellenplänen – auf die Struktur des jeweiligen medizinischen Settings, die Erwartungen der Ärzte und des Pflegepersonals sowie die der Patientinnen und Patienten abgestimmt sein.

Manche Ärzte haben noch nicht begonnen, die medizinische Psychologie als praxiorientierte Disziplin wahrzunehmen oder gar zu akzeptieren, während andere sich schon wieder abzuwenden beginnen, weil Psychologen nach ihrer Meinung nicht die erwarteten schnellen Erfolge erzielt haben. Aus der Monographie des Anästhesisten Tolksdorf (1985) kann man entnehmen, wie sich manche Ärzte psychologische Ratschläge bei Operationen wünschen. Da stehen präzise klinische Ratschläge wie "Vermeide Lärm!" oder "Vermeide Nahrungs- und Wasserentzug...!" auf gleicher Stufe und in gleicher Sprache neben sozialpsychologischen wie "Trete dem Patienten sicher gegenüber, gewinne sein Vertrauen!" oder "Gib dem Patienten Perspektiven!". Andererseits erkennen immer mehr Ärztinnen und Ärzte, auf welche Grenzen sie mit schematisiert angewandten psychologischen Methoden oder einer nicht wissenschaftlich fundierten, intuitiven Psychologie im medizinischen Alltag stoßen und daß somit die Einbeziehung von Psychologinnen und Psychologen unabdingbar wird (vgl. Beitrag Dlugosch in diesem Buch).

Von Höfling (1988) werden einige Aspekte der heutigen Situation aus der Sicht der Patientinnen und Patienten beleuchtet:

> Nicht jeder Patient akzeptiert derzeit eine psychologische Betreuung im Krankenhaus bzw. kann von dieser profitieren. Es wäre ein Fehler, Persönlichkeitsfaktoren allein für die differentielle Akzeptanz bzw. Effektivität der psychologischen Operationsvorbereitung verantwortlich zu machen.
> Es ist vor allem eine fortschreitende Totalverarztung unserer Gesellschaft, die bei einigen Patienten eine erschreckende Enteignung und Entmündigung in bezug auf eine eigenverantwortliche Krankheits- und Gesundheitsbewältigung bewirkt hat. Erst eine gesellschaftliche Umerziehung kann letztlich die Wahrnehmung psychosozialer Wirkgrößen fördern und die Akzeptanz für psychosoziale Betreuung erhöhen (Höfling 1988, S. 150 f).

Betrachten wir nun verschiedene Praxismodelle etwas näher. "Modell" klingt in diesem Zusammenhang hochtrabend, da hier lediglich unterschiedliche Arbeitsansätze gemeint sind. In den USA (vgl. American Psychological Association 1985; Miller u. Swartz 1990), aber auch in manchen europäischen Ländern (z.B. Niederlande, Großbritannien) sind die Entwicklungen schon viel weiter gediehen als in der Bundesrepublik Deutschland.

Die Beurteilung des Praxiseinsatzes von Psychologen kann schwerlich abstrakt erfolgen. Eine notwendige *Grundentscheidung* ist die, ob sie v.a. oder ausschließlich auf *Multiplikation* psychologischer Erkenntnisse und Methoden ausgerichtet sein oder ob sie in größerem Umfang *eigene praktische Arbeit* in die Klinik einbringen wollen. Ein flexibler *integrativer* und *interprofessioneller* Ansatz, in welchem Praxisanteile und die Weiterbildung von Ärzten und Pflegepersonal sowie ggf. strukturelle Veränderungen des Settings enthalten sind, dürfte optimal sein. Die ausschließliche Multiplikation kann schon deshalb auf die Dauer nicht gelingen, weil sie ohne kontinuierliche Erfahrungen im Feld der Medizin rasch an den Bedürfnissen der Weiterzubildenden vorbeigehen kann.

Davies-Osterkamp (1985) hat einen derartigen Ansatz für die Tätigkeit von Psychologen auf chirurgischen Stationen umrissen:

> Zum einen wird er in der Einzelbetreuung die Aufgabe haben, Vorbereitungstechniken individuell bei besonders gefährdeten Patienten einzusetzen... Aufgabe der Psychologen wird es jedoch darüber hinaus sein, die Stationsroutine, Aspekte der Beziehung des therapeutischen Teams untereinander und zu den Patienten unter psychologischen Gesichtspunkten zu betrachten und die daraus resultierenden Kenntnisse den Beteiligten zu vermitteln. (Davies-Osterkamp 1985, S. 223).

Die Praxisanteile hängen in Umfang und Ausformung von wichtigen Kriterien ab, wie der *Art des Settings*, z.B. Spezialklinik oder -station (z.B. Herzoperationen oder Dialyse) vs. Allgemeinkrankenhaus, Universitätsklinik oder anderes Großklinikum vs. kleineres Krankenhaus, und der Art (Umfang und Bedeutung) der psychologischen Aspekte medizinischer *Maßnahmen*, mit denen Psychologen betraut werden, also etwa: a) umschriebene Maßnahmen ohne oder mit weitgehend reversiblen Folgen, b) Maßnahmen in einer umschriebenen Sequenz (z. B. In-vitro-Fertilisation) oder c) Maßnahmen in einem komplexen Krankheitsgeschehen, dessen Ausgang ungewiß oder terminal ist.

Dann stellt sich die Frage, ob Patienten unausgelesen psychologisch versorgt werden sollen oder ob eine bestimmte *Auslese* erfolgt und wer diese vornimmt. Da die Zahl der Patientinnen und Patienten in der Organmedizin viel zu groß ist, um alle vollständig psychologisch versorgen zu können, und viele keine interventionsbedürftigen Probleme aufweisen, muß sicherlich eine Selektion erfolgen. Jedoch wird diese in den meisten Krankenhäusern und auf den meisten Stationen ganz anderen Leitlinien folgen als in der eher traditionellen klinischen Psychologie im Feld der Psychiatrie. Besonders weitreichend ist die Entscheidung, ob sich Psychologinnen und Psychologen in der Praxis intensiv um besonders schwere Fälle (z. B. Kinder mit schweren Verbrennungen oder schweren Verletzungen oder mit Leukämien) bemühen oder ob sie möglichst vielen Patientinnen und Patienten mit leichteren und mittelschweren Erkrankungen und Maßnahmen weniger intensiv helfen sollen.

Es sollte weder eine prinzipielle Beschränkung auf bestimmte Maßnahmen noch auf bestimmte Persönlichkeiten (etwa nach Kriterien abnormen Verhaltens) stattfinden, sondern von Pflegekräften, Ärzten und Psychologen je nach Setting und v. a. je nach Bedarf der Patientinnen und Patienten entschieden werden. Die Kriterien der Selektion sind allerdings großenteils noch zu erarbeiten. In diesem Modell ist vorausgesetzt, daß Psychologinnen und Psychologen in der Regel *auf* der *Station* tätig sind und nicht in einem mehr oder weniger entfernten Büro oder Labor.

Einen besonderen Problemkreis stellt der *Spezialisierungsgrad* der Psychologen dar. In komplexen, spezialisierten Bereichen der Medizin wie Intensivmedizin, Dialyse oder Herzchirurgie (vgl. Franke et al. 1988; Beitrag von Meffert in diesem Buch) muß die Spezialisierung relativ weitreichend sein, während sie von den Problemstellungen und Methoden her in anderen Bereichen geringer sein kann. Allerdings muß die psychologische Arbeit im Feld der Medizin immer professionell bleiben und sollte sich nicht überwiegend am sog. "gesunden Menschenverstand" ausrichten oder Einheits- bzw. Omnibusverfahren der Intervention verwenden. Ausschließliche Spezialisierungen im Hinblick auf Kommunikation, auf Psychopathologisches oder im Sinne eines "Psychotechnikers" scheinen nicht erstrebenswert.

Insgesamt gesehen, gibt es für Psychologinnen und Psychologen in der praktischen Arbeit im Feld der Medizin keinen Grund – etwa wegen der oben diskutierten Forschungssituation –, defensiv zu reagieren. Im Gegenteil, sie sollten versuchen, im Hinblick auf die psychologische Verarbeitung medizinischer Maßnahmen und Eingriffe zum Wohle der Patientinnen und Patienten sowie ihrer Angehörigen auch grundlegendere Umstrukturierungen des Settings, der Prozeduren und ihrer Vorbereitungen (unter Einschluß der Gestaltung schriftlichen Informationsmaterials) zu erzielen und an der Entwicklung einer auf die Bedürfnisse der Praxis stärker abgestimmten Forschung mitzuarbeiten.

Literatur

Allen KD, Danforth JS, Drabman RS (1989) Videotaped modeling and film distraction for fear reduction in adults undergoing hyperbaric oxygen therapy. J Consult Clin Psychol 57:554-558

American Psychological Association (ed)(1985) A hospital practice primer for psychologists. APA, Washington

Anderson EA (1987) Preoperative preparation for cardiac surgery facilitates recovery, reduces psychological distress, and reduces the incidence of acute postoperative hypertension. J Consult Clin Psychol 55:513-520

Andrykowski MA (1988) Defining anticipatory nausea and vomiting: Differences among cancer chemotherapy patients who report pretreatment nausea. J Behav Med 11:59-69

Arnold E, Grawe K (1989) Deskriptive Einzelfallanalysen – Eine Strategie zur Untersuchung von Wirkungszusammenhängen in der Psychotherapie. Z Klin Psychol Psychopathol Psychother 37:262-276

Auerbach SM (1989) Stress management and coping research in the health care setting: An overview and methodological commentary. J Consult Clin Psychol 57:388-395

Beckmann D (1982) Psychologische Forschung in der klinischen Medizin. In: Beckmann D, Davies-Osterkamp S, Scheer JW (Hrsg) Medizinische Psychologie. Springer, Berlin Heidelberg New York, Tokyo S 4-32

Beutel M (1988) Bewältigungsprozesse bei chronischen Erkrankungen. Edition Medizin, VCH, Weinheim

Bochnik HJ, Gärtner-Huth C, Richtberg W (1988) Der einzelne Fall und die Regel. Deutscher Ärzte-Verlag, Köln

Boesch EE (1976) Psychopathologie des Alltags. Huber, Bern

Böhm A (1988) Böses Erwachen – Der chirurgische Eingriff aus postoperativer Sicht. Psychother Psychosom Med Psychol 38:342-346

Borgert A, Schmidt LR (1988) Präoperative Bewältigungsprozesse bei Hysterektomie-Patientinnen. Psychother Psychosom Med Psychol 38:288-293

Brähler E, Möhlen, K (1988) Psychodiagnostische Prädiktoren für die postoperative Prognose des Zwölffingerdarmgeschwürs. Psychother Psychosom Med Psychol 38:153-158

Bruckenberger E (1989) Dauerpatient Krankenhaus. Diagnosen und Heilungsansätze. Lambertus, Freiburg

Burish TG, Carey MP (1986) Conditioned aversive responses in cancer chemotherapy patients: Theoretical and developmental analysis. J Consult Clin Psychol 54:593-600

Cacioppo JT, Tassinary LG (1990) Inferring psychological significance from physiological signals. Am Psychol 45:16-28

Chernow B, Alexander HR, Smallridge RC et al. (1987) Hormonal responses to graded surgical stress. Arch Intern Med 147:1273-1278

Davies-Osterkamp S (1977) Angst und Angstbewältigung bei chirurgischen Patienten. Med Psychol 3:169-184

Davies-Osterkamp S (1985) Psychologische Vorbereitung chirurgischer Patienten. In: Basler HD, Florin I (Hrsg) Klinische Psychologie und körperliche Krankheit. Kohlhammer, Stuttgart, S 216-224

Dony M, Frank J (1979) Der Einfluß einiger psychologischer Faktoren auf den Narkoseverlauf. In: Eckensberger LH (Hrsg) Bericht über den 31. Kongreß der Deutschen Gesellschaft für Psychologie, Bd 2. Hogrefe, Göttingen, S 448-449

Eardley A (1988) Patients' worries about radiotherapy: Evaluation of a preparatory booklet. Psychol Health 2:79-89

Fahrenberg J (1987) Zur psychophysiologischen Methodik: Konvergenz, Fraktionierung oder Synergismen. Diagnostica 33:272-287

Filipp SH (Hrsg)(1981) Kritische Lebensereignisse. Urban & Schwarzenberg, München

Folkman S, Lazarus RS (1988) Coping as a mediator of emotion. J Pers Soc Psychol 54:466-475

Franke K, Esser P, Buchwalsky R (1988) Psychologische Betreuung von Herzpatienten und ihren Angehörigen in den prä- und postoperativen Phasen. Rep Psychol 13:21-26

Geier R, Wittstock C (1986) Psycho-soziale Untersuchungen an erwachsenen operierten Patienten mit einseitig-totalen Lippen-Kiefer-Gaumen-Segel-Spalten. Psychiatr Neurol Med Psychol 38:656-661

Gil KM (1984) Coping effectively with invasive medical procedures: A descriptive model. Clin Psychol Rev 4:339-362

Greene PG, Zeichner A, Roberts NL, Callahan EJ, Granados JL (1989) Preparation for cesarean delivery: A multicomponent analysis of treatment outcome. J Consult Clin Psychol 57:484-487

Heckhausen D (1989) Angstbewältigung in Arztpraxis und Krankenhaus. Psychomed 1:105-112

Höfling S (1987) Psychologische Aspekte des akuten postoperativen Schmerzes. Schmerz 1:122-125

Höfling S (1988) Psychologische Vorbereitung auf chirurgische Operationen. Springer, Berlin Heidelberg New York Tokyo

Jamison RN, Parris WCV, Maxson WS (1987) Psychological factors influencing recovery from outpatient surgery. Behav Res Ther 25:31-37

Janis IL (1958) Psychological stress. Psychoanalytic and behavioral studies of surgical patients. Academic Press, New York

Johnson JE, Lauser DR, Nail LM (1989) Process of coping with radiation therapy. J Consult Clin Psychol 57:358-364

Johnston M (1986) Pre-operative emotional states and postoperative recovery. Adv Psychosom Med 15:1-22

Johnston M (1988) Impending surgery. In: Fisher S, Reason J (eds) Handbook of life stress, cognition and health. Wiley, New York, pp 79-100

Johnston M, Wallace L (eds) (1990) Stress and medical procedures. Oxford University Press, Oxford

Kächele H, Steffens W (Hrsg)(1988) Bewältigung und Abwehr. Springer, Berlin Heidelberg New York Tokyo

Karoly P (1985) Measurement strategies in health psychology. Wiley, New York

Klußman R (Hrsg)(1987) Der Magen-Darm-Kranke und seine prä- und postoperative Situation. Springer, Berlin Heidelberg New York Tokyo

Krohne HW (1988) Coping research: Current theoretical and methodological developments. German J Psychol 12:1-30

Krohne HW, Rösch W, Kürsten F (1989) Die Erfassung von Angstbewältigung in physisch bedrohlichen Situationen. Z Klin Psychol 18:230-242

Kulik JA, Mahler HIM (1987) Effects of preoperative roommate assignment on preoperative anxiety and recovery from coronary-bypass surgery. Health Psychol 6:525-543

Lang H, Faller H, Schilling S (1989) Krankheitsverarbeitung aus psychosomatisch-psychotherapeutischer Sicht am Beispiel pankreatektomierter Patienten. Psychother Psychosom Med Psychol 39:239-247

Laux L, Weber H (1990) Bewältigung von Emotionen. In: Scherer KH (Hrsg) Psychologie der Emotion. Enzyklopädie der Psychologie. Hogrefe, Göttingen (Serie Motivation und Emotion, Bd 3, S 560-629)

Lazarus RS (1984) The trivialization of distress. In: Hammonds BL, Scheirer CJ (eds) Psychology and health. APA, Washington, pp 121-144

Leventhal EA, Leventhal H, Shacham S, Easterling DV (1989) Active coping reduces reports of pain from childbirth. J Consult Clin Psychol 57:365-371

Leventhal H, Easterling DV, Nerenz DR, Love RR (1988) The role of motion sickness in predicting anticipatory nausea. J Behav Med 11:117-130

Ludwick-Rosenthal R, Neufeld RWJ (1988) Stress management during noxious medical procedures: An evaluative review of outcome studies. Psychol Bull 104:326-342

Maddalena H de, Pfrang H, Zenner HP (1989) Kommunikationsstörung nach Laryngektomie. In: Verres R, Hasenbring M (Hrsg) Psychosoziale Onkologie. Springer, Berlin Heidelberg New York Tokyo (Jahrbuch der medizinischen Psychologie, Bd 3, S 180-189)

Martelli MF, Auerbach SM, Alexander J, Mercuri LG (1987) Stress management in the health care setting: Matching interventions with patient coping styles. J Consult Clin Psychol 55:201-207

Meffert HJ (1984) Angstreduktion bei chirurgischen Patienten – Kritische Überlegungen und Fallbeispiele zur medizinpsychologischen Forschung für Klinik und Praxis. In: Tewes U (Hrsg) Angewandte Medizinpsychologie. Fachbuchhandlung für Psychologie, Frankfurt, S 360-367

Mench C, Woidera R (1986) Bedingungen psychischer und körperlicher Befindlichkeit bei Patienten vor und nach Operationen am offenen Herzen. Ferber, Gießen

Miller T, Swartz L (1990) Clinical psychology in general hospital settings: Issues in interprofessional relationships. Prof Psychol 21:48-53

Montada L (im Druck) Attribution of responsibility for losses and perceived injustice. In: Montada L, Filipp SH, Lerner M (eds) Coping with loss experiences caused by critical life events. Erlbaum, New York

Morrow GR, Dobkin PL (1988) Anticipatory nausea and vomiting in cancer patients undergoing chemotherapy treatment: prevalence, etiology, and behavioral interventions. Clin Psychol Rev 8:517-556

Naumann K, Schumacher J (1988) Psychologische Intervention in der Medizin – dargestellt am Beispiel der psychologischen Vorbereitung auf chirurgische Operationen. (Basistext zum Referat auf der Kühlungsborner Arbeitstagung)

Neuser J (1989) Psychische Belastung unter Knochenmarktransplantation: Hat soziale Unterstützung Pufferwirkung? In: Verres R, Hasenbring M (Hrsg) Psychosoziale Onkologie. Springer, Berlin Heidelberg New York Tokyo (Jahrbuch der medizinischen Psychologie, Bd 3, S 151-160)

Neuser J (1990) Psychosomatische Forschung zur Belastung unter Knochenmarktransplantation. Psychother Psychosom Med Psychol 40:136-142

Ogden JA (1986) Neuropsychological and psychological sequelae of shunt surgery in young adults with hydrocephalus. J Clin Exp Neuropsychol 8:657-679

Perrez M, Reicherts M (1989) Belastungsverarbeitung: Computerunterstützte Selbstbeobachtung im Feld. Z Diff Diagn Psychol 10:129-139

Peterson L (1989) Coping by children undergoing stressful medical procedures: Some conceptual, methodological, and therapeutic issues. J Consult Clin Psychol 57:380-387

Ploeg HM van der (1988) Stressful medical events: a survey of patient's perceptions. In: Maes S, Spielberger CD, Defares PB, Sarason IG (eds) Topics in health psychology. Wiley, Chichester, pp 193-203

Prystav G (1981) Psychologische Copingforschung: Konzeptbildungen, Operationalisierungen und Meßinstrumente. Diagnostica 27:189-214

Reicherts M (1988) Diagnostik der Belastungsverarbeitung. Universitätsverlag, Fribourg

Reschke K, Makuch A, Schröder H (1988) Beiträge zur Theorie und Praxis der Medizinischen Psychologie für Stomatologen. Karl-Marx-Universität, Leipzig

Richter R, Dahme B, Holthusen R (1988) Psychophysiologische Untersuchungen der subjektiven Belastung vor einer Herzkatheteruntersuchung. In: Klapp BF, Dahme B (Hrsg) Psychosoziale Kardiologie. Springer, Berlin Heidelberg New York Tokyo (Jahrbuch der medizinischen Psychologie, Bd 1, S 161-171)

Rogers M, Reich P (1986) Psychological intervention with surgical patients: Evaluation outcome. Adv Psychosom Med 15:23-50

Rüger U, Blomert AF, Förster W (1990) Coping. Theoretische Konzepte, Forschungsansätze, Meßinstrumente zur Krankheitsbewältigung. Verlag für Medizinische Psychologie, Göttingen

Saile H, Schmidt LR (1990) Krankenhausaufenthalte bei Kindern. In: Seiffge-Krenke I (Hrsg) Krankheitsbewältigung bei Kindern und Jugendlichen. Springer, Berlin Heidelberg New York Tokyo (Jahrbuch der medizinischen Psychologie, Bd 4, S 225-242)

Saile H, Burgmeier R, Schmidt LR (1988) A meta-analysis of studies on psychological preparation of children facing medical procedures. Psychol Health 2:107-132

Salm A (1982) Der Umgang mit Angst am Beispiel der Herzkatheteruntersuchung. In: Beckmann D, Davies-Osterkamp S, Scheer JW (Hrsg) Medizinische Psychologie. Springer, Berlin Heidelberg New York Tokyo, S 275-306

Salm A (1988) Psychische Adaptationsprozesse bei Operationspatienten – Untersuchungsansätze und Modellvorstellungen. In: Klapp BF, Dahme B (Hrsg) Psychosoziale Kardiologie. Springer, Berlin Heidelberg New York Tokyo (Jahrbuch der medizinischen Psychologie, Bd 1, S 147-160)

Salmon P, Evans R, Humphrey DF (1986) Anxiety and endocrine changes in surgical patients. Br J Clin Psychol 25:135-141

Schmidt B, Bauer B (1986) Untersuchungen zur Lebensqualität operierter Gliompatienten unter Polychemotherapie. Psychiatr Neurol Med Psychol 38:584-591

Schmidt LR (1979) Psychologische Vorbereitung auf belastende medizinische Maßnahmen, die bei Bewußtsein erfolgen. Med Psychol 5:229-252

Schmidt LR (1984) Psychologie in der Medizin. Anwendungsmöglichkeiten in der Praxis. Thieme, Stuttgart

Schmidt LR (1988a) Psychodiagnostik in der Medizinischen Psychologie. Z Diff Diagn Psychol 9:223-232

Schmidt LR (1988b) Aspekte zum Einzelfall in der Klinischen Psychologie. In: Bochnik HJ, Gärtner-Huth C, Richtberg W (Hrsg) Der einzelne Fall und die Regel. Deutscher Ärzte-Verlag, Köln S 149-173

Schneller T, Fleischer-Peters A (1985) Anwendung psychologischer Methoden in der Zahnmedizin. Fachbuchhandlung für Psychologie, Frankfurt am Main

Schönpflug W (1986) Behavior economics as an approach to stress theory. In: Appley MH, Trumbull R (eds) Dynamics of stress. Plenum, New York, pp 81-98

Schröder A, Glas B (1989) Psychologische Aspekte der In-vitro-Fertilisation. Report Psychol 14:19-26

Schröder H (1986) Persönlichkeitspsychologische Aspekte der Streßbewältigung (Coping). Beitr Theor Prax Med Psychol 4:20-39

Schultheis K, Peterson L, Selby V (1987) Preparation for stressful medical procedures and person x treatment interactions. Clin Psychol Rev 7:329-352

Schulze C, Florin I, Matschin E, Sougioultzi C, Schulze HH (1988) Psychological distress after hysterectomy – A predictive study. Psychol Health 2:1-12

Schwarz R (1989) Psychologische Hilfen zur Verarbeitung von Chemotherapie und Strahlenbehandlung. In: Verres R, Hasenbring M (Hrsg) Psychosoziale Onkologie. Springer, Berlin Heidelberg New York Tokyo (Jahrbuch der medizinischen Psychologie, Bd 3, S 212-223)

Schwarzer R, Leppin A (1989) Sozialer Rückhalt und Gesundheit. Hogrefe, Göttingen

Seidenstücker G (1984) Indikation in der Psychotherapie. In: Schmidt LR (Hrsg) Lehrbuch der Klinischen Psychologie. Enke, Stuttgart, S 443-511

Shipley RH, Butt JH, Horwitz B, Fabry JE (1978) Preparation for a stressful medical procedure. J Consult Clin Psychol 46:499-507

Shipley RH, Butt JH, Horwitz EA (1979) Preparation to reexperience a stressful medical examination. J Consult Clin Psychol 47:485-492

Spielberger CD, Auerbach SM, Wadsworth AP, Dunn TM, Taulbee ES (1973) Emotional reactions to surgery. J Consult Clin Psychol 40:33-38

Spintge R, Droh R (1981) Anxiolytische Musik in der Operationsvorbereitung. Musik Med 2:49-52

Suls J, Fletcher B (1985) The relative efficacy of avoidant and nonavoidant coping strategies: A meta-analysis. Health Psychol 4:249-288

Suls J, Wan CK (1989) Effects of sensory and procedural information on coping with stressful medical procedures and pain: A meta-analysis. J Consult Clin Psychol 57:372-379

Tadmor CS (1988) The perceived personal control preventive intervention for a caesarian birth population. In: Price RH, Cowen EL, Lorion RP, Ramos-McKay J (eds) 14 ounces of prevention. APA, Washington, pp 141-152

Tolksdorf W (1985) Der präoperative Streß. Springer, Berlin Heidelberg New York Tokyo

Valach L, Augustiny KF, Dvorak J, Blaser A, Fuhrimann P, Tschaggelar W, Heim E (1988) Coping von rückenoperierten Patienten – psychosoziale Aspekte. Psychother Psychosom Med Psychol 38:28-36

Vögele C (1988) Perioperativer Streß. Eine psychophysiologische Untersuchung zu prä- und postoperativen Reaktionen chirurgischer Patienten. Lang, Frankfurt am Main

Wallace LM (1986) Communication variables in the design of presurgical preparatory information. Br J Clin Psychol 25:111-118

Walter P (1989) Keine Angst vor der Angst. Wie man sich auf Operationen vorbereiten soll. Weilburger Kreiszeitung (21.2.89)

Weinman JA (1991) Psychologische Aspkete pränataler diagnostischer Untersuchungen. In: Brähler E, Meyer A (Hrsg) Psychologische Probleme in der Humangenetik. Springer, Berlin Heidelberg New York Tokyo (Jahrbuch der medizinischen Psychologie, Bd 6, S 20-35)

Weinman J, Johnston M (1988) Stressful medical procedures: an analysis of the effects of psychological interventions and of the stressfulness of the procedures. In: Maes S, Spielberger CD, Defares PB, Sarason IG (eds) Topics in health psychology. Wiley, Chichester, pp 205-217

Wells JK, Howard GS, Nowlin WF, Vargas MJ (1986) Presurgical anxiety and postsurgical pain and adjustment: Effects of a stress inoculation procedure. J Consult Clin Psychol 54:831-835

West SG (1985) Beyond the laboratory experiment: Experimental and quasi-experimental designs for interventions in naturalistic settings. In: Karoly P (ed) Measurement strategies in health psychology. Wiley, New York, pp 183-233

Wittich A, Lucius-Hoene G (1988) Psychische Störungen nach Hysterektomie – Eine Literaturanalyse. Psychother Psychosom Med Psychol 38:191-198
Ziegler G, Jäger RS, Schüle I (1989) Krankheitsverarbeitung bei Tumorpatienten. Enke, Stuttgart
Zintl-Wiegand A, Köhler F (1987) Die langfristige Bewältigung einer Gebärmutteroperation. Prax Psychother Psychosom 32:266-273

Zum Ergebnis

Forschung und Praxis in bezug auf die psychische Situation von Patienten, die mit medizinischen Maßnahmen konfrontiert werden, sind weiterhin sehr heterogen und unübersichtlich. Allein der Umfang der Maßnahmen, der jährlich in allen größeren Ländern mit hochentwickelten "Gesundheitssystemen" in die Millionen geht, macht die intensive Beschäftigung mit dem Gebiet notwendig. Selbst wenn bei den meisten "Routinemaßnahmen" und -eingriffen relativ geringe Prozentzahlen von Patientinnen und Patienten mit psychischen Komplikationen angegeben werden, ist deren absolute Zahl immer noch enorm groß. Außerdem sind bei vielen Krankheiten und Verletzungen Sequenzen von oft sehr belastenden medizinischen Maßnahmen erforderlich.

In diesem Beitrag wird deutlich, daß sehr viele Bedingungen die psychische Situation dieser Patientinnen und Patienten und damit auch die Wirksamkeit von Vorbereitungsbemühungen bestimmen. Nach Ansicht des Autors gilt es v. a., die Bedeutung der Maßnahmen für die betroffenen Individuen in ihrem Krankheits- und Lebenszusammenhang zu ergründen. Dazu kann ein formales Rahmenmodell hilfreich sein, das jedoch durch ein funktionales Handlungsmodell abgelöst werden sollte. Hingegen werden bislang in den meist pragmatisch orientierten empirischen Untersuchungen fast immer die Maßnahmen isoliert betrachtet und damit unterschiedlichste Patienten in denselben Stichproben zusammengefaßt. Deshalb gelingt es auch in Literaturübersichten und bei Datenaggregationen kaum, die differentiellen Bedingungen zu präzisieren.

Möglichkeiten der stärkeren Verknüpfung von Forschung und Praxis, die oft unterschiedliche Zielsetzungen aufweisen, werden diskutiert. Abschließend wird dargelegt, bei welchen medizinischen Maßnahmen und Eingriffen und in welchen klinisch-medizinischen Bereichen der praktische Einsatz von medizinischen Psychologinnen und Psychologen besonders hilfreich wäre.

Die Redaktion

II. Differentielle Aspekte und Psychodiagnostik

Bewältigung von chirurgischen Operationsanforderungen in differentieller, subjektorientierter Sicht

H. Schröder, J. Schumacher

Zusammenfassung

Die Bewältigung von chirurgischen Operationsanforderungen läßt sich als ein spezifischer Regulationsprozeß zwischen Patient und gegebenen Anforderungen konzeptualisieren. Auf dieser Grundlage werden Kriterien für eine psychologische Vorbereitung auf den Eingriff als Komponenten eines subjektiven Situations- und Handlungskonzepts begründet. Dieser Zielkomplex kann nur differentiell-individualisierend erreicht werden. Empirische Studien an Patienten mit allgemein- und herzchirurgischen Eingriffen belegen die Moderatorwirkung von Persönlichkeitsvariablen bei der Anforderungsbewältigung und begründen ein taxonometrisches System (5 Typen), das für Interventionsbemühungen zielführend ist. Diese "Typen der Operationsbewältigung" sind in ihrem präoperativen Regulationszustand auch durch eine spezifische Diskrepanz zum normativen Zielkomplex charakterisierbar. Die sich daraus ergebenden Konsequenzen für eine Ziel-Mittel-Weg-Strategie der psychologischen Operationsvorbereitung werden abschließend diskutiert.

Summary

Coping with surgery may be conceptualized as a unique process of regulation between the patient and the given type of surgery. On this basis, criteria for psychological preparation for surgery are substantiated as components of a subjective situational and actional concept. This body of goals can only be reached in a differential-individualizing fashion. Empirical studies of patients undergoing general and heart surgery confirm the moderator effect of personality variables in accomplishing requirements and support a taxonometric system (5 types) that guides interventional efforts. With regard to the regulatory state prior to surgery, each of these "types of coping with surgery" differs uniquely from the set of normative targets. The authors wind up by discussing implications for a target-means-way strategy of psychological preparation for surgery.

Problemaufriß

Die Bewältigung von chirurgischen Operationsanforderungen und belastenden diagnostischen und sonstigen therapeutischen Maßnahmen stellt einen spezifischen Regulationsprozeß zwischen Patient und gegebenen Anforderungen dar. Beide Aspekte dieses Wechselverhältnisses werden in der einschlägigen Literatur, die sich mit Fragen der psychologischen Operationsvorbereitung beschäftigt, gebührend beachtet (etwa Kendall 1983; Johnson 1984; Mathews u. Ridgeway 1984; Rogers u. Reich 1986; Taylor u. Clark 1986; Höfling 1988; Weinman u. Johnston 1988): entweder unter dem Gesichtspunkt der einzuschlagenden *Wege* bei der Intervention oder den zu verwendenden *Mitteln* dabei; in manchen Fällen auch als Interaktion von beiden (z. B. Schultheis et al. 1987). Inhaltlich sind im ersten Fall die gegebenen Persönlichkeits- und Reaktionsbesonderheiten im perioperativen Bereich gemeint: Operationsvorbereitung soll differentiell erfolgen, soll individualisieren. Im zweiten Fall geht es um die einzusetzenden methodischen Hilfen.

Für die Herausbildung anforderungsspezifischer Handlungskompetenzen des Patienten ist es günstig, einen subjektbezogenen *Zielkomplex* von Interventionsbemühungen zu definieren. Dabei geht es um psychologische Voraussetzungen (Befähigungen), mit denen der Patient seine Grundbedürfnisse, Motive und Fähigkeiten sowie zum Teil extreme Anforderungen unter ungewohnten Kontextbedingungen in einen ver- und erträglichen Ausgleich zu bringen vermag. Die dominierende *Mittel-Weg-Betrachtung* ließe sich durch eine konzeptionelle Fassung der auszubildenden Bewältigungspotentiale zu einer *Ziel-Mittel-Weg-Strategie* erweitern. Abbildung 1 versucht, die entsprechenden Zusammenhänge zu verdeutlichen.

Unter (I) sind die personalen Besonderheiten des Patienten gefaßt, die zu individuumgerechter Einflußnahme verhelfen sollen (Weg über die Individualität). (II) repräsentiert die differentiell einzusetzenden Methoden, die auf den anzustrebenden Befähigungskomplex (III) hin zu gestalten sind. Dieser ist eine Voraussetzung der individuellen Regulationsaktivitäten. Von deren Qualität hängt der psychophysische Regulationszustand zum Zeitpunkt des medizinischen Eingriffs (IV) ab. Eine vergleichbare Determinationsstruktur weist der postoperative Bewältigungskomplex auf, wobei der Teil vorbereitender Einflußnahme bereits präoperativ erfolgt sein muß, jedoch durch postoperative Interventionen ergänzt werden kann (Davies-Osterkamp 1985). Eine wesentliche Bedingungsgruppe des Gesamtprozesses stellt der jeweilige Anforderungstyp dar. Er unterscheidet sich vor und nach der Operation und verlangt ein jeweils darauf bezogenes Funktionspotential des Betroffenen (s. dazu die unterschiedliche Bewährung von Personen mit akzentuierter Informationsverarbeitung bzw. Regulationstypen, etwa Krohne et al. 1989a; Miller 1989).

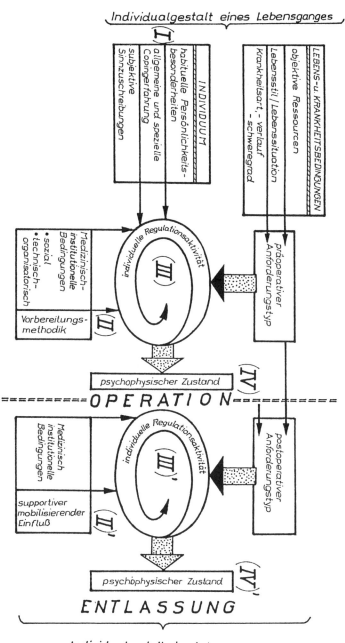

Abb. 1. Determinanten und Zielgrößen der Bewältigung von Operationsanforderungen

Im weiteren sollen 1) einige knapp gehaltene inhaltliche Bestimmungen zum normativen *Ziel*komplex erfolgen, 2) empirische Untersuchungen als Voraussetzungsleistung und Begründung des differentialpsychologischen Interventionsansatzes referiert werden (*Weg*) und 3) einige Bemerkungen zur Integration der 3 Komponenten der Weg-Mittel-Ziel-Strategie unter interventionsmethodischen Gesichtspunkten (*Mittel*) gemacht werden.

Psychologische Befähigungscharakteristik

Psychologische Vorbereitungsmaßnahmen auf chirurgische Operationen haben die objektive Ereignisstruktur in ein adäquates vorwegnehmendes Abbild zu transformieren. Dabei kommt es nicht auf eine übermäßig detaillierte passiv-konstatierende Konzeptbildung an, sondern auch auf eine Vermittlung aktiver instrumenteller Verhaltensmöglichkeiten dazu. Wir gliedern den normativen Zielkomplex in 4 Bestandteile (ausführlicher dazu Schröder u. Naumann 1989; Schröder u. Schumacher 1990).

1) Kognitives Erwartungskonzept:
Eine solche kognitive Struktur beinhaltet eine realistische subjektive Modellierung einzelner Prozeduren, denen der Patient bis zur Narkosewirkung unterzogen wird, vom Operationshergang in wesentlichen Aspekten und von der Etappe nach der Operation. Die Informationselemente sind entsprechend der Ablauffolge zeitlich gestaffelt repräsentiert, beziehen auch die Dauer von Ereignissen ein. Den Prozedurinformationen sind Empfindensinformationen zugeordnet, auch solche über Ursachen von Empfindungen, wenn diese nicht selbstverständlich sind. Dazu kommen Informationen über Umgebungsbedingungen. Das kognitive Erwartungskonzept befähigt den Patienten, auftretende aversive Reize ohne überflüssigen kognitiven und emotionalen Aufwand in ihrer konkreten Erscheinungsweise vorherzusehen und zu identifizieren. Er ist nicht einer Fülle relevanter und irrelevanter Reize ausgeliefert, aus denen er die für ihn wichtigsten selbst herausfinden muß. Überraschungen und unnötige Aufregungen werden vermieden, Reaktanzreaktionen verhindert. Mit der Senkung der Diskrepanz zwischen Erwartung und aktueller Erfahrung senkt sich auch das Aktivierungsniveau (s. Johnson u. Lauver 1989).

2) "Operatives" Regulationskonzept:
Die hier integrierten Fähigkeitsanteile stellen Bewältigungsvoraussetzungen zur externalen und internalen Regulation dar. Unter den gegebenen Situationsbedingungen wird die internale *Emotions-* und *Erregungskontrolle* v. a. im präoperativen Stadium dominieren. Entsprechende Regulationsaspekte bilden sich über mentale Antizipation der konkreten Umstände heraus (s. Taylor u. Schneider

1989). Dabei werden potentielle Emotionsqualitäten und Erregungsquantitäten zumindestens ansatzweise produziert. Der Patient übt an diesen Beanspruchungselementen die Auseinandersetzung und sammelt angemessene, das Realereignis vorwegnehmende Erfahrungen (antizipierendes Coping, mentales Training). Nach den theoretischen Vorstellungen der "Streßimpfung" (Janis 1958, 1983) ergibt sich dadurch ein Desensibilisierungseffekt, eine verminderte Reagibilität in der Ernstsituation und die Reflexion möglicher Situationsbeherrschung.

In Hinblick auf externale *behaviorale Bewältigung* können Verhaltensentwürfe ausgebildet werden, die sich den Prozedurelementen des mentalen vorgreifenden Copings zuordnen. Gemeint sind *reaktive Verhaltensmuster*, die auf eintretende Ereignisse hin aktiviert werden – so etwa die verhaltensmäßige Einstellung auf präoperative Prozeduren. Solche sind zwar von außen besehen nicht sehr auffällig, doch selbst die eigenaktiv entgegenkommende Minimalbewegung beim Umbetten, Fixieren usw. kann die subjektive Situation eher entlasten und den Vollzug helfend unterstützen – im Gegensatz zu sich sperrenden, passiv-erduldenden Haltungen. Nach der Operation ergibt sich dann eine zunehmende Spannbreite für auch *aktives Verhalten* (bis zum "auf den eigenen Beinen stehen und sich selbst versorgen"). Neben den umgrenzt situationsbezogenen Verhaltensvorbereitungen machen ein instrumentelles Regulationskonzept auch offensiv einsetzbare aktive Verhalten*techniken* aus. Sie stehen dem Patienten als eigenständige Breitbandbewältigungsmöglichkeit zur Verfügung und bedingen ganz wesentlich Kompetenzgefühle und das Erleben hoher Selbstverfügbarkeit (z. B. Höfling u. Butollo 1985).

Das kognitive Erwartungskonzept und das "operative" Regulationskonzept als Bestandteile des übergreifenden subjektiven Situations- und Handlungskonzepts "Operation" dienen zugleich der Gefahren- und Emotionskontrolle. Sie sind auf den sachprozessualen Aspekt der unmittelbaren Anforderung bezogen und sichern dem Patienten die Handlungsfähigkeit in der *Kurzzeitperspektive*.

3) Sozialemotionales Sicherheitserleben:
Erleben von Sicherheit wird in erster Linie durch empfundene Solidarität und Unterstützung von seiten wichtiger Bezugspersonen induziert. Das bezieht den Familien- und Freundeskreis zwar ein, ist aber in noch stärkerem Maße auf das medizinische Fachpersonal und die Sozialsituation des Krankenhauses gerichtet. Im Mittelpunkt steht die Überzeugung von der Fachkompetenz der Ärzte und die Betreuungsbereitschaft aller Beteiligten. Auf dieser Grundlage bildet sich der Einstellungskomplex *Vertrauen* heraus (als Verzicht auf Kontrolle der interpersonalen Situation, s. Schierwagen 1988).

4) Realistisches Zukunftskonzept:
Der auszuarbeitende Handlungsentwurf sollte nicht mit dem Operationsereignis enden, sondern Belohnungselemente aus der Zukunft einbeziehen. Die prospektive Anbindung relativiert den aktuellen Zustand und kann im Sinne von Zielzugmotivation wirken. Die zukünftige Lebenssituation muß unter Einrechnung des

persönlichen Gewinns und möglicher Folgebeeinträchtigungen durch die Operation realistisch strukturiert werden und hat bei optimistischer Grundhaltung jegliches Hineinsteigern in eine "Zukunftsidylle" zu vermeiden. Ein realistisches Zukunftskonzept hilft (abgesehen von Extremfällen) einer akzeptablen Bewertung und Einordnung des Operationsereignisses im Jetzt und stellt eine Anbindung an den späteren Lebensgang dar. Damit werden Gegenwart und *Langzeitperspektive* verknüpft. Das Zukunftskonzept bedarf keiner so detaillierten Ausarbeitung wie das auf unmittelbar bevorstehende Ereignisse bezogene Erwartungsmodell.

Alle 4 Komponenten zugleich bilden den unmittelbaren personalen Determinationskomplex für die individuelle Operationsbewährung. Sie sind zugleich *Resultate* der präoperativen Auseinandersetzung mit dem bevorstehenden Ereignis, *Prädiktoren* des weiteren Verlaufs und *Zielgrößen* für psychologische Interventionen.

Differentialpsychologische Untersuchung zur Bewältigung chirurgischer Operationsanforderungen

Patientenstichprobe

Im Rahmen des Leipziger Forschungsprojekts wurden in mehreren systematisch aufeinander bezogenen Studien bisher insgesamt 135 Patienten der Allgemeinchirurgie und 128 Patienten der Herzchirurgie unter differentialpsychologischen Gesichtspunkten untersucht (Naumann u. Schäfer 1985; Naumann 1988; Naumann u. Schumacher 1989 a, b; Schröder u. Schumacher 1990). Im folgenden soll über ausgewählte Ergebnisse einer Einzelstudie des Gesamtprojekts berichtet werden.

Die Untersuchungsstichprobe umfaßt n=96 Patienten der Allgemein- und der Herzchirurgie (Alter: $\bar{x}=49{,}1$; s=10,91; Spanne: 21-74 Jahre). Von diesen Patienten mußten sich 42 wegen nichtmalignar Erkrankungen mittelschweren bis schweren Eingriffen im Bereich des Ober- und Unterbauchs unterziehen. Die anderen 54 Patienten wurden wegen einer bestehenden koronaren Herzkrankheit oder eines Herzklappenfehlers am offenen Herzen operiert. Zusammensetzung der Untersuchungsgruppe s. Tabelle 1.

Tabelle 1. Beschreibung der Untersuchungsstichprobe

Patienten	n	Geschlecht m.	w.	Alter $\bar{x}$	s	Operationsart 1	2	3
Allgemein chirurgische	42	14	28	48,1	14,5	42	–	–
Herz- chirurgische	54	27	27	49,7	8,3	–	20	34
Gesamt	96	41	55	49,1	10,9	42	20	34

Operationsart: *1* ... Gallen-, Magen- oder Darmoperation,
   2 ... aortokoronare Bypass-Operation
   3 ... Herzklappenersatzoperation
      (davon 16 Mitralklappenersatz-, 14 Aortenklappenersatz- und
      4 kombinierte Klappenersatzoperationen)

Untersuchungsvariablen

Die favorisierte differentielle, subjektorientierte Sicht impliziert, zunächst diejenigen Persönlichkeitsvariablen zu bestimmen, die Voraussetzung für die Bewältigung des streßrelevanten Anforderungstyps "Operation" sind. Erst die jeweilige Anforderungssituation entscheidet darüber, welche Persönlichkeitskomponenten einen streßbezogenen Funktionswert bekommen. Dabei gehen wir nicht davon aus, daß diese Personmerkmale Verhalten direkt bewirken. Sie werden als Moderatoren der bei der Anforderungsbewältigung ablaufenden Regulationsprozesse aufgefaßt, die Inhalt und Form von Stufen der Handlungsregulation determinieren. Wichtige personale Voraussetzungen individueller Regulationsaktivitäten im Umfeld chirurgischer Eingriffe stellen neben weitgehend situationsinvariant und zeitkonsistent (habituell) gefaßten Personmerkmalen (emotionale Labilität vs. Stabilität: Neurotizismus, Handlungs- vs. Lageorientierung) situativ-anforderungsbezogene Persönlichkeitsvariablen dar (hier v. a. bereichsspezifische Copingerfahrungen und Kontrollüberzeugungen, Informationsbedürfnisse und -suchverhalten, Vertrauen zu Ärzten und medizinischem Personal, aktuelle Vigilanz/aktuelle kognitive Vermeidung).

Hinzu kommen Zustandsmaße der Emotionalität und der subjektiven Befindlichkeit (Angst, Stimmung, Aktiviertheit, Gereiztheit, Beschwerden, Schmerzerleben), die zugleich resultativer Ausdruck bereits ablaufender Regulationsprozesse wie auch Determinanten weiteren Regulationsbemühens sind.

Ergänzt wurden die genannten Merkmalsbereiche durch spezifische selbst- und umweltbezogene Kognitionen, die im Dienste retro- und prospektiv ausgerichteter Kontrollbedürfnisse der Patienten stehen und v. a. Sinn- und Bedeutungsaspekte des Operationsereignisses betonen: Verantwortlichkeitszuschreibung für Entscheidung zur Operation, Zweifel an der Richtigkeit der Operationsentscheidung, Befürchtungen über negativen Genesungsverlauf, Schuldzuschreibung für Entstehung der operationsbedürftigen Erkrankung, Suche nach Sinngehalt der Situation ("Why me ?"). Die hier genannten Kontrollkognitionen haben sich in einschlägigen Untersuchungen als wichtige Prädiktoren des Genesungsverlaufs sowohl von Unfallpatienten (Rogner et al. 1987) als auch von chirurgischen Patienten erwiesen (Rogner 1986).

In Belastungssituationen werden in der Regel nicht nur Ressourcen der Person eingesetzt, sondern auch solche aus der Umwelt. Neben materiellen Voraussetzungen sind es v. a. Möglichkeiten, die sich aus der sozialen Einbindung eines jeden Menschen ergeben. Die damit angesprochenen Konzepte "Soziales Netzwerk/Soziale Unterstützung" wurden gleichfalls einbezogen und thematisieren in Überschreitung individuumzentrierter Betrachtungsweisen interpersonale Aspekte (soziale Bezüge) individueller Regulationsaktivitäten. Merkmale des sozialen Netzwerks und der sozialen Unterstützung haben sich in zahlreichen Untersuchungen als wichtige Moderatoren von Belastungs-Bewältigungs-Prozessen erwiesen (zum Überblick s. Schwarzer u. Leppin 1989). Für den belastenden Anforderungstyp "Operation" liegen diesbezüglich bisher jedoch nur wenige gesicherte empirische Befunde vor (etwa Kulik u. Mahler 1989).

Tabelle 2. Untersuchungsvariablen, Erhebungsinstrumente und Literaturreferenzen

Untersuchungsvariablen	Erhebungsinstrumente	Literatur
1. Parameter der Angst und Befindlichkeit		
– Zustandsangst	State-Trait-Angstinventar (STAI)	Laux et al. (1981)
– Emotionale Befindlichkeit	Befindlichkeitsfragebogen (BF)	Becker (1988)
– Beschwerdenstatus	Beschwerden-Liste (B-L)	v. Zerssen (1976)
– Schmerzerleben	Selbstbeurteilungsskala Visuelle Analogskala	Graumann (1989) Reinhard (1989)
2. Habituelle Personmerkmale		
– Neurotizismus	N-Skala des Introversion-Neurotizismus-Rigidität-Fragebogens (INR)	Böttcher (1968)

– Handlungs- vs. Lageorientierung	Fragebogen zur Erfassung der Handlungskontrolle (HAKEMP 88)	Kuhl (1983)

3. Situativ-anforderungsbezogene Personmerkmale		
– Aktive Informationssuche – Informationsbedürfnis – Vertrauen	Fragebogen zur Erfassung präoperativer Patientenmerkmale (FEPP)	Naumann (1988)
– Bereichsspezifische Copingerfahrung	Fragebogen zur Erfassung der Copingerfahrung (FCE)	Graumann (1989) Reinhard (1989)
– Aktuelle Vigilanz/ Aktuelle kognitive Vermeidung	Angstbewältigungsinventar (ABI-ER-P) (Situation 5)	Krohne et al. (1989 b)

4. Spezifische selbst- und umweltbezogene Kognitionen		
– Attribution der Operationsentscheidung – Zweifel an der Richtigkeit der Entscheidung – Genesungsbefürchtungen – Schuldzuschreibung für Krankheitsentstehung	Halbstrukturiertes Interview (INT) mit standardisiertem Beurteilungsbogen (5stufige Ratingskalen)	Graumann (1989) Reinhard (1989) (für das Erhebungsinstrument)
– Suche nach Sinngehalt (Why-me-Problematik)		Rogner (1986) (für die Variablen)

5. Merkmale des sozialen Netzwerkes und der perzipierten sozialen Unterstützung		
– Netzwerkgröße – Netzwerkdichte	Halbstrukturiertes Interview (INT) mit standardisiertem Beurteilungsbogen (5stufige Ratingskalen)	Graumann (1989) Reinhard (1989) (für das Erhebungsinstrument)

– Perzipierte soziale Unterstützung durch
    Familie
    Freunde/Bekannte
    Ärzte/Personal
    Mitpatienten
bezüglich
    Ausmaß
    Inhalt/Typ
    Zufriedenheit
		z. B. Schwarzer u. Leppin (1989)
		(für die Variablen)

Tabelle 2 (Fortsetzung)

6. *Somatische Kriterien des postoperativen Genesungsverlaufs*		
– Medikamentenverbrauch (Analgetika/Sedativa)	Entnahme der Information aus den Krankenakten der Patienten	Graumann (1989) Reinhard (1989)
– Medizinische Komplikationen – Häufigkeit – Schweregrad		
– Verweildauer auf der Intensivtherapiestation (nur in der Herzchirurgie)		z. B. Johnston (1984) (für die Kriterien)

Methodik der Datenerhebung

Die in die Untersuchung einbezogenen Variablen wurden mittels eines halbstrukturierten Interviews und diverser Selbstbeurteilungsskalen (Fragebogen) erhoben. In Tabelle 2 sind alle Untersuchungsvariablen (untergliedert nach verschiedenen Merkmalsbereichen) sowie die jeweils verwendeten Erhebungsinstrumente dargestellt. Der kombinierte Einsatz von Fragebogenmethoden und Interviews zur Erfassung präoperativer Patientenmerkmale und Bewältigungsprozesse hat schon eine gewisse Tradition (z. B. Cohen u. Lazarus 1973; Davies-Osterkamp u. Salm 1980; Böhm u. Dony 1984; Borgert u. Schmidt 1988; Höfling 1988) und verbindet die Vorteile einer ökonomischen und hoch standardisierten Datenerhebung mit denen einer ausführlichen, individuell zugeschnittenen und wohl auch stärker an den Bedürfnissen der Patienten orientierten Informationsgewinnung.

Die Erfassung der einzelnen Variablen folgte in allen empirischen Untersuchungen des Gesamtprojekts einem *Mehrpunkterhebungsplan.* Beim ersten präoperativen Untersuchungstermin (psychologische Hauptuntersuchung unmittelbar nach Aufnahme ins Krankenhaus: *Zeitpunkt A)* wurde dem einzelnen Patienten das Anliegen der Studie erläutert und seine Bereitschaft zur Mitarbeit erfragt. Lag diese vor (nur ca. 2 % der angesprochenen Patienten lehnten die Mitarbeit ab), erfolgte unter Einbeziehung des gesamten Variablensatzes (ausgenommen waren lediglich das Schmerzerleben und natürlich die postoperativen Genesungskriterien) die Ermittlung der individuellen Merkmalsausprägungen. Die weiteren prä- und postoperativen Datenerhebungen wurden nach dem anästhesiologischen Prämedikationsgespräch am Vortag der Operation (*Zeitpunkt B*), am Morgen des Operationstags (*Zeitpunkt C*), am 2. postoperativen Tag (*Zeitpunkt D*), am 4. postoperativen Tag (*Zeitpunkt E*) und am 6. postoperativen Tag (*Zeitpunkt F*) durchgeführt.

Zu diesen Erhebungszeitpunkten schätzten die Patienten lediglich ihre aktuelle Angstausprägung und ihr emotionales Befinden (gedrückte vs. gehobene Stimmung, Aktiviertheit, Gereiztheit; vgl. dazu Becker 1988) sowie das Ausmaß subjektiver Beschwerden ein. Am 2., 4. und 6. postoperativen Tag beurteilten sie zusätzlich mittels einer Selbstbeurteilungsskala und einer visuellen Analogskala ihr aktuelles Schmerzerleben. Neben diesen psychischen Bewährungskriterien des frühen postoperativen Verlaufs wurden den Krankenakten der einzelnen Patienten Kriterien des somatischen Genesungsverlaufs entnommen (Verbrauch an Schmerz- und Beruhigungsmitteln, Häufigkeit und Schweregrad medizinischer Komplikationen und bei Patienten der Herzchirurgie zusätzlich die Verweildauer auf der Intensivtherapiestation ITS).

Auswertung und Ergebnisse

Die Auswertung der Daten erfolgte sowohl mit Hilfe von Korrelationsanalysen und einfachen Varianzanalysen als auch mittels multivariater Datenanalysemethoden. Im Mittelpunkt stand dabei die taxonometrische Analyse aller zum ersten präoperativen Erhebungszeitpunkt (Zeitpunkt A) gewonnenen Daten. Das Ziel war, relativ homogene Subgruppen von Patienten mit unterschiedlicher Persönlichkeitscharakteristik und unterscheidbarer emotionaler, reflexiver und physischer Befindlichkeit (aktueller Zustand) abzugrenzen (Merkmalsträgertaxonomie). Diese Klassifikate sollten dann hinsichtlich der postoperativen Bewährung beurteilt werden. Die Strukturanalyse der präoperativ erhobenen Variablen erfolgte unter Nutzung der hierarchisch-agglomerativen Clusteranalyse nach Ward (1963). Unter Berücksichtigung einschlägiger inhaltlicher und methodischer Kriterien (Anstieg der Fehlerquadratsumme in Abhängigkeit von der Clusteranzahl) erwies sich für die Untersuchungsstichprobe von 96 Patienten eine *5-Cluster-Lösung* als gegenstandsadäquat.

Tabelle 3. Allgemeine Beschreibung der Subgruppen chirurgischer Patienten (n_a Patientenzahl Allgemeinchirurgie, n_h Patientenzahl Herzchirurgie)

	n	n_a	n_h	Alter $\bar{x}$	Geschlecht m.	w.
Cluster 1	9	4	5	51.0	5	4
Cluster 2	22	10	12	52.5	9	13
Cluster 3	16	9	7	46.5	6	10
Cluster 4	39	10	29	50.0	17	22
Cluster 5	10	9	1	40.5	4	6
Gesamt	96	42	54	49.1	41	55

Die Qualität der gefundenen Clusterlösung konnte zusätzlich durch eine mehrdimensionale Varianz-Diskrimanzanalyse (MANOVA) abgesichert werden, die

Tabelle 4. Schematische Übersicht über die Subgruppenstruktur chirurgischer Patienten

Cluster	Angst und Befindlichkeit	Habituelle Personmerkmale	Situativanforderungsbezogene Personmerkmale	Merkmale des NW und der SU	Spezifische Kognitionen	Postoperative Globalbewährung psychisch	somatisch
1	Angst (-) Befinden (+) Beschwerden (-)	Neurot (-) HOM (+) HOP (+)	Infosuche (-) Infobedürfnis (-) Vertrauen (0) Vigilanz (-) Kognitive Vermeidung (+)	NW-Größe (-) NW-Dichte (-) SU-Ausmaß (0) SU-Zufriedenheit (0)	Op-Ent (+) Zweifel (-) Schuld (-) Furcht (-) Why-me (-)	0	+
2	Angst (-) Befinden (+) Beschwerden (0)	Neurot (-) HOM (+) HOP (+)	Infosuche (+) Infobedürfnis (+) Vertrauen (+) Vigilanz (-) Kognitive Vermeidung (+)	NW-Größe (+) NW-Dichte (+) SU-Ausmaß (+) SU-Zufriedenheit (+)	Op-Ent (-) Zweifel (+) Schuld (0) Furcht (0) Why-me (-)	+	+
3	Angst (0) Befinden (0) Beschwerden (-)	Neurot (0) HOM (0) HOP (0)	Infosuche (0) Infobedürfnis (0) Vertrauen (-) Vigilanz (0) Kognitive Vermeidung (0)	NW-Größe (+) NW-Dichte (-) SU-Ausmaß (-) SU-Zufriedenheit (-)	Op-Ent (0) Zweifel (0) Schuld (0) Furcht (0) Why-me (-)	0	+

4	Angst (+) Befinden (-) Beschwerden (+)	Neurot (+) HOM (-) HOP (-)	Infosuche (0) Infobedürfnis (0) Vertrauen (0) Vigilanz (+) Kognitive Vermeidung (-)	NW-Größe (-) NW-Dichte (-) SU-Ausmaß (0) SU-Zufrieden- heit (-)	Op-Ent (0) Zweifel (+) Schuld (0) Furcht (0) Why-me (+)	–	+
5	Angst (+) Befinden (-) Beschwerden (+)	Neurot (+) HOM (-) HOP (-)	Infosuche (-) Infobedürfnis (-) Vertrauen (0) Vigilanz (+) Kognitive Vermeidung (-)	NW-Größe (+) NW-Dichte (+) SU-Ausmaß (+) SU-Zufrieden- heit (+)	Op-Ent (+) Zweifel (-) Schuld (-) Furcht (-) Why-me (0)	0	–

Erläuterungen:

0:	durchschnittliche Bewährung
+ :	gute Bewährung
- :	schlechte Bewährung
(0) :	durchschnittliche Variablenausprägung
(+) :	erhöhte Variablenausprägung gegenüber Gesamtgruppe
(-) :	erniedrigte Variablenausprägung gegenüber Gesamtgruppe

Neurot:	Neurotizismus
HOM:	Handlungsorientierung nach Mißerfolg
HOP:	Handlungsorientierung prospektiv

Op-Ent:	Attribution der Op-Entscheidung (+) internal (-) external
Zweifel:	Zweifel an Op-Entscheidung (+) viele (-) wenige
Schuld:	Schuldzuschreibung an Entstehung der Krankheit (+) internal (-) external
Why me:	Suche nach Sinngehalt der Situation (+) stark ausgeprägt (-) wenig ausgeprägt
Furcht:	Befürchtungen über einen negativen Genesungsverlauf (+) viele (-) wenige

NW: soziales Netzwerk   *SU:* soziale Unterstützung

die Ermittlung einer Optimalvariablenmenge zur Trennung der einzelnen Subgruppen gestattet. Eine allgemeine Beschreibung der durch die taxonometrische Analyse der präoperativ erhobenen Daten gefundenen Subgruppen ist Tabelle 3 zu entnehmen.

Tabelle 4 gibt einen Überblick über das erreichte Klassifikationsergebnis. Die mit Hilfe der mehrdimensionalen Varianz-Diskrimanzanalyse (MANOVA) ermittelte Optimalvariablenmenge zur Trennung der einzelnen Subgruppen umfaßt 7 der insgesamt 37 in die Clusteranalyse einbezogenen, gruppenbildenden Variablen (emotionale Befindlichkeit; Vertrauen zu Ärzten und medizinischem Personal; Zufriedenheit mit der sozialen Unterstützung durch Familie, Freunde/Bekannte und Ärzte/Pflegepersonal; Dichte des sozialen Netzwerkes; Befürchtungen über negativen Genesungsverlauf) und gestattet eine richtige Zuordnung von ca. 92 % der Patienten zu den vorgegebenen Gruppen (Fehlerquote der Reklassifikation: 0,083; multivariates $F=11,44$, $p<0,001$).

Die varianzanalytische Überprüfung der Mittelwertunterschiede der in die Clusteranalyse eingegangenen Variablen erbrachte zwischen der allgemein- und der herzchirurgischen Teilstichprobe nur wenige signifikante Unterschiede. Die Patienten der allgemeinchirurgischen Abteilung berichten nach Aufnahme in das Krankenhaus über weniger subjektive Beschwerden ($F=9,91$, $p<0,01$), verfügten über geringere und insgesamt schlechtere Erfahrungen mit der Bewältigung medizinrelevanter Belastungen ($F=28,15$, $p<0,01$), bevorzugten etwas häufiger eine kognitiv-vermeidende Bewältigungsstrategie ($F=4,61$, $p<0,05$) und beschäftigten sich seltener mit der Frage nach dem Sinngehalt des Operationsereignisses ($F=6,82$, $p<0,05$) als die Patienten der Herzchirurgie. In den weiterhin erfaßten Variablen ließen sich keine signifikanten Mittelwertunterschiede feststellen. Es soll an dieser Stelle erwähnt werden, daß in beiden Teilstichproben separat durchgeführte Clusteranalysen jeweils 5-Cluster-Lösungen erbrachten, die hinsichtlich formaler und inhaltlicher Kriterien weitgehende Übereinstimmung mit der Subgruppenstruktur der Gesamtstichprobe (n=96 Patienten) aufwiesen (s. dazu Graumann 1989; Reinhard 1989).

Um die Bedeutung der präoperativ erhobenen Variablen für die Vorhersage postoperativer Bewährungskriterien zu überprüfen, führten wir in der Teilstichprobe Herzchirurgie schrittweise multiple Regressionsanalysen nach der Prozedur *New Regression* (Methode STEPWISE) des SPSS (Hull u. Nie 1983) durch.

In Tabelle 5 sind die Ergebnisse der Regressionsanalysen für einzelne Kriterien des frühen postoperativen psychischen Genesungsverlaufs dargestellt. Die Kriterienwerte wurden jeweils durch Summation der zu den 3 postoperativen Erhebungszeitpunkten (Zeitpunkte D, E und F) beurteilten Zustandsmaße berechnet.

Tabelle 5. Ergebnisse der multiplen Regressionsanalysen zu ausgewählten postoperativen psychischen Bewährungskriterien (n=54 Patienten der Herzchirurgie)

Kriterium	Schritt	Prädiktoren	mult.R	R^2	F	p
Zustandsangst	1	Prospektive Handlungs-orientierung	0,40	0,16	9,94	0,003
Emotionale Befindlichkeit	1	Prospektive Handlungs-orientierung	0,30	0,09		
	2	Neurotizismus	0,43	0,19		
	3	Aktuelle kognitive Vermeidung	0,51	0,27	5,99	0,001
Beschwerden	1	Prospektive Handlungs-orientierung	0,41	0,17		
	2	Aktuelle kognitive Vermeidung	0,49	0,24		
	3	Neurotizismus	0,57	0,33	8,09	0,000
Schmerzerleben	1	Aktuelle kognitive Vermeidung	0,43	0,19		
	2	Prospektive Handlungs-orientierung	0,51	0,26		
	3	Neurotizismus	0,57	0,33	8,05	0,000

Diskussion der Ergebnisse

Beschreibung der Subgruppen

Betrachtet man die Subgruppenstruktur chirurgischer Patienten (s. Tabelle 4), so erscheint es aufgrund der Datenfülle und der komplexen Konfigurationen von Merkmalsausprägungen in den einzelnen Teilgruppen zunächst schwierig, die unter klinischen und interventiven Gesichtspunkten wichtigen Informationen herauszufiltern. Bei näherer Betrachtung zeigen sich persönlichkeits-/handlungs-psychologisch relevante Besonderheiten, auf die wir im folgenden qualitativ-beschreibend eingehen wollen.

Cluster 1: Hierzu gehören Patienten, die auch prospektiv handlungsorientiert sind und in der aktuellen Anforderungssituation eine kognitiv-vermeidende Bewältigungsstrategie bevorzugen. Diese geht mit einem nur gering ausgeprägten Informationsbedürfnis und einer relativen Informationsabschottung einher. Die Patienten halten sich selbst für die Entscheidung zur Operation verantwortlich und haben wenig Zweifel an der Richtigkeit ihrer Entscheidung. Die Entstehung der operationsbedürftigen Erkrankung wird eher externalen Ursachen zugeschrieben, Sinnfragen werden nur selten thematisiert. Mit der wahrgenommenen sozialen Unterstützung sind die Patienten nicht sehr zufrieden, und sie fühlen sich sozial wenig integriert. Ihr präoperativer emotionaler Zustand ist durch vergleichsweise niedrige Angstausprägungen und ein insgesamt gutes Befinden bei nur wenigen Beschwerden gekennzeichnet. Postoperativ treten jedoch aktuelle Ängste auf, auch werden häufiger Beschwerden und Schmerzen geäußert. Insgesamt sind bei den Patienten jedoch nur wenige medizinische Komplikationen und ein geringer Medikamentenverbrauch zu verzeichnen.

Cluster 2: Hierzu gehören Patienten, die trotz eines eher kognitiv-vermeidenden Umgangs mit den bedrohungsrelevanten Elementen der Anforderungssituation über ausgeprägtere Informationsbedürfnisse verfügen und sich aktiv um den Erhalt relevanter Informationen bemühen. Die Patienten beschäftigen sich gedanklich wenig mit ihrer gegenwärtigen Lage; ihre kognitiven Aktivitäten sind stärker auf die Handlungsplanung gerichtet. Auffallend ist ein großes Vertrauen in die Fachkompetenz der behandelnden Ärzte und die Betreuungsbereitschaft des Pflegepersonals. Die Patienten sind sozial integriert und erleben ausreichende und angemessene soziale Unterstützung. Zur Operation fühlen sie sich eher gedrängt bzw. überredet und hegen noch immer einige Zweifel an der Richtigkeit der Entscheidung. Sowohl prä- als auch postoperativ sind die Patienten dieses Clusters emotional stabil und weisen niedrige Angstwerte, wenige Beschwerden und ein insgesamt gutes emotionales Befinden auf. Auch erleben sie postoperativ nur wenige Schmerzen, verbrauchen dementsprechend geringe Mengen an Schmerzmitteln und erleiden keine oder nur leichte medizinische Komplikationen.

Cluster 3: Diese Patienten repräsentieren einen "Durchschnittstyp", der insgesamt günstige präoperative Voraussetzungen für die Operationsbewältigung bietet. Im Vordergrund steht ein eher nondefensiver Umgang mit den objektiven und subjektiven Belastungen der Anforderungssituation. Es fällt auf, daß die Patienten ein nur geringes Maß sozialer Unterstützung erleben und mit den Hilfeleistungen ihrer Bezugspersonen unzufrieden sind. Die Emotions- und Erregungskontrolle gelingt weniger gut als in den beiden ersten Gruppen, so daß die aktuelle Angst und der subjektive Beschwerdenstatus sowohl prä- als auch postoperativ ein mittelgradiges Niveau aufweisen und die emotionale Befindlichkeit beeinträchtigt scheint. Wesentliche postoperative Komplikationen treten auch in dieser Gruppe nicht auf, auch der Medikamentenverbrauch ist vergleichsweise gering.

Cluster 4: Dazu gehören handlungsbeeinträchtigte Patienten, die sich gedanklich intensiv darum bemühen, ihre gegenwärtige Lage zu analysieren und zu verstehen. In der Auseinandersetzung mit den bedrohungsrelevanten Elementen der Operationssituation überwiegen vigilante Bewältigungsreaktionen. Die Informationsbedürfnisse sind jedoch gering ausgeprägt, es werden auch nur wenige Aktivitäten zur Erlangung von Informationen unternommen. Die Patienten äußern eine Reihe von Befürchtungen bezüglich des postoperativen Genesungsverlaufs und haben Zweifel an der Richtigkeit der Operationsentscheidung. Fragen nach dem Sinngehalt des Operationsereignisses werden häufig thematisiert. Die Patienten erleben sich als wenig sozial integriert und sind auch eher unzufrieden mit der sozialen Unterstützung durch ihre Familie und andere Bezugspersonen. Bei einer dispositionellen Neigung zur emotionalen Labilität zeigen sich auch in der aktuellen Situation starke Ängste, Beschwerden und Beeinträchtigungen des Wohlbefindens. Auch postoperativ ist die emotionale Gesamtbefindlichkeit ziemlich schlecht; es treten häufiger medizinische Komplikationen auf, und es werden mehr Medikamente verbraucht als in den anderen Gruppen.

Cluster 5: Diese Gruppe umfaßt ebenfalls Patienten, die durch eine ausgeprägtere emotionale Labilität, eine generelle Handlungsbeeinträchtigung und die Bevorzugung einer sensibilisierenden Bewältigungsstrategie gekennzeichnet sind. An neuen Informationen bezüglich der Operation und ihrer Erkrankung sind sie jedoch wenig interessiert. Diese Patienten fühlen sich insgesamt sozial integriert und sind auch weitestgehend zufrieden mit der Qualität der aktuellen Hilfestellungen von seiten ihres sozialen Umfeldes. Die Entscheidung, sich operieren zu lassen, wird der eigenen Person zugeschrieben, Zweifel daran kommen auch unmittelbar vor dem Eingriff kaum auf. Fragen nach Sinn und Bedeutung der Operation für das eigene Leben sind zwar häufiger, spielen aber insgesamt keine bedeutende Rolle. Sowohl prä- als auch postoperativ stellen sich die Patienten als befindensbeeinträchtigt dar. Medizinische Komplikationen treten aber seltener auf als im Cluster 4, auch werden weniger Medikamente verbraucht.

Fragt man nach der Bedeutung einzelner Person- und Kontextmerkmale für die Bewältigung der chirurgischen Operationsanforderungen, so wird man auf folgende Zusammenhänge stoßen: Über die günstigsten präoperativen Voraussetzungen verfügen anscheinend diejenigen Patienten (s. Cluster 1-3 in Tabelle 4), die sich dispositionell als emotional stabil erweisen und in einem motivationalen Zustand der Handlungsbereitschaft befinden (geringer Neurotizismusgrad und ausgeprägte Handlungsorientierung). Gleichzeitig zeigt sich die bewältigungsförderliche Wirkung einer kognitiv-vermeidenden (repressiven) Umgangsweise mit den bedrohungsrelevanten Elementen der Situation (s. auch Cohen u. Lazarus 1973).

Patienten, die einen eher ungünstigen prä- und postoperativen Verlauf zeigen (s. Cluster 4 und 5 in Tabelle 4) neigen zur emotionalen Labilität und sind durch eine mehr oder weniger starke Handlungsblockierung als Ergebnis deprivierter Hand-

lungsfähigkeit gekennzeichnet (erhöhter Neurotizismusgrad und Lageorientierung). Damit einher geht eine situative Bevorzugung vigilanter (sensibilisierender)
Bewältigungsreaktionen; Sinnfragen werden häufiger thematisiert.

Die hier skizzierten Merkmalskonfigurationen stehen in jeweils spezifischen
Zusammenhängen zu prä- und postoperativen Zustandsmaßen der Emotionalität
und subjektiven Befindlichkeit (s. Tabelle 4). Wie die in Tabelle 5 dargestellten
regressionsanalytischen Ergebnisse zeigen, handelt es sich hier um wichtige präoperative Prädiktoren insbesondere des psychischen postoperativen Genesungsverlaufs.

Schlußfolgerungen für die psychologische Operationsvorbereitung

Psychologische Operationsvorbereitung soll den Patienten zur eigenaktiven Bewältigung prä- und postoperativer Anforderungen befähigen. Angestrebt wird dabei, den präoperativen psychophysischen Regulationszustand in Hinblick auf eine
erfolgreiche Bewältigung der Operation zu optimieren, auch Einleitung und Verlauf der Narkose sowie die postoperative somatische und psychische Genesung zu
erleichtern und zu verbessern (s. auch Schmidt 1978). Eine solche Befähigungs-
strategie umfaßt sowohl die Förderung und Unterstützung der vom Patienten
spontan eingesetzten Bewältigungsaktivitäten als auch die Herausbildung und das
Training anforderungsspezifischer Handlungs- und Bewältigungskompetenz.
Maßnahmen der psychologischen Operationsvorbereitung müssen deshalb *differentiell* erfolgen, d. h. auf die Persönlichkeits- und Regulationsbesonderheiten des
einzelnen Patienten abgestimmt sein (Weg über die Individualität) und die konkrete Anforderungssituation in Betracht ziehen. Jeder Indikationsentscheidung für
konkrete Interventionsmethoden (stützende Gespräche, Gruppendiskussionen, In-
formationsgaben, Lernen am Modell, Entspannungsverfahren, kognitiv-verhaltenstherapeutische Methoden u. a.) muß präoperativ eine psychodiagnostische Erfassung bewältigungsrelevanter Person- und Kontextmerkmale und eine genaue
Struktur- und Bedingungsanalyse der bestehenden Anforderungen vorausgehen
(Mladek u. Schumacher 1991). Hierdurch werden Wege aufgezeigt, die bei der
Anwendung der spezifischen Interventionsmethoden (Mittel) zu beschreiten sind.
Wie im einleitenden Abschnitt begründet wurde, erweist es sich als günstig, einen
subjektbezogenen Zielkomplex der Interventionsbemühungen zu definieren und
somit die dominierende Mittel-Weg-Betrachtung zu einer Ziel-Mittel-Weg-Strate-
gie zu erweitern.

Die von uns beschriebenen Subgruppen chirurgischer Patienten sind durch jeweils spezifische Konfigurationen von Merkmalsausprägungen in den präoperativ
erhobenen Variablen gekennzeichnet und repräsentieren unter persönlichkeitspsychologischen Aspekten unterscheidbare, differentielle "Typen der Operationsbewältigung" (s. Tabelle 4). Der zum präoperativen Erhebungszeitpunkt (Zeitpunkt
A) bei den einzelnen Patienten konstatierbare psychophysische Regulationszustand ist dadurch gekennzeichnet, daß die eingangs beschriebenen Komponenten

des normativen Zielkomplexes zumeist ungleichgewichtig ausgebildet sind. Verursacht ist das u. a. durch "wilde" Informationen, unsystematische Vorbereitungspraktiken und bereits verfügbare Kompetenzen des Patienten. Der Vorbereitungsstand eines Patienten läßt sich somit auch durch seine jeweils spezifische Diskrepanz zum anzustrebenden Zielzustand charakterisieren. Psychologische Interventionen sollten den Patienten zur Verringerung dieser *Ist-Ziel-Differenz* befähigen, wobei deren inhaltliche Spezifik die Auswahl geeigneter Interventionsmaßnahmen bestimmt bzw. konditional-normative Interventionsempfehlungen zuläßt. Unter der Voraussetzung einer weiteren differentialpsychologisch und subjektorientierten Aufklärung der im Umfeld chirurgischer Operationen wirksam werdenden Bedingungen und Einflußfaktoren und der individuell ablaufenden Regulationsprozesse erscheint es für die Zukunft denkbar, diese Interventionsempfehlungen im Sinne technologischer Regeln der angemessenen Operationsvorbereitung zu formulieren, vergleichbar dem von Perrez und Reicherts (z. B. Perrez 1988; Reicherts 1988) für den Bereich der Belastungsverarbeitung vorgeschlagenen Modellansatz.

Wie die in diesem Beitrag referierten empirischen Ergebnisse zeigen, verfügt ungefähr die Hälfte aller Patienten (ca. 50 %; das entspricht den Clustern 1-3 der in Tabelle 4 vorgestellten Subgruppenstruktur) über insgesamt günstige personale Voraussetzungen zur Bewältigung der im Umfeld des chirurgischen Eingriffs auftretenden Belastungen. Die Komponenten des anzustrebenden präoperativen Zielzustands dürften bei diesen Patienten weitgehend anforderungsgemäß ausgebildet sein. Die psychologische Operationsvorbereitung sollte hier im Verantwortungs- und Aufgabenbereich der behandelnden Ärzte und zu Teilen auch des medizinischen Pflegepersonals verbleiben. Die Aufgabe von Psychologen, die notwendigerweise ständig im medizinischen Feld tätig sein sollten, besteht (im Sinne eines Mediatorenkonzepts) sowohl in der Aus- und Weiterbildung und auch Supervision der beteiligten Ärzte und des Pflegepersonals als auch in der psychodiagnostischen Beurteilung der Patienten. Interventive Beiträge des Psychologen sind immer dann notwendig, wenn die ungünstigen präoperativen Bewältigungsvoraussetzungen des Patienten eine vermehrte Zuwendung und die Vermittlung spezieller interventiver Methoden und Techniken verlangen, die den psychologischen Kompetenzbereich des Arztes und des Pflegepersonals überschreiten (ausführlicher dazu s. Mladek u. Schumacher 1991).

Im Rahmen des Leipziger Forschungsprojekts führen wir gegenwärtig Untersuchungen durch, die das Ziel haben (aufbauend auf ersten Erfahrungen einer Pilotstudie; Naumann u. Schumacher 1989b) die hier vertretene Ziel-Mittel-Weg-Strategie interventionsmethodisch umzusetzen.

Literatur

Becker P (1988) Skalen für Verlaufsstudien der emotionalen Befindlichkeit. Z Exp Angew Psychol 25:345-369

Böhm A, Dony M (1984) Copingverhalten in der präoperativen Phase. Psychother Med Psychol 34:296-299

Borgert A, Schmidt LR (1988) Präoperative Bewältigungsprozesse bei Hysterektomie-Patientinnen. Psychother Psychosom Med Psychol 38:288-293

Böttcher HR (1968) INR-Fragebogen. Prob Ergeb Psychol (Berl/DDR) 23:41-52

Cohen F, Lazarus RS (1973) Active coping processes, coping dispositions, and recovery from surgery. Psychosom Med 35:375-389

Davies-Osterkamp S (1985) Psychologische Vorbereitung chirurgischer Patienten. In: Basler HD, Florin I (Hrsg) Klinische Psychologie und körperliche Krankheit. Kohlhammer, Stuttgart. S 126-145

Davies-Osterkamp S, Salm A (1980) Ansätze zur Erfassung psychischer Adaptationsprozesse in medizinischen Belastungssituationen. Med Psychol 6:66-80

Graumann S (1989) Psychodiagnostische Untersuchungen zur Bewältigung von Operationsstress bei allgemeinchirurgischen Patienten. Diplomarbeit, Sektion Psychologie, Universität Leipzig

Höfling S (1988) Psychologische Vorbereitung auf chirurgische Operationen – Untersuchungen an erwachsenen Patienten mit elektiven Eingriffen. Springer, Berlin Heidelberg New York Tokyo

Höfling S, Butollo W (1985) Prospektiven einer psychologischen Operationsvorbereitung. Anaesthesist 34:273-279

Hull CH, Nie NH (1983) SPSS-Update 7-9. McGraw Hill, New York

Janis IL (1958) Psychological stress: psychoanalytic and behavioral studies of surgical patients. Wiley, New York

Janis IL (1983) Stress inoculation in health care: theory and research. In: Meichenbaum D, Jaremko M (eds) Stress reduction and prevention – a cognitive-behavioral approach. Plenum, New York, pp 67-99

Johnson JE (1984) Psychological interventions and coping with surgery. In: Baum A, Singer JE, Taylor SE (eds) Handbook of psychology and health, Vol. 4. Erlbaum, Hillsdale/NJ, pp 167-187

Johnson JE, Lauver DR (1989) Alternative explanations of coping with stressful experiences associated with physical illness. Adv Nurs Sci 11:39-52

Johnston M (1984) Dimensions of recovery from surgery. Int Rev Appl Psychol 33:505-520

Kendall PC (1983) Stressful medical procedures: Cognitive-behavioral strategies for stress management and prevention. In: Meichenbaum D, Jaremko M (eds) Stress reduction and prevention – a cognitive-behavioral approach. Plenum, New York, pp 159-190

Krohne HW, Kleemann PP, Hardt J, Theisen A (1989a) Beziehungen zwischen Bewältigungsstrategien und präoperativen Streßreaktionen. Z Klin Psychol 18:350-364

Krohne HW, Rösch W, Kürsten F (1989 b) Die Erfassung von Angstbewältigung in physisch bedrohlichen Situationen. Z Klin Psychol 18:230-242

Kuhl J (1983) Motivation, Konflikt und Handlungskontrolle. Springer, Berlin Heidelberg New York Tokyo

Kulik JA, Mahler HIM (1989) Social support and recovery from surgery. Health Psychol 8:221-238

Laux L, Glanzmann P, Schaffner P, Spielberger CD (1981) Das State-Trait-Angstinventar. Theoretische Grundlagen und Handanweisung. Beltz, Weinheim

Mathews A, Ridgeway V (1984) Psychological preparation for surgery. In: Steptoe A, Mathews A (eds) Health care and human behavior. Academic Press, London, pp 231-259

Miller SM (1989) To see or not to see: Cognitive informational styles in the coping process. In: Rosenbaum M (ed) Learned resourcefulness: On coping skills, self-regulation, and adaptive behavior. Springer, New York, pp 86-112

Mladek G, Schumacher J (1991) Psychologische Interventionsmaßnahmen bei der Vorbereitung auf chirurgische Operationen. In: Brähler E, Geyer M, Kabanov M (Hrsg) Psychotherapie in der Medizin. Beiträge zur psychosozialen Medizin in ost- und westeuropäischen Ländern. Westdeutscher Verlag, Opladen, S 99-116

Naumann K (1988) Bewältigung von Operationsstreß bei chirurgischen Patienten – Studien zur psychodiagnostischen Erfassung und differentiellen Intervention. Dissertation, Sektion Psychologie, Universität Leipzig

Naumann K, Schäfer D (1985) Entwicklung eines diagnostischen Programms zur Erfassung der Bewältigung von Operationsstreß bei chirurgischen Patienten. Diplomarbeit, Sektion Psychologie, Universität Leipzig

Naumann K, Schumacher J (1989a) Differentialpsychologische Studien zur Bewältigung chirurgischer Operationsanforderungen. Z Klin Med (Berl/DDR) 44:2255-2257

Naumann K, Schumacher J (1989b) Psychologische Intervention in der Medizin – dargestellt am Beispiel der psychologischen Vorbereitung auf chirurgische Operationen. In: Schröder H, Reschke K (Hrsg) Beiträge zur Theorie und Praxis der Medizinischen Psychologie, Heft 7. Sektion Psychologie, Universität Leipzig

Perrez M (1988) Bewältigung von Alltagsbelastungen und seelische Gesundheit – Zusammenhänge auf der Grundlage computer-unterstützter Selbstbeobachtungs- und Fragebogendaten. Z Klin Psychol 17:292-306

Reicherts M (1988) Diagnostik der Belastungsverarbeitung – Neue Zugänge zu Streß-Bewältigungs-Prozessen. Universitätsverlag und Huber, Freiburg/Schweiz Bern

Reinhard B (1989) Psychodiagnostische Untersuchungen zur Bewältigung von Operationsstress bei herzchirurgischen Patienten. Diplomarbeit, Sektion Psychologie, Universität Leipzig

Richter R, Dahme B, Kohlhaas A (1985) Bemühungen zu einer clusteranalytischen Taxonomie des Asthma bronchiale. Psychother Psychosom Med Psychol 35:320-328

Rogers M, Reich P (1986) Psychological interventions with surgical patients: evaluation outcome. Adv Psychosom Med 15:23-50

Rogner O (1986) Die Bedeutung kognitiver Faktoren für den Genesungsverlauf – Eine Untersuchung an chirurgischen Hüftgelenkpatienten. Dissertation, Psychologisches Institut, Universität Kiel

Rogner O, Frey D, Havemann D (1987) Der Genesungsverlauf von Unfallpatienten aus kognitionspsychologischer Sicht. Z Klin Psychol 16:11-28

Schierwagen C (1988) Zwischenmenschliches Vertrauen – Annäherung an ein Alltagsphänomen. Dissertation, Sektion Psychologie, Universität Leipzig

Schmidt LR (1978) Methoden der psychologischen Operationsvorbereitung. Anästh Inf 19:331-335

Schröder H, Naumann K (1989) Persönlichkeitsbesonderheiten und die Bewältigung von chirurgischen Operationsanforderungen. Psychol Prax (Berl/DDR) 7:163-177

Schröder H, Schumacher J (1990) Bewältigung chirurgischer Operationsanforderungen in differentieller, subjektorientierter Sicht. Forschungsbericht, Sektion Psychologie, Universität Leipzig

Schultheis K, Peterson L, Selby V (1987) Preparation for stressful medical procedures and person x treatment interactions. Clin Psychol Rev 7:329-352

Schwarzer R, Leppin A (1989) Sozialer Rückhalt und Gesundheit – Eine Meta-Analyse.
    Hogrefe, Göttingen
Taylor SE, Clark LF (1986) Does information improve adjustment to noxious medical pro-
    cedures? In: Saks MJ, Saxe L (eds) Advances in applied social psychology, Vol 3. Erl-
    baum, Hillsdale/NJ, pp 1-28
Taylor SE, Schneider SK (1989) Coping and the simulation of events. Soc Cogn 7:174-194
Ward JH (1963) Hierarchical grouping to optimize an objective function. J Am Statist
    Assoc 58:236-244
Weinman J, Johnston M (1988) Stressful medical procedures: an analysis of the effects of
    psychological interventions and of the stressfulness of the procedure. In: Maes S, Spiel-
    berger CD, Defares PB, Sarason IG (eds) Topics in health psychology. Wiley, New
    York, pp 205-217
Zerssen D von (1976) Die Beschwerden-Liste. Beltz, Weinheim

Zum Ergebnis

Die Autoren stellen die Notwendigkeit heraus, die chirurgischen Operationsanforderungen differentiell aus der Sicht des betroffenen Subjekts zu analysieren. Als Basis für die Herausarbeitung individualspezifischer Regulationsprozesse dienen umgreifendere handlungstheoretisch fundierte Konzepte. Damit
wird die sehr wichtige Verknüpfung von generellen psychologischen Konzepten und Erkenntnissen mit dem medizin-psychologischen Anwendungsfeld
versucht.

Im empirischen Teil werden aus umfassenderen Untersuchungen Teilstichproben herausgegriffen (n = 42 Patienten mit Eingriffen im Bereich des Ober-
und Unterbauchs; n = 54 Patienten mit Operation am offenen Herzen). Die
auf die Konzepte abgestimmten vielfältigen Meßvariablen umfassen Fragebogen und halbstrukturierte Interviews zu Angst und Befindlichkeit, habituellen
Persönlichkeitsmerkmalen, situativ-anforderungsbezogenen Personmerkmalen,
Kognitionen und zur sozialen Unterstützung. Kriteriumsvariablen sind psychische und somatische Aspekte des postoperativen Verlaufs. Mit Hilfe von
Clusteranalysen werden 5 Typen ermittelt, die Patienten mit unterschiedlich
günstigen Persönlichkeitsvoraussetzungen und Regulationskompetenzen in
bezug auf die Operationen enthalten.

Sowohl für wissenschaftlich als auch für praktisch arbeitende medizinische
Psychologen lohnt sich die Einarbeitung in die komplexen und sprachlich
teilweise ungewöhnlichen Konzeptbildungen der Autoren und in deren methodische Umsetzung. Es ist zu hoffen, daß auf einem solchen Weg eine gezieltere, psychologisch fundierte Vorbereitung von Patientinnen und Patienten auf
Operationen möglich wird.

Die Redaktion

Streßbewältigung bei Operationen

H. W. Krohne

Zusammenfassung

In zwei Studien wird der Einfluß dispositioneller und aktueller Streßbewältigung auf subjektive und objektive Belastungsindikatoren vor und nach einer Operation analysiert. Die Ergebnisse weisen einen deutlichen Einfluß des Meßzeitpunkts wie auch der Streßbewältigungsvariablen Vigilanz und kognitive Vermeidung nach. Diese Befunde werden auf dem Hintergrund einer persönlichkeitsorientierten Konzeption von Streßbewältigung diskutiert. Konsequenzen für die psychologische Betreuung von chirurgischen Patienten werden aufgezeigt.

Summary

Two studies analyze the influence of dispositional and actual coping on subjective and objective stress indicators assessed before and after surgery. The results demonstrate significant time effects as well as influences of the coping variables vigilance and cognitive avoidance on the different stress parameters. These relationships are discussed within the framework of a personality-oriented conception of coping. Consequences of the results for psychological interventions with surgical patients are presented.

Problemstellung und theoretische Grundlage

Patienten, die sich einer aversiven medizinischen Intervention (einer Operation oder einer unangenehmen, evtl. schmerzhaften, diagnostischen Prozedur bzw. Behandlung) unterziehen müssen, sind einer Vielzahl von Stressoren ausgesetzt (vgl.

u. a. Guggenheim 1986; Höfling 1988; Tolksdorf 1985; van der Ploeg 1988; Vögele 1988; für frühe Untersuchungen s. auch Janis 1958). Neben dem primären Stressor einer möglichen oder tatsächlichen körperlichen Beeinträchtigung durch die Intervention ist hier insbesondere die stark *verminderte Kontrolle über wesentliche bedrohungsrelevante Elemente der Interventionssituation* zu nennen. Hierzu gehören die *Einschränkung der verhaltensmäßigen Beeinflußbarkeit* dieser Elemente wie auch die *mangelnde Vorhersagbarkeit* wichtiger Faktoren der Situation, bei chirurgischen Interventionen z. B. des Zeitpunkts der Operation, des Verlaufs der Anästhesie oder der Konsequenzen des Eingriffs. (Für eine allgemeine Darstellung dieser Stressoren vgl. u. a. Averill 1973; Krohne 1986; Miller 1981; Prystav 1979, 1985.)

Im folgenden wollen wir uns auf die bei *chirurgischen Eingriffen* vorliegenden Stressoren und deren Bewältigung konzentrieren. Bezüglich der Kategorie *Vorhersagbarkeit* (bzw. Unsicherheit) ist der Kontrollverlust in den einzelnen Dimensionen dieser Kategorie unterschiedlich ausgeprägt. Die sog. *generelle* Vorhersagbarkeit, d. h. die Kenntnis darüber, ob das belastende Ereignis überhaupt eintritt, ist natürlich hoch. Die Information über den Zeitpunkt des Eintretens des Ereignisses (*zeitliche* Vorhersagbarkeit) ist bis zur genauen Terminierung der Operation gering. Da der Operationstermin vielfach erst ein oder zwei Tage im voraus feststeht, wird dieser Zustand von vielen Patienten als besonders belastend erlebt. Was die *inhaltliche* Vorhersagbarkeit des Ereignisses betrifft, so liegen Informationen über die Art des *aversiven Ereignisses* (die konkreten Umstände des Operiertwerdens) in unterschiedlichem Maße vor, abhängig von der Art des Eingriffs wie auch von allgemeinen medizinischen Kenntnissen des Patienten sowie seinen konkreten Vorerfahrungen mit Operationen. Weitgehend fehlen werden dagegen Informationen über eine Reihe möglicher *Konsequenzen dieses Ereignisses* (etwa Zustand nach Operation, Schmerzen, Heilungserfolg). Eine *verhaltensmäßige Beeinflußbarkeit* der Situation ist vor der Operation praktisch nicht, danach jedoch (jedenfalls in der Regel) in wachsendem Maße gegeben.

Wieweit diese objektiv vorhandenen Stressoren auch zu stärkeren Streßreaktionen (z. B. Angst) beim Patienten führen, hängt, neben situativen Faktoren, wie z. B. der Art der psychologischen und medizinischen Vorbereitung des Patienten(s. u. a. Auerbach 1979; Davies-Osterkamp 1985; Höfling 1988; Ludwick-Rosenthal u. Neufeld 1988; Weinman u. Johnston, 1988), wesentlich auch von den von ihm eingesetzten Handlungen und kognitiven Operationen ab (vgl. Breznitz 1983; Cohen u. Lazarus 1983; Davies-Osterkamp 1982; Kendall 1983; Schmidt 1988). Dabei sollte das Verhalten vor der Operation einen wesentlichen Einfluß auf die Güte der postoperativen Erholung haben (s. u. a. Janis 1958; Johnston 1986). Da eine verhaltensmäßige (instrumentelle) Beeinflussung der Situation vor dem Eingriff praktisch nicht möglich ist, muß es das zentrale Ziel von Streßbewältigungsmaßnahmen sein, die *Situationswahrnehmung* zu verändern, d. h. durch kognitive Operationen wie z. B. Ablenken, Umdeuten, Aufbau eines Schemas der erwarteten Konfrontation die Aversivität der Situation zu reduzieren (vgl. u. a. Breznitz 1983; Krohne 1986, 1989; Lazarus 1983; Rothbaum et al. 1982). Im

Hinblick auf die Streßreduktion haben derartige kognitive Maßnahmen *formal* die gleiche Funktion wie anxiolytisch wirkende Medikamente.

Die im folgenden kurz darzustellenden Studien haben sich das Ziel gesetzt, den Einfluß grundlegender Verhaltensweisen der Streßbewältigung auf subjektive und objektive Belastungsindikatoren vor und nach der Operation zu analysieren. Unter den Streßbewältigungsmaßnahmen werden dabei solche Operationen analysiert, in denen über *kognitive Prozesse* eine Reduzierung der situativen Aversivität erreicht werden soll.

Theoretische Grundlage dieser Studien bildet das in unserem Arbeitskreis entwickelte und an anderer Stelle (Krohne 1986, 1989) ausführlich beschriebene *Modell der Streßbewältigungsmodi*. Dieses Modell geht von 2 Dimensionen der kognitiven Orientierung gegenüber einer aversiven Situation aus: *Vigilanz* und *kognitive Vermeidung*. Vigilanz bezeichnet das verstärkte Aufsuchen und Verarbeiten bedrohungsbezogener Information mit dem Ziel, subjektive Unsicherheit, die durch die praktisch in allen Gefahrensituationen vorhandene Mehrdeutigkeit ausgelöst wird, zu reduzieren. Kognitive Vermeidung ist demgegenüber gekennzeichnet durch die Abwendung von bedrohungsrelevanten Hinweisreizen. Auf diese Weise soll die durch diese Hinweisreize, d. h. durch die erwartete Konfrontation mit dem aversiven Ereignis ausgelöste emotionale Erregung gesenkt werden.

Die beiden Dimensionen Vigilanz und kognitive Vermeidung beschreiben sowohl *aktuelle* streßbezogene Operationen als auch *interindividuelle Unterschiede* hinsichtlich der Disposition zum verstärkten Einsatz der einen wie der anderen Gruppe von Streßbewältigungsstrategien. Was die dispositionelle Seite betrifft, so wird im Modell postuliert, daß die Dimensionen Vigilanz und kognitive Vermeidung unabhängig voneinander variieren. Auf der Basis der Annahme eines unabhängigen Variierens der beiden dispositionellen Bewältigungsdimensionen lassen sich 4 Konfigurationen unterschiedlicher Ausprägungen aus Vigilanz und kognitiver Vermeidung, genannt *Bewältigungsmodi*, unterscheiden (vgl. Abb. 1: rigide Vigilanz, rigide kognitive Vermeidung, instabiles Coping und flexibles Coping).

Personen des Modus "rigide Vigilanz" sind dadurch gekennzeichnet, daß sie ihr Bewältigungsverhalten nicht entsprechend den jeweiligen bewältigungsrelevanten Aspekten organisieren, wie sie für verschiedene Bedrohungssituationen typisch sind. (Ein derartiger Aspekt wäre etwa der unterschiedliche Grad der Beeinflußbarkeit von Bedrohungssituationen.) Statt dessen konzentrieren sie ihre Aufmerksamkeit konsistent auf die vorliegende bedrohungsbezogene Information. Tatsächlich ist es auch gar nicht das Hauptproblem dieser Personen, die Beeinfluß-

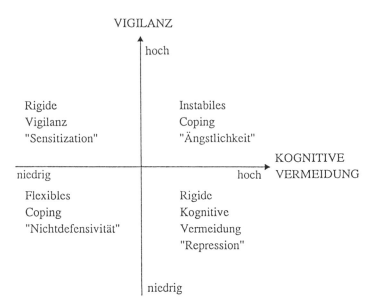

Abb. 1. Das zweidimensionale Modell der Streßbewältigungsdispositionen

barkeit von Bedrohungssituationen zu erhöhen (etwa durch Aufnahme zusätzlicher handlungsrelevanter Information), sondern ihr Wissen über diese Situation zu verbessern, d. h. ein kognitives Schema der bevorstehenden Gefahr aufzubauen, um so "negative Überraschung" zu vermeiden. Wir nennen Personen dieses Modus auch "Sensitizer".

Im Gegensatz hierzu manifestieren Personen des Modus "rigide kognitive Vermeidung" ("Represser") eine stark generalisierte Tendenz, sich vom aversiven Charakter von Bedrohungssituationen sowohl mental als auch instrumentell abzuwenden. Ihre Hauptsorge ist es nicht, valide Erwartungen hinsichtlich der weiteren Entwicklung einer Bedrohungssituation aufzubauen, sondern sich gegen die emotionale Erregung zu wehren, die durch Hinweisreize, die einer Konfrontation vorhergehen, ausgelöst werden.

Personen des Modus "instabiles Coping" sind dadurch gekennzeichnet, daß sie bei Bedrohung sowohl zum verstärkten Einsatz von vigilanten wie von kognitiv vermeidenden Strategien tendieren. Diese Personen sind in Bedrohungssituationen durch beide geschilderten Probleme affizierbar: durch das Fehlen valider Erwartungen wie auch von der durch gefahrbezogene Hinweisreize ausgelösten emotionalen Erregung. Da sie nicht beide Arten von Problemen zu gleicher Zeit bewältigen können (etwa verstärkt bedrohliche Information beachten und sich von ihr abwenden), zeigt sich bei ihnen ein instabiles oder fluktuierendes Bewältigungsverhalten. So könnte es etwa sein, daß sie in der Zeit vor einer Konfrontation zunächst, um sich zu beruhigen, ihre Aufmerksamkeit von der Bedrohungsquelle abwenden. Da hierdurch ihre Angst vor "negativer Überraschung" steigt, schwenken sie vermutlich nach einer Weile zu verstärkter Informationssuche um. Als Folge hiervon steigt nun wiederum ihre emotionale Erregung, was zu einem erneuten Abwenden von der Bedrohungsquelle führen sollte. Wir sind der Auffassung, daß dieses "instabile" Bewältigungsverhalten typisch ist für ängstliche Personen.

"Flexibles Coping" ist hingegen durch eine deutliche Orientierung an den jeweiligen situativen Erfordernissen gekennzeichnet. Derartige Personen fühlen sich weder durch die in Bedrohungssituationen stets vorhandene Unsicherheit noch durch die über Hinweisreize ausgelöste emotionale Erregung sonderlich belastet. Dementsprechend werden sie Strategien der kognitiven Vermeidung nur in solchen Situationen stärkerer Bedrohung einsetzen, die sie durch offenes Verhalten praktisch nicht beeinflussen können. Vigilant sollten sie sich demgegenüber in solchen Situationen verhalten, deren Steuerbarkeit durch die sorgsame Überwachung bestimmter bedrohungsrelevanter Aspekte erhöht werden kann. Generell sollte bei ihnen jedoch der Einsatz vigilanter oder kognitiv vermeidender Strategien gering sein. Statt dessen werden sie vorzugsweise versuchen, instrumentell auf aversive Situationen zu reagieren. Wir nennen diese Personen deshalb "Nichtdefensive".

Zur Erfassung dispositioneller und aktueller Bewältigung auf den Dimensionen Vigilanz und kognitive Vermeidung wurde das "Angstbewältigungs-Inventar" (ABI, Krohne et al. 1989b) erstellt. Erste empirische Analysen an größeren Stichproben (vgl. Krohne 1989) erbrachten dabei sowohl zufriedenstellende Reliabilitäten wie auch eine Bestätigung der postulierten Unabhängigkeit der beiden dispositionellen Bewältigungsdimensionen.

Studie 1:
Bewältigungsstrategien und präoperative Streßreaktionen

An der Untersuchung nahmen 40 männliche und weibliche Patienten, die sich einem gesichtschirurgischen Wahleingriff unterzogen, teil. Keiner der Patienten erhielt eine anxiolytische Prämedikation. (Für eine ausführliche Darstellung der Studie und ihrer Ergebnisse s. Krohne et al. 1989a). Die präoperative Streßbelastung wurde über subjektive (selbstberichtete Zustandsangst; A-State) und objektive Daten (Konzentration freier Fettsäuren im Plasma, FFS) erfaßt. Beide Parameter konnten in zahlreichen Untersuchungen als valide Streßindikatoren gesichert werden.

Die Variablen der Streßbelastung wurden zu 4 Meßzeitpunkten erhoben: 1. am Morgen nach stationärer Aufnahme, 2. am Nachmittag vor der Operation, 3. am Morgen der Operation, 4. unmittelbar vor der Narkoseeinleitung. Zu allen

4 Meßzeitpunkten wurde die Zustandsangstskala des "State-Trait-Angstinventars" (STAI, Laux et al. 1981; Spielberger 1981) dargeboten; außerdem wurden Blutproben zur Bestimmung der Konzentration freier Fettsäuren im Plasma entnommen. Dispositionelle (T = Trait) und aktuelle (S = State) Angstbewältigung auf den Dimensionen Vigilanz (VIG) und kognitive Vermeidung (KOV) wurden zum Zeitpunkt 1 mit Hilfe des bereits erwähnten "Angstbewältigungs-Inventars" (ABI, Krohne et al. 1989b) erfaßt.

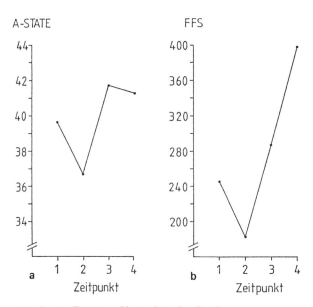

Abb. 2 a, b. Zeitlicher Verlauf der Streßindikatoren

Zur Bestimmung des Einflusses der Bewältigungsvariablen und des Meßzeitpunkts auf die Streßindikatoren wurden mehrfache Varianzanalysen durchgeführt. Zunächst wurden die beiden dispositionellen Bewältigungsvariablen jeweils geschlechtsspezifisch medianisiert und als zweistufige unabhängige Faktoren in die Analyse einbezogen.[1] Als dritter unabhängiger Faktor diente die 4stufige Meßwiederholung. In analoger Weise wurde bei der Abschätzung des Einflusses der beiden aktuellen Bewältigungsvariablen verfahren.

---

[1] Eine Zusammenfassung der Geschlechter war notwendig, um eine für die Interpretation von Wechselwirkungen der Variablen Vigilanz und kognitive Vermeidung ausreichende Zellbesetzung zu sichern. Falls in den abhängigen Variablen Geschlechtsdifferenzen bestehen sollten, so werden durch dieses Vorgehen keine künstlichen Effekte erzeugt, sondern es wird vielmehr auf Effekte verzichtet. Eventuelle Geschlechtsdifferenzen würden ja die Varianz innerhalb der Zellen erhöhen und dadurch die Effektstärke verringern.

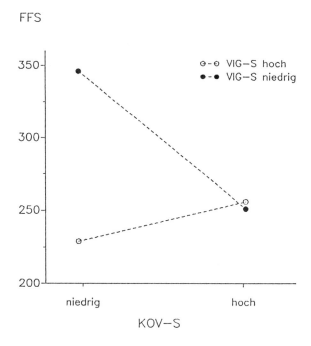

Abb. 3. Konzentration freier Fettsäuren (*FFS*) als Funktion der Interaktion aus aktueller Vigilanz und kognitiver Vermeidung. (Nach Krohne et al. 1989a)

Tabelle 1. Einfluß der Angstbewältigungsvariablen auf die Streßindikatoren (Abkürzungen vgl. Text)

Abhängige Variable	Variations quelle	F-Wert	p	Variations-quelle	F-Wert	p
A-State	KOV-T (A)	1,54	0,22	KOV-S (A)	3,98	0,05
	VIG-T (B)	2,69	0,11	VIG-S (B)	0,53	0,47
	A x B	3,06	0,09	A x B	1,83	0,19
	Zeitpunkt (C)	8,29	0,00	Zeitpunkt (C)	7,01	0,00
	A x B	0,09	0,96	A x C	0,86	0,47
	B x C	2,05	0,11	B x C	0,06	0,98
	A x B x C	1,10	0,35	A x B x C	1,01	0,39
FFS	KOV-T (A)	0,01	0,92	KOV-S (A)	1,30	0,26
	VIG-T (B)	0,03	0,86	VIG-S (B)	3,57	0,07
	A x B	2,31	0,14	A x B	4,15	0,05
	Zeitpunkt (C)	27,11	0,00	Zeitpunkt (C)	26,70	0,00
	A x B	3,48	0,02	A x C	1,37	0,26
	B x C	2,15	0,10	B x C	0,63	0,60
	A x B x C	0,40	0,75	A x B x C	0,80	0,50

Die in Tabelle 1 dargestellten Ergebnisse zeigen deutliche Einflüsse des Meßzeit-
punkts wie auch der Bewältigungsvariablen auf die Streßreaktionen. Für beide
Streßindikatoren lassen sich bedeutsame Veränderungen über die Meßzeitpunkte
sichern (Abb. 2). So sinkt die Zustandsangst von der ersten Messung (nach statio-
närer Aufnahme) zum Zeitpunkt 2 (nach der Prämedikationsvisite), steigt bis zum
Morgen der Operation wieder bedeutsam an und hält dieses hohe Niveau bis zur
Einleitung der Anästhesie. Die freien Fettsäuren zeigen bis zum Zeitpunkt 3
(Morgen der Operation) einen hiermit nahezu identischen Verlauf. Anders als bei
der Zustandsangst findet sich dann jedoch ein weiterer signifikanter Anstieg zum
Meßzeitpunkt 4.

Die beiden Streßindikatoren werden auch bedeutsam von den Bewältigungsvariablen beeinflußt. Die *Zustandsangst* ist dann besonders gering, wenn die Patienten vor der Operation (also aktuell) vermehrt kognitiv vermeidende Strategien
einsetzen. Für die Dispositionsmaße besteht hier eine tendenziell signifikante Interaktion: Patienten, die durch hohe Vigilanz und zugleich geringe Vermeidung
gekennzeichnet sind, manifestieren mehr Zustandsangst als alle anderen Gruppen.

Der Streßparameter *freie Fettsäuren* unterliegt einer signifikanten Wechselwirkung aus aktueller kognitiver Vermeidung und Vigilanz. Patienten, die vor der
Operation weder vigilante noch vermeidende Bewältigungsstrategien einsetzen,
erreichen wesentlich höhere Konzentrationen in diesem Streßparameter als solche
Patienten, die sich entweder auf eine oder auf beide Bewältigungsformen stützen
(vgl. Abb. 3). Der Verlauf freier Fettsäuren (vgl. Abb. 2) wird auch von einer Interaktion aus dispositioneller kognitiver Vermeidung und Meßzeitpunkt beeinflußt: Nach Aufnahme in die Klinik zeigen dispositionelle Vermeider stärkere
Streßreaktionen als Nichtvermeider. Zum Zeitpunkt 2 erreichen beide Gruppen
gleich niedrige Werte, während am Morgen der Operation (Zeitpunkte 3 und 4)
Personen mit geringer Vermeidung einen wesentlich stärkeren Streßanstieg zeigen
als hohe Vermeider.

Aus dieser Befundlage lassen sich folgende vorläufige Schlußfolgerungen ziehen: Die Aufnahme in die Klinik zum Zwecke des Operiertwerdens ist mit erhöhter Streßbelastung verbunden. Diese sinkt deutlich nach der Prämedikationsvisite
des Anästhesisten. Von dieser Situation geht offenbar eine unsicherheitsreduzie-
rende und beruhigende Wirkung aus. Mit dem Herannahen der aversiven Konfrontation am Morgen des Eingriffs steigen dann die Streßwerte wieder, wobei
sich dieser Anstieg für den physiologischen Parameter freie Fettsäuren, nicht aber
für die subjektive (kognitive) Variable Zustandsangst bis unmittelbar zum Beginn
der Operation fortsetzt. Dies kann als Hinweis auf das von Epstein (1972) beschriebene Einsetzen psychologischer Angstkontrollprozesse unmittelbar vor der
aversiven Konfrontation gewertet werden. Von derartigen Kontrollen geht
zunächst eine Hemmung der kognitiven und erst später (wenn überhaupt) eine
solche der somatischen Streßreaktionen aus.

Das zentrale Ergebnis dieser Analyse ist die Beobachtung, daß sich bei Patienten, die präoperativ weder ausgeprägt kognitiv vermeidend noch vigilant reagieren, die höchsten Konzentrationen freier Fettsäuren im Plasma finden. Dieses spe-

zielle Muster der Streßbewältigung kann auf zweifache Weise interpretiert werden. Zum einen könnte es sich hier um Personen handeln, die (zumindest im Hinblick auf die hier realisierten Stressoren) durch ein generelles Bewältigungsdefizit gekennzeichnet sind. Sie sollten damit solchen Patienten unterlegen sein, die durch bestimmte, wenn auch von Person zu Person verschiedene (d. h. vigilante oder vermeidende), Strategien die Aversivität der Situation zu reduzieren suchen. – Zum anderen läßt sich argumentieren, daß Personen mit dem Muster "wenig Vigilanz und Vermeidung" versuchen, die Situation durch andersartige Streßbewältigungsmaßnahmen zu verändern. Wie eingangs dargestellt, werden im Modell der Bewältigungsmodi (Krohne 1986, 1989) Personen mit diesem Muster als "Nichtdefensive" bezeichnet. Für sie wird postuliert, daß sie die Situation in erster Linie durch offenes (instrumentelles) Verhalten zu beeinflussen versuchen, anstatt nur die Situationswahrnehmung durch kognitive Operationen zu verändern. Werden derartige Personen nun mit einer Situation konfrontiert, in der (wie vor der Operation) eine instrumentelle Kontrolle praktisch ausgeschlossen ist, so sollten sie eine gewisse Hilflosigkeit und damit vermehrten Streß erleben. Ob es sich bei Patienten mit hohen Streßreaktionen um solche mit einem defizienten Bewältigungsrepertoire oder um Personen mit in dieser spezifischen Situation nicht passenden Strategien handelt, müßte in künftigen Untersuchungen durch den Einsatz eines diesbezüglich erweiterten Bewältigungsinventars entschieden werden.

Studie 2:
Bewältigungsstrategien und perioperative Streßreaktionen

Da die Ergebnisse der Studie 1 einen deutlichen Einfluß dispositioneller wie auch aktueller Bewältigung auf die verschiedenen Streßindikatoren zeigten, wurde in einer zweiten Untersuchung eine erweiterte Zielsetzung verfolgt:

1) Überprüfung der Generalisierbarkeit der in Studie 1 gesicherten Effekte im Hinblick auf eine andersartige Operationssituation (orthopädischer Eingriff von mindestens 1h Dauer in Regionalanästhesie.
2) Erweiterung der Meßzeitpunkte in die postoperative Phase, so daß sowohl prä- wie postoperative Streßreaktionen erfaßt werden können.
3) Überprüfung der Effekte anhand eines weiteren biochemischen Parameters, Cortisol, der in zahlreichen Untersuchungen als valider Streßindikator gesichert werden konnte (vgl. u. a. Berger 1983).

An der Untersuchung, die in ihrem formalen Aufbau der Studie 1 entspricht, nahmen 40 männliche und weibliche Patienten teil, die keine anxiolytische Prämedikation erhielten. (Für eine ausführliche Darstellung der Studie s. Krohne et al. 1989c). Die erlebte Streßbelastung wurde wiederum über die Zustandsangstskala

(A-State) des STAI erfaßt; als physiologische Streßindikatoren dienten freie Fettsäuren (FFS) und das Serumcortisol (COR).[2]

Die Streßindikatoren wurden zu 5 Zeitpunkten gemessen, wobei allerdings nicht
jedes Merkmal zu jedem Zeitpunkt erhoben wurde. Zum Zeitpunkt 1 wurden
sämtliche Streßindikatoren wie auch die dispositionelle und aktuelle Bewältigung
auf den Dimensionen Vigilanz und Vermeidung erfaßt. Alle Streßreaktionen wurden auch vor Anlegen der Regionalanästhesie (Zeitpunkt 3) und am Tag nach der
Operation (5) gemessen. Die subjektive Belastung (A-State) wurde darüber hinaus
noch 2mal am Operationstag (früh am Morgen und am Nachmittag nach dem Eingriff) erhoben. Die statistische Analyse erfolgte nach demselben Plan wie in Studie 1.

Tabelle 2. Einfluß der Angstbewältigungsvariablen auf die Streßindikatoren (Abkürzungen
vgl. Text)

Abhängige Variable	Variations-quelle	F-Wert	p	Variations-quelle	F-Wert	p
A-State	KOV-T (A)	1,32	0,26	KOV-S (A)	2,53	0,12
	VIG-T (B)	14,46	0,00	VIG-S (B)	5,73	0,02
	A x B	0,45	0,51	A x B	0,03	0,86
	Zeitpunkt (C)	7,48	0,00	Zeitpunkt (C)	6,80	0,00
	A x B	0,70	0,60	A x C	0,70	0,59
	B x C	1,92	0,11	B x C	3,62	0,01
	A x B x C	0,83	0,51	A x B x C	0,13	0,97
FFS	KOV-T (A)	3,89	0,06	KOV-S (A)	0,03	0,86
	VIG-T (B)	6,32	0,02	VIG-S (B)	2,25	0,14
	A x B	2,68	0,11	A x B	0,00	0,97
	Zeitpunkt (C)	82,88	0,00	Zeitpunkt (C)	59,35	0,00
	A x B	1,76	0,18	A x C	0,19	0,83
	B x C	1,17	0,32	B x C	2,25	0,11
	A x B x C	3,98	0,02	A x B x C	0,56	0,58
COR	KOV-T (A)	0,02	0,90	KOV-S (A)	5,18	0,03
	VIG-T (B)	0,43	0,52	VIG-S (B)	2,57	0,12
	A x B	3,35	0,08	A x B	0,62	0,44
	Zeitpunkt (C)	10,35	0,00	Zeitpunkt (C)	0,86	0,00
	A x B	0,91	0,41	A x C	0,38	0,68
	B x C	1,96	0,15	B x C	2,27	0,11
	A x B x C	2,16	0,12	A x B x C	1,24	0,30

[2] Bei der Bestimmung der freien Fettsäuren müssen verschiedene Methoden, u. a. die pho-
tometrische und die gaschromatographische, unterschieden werden. Nur die letztere läßt
sich standardisieren (vgl. Höckel et al. 1980). Bei der photometrischen Bestimmung (s. u.a.
Duncombe 1963) liegen die Eichkurven der einzelnen Säuren sehr eng zusammen, so daß
die Auswertung erschwert und damit die Interpretation dieses Parameters eingeschränkt ist.
Aus technischen Gründen konnte nur in Studie 1 die gaschromatographische Bestimmung
durchgeführt werden.

Die in Tabelle 2 dargestellten Ergebnisse weisen wiederum deutliche Einflüsse des Meßzeitpunkts und der Bewältigungsvariablen auf die Streßreaktionen nach. Für alle Parameter zeigen sich hochsignifikante Veränderungen über die Zeit (vgl. Abb. 4). So steigt die Zustandsangst vom Zeitpunkt 1 zu 2 bedeutsam an, bleibt bis zum Zeitpunkt 3 auf diesem hohen Niveau, um nach der Operation unter das Ausgangsniveau zurückzufallen, wobei der Wert zum letzten Zeitpunkt dem unter Normalbedingung ermittelten Score der Eichstichprobe dieses Tests gleicht (vgl. Laux et al. 1981). Bei den beiden physiologischen Parametern finden sich nahezu identische Verläufe: ein hochsignifikanter Anstieg von Zeitpunkt 1 zu 3 und ein Verbleiben auf diesem hohen Niveau bis in die postoperative Phase (5).

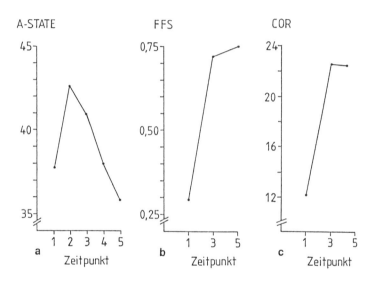

Abb. 4 a-c. Zeitlicher Verlauf der Streßindikatoren

Wie in Studie 1 werden die Streßindikatoren auch bedeutsam von den Bewältigungsvariablen beeinflußt. Die *Zustandsangst* ist wiederum dann geringer, wenn die Patienten vor der Operation aktuell vermehrt kognitive Vermeidung einsetzen. (Dieser Effekt erreicht allerdings nur ein marginales Signifikanzniveau.) Dafür finden sich jetzt bedeutsame Effekte dispositioneller und aktueller Vigilanz auf die Zustandsangst, wobei dieser Einfluß für die aktuelle Vigilanz vom Meßzeitpunkt abhängt (vgl. Abb. 5): Patienten, die aktuell vermehrt vigilante Strategien einsetzen, manifestieren nur vor der Operation ein erhöhtes Angstniveau.

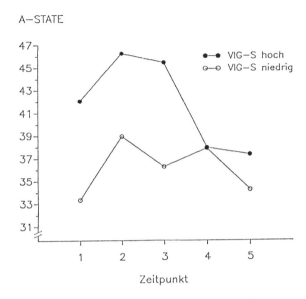

Abb. 5. Zustandsangst als Funktion der Interaktion aus aktueller Vigilanz und Meßzeitpunkt

Ebenso wie die Zustandsangst ist auch der Streßparameter *freie Fettsäuren* bei Patienten mit kognitiver Vermeidung (dieses Mal jedoch für das Dispositionsmaß) signifikant erniedrigt. Vigilanz ist dagegen hier mit erhöhten Werten verbunden. Für die aktuelle Vigilanz zeigt sich dabei eine Interaktion mit dem Meßzeitpunkt, die der für die Zustandsangst beobachteten entspricht: Nur vor der Operation manifestieren Patienten mit aktueller Vigilanz ein höheres Niveau als nichtvigilante Personen.

Die Haupteffekte dispositioneller Vigilanz und Vermeidung auf die Konzentration freier Fettsäuren gehen jedoch in einer 3fachen Wechselwirkung auf (vgl. Abb. 6): Auf dem generell niedrigen Niveau zum Zeitpunkt 1 weisen Patienten, die ihre Angst vorzugsweise durch kognitive Vermeidung bewältigen (in der Terminologie des Modells der Streßbewältigungsmodi: "Represser"), ebenso wie Personen, die primär vigilant reagieren ("Sensitizer"), bedeutsam höhere Werte auf als die übrigen Patienten. Zum Zeitpunkt unmittelbar vor der Operation steigen für alle Gruppen die Werte signifikant an, wobei jedoch jetzt die Gruppe der Sensitizer bedeutsam über allen anderen liegt. Beim Übergang zur Messung am Tag nach der Operation bleibt, wie erwähnt, das über alle Personen gemittelte Niveau der freien Fettsäuren in etwa konstant, allerdings zeigen jetzt die Represser signifikant niedrigere Werte als die restlichen Patientengruppen.

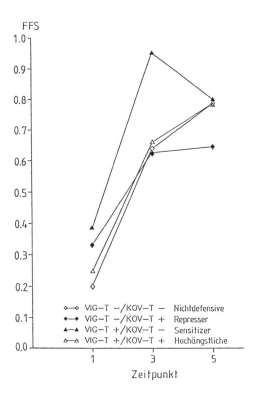

Abb. 6. Konzentration freier Fettsäuren (*FFS*) als Funktion der Interaktion aus dispositioneller Vigilanz (*VIG*), kognitiver Vermeidung (*KOV*) und Meßzeitpunkt. (+/-: hohe bzw. geringe Ausprägung)

Beim *Cortisol* manifestieren, ähnlich wie bei der Zustandsangst, Personen, die vor der Operation vermehrt kognitive Vermeidung einsetzen, bedeutsam geringere Werte als Patienten, die derartige Strategien nicht einsetzen. Bei den Dispositionsmaßen findet sich dagegen eine Interaktion der beiden Bewältigungsvariablen auf diesen Streßindikator (vgl. Abb. 7). Represser und Sensitizer manifestieren niedrigere Cortisolwerte als Patienten, die habituell weder zu vigilanter noch zu kognitiv vermeidender Angstbewältigung tendieren. (Wie erwähnt, werden Personen mit diesem Bewältigungsmuster im Modell der Streßbewältigungsmodi "Nichtdefensive" genannt.) Die höchsten Streßwerte erreichen jedoch Patienten, die durch viel Vigilanz *und* Vermeidung gekennzeichnet sind. (Im Modell werden derartige Personen "ängstlich" genannt.)

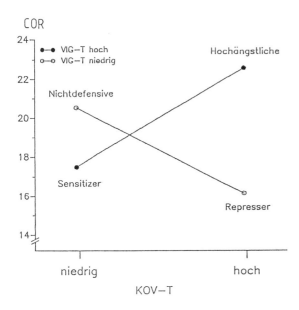

Abb. 7. Cortisolwert (*COR*) als Funktion der Interaktion aus dispositioneller Vigilanz (*VIG*) und kognitiver Vermeidung (*KOV*).

Verglichen mit den Ergebnissen aus Studie 1, finden sich in der zweiten Erhebung eine Reihe konvergierender, aber auch einige divergierende Befunde. Konvergent ist das Resultat, daß kognitiv vermeidende Streßbewältigung erneut mit deutlich verringerter Belastung assoziiert ist. Für den Parameter freie Fettsäuren zeigt sich dabei eine ähnliche Wechselwirkung zwischen vermeidender Bewältigung und zeitlichem Verlauf, wie er in Studie 1 beobachtet werden konnte: Während Patienten, die zu kognitiver Vermeidung tendieren, zu Beginn der Erhebung relativ hohe Streßwerte aufweisen, bleiben sie im weiteren Verlauf des Untersuchungszeitraums deutlich unter dem Niveau der Patienten mit andersartigen Bewältigungsmodi. Die Beobachtung einer relativ niedrigen Streßbelastung bei Personen mit vorzugsweise vermeidender Bewältigung entspricht theoretischen Ableitungen und empirischen Befunden anderer Autoren zur Wirkung vermeidender Angstbewältigung bei chirurgischen oder unangenehmen diagnostischen Eingriffen (s. u.a. Lazarus 1983; Miller u. Mangan 1983; Suls u. Fletcher 1985). Es ist jedoch fraglich, ob dieser Effekt vermeidender Bewältigung sich auch auf die längerfristige postoperative Erholung erstreckt (vgl. hierzu u.a. Davies-Osterkamp 1982; Goldstein 1973; Lazarus 1983; Mathews u. Ridgeway 1981).

Die in Studie 1 registrierte maximale Streßreaktion in der Patientengruppe mit dem Muster "Vigilanz *und* Vermeidung gering" (vgl. Abb. 3) konnte in Studie 2 zwar nicht für die freien Fettsäuren, wohl aber, mit gewissen Modifikationen, für den Indikator Cortisol (vgl. Abb. 7) gesichert werden. Erneut sind es Personen mit entweder überwiegend kognitiv vermeidender oder vigilanter Bewältigung, die die niedrigsten Streßreaktionen aufweisen. Personen, die weder vermehrt Vigilanz noch Vermeidung einsetzen (sog. "Nichtdefensive"), zeigen wiederum deutlich stärkere Reaktionen. Anders als in Studie 1 werden sie dieses Mal aber von sog. "Ängstlichen", also Patienten mit dem Muster "viel Vigilanz *und* Vermeidung", übertroffen.

Das letztgenannte Ergebnis entspricht eigentlich eher theoretischen Erwartungen, die sich aus dem Modell der Streßbewältigungsmodi ableiten lassen (vgl. Krohne 1986, 1989). Danach sollen Personen, die in Streßsituationen sowohl vermehrt Vigilanz wie kognitive Vermeidung einsetzen, ein "instabiles" Bewältigungsverhalten manifestieren, das wiederum eine eher ineffiziente Kontrolle des Stressors und damit erhöhte Streßreaktionen nach sich zieht. Individuen mit dem Muster "niedrige Vigilanz und Vermeidung" sollten dagegen, wie erwähnt, vorzugsweise versuchen, die Situation instrumentell zu kontrollieren. Versagt, wie in der operativen Situation, diese Kontrolle weitgehend, so müßte es bei ihnen, wie bei den instabilen Bewältigern, allerdings aus einem anderem Grund, zu vermehrten Streßreaktionen kommen. Daraus ergibt sich für die psychologische wie auch medizinische Behandlung in der chirurgischen Situation eine wichtige Konsequenz: Patienten können offenbar aus sehr unterschiedlichen Gründen eine erhöhte Streßbelastung manifestieren, so daß sich die jeweilige Behandlung an diesen spezifischen Bedingungen, d. h. der jeweiligen Bewältigungstendenz des Patienten, zu orientieren hat.

Ein weiterer wichtiger und modellkonformer Befund konnte gesichert werden, weil in Studie 2 die Messung in die postoperative Phase hinein erweitert wurde: Nur *vor* der Operation zeigen hochvigilante Patienten mehr Zustandsangst als niedrigvigilante (vgl. Abb. 5). Nach dem Modell der Bewältigungsmodi werden hochvigilante Personen in erster Linie durch die Unsicherheit (insbesondere die mangelnde Vorhersagbarkeit) in einer Bedrohungssituation beeinträchtigt. Nach der Operation sind die meisten Unsicherheiten beseitigt, so daß die Belastung (und damit die Angst) wieder absinkt.

Schlußfolgerungen und Ausblick

Sowohl die selbstberichtete Zustandsangst als auch die physiologischen Streßparameter Cortisol und Konzentration freier Fettsäuren im Plasma stellen sensitive Streßparameter dar. Die Verläufe der subjektiven und der objektiven Streßindikatoren sind nicht zu jedem Zeitpunkt synchron, so daß stets Variablen aus beiden Bereichen erhoben werden sollten. Dabei müssen allerdings die unterschiedlichen Bedeutungen der verschiedenen Parameter im Streßbewältigungsprozeß beachtet werden.

Die Einweisung in die Klinik scheint, wie Studie 1 zeigt, eine erhebliche Streß-situation darzustellen und sollte deshalb bei künftigen streßbezogenen Interventionen stärker beachtet werden. Von dem Gespräch mit dem Anästhesisten am Vortag der Operation geht offenbar für die meisten Patienten eine streßreduzierende Wirkung aus. Diese Situation sollte deshalb bei einem systematischen Ausbau künftiger psychologischer Modifikationen eine zentrale Rolle spielen.

Vergleicht man die Effekte aus beiden Studien (s. Tabellen 1 und 2), so läßt sich eine Reihe von Diskrepanzen registrieren, d. h. einige signifikante Ergebnisse aus Studie 1 sind in Studie 2 nicht bedeutsam (und umgekehrt). Besonders zu nennen ist hier die in Studie 1 statistisch gesicherte Wechselwirkung aktueller vermeidender und vigilanter Angstbewältigung auf die freien Fettsäuren: KOV-S x VIG-S, F (1,36) = 4,15; $p < 0,05$. In Studie 2 findet sich für den entsprechenden Zusammenhang kein signifikanter Effekt, F (1,36) = 0,00; $p = 0,97$. Für derartige Inkonsistenzen könnten unterschiedliche Sachverhalte verantwortlich sein. Als erstes wäre hier an die in beiden Studien unterschiedlichen Operationstypen zu denken. Die in den beiden Studien untersuchten Operationssituationen sind evtl. nicht nur mit unterschiedlichen Streßbelastungen, sondern vermutlich auch mit jeweils andersartigen Patienten (mit wiederum unterschiedlichen Persönlichkeitsmerkmalen) assoziiert. Ferner sei für den Parameter freie Fettsäuren nochmals an die über die beiden Studien verschiedenen Bestimmungsmethoden erinnert. (Die Möglichkeit, daß die Inkonsistenzen auf die in beiden Studien unterschiedlichen Meßzeitpunkte zurückgehen könnten, wurde anhand separater Analysen für identische Zeitpunkte überprüft und scheint als Ursache auszuscheiden.)

Neben diesen Diskrepanzen finden sich jedoch auch deutliche Konvergenzen bei den Befunden beider Untersuchungen. So stellt kognitive Vermeidung insgesamt eine effiziente Form der Bewältigung des operativen Stresses dar. Präventive Interventionen sollten deshalb eine Stabilisierung dispositionell bereits vorhandener Präferenzen für derartige Strategien anstreben. Die Befunde für Vigilanz sind uneinheitlich. Wenn überhaupt bei vigilanten Personen – verglichen mit Patienten mit einer Präferenz für kognitive Vermeidung – erhöhte Streßreaktionen auftreten, dann fallen diese in die präoperative Phase und sind vermutlich abhängig vom Grad der Unsicherheit hinsichtlich verschiedener Aspekte des bevorstehenden Eingriffs. Präventive Interventionen müßten bei derartigen Patienten also insbesondere auf eine Reduzierung ihrer Unsicherheit gerichtet sein.

Patienten mit anderen als den eben genannten Bewältigungsmustern zeigen erhöhte Streßreaktionen. Vermutlich handelt es sich hier jeweils um inhomogene Gruppen. Eine Reihe von Patienten ist offenbar dadurch gekennzeichnet, daß sie in der operativen Streßsituation überhaupt keine wirksamen Bewältigungsmaßnahmen zur Verfügung haben und deshalb ihre Angsterregung auch nicht effizient kontrollieren können. Andere Patienten versuchen offenbar, instrumentelle Kontrolle in einer Situation auszuüben, die über offenes Verhalten praktisch nicht steuerbar ist. Ihr erhöhtes Belastungsniveau ist auf das spezifische hieraus resultierende Versagen von Bewältigung zurückzuführen. Eine Differenzierung von Patienten nach diesen beiden Formen "versagender Bewältigung" hat Konsequenzen für eine angstreduzierende Intervention. Während Patienten der ersten Gruppe vermutlich positiv auf eine anxiolytische Prämedikation ansprechen werden, sollte eine derartige Behandlung bei Patienten der zweiten Gruppe eher kontraindiziert sein, da sie deren Gefühl des Kontrollverlusts noch verstärken würde. Patienten dieses Bewältigungsmodus könnten dagegen von einer psychologischen Behandlung profitieren, die aus Aufmerksamkeitsablenkung und Entspannung besteht.

Literatur

Auerbach SM (1979) Preoperative preparation for surgery: A review of recent research and future prospects. In: Osborne DJ, Gruneberg MM, Eiser JR (eds) Research in psychology and medicine, vol 1. Academic Press, New York, pp 344-350

Averill JR (1973) Personal control over aversive stimuli and its relationship to stress. Psychol Bull 80:286-303

Berger M (1983) Neuroendokrinologie der Angst. In: Strian F (Hrsg) Angst. Grundlagen und Klinik. Springer, Berlin Heidelberg New York Tokyo; S 71-85

Breznitz S (1983) Anticipatory stress and denial. In: Breznitz S (ed) The denial of stress. Int Univ Press, New York, pp 225-255

Cohen F, Lazarus RS (1983) Coping and adaption in health and illness. In: Mechanic D (ed) Handbook of health, health care, and the health professions. Free Press, New York, pp 608-635

Davies-Osterkamp S (1982) Angst und Angstbewältigung bei chirurgischen Patienten. In: Beckmann D, Davies-Osterkamp S, Scheer JW (Hrsg) Medizinische Psychologie. Springer, Berlin Heidelberg New York, S 148-167

Davies-Osterkamp S (1985) Psychologische Vorbereitung chirurgischer Patienten. In: Basler HD, Florin I (Hrsg) Klinische Psychologie und körperliche Krankheit. Kohlhammer, Stuttgart, S 216-224

Duncombe WG (1963) The colorimetric microdetermination of long-chain fatty acids. Biochem J 88:7-10

Epstein S (1972) The nature of anxiety with emphasis upon its relationship to expectancy. In: Spielberger CD (ed) Anxiety: Current trends in theory and research, vol 2. Academic Press, New York, pp 291-337

Goldstein MJ (1973) Individual differences in response to stress. Community Psychol 1:113-137

Guggenheim FG (ed) (1986) Psychological aspects of surgery. Adv Psychosom Med 15

Höckel M, Dünges W, Holzer A, Brockerhoff P, Rathgen GH (1980) A microliter method for the gaschromatographic determination of long-chain nonesterified fatty acids in human serum or plasma. J Chromatogr 221:205-214

Höfling S (1988) Psychologische Vorbereitung auf chirurgische Operationen. Untersuchungen bei erwachsenen Patienten mit elektiven Eingriffen. Springer, Berlin Heidelberg New York Tokyo

Janis IL (1958) Psychological stress: Psychoanalytic and behavioral studies of surgical patients. Wiley, New York

Johnston M (1986) Pre-operative emotional states and post-operative recovery. Adv Psychosom Med 15:1-22

Kendall PC (1983) Stressful medical procedures: Cognitive-behavioral strategies for stress management and prevention. In: Meichenbaum D, Jaremko M (eds) Stress prevention and management: A cognitive-behavioral approach. Plenum, New York, pp 159-190

Krohne HW (1986) Coping with stress: Dispositions, strategies, and the problem of measurement. In: Appley MH, Trumbull R (eds) Dynamics of stress. Plenum, New York, pp 209-234

Krohne HW (1989) The concept of coping modes: Relating cognitive person variables to actual coping behavior. Adv Behav Res Ther 11:235-248

Krohne HW, Kleemann PP, Hardt J, Theisen A (1989a) Beziehungen zwischen Bewältigungsstrategien und präoperativen Streßreaktionen. Z Klin Psychol 18:350-364

Krohne HW, Rösch W, Kürsten F (1989b) Die Erfassung von Angstbewältigung in physisch bedrohlichen Situationen. Z Klin Psychol 18:230-242

Krohne HW, Tzanova I, Urban T, Theiß D (1989c) Der Einfluß der Angstbewältigung auf perioperative Streßindikatoren. Psychologisches Institut, Universität Mainz (Mainzer Berichte zur Persönlichkeitsforschung, Nr 26)

Laux L, Glanzman P, Schaffner P, Spielberger CD (1981) Das State-Trait-Angstinventar (STAI). Beltz, Weinheim

Lazarus RS (1983) The costs and benefits of denial. In: Breznitz S (ed) The denial of stress. Int Univ Press, New York, pp 1-30

Ludwick-Rosenthal R, Neufeld RWJ (1988) Stress management during noxious medical studies: An evaluative review of outcome studies. Psychol Bull 104: 326-342

Mathews A, Ridgeway V (1981) Personality and surgical recovery: A review. Br J Clin Psychol 20: 243-260

Miller SM (1981) Predictability and human stress: Towards a clarification of evidence and theory. In: Berkowitz L (ed) Advances in experimental social psychology vol 14. Academic Press, New York, pp 203-256

Miller SM, Mangan CE (1983) Interacting effects of information and coping style in adapting to gynecologic stress: Should the doctor tell all? J Pers Soc Psychol 45: 223-236

Ploeg HM van der (1988) Stressfull medical events: a survey of patients' perceptions. In: Maes S, Spielberger CD, Defares PB, Sarason IG (eds) Topics in health psychology. Wiley, Chichester, pp 193-203

Prystav G (1979) Die Bedeutung der Vorhersagbarkeit und Kontrollierbarkeit von Stressoren für Klassifikationen von Belastungssituationen. Z Klin Psychol 8:283-301

Prystav G (1985) Der Einfluß der Vorhersagbarkeit von Streßereignissen auf die Angstbewältigung. In: Krohne HW (Hrsg) Angstbewältigung in Leistungssituationen. edition psychologie, Weinheim, S 14-44

Rothbaum F, Weisz JR, Snyder SS (1982) Changing the world and changing the self: A two-process model of perceived control. J Pers Soc Psychol 42: 5-37

Schmidt LR (1988) Coping with surgical stress: some results and some problems. In: Maes S, Spielberger CD, Defares PB, Sarason IG (eds) Topics in health psychology. Wiley, Chichester, pp 219-117

Suls J, Fletcher B (1985) The relative efficacy of avoidant and non-avoidant coping strategies: A meta-analysis. Health Psychol 4:249-288

Tolksdorf W (1985) Der präoperative Streß. Springer, Berlin Heidelberg New York Tokyo

Vögele C (1988) Perioperativer Streß. Eine psychophysiologische Untersuchung zu prä- und postoperativen Reaktionen chirurgischer Patienten. Lang, Frankfurt am Main

Weinman J, Johnston M (1988) Stressful medical procedures: an analysis of the effects of psychological interventions and of the stressfulness of the procedures. In: Maes S, Spielberger CD, Defares PB, Sarason IG (eds) Topics in health psychology. Wiley, Chichester, pp 205-217

Zum Ergebnis

Die psychologische Bedeutung der präoperativen Situation wird umrissen und das eigene Modell der Streßbewältigungsmodi dargestellt. Demzufolge sind Vigilanz und kognitive Vermeidung in aversiven Situationen die zentralen Dimensionen der kognitiven Orientierung. Es wird eine persönlichkeitspsychologische Analyse der beiden Dimensionen, in deren Zentrum die daraus ableitbaren Bewältigungsmodi stehen, vorgelegt.

Die beiden referierten empirischen Studien sind theoriegeleitet und untersuchen präoperative (n = 40; gesichtschirurgische Wahleingrife) bzw. perioperative (n = 40; orthopädische Eingriffe in Regionalanästhesie) Streßreaktionen. Der Untersuchungsplan mit mehreren Meßzeitpunkten schließt nicht nur einen Fragebogen zur Zustandsangst, sondern auch physiologische Streßindikatoren ein. Der Einfluß der Meßzeitpunkte erwies sich als besonders bedeutungsvoll, wodurch belastende und entlastende Teilsituationen bzw. Abschnitte der chirurgischen Krankenhaussituation aufgedeckt werden können. Aus den komplexen Zusammenhängen mit den Copingvariablen und Diskrepanzen zwischen den beiden Untersuchungen mit 2 verschiedenen Operationsarten ergeben sich sowohl wichtige theoretische Erkenntnisse als auch Hinweise für die Versuchsplanung in weiteren empirischen Untersuchungen. Das Kapitel erlaubt aber, trotz hoher wissenschaftlicher Ansprüche, auch wichtige Folgerungen für die praktische psychologische Tätigkeit mit chirurgischen Patientinnen und Patienten.

Die Redaktion

Perioperativer Streß

C. Vögele

Zusammenfassung

In diesem Beitrag wird die Literatur zu prä- und postoperativen Streßreaktionen von Patienten der Chirurgie dargestellt. Ein besonderer Schwerpunkt liegt dabei auf der Beschreibung von Zusammenhängen zwischen postoperativer Erholung und der psychischen Bewältigung der chirurgischen Belastungssituation. Wie deutlich wird, existieren Hinweise auf einen Einfluß psychischer Faktoren auf postoperative Genesungsindikatoren. Am Ende des Beitrags wird eine Studie vorgestellt, die versucht, die in der bisherigen Literatur meist ausschließlich verwendeten klinischen und subjektiven Kriterien der postoperativen Genesung anhand psychophysiologischer Aktivierungsparameter methodenkritisch zu evaluieren.

Summary

The literature on stress responses in surgical patients is reviewed. Evidence that surgical patients experience stress exists at emotional, cognitive and physiological levels. The failure to include subjective measures in studies with psychological indices has resulted in difficulty in separating changes due to the perceived stress and to the physical trauma. Assessments of outcome, however, have largely been confined to subjective and clinical variables. A study is presented in which subjective, clinical and physiological parameters are critically evaluated as indices of postoperative recovery.

Einleitung

Die Konfrontation mit einem chirurgischen Eingriff stellt für den betroffenen Patienten immer eine starke Belastung dar. Hospitalisierung, Krankheit, das Wissen, sich einer Operation unterziehen zu müssen, und die Unsicherheit über die damit verbundenen Folgen sind nur einige der Faktoren, die dazu beitragen, daß viele Patienten diese Situation als Herausforderung empfinden, die sie bis an die Grenzen ihrer Bewältigungsmöglichkeiten führt (Volicer u. Bohannon 1975).

Das durch den chirurgischen Eingriff entstehende Trauma selbst kann wohl sinnvollerweise als Streß angesehen werden, der nur wenig oder gar nicht von der subjektiven Einschätzung seitens des Patienten abhängt. Für das Verständnis dieser Phänomene, bei denen ein physisches Trauma direktes Resultat der Einwirkung eines Stressors ist, bieten stimulus- und reaktionsorientierte Ansätze angemessene Erklärungsmodelle. Für die Analyse der gesamten perioperativen Situation scheint ein interaktiver Ansatz jedoch umfassender. Die perioperative Situation umfaßt weitaus mehr potentielle Stressoren als lediglich den chirurgischen Eingriff, so z. B. die Zeit des Wartens auf die Operation, die Hospitalisierung und die Folgen der Operation. Interaktive bzw. transaktionale Streßmodelle betonen die Bedeutung wahrgenommener Belastung und der Einschätzung der eigenen Ressourcen, diese Belastung zu bewältigen. Streß entsteht nicht nur, weil reale Anforderungen größer sind als tatsächlich zur Verfügung stehende Bewältigungsmöglichkeiten, sondern auch weil die wahrgenommene Belastung größer ist als die subjektiv eingeschätzten Ressourcen. Diese Modelle machen also explizite Aussagen über den Einfluß psychischer Faktoren auf das Erleben von Belastungssituationen und damit verbundene Reaktionen. Die wahrgenommenen Möglichkeiten, die verschiedenen mit der Operation verbundenen Belastungssituationen zu bewältigen, könnten eine wichtige Rolle für die postoperative Erholung spielen.

Vor diesem theoretischen Hintergrund sollen in diesem Beitrag prä- und postoperative Streßreaktionen von Patienten der Chirurgie auf emotionaler, kognitiver und physiologischer Ebene beschrieben werden.

Stand der Forschung zu preoperativen Streßvariablen

Emotionale Komponenten der perioperativen Streßreaktionen

Im Bereich der emotionalen Reaktionen von Patienten der Chirurgie wurde hauptsächlich das Angsterleben untersucht. In der Mehrzahl dieser Arbeiten wurde Angst zwar als psychophysiologisches Phänomen mit motorischen, physiologischen und subjektiven Komponenten aufgefaßt, untersucht wurden jedoch meist ausschließlich subjektive Komponenten in der Selbstdarstellung der Patienten.

Einige Studien zeigen einen Anstieg von Angstwerten in der präoperativen Phase: Mit der Skala "Zustandsangst" des STAI erhobene Werte (State-Trait-Anxiety Inventory: Spielberger et al. 1970) bewegen sich für Patienten der Chirurgie präoperativ um 40 (Skalenbereich: 20 - 80 Punkte), während die Normwerte bei 30 liegen (Johnston 1980; Knight et al. 1983).

Entgegen dem, was intuitiv zu erwarten wäre, bleibt die selbstberichtete Angst nach der Operation hoch (Chapman u. Cox 1977; Johnston 1980; Vögele 1988), für einige Patientengruppen sind die Angstwerte sogar höher als vor der Operation. Frühere Untersuchungsergebnisse, die ein Absinken postoperativer Angstwerte gegenüber präoperativen nahelegten (Spielberger et al. 1973; Auerbach 1973), sind irreführend, da die postoperativen Werte in diesen Untersuchungen erst erhoben wurden, wenn die Patienten einen relativ beschwerdefreien Erholungszustand erreicht hatten. Werden Angstwerte über den gesamten perioperativen Zeitraum erhoben, ist i. allg. starke Angst sowohl vor als auch nach der Operation zu beobachten.

Chapman u. Cox (1977) untersuchten perioperative Angstverläufe in Abhängigkeit vom Typ des operativen Eingriffs: Eine Gruppe von Nierenempfängern zeigte vor der Operation ausgeprägte Angst im Gegensatz zu niedrigen Angstwerten bei Nierenspendern. Im postoperativen Verlauf lagen die Angstwerte jedoch bei den Nierenspendern weitaus höher als bei den Nierenempfängern. Bei einer dritten Gruppe von Patienten der Allgemeinchirurgie, zeigten sich über den Beobachtungszeitraum (1 Tag vor der Operation bis 3 Tage nach dem Eingriff) keine signifikanten Veränderungen in der Zustandsangst. Aus diesen Ergebnissen ist der Schluß zu ziehen, daß allgemeingültige Aussagen über psychische Reaktionen vor und nach Operationen schon deshalb problematisch sind, weil etwa die Art der Erkrankung, die Dringlichkeit der Operation und ihre Erfolgsaussichten von entscheidender Bedeutung bei der Verarbeitung sind. Von geringerer Bedeutung scheint dabei der medizinische Schweregrad des Eingriffs zu sein: Johnston (1987) und Johnson et al. (1970) fanden keinen Unterschied in den Angstwerten von weiblichen Patienten, die sich entweder einem schweren oder nur leichten gynäkologischen Eingriff unterziehen mußten. Die Unterschiedlichkeit des zu erwartenden physischen Traumas, das mit einem nur leichten chirurgischen Eingriff oder mit einer schweren Operation verbunden ist, wurde wahrscheinlich durch andere Moderatorvariablen aufgehoben: Leichte gynäkologische Eingriffe sind oft diagnostischer Natur, so daß das Resultat der Operation mit viel Erwartungsangst verbunden ist. Im Gegensatz dazu sind die schwereren gynäkologisch-chirurgischen Maßnahmen (z. B. Hysterektomie) therapeutisch in der Zielsetzung und deshalb nur mit wenig Unsicherheit assoziiert.

Selbstverständlich sind auch andere emotionale Faktoren in der perioperativen Situation von Bedeutung: Chapman u. Cox (1977) fanden einen engen Zusammenhang zwischen Angst-, Depressions- und Schmerzwerten. Tolksdorf (1985) berichtet über Zusammenhänge zwischen Angst, Depression und Asthenie. Insgesamt scheint die Emotion Angst für die präoperative Phase eine zentrale Rolle zu spielen, auch wenn eine ausschließliche Betrachtung von Angst der emotionalen Komplexität der perioperativen Streßsituation nicht gerecht werden dürfte.

Persönlichkeitsvariablen, Bewältigungsdispositionen und Copingprozeß

Da auf Persönlichkeitsfaktoren und Coping bei chirurgischen Patienten bereits an anderer Stelle in diesem Band ausführlich eingegangen wird (s. Beiträge von Schröder u. Schumacher sowie von Krohne), soll hier nur noch insofern auf Bewältigungsdispositionen und -prozesse eingegangen werden, als sie im Hinblick auf die postoperative Erholung untersucht wurden.

Mehrere Studien konnten zeigen, daß ein positiver Zusammenhang zwischen erhöhten Neurotizismus- bzw. Trait-Angst-Werten und einem schlechten postoperativen Verlauf besteht (Glen u. Cox 1968; Cronin et al. 1973; Parbrook et al. 1973). Widersprüchlich sind die Ergebnisse zum Einfluß von Copingdispositionen bzw. Copingstilen. Das in diesem Zusammenhang wohl am häufigsten untersuchte Konstrukt ist das der Repression–Sensitisation nach Byrne (1961). Zusammenfassend folgern Mathews u. Ridgeway (1981), daß sich Repressoren tendenziell schneller nach einer Operation erholen: In 2 von 4 Studien zu diesem Thema (Delong 1970; Cohen u. Lazarus 1973) hatten Repressoren einen besseren postoperativen Verlauf. Andrew (1970) allerdings fand einen besseren postoperativen Verlauf bei Sensitizern, während Sime (1976) keinerlei Beziehung zwischen Werten auf der Repression-Sensitisation-Skala und den postoperativen Kriteriumsvariablen (Dauer der Hospitalisierung, Verbrauch an Sedativa und Analgetika) feststellen konnte.

Ein Teil dieser widersprüchlichen Ergebnisse könnte auf inhaltlich-theoretische Mängel oder meßmethodische Probleme zurückzuführen sein, die mit dem Konstrukt Verdrängung – Sensitivierung verbunden sind. Da das "informationssuchende" oder "-vermeidende" Verhalten von Patienten aber gerade im Krankenhauskontext von großer Bedeutung ist, wurden einige Anstrengungen unternommen, durch Modifikationen der R-S-Skala von Byrne oder Entwicklung neuer Konzepte die offensichtlichen Nachteile des ursprünglichen Modells zu beseitigen. Eines dieser Alternativkonzepte stammt von Miller u. Mangan (1983): Auch hier werden Personen mittels eines Fragebogens (MBSS) auf einer Dimension mit den Polen "informationssuchend (Monitoring)" und "informationsvermeidend (Blunting)" eingeordnet. Im Gegensatz zur Skala von Byrne scheint den Autoren zufolge die diskriminante Validität bezüglich Trait-Angst jedoch sehr viel besser zu sein. Miller u. Mangan (1983) untersuchten mit diesem Fragebogen Patientinnen, die sich einem gynäkologischen Eingriff unterziehen mußten, und fanden, daß "Monitors" ausgeprägtere Streßreaktionen zeigten als "Blunters". Phipps u. Zinn (1986) berichten von höheren Angstwerten bei "Monitors" als bei "Blunters" in einer Gruppe von Frauen, die sich einer Amniozentese unterzogen. Dieser Unterschied in der Zustandsängstlichkeit war jedoch in einer Kontrollgruppe nicht signifikant (Schwangere, die sich keiner Amniozentese unterzogen). Die Autoren folgern aus diesem Ergebnis, daß die MBSS als unabhängige Variable Voraussagen nur in akuten medizinischen Belastungssituationen zuläßt. Kein Zusammenhang zwischen MBSS-Scores und Streßreaktionen scheint dem-

nach jedoch in Situationen zu bestehen, die eher chronische Anpassungs- und Bewältigungsprozesse (wie z. B. bei der Schwangerschaft selbst) verlangen. Watkins
et al. (1986) untersuchten die Interaktion von Bewältigungsstil (Monitoring vs.
Blunting) und verschiedenen Formen psychologischer Operationsvorbereitung:
Eine Gruppe von Patienten bekam lediglich Informationen über medizinisch-
fachliche Aspekte des bevorstehenden Eingriffs, während die andere Gruppe zusätzliche Informationen über eventuelle Befindlichkeitsstörungen (Schmerzen,
Übelkeit etc.) erhielt. Wie auch schon in der oben zitierten Studie von Miller u.
Mangan (1983) kamen Watkins et al. zu dem nicht überraschenden Ergebnis, daß
diejenigen Patienten die geringsten Belastungsreaktionen zeigten, bei denen Bewältigungsstil und Art der zur Verfügung gestellten Information übereinstimmten.
Von einem interessanten Ergebnis berichten Lamping et al. (1985, unveröffentlicht): Der Unterschied in verschiedenen Streßvariablen war zwischen "Monitors"
und "Blunters" einer Gruppe von Endoskopiepatienten nur in der Zeit vor dem
Eingriff signifikant, aber nicht danach. Dies scheint Überlegungen von Folkman
(1984) zu bestätigen, daß der Einfluß von Persönlichkeitsfaktoren v. a. in der An-
fangsphase einer Streßsituation – gekennzeichnet durch größere Unsicherheit des
Ausgangs – von Bedeutung ist.

Die bisher referierten Untersuchungen zeigen einen deutlichen Zusammenhang
zwischen MBSS-Scores und Streßreaktionen auf physiologischer und psychischer
Ebene in medizinischen Belastungssituationen. Die Ergebnisse mit der MBSS
scheinen weitaus konsistenter als die Resultate, die mit der Skala von Byrne erzielt wurden. Offen bleibt jedoch die Frage, welche Moderatorvariablen das
"Informationsverhalten" chirurgischer Patienten mitbestimmen, sofern man sich
nicht mit der Existenz einer Persönlichkeitseigenschaft zufrieden gibt. Steptoe u.
O'Sullivan (1986) gingen dieser Frage nach und versuchten, den MBSS-Fragebo-
gen an 71 gynäkologischen Patientinnen extern zu validieren. Sie fanden dabei
signifikante Korrelationen zwischen Werten auf der MBSS einerseits und fach-
lich-medizinischem Wissen über die Operation, gesundheitsbewußtem Verhalten
und sozialer Schichtzugehörigkeit andererseits. Das "Informationsverhalten" von
Patienten der Chirurgie ist also auch abhängig von soziodemographischen Variablen, die in Untersuchungen zum Bewältigungsverhalten mitberücksichtigt werden sollten. Diese Überlegungen sind besonders wichtig vor dem Hintergrund der
juristischen Verpflichtung des Arztes zur Risikoaufklärung vor medizinischen
Maßnahmen.

Ein weiteres theoretisches Konstrukt, das auch in anderen Bereichen der medizinpsychologischen Forschung bereits weite Anwendung gefunden hat, ist der at-
tributionstheoretische Ansatz des "locus of control". Mit der Skala von Rotter
(1966) werden Personen entsprechend ihrer Kontrollüberzeugung (interne vs. externe Kontrolle) klassifiziert. Gemessen an der augenfälligen Wichtigkeit, die die
Kontrollüberzeugung für die Mitarbeit des Patienten an seiner Genesung haben
dürfte, erbrachten die beiden Studien, die den Zusammenhang zwischen Kontrollüberzeugung und postoperativer Genesung untersuchten, nur bescheidene Ergebnisse: Johnson et al. (1970) fanden als alleinigen (und nur schwer interpretierba-

ren) Zusammenhang eine Interaktion zwischen Kontrollüberzeugung und Geschwisterposition. Erstgeborene, die eine starke interne Kontrollüberzeugung hatten, waren länger hospitalisiert und hatten einen größeren Verbrauch an Schmerzmitteln. Levesque u. Charlebois (1977) fanden keinerlei Beziehung zwischen "locus of control" und den Kriteriumsvariablen (Dauer der Hospitalisierung, Analgetikaverbrauch, Vitalität). Dieser mangelnde Zusammenhang zwischen postoperativen Verlaufskriterien und der als situationsüberdauernd aufgefaßten Kontrollüberzeugung ist vielleicht eher zu verstehen, wenn man den Kontrollverlust berücksichtigt, den die Hospitalisierung zur Folge hat. Bisher für den Patienten typische Kontrollüberzeugungen könnten im Kontext der Krankenhausumgebung möglicherweise geändert werden.

Wie diese Ergebnisse zeigen, scheint die Untersuchung psychischer Adaptationsprozesse bei der Konfrontation mit medizinischen Belastungssituationen auf der Ebene dispositioneller Variablen eher problematisch zu sein. Die Beurteilung aktuell und situationsspezifisch eingesetzter Copingstrategien ("states") könnte bei Patienten der Chirurgie bessere Voraussagen des postoperativen Befindens möglich machen als dispositionelle Bewältigungsstrategien: In einer Studie von Cohen u. Lazarus (1973) zeigten die mittels eines Interviews in der perioperativen Situation als vigilant eingestuften Patienten in allen postoperativen Kriteriumsvariablen einen schlechteren Verlauf als die beiden anderen Gruppen (Bewältigungsstrategien "neutral" oder "vermeidend"). Diese Unterschiede waren hinsichtlich der Dauer der Hospitalisierung und der Inzidenz postoperativer Komplikationen signifikant. Davies-Osterkamp und Mitarbeiter untersuchten die situationsspezifischen Copingstrategien von Herzoperierten und Herzkatheterpatienten in einer ganzen Reihe von Studien (Davies-Osterkamp u. Möhlen 1978; Davies-Osterkamp u. Salm 1980; Salm u. Davies-Osterkamp 1984). Vor allem 2 Copingdimensionen konnten dabei identifiziert werden: 1) Wahrnehmung der Operation als mehr oder weniger technisches Ereignis und 2) optimistische vs. pessimistische Zukunftserwartung. Diese Dimensionen waren gute Prädiktoren sowohl bezüglich kurzzeitiger Operationsfolgen (Davies-Osterkamp u. Möhlen 1978), als auch bezüglich langfristiger Effekte (Davies-Osterkamp et al. 1982).

Physiologische Variablen

Kardiovaskuläre Parameter wurden v. a. prä- und intraoperativ untersucht. Die Herzfrequenz wurde beispielsweise in Untersuchungen zur Wirksamkeit psychologischer Interventionen vor belastenden medizinischen Maßnahmen als Streßindikator eingesetzt: Wilson et al. (1982) untersuchten Patienten, die sich einer Gastroskopie unterziehen mußten, und fanden niedrigere Herzfrequenzen bei psychologisch vorbereiteten Patienten als bei Kontrollpatienten. Shipley et al. (1978) untersuchten die Interaktion zwischen der Häufigkeit der Vorführung eines Videotapes über den bevorstehenden Eingriff (Gastroskopie) und dem Bewältigungsstil der Patienten (Repression vs. Sensitisation): Während bei Patienten mit einem vigilanten Bewältigungsstil ("Sensitizers") die Herzfrequenz nach einmaliger Betrachtung schon erheblich und nach 3maliger noch stärker abfiel, stieg sie bei den Vermeidern ("Repressors") nach einmaliger Betrachtung stark an, um erst nach 3maliger Betrachtung wieder auf das Niveau der Ausgangswerte zurückzugehen. Miller u. Mangan (1983) fanden niedrigere Herzfrequenzen bei den Patienten, bei denen sich Vorbereitungsart (wenig vs. viel Information) und bevorzugter Bewältigungsstil (vermeidend vs. vigilant) entsprachen.

Auch kardiovaskuläre Auffälligkeiten wurden mehrfach mit Streß bei invasiven medizinischen Maßnahmen in Verbindung gebracht. Kaloupek et al. (1985) untersuchten in 2 Studien insgesamt 48 Blutspender und fanden eine enge Beziehung zwischen dem Auftreten vagovasaler Synkopen und einem vermeidenden Bewältigungsstil. Tolksdorf et al. (1984) berichten von einem Zusammenhang zwischen präoperativem Streß und dem Auftreten vagovasaler Synkopen beim Anlegen einer Spinalanästhesie. Ridder u. Schätzle (1982, zit. nach Tolksdorf 1985) fanden vor der Operation eine Häufung ventrikulärer Extrasystolen bei Patienten mit ausgeprägter Angst. Tolksdorf (1985) folgert aus diesen und eigenen Ergebnissen (Tolksdorf et al. 1983), daß neben somatischen Ursachen (kardiale, elektrolytbedingte und andere Störungen) auch präoperativer Streß eine Häufung ventrikulärer Extrasystolen verursachen kann.

Systolischer und diastolischer Blutdruck wurden v. a. als intraoperative Kriteriumsvariablen eingesetzt. Dony u. Frank (1979) konnten dabei differentielle Effekte zwischen präoperativer Ängstlichkeit und intraoperativem Blutdruckverhalten belegen. In der bereits oben zitierten Studie von Tolksdorf et al. (1984) fanden die Autoren Zusammenhänge zwischen präoperativer Befindlichkeit und Blutdruckwerten: Hoffnungsvolle Patienten wiesen signifikant höhere diastolische Blutdruckwerte auf als depressive Patienten.

Die bisher referierten Untersuchungsergebnisse lassen darauf schließen, daß

1) kardiovaskuläre Parameter erfolgreich als Kriteriumsvariablen bei Untersuchungen zur psychologischen Operationsvorbereitung eingesetzt werden können und

2) Zusammenhänge zwischen Blutdruck, Herzfrequenz und elektrokardiographischen Auffälligkeiten einerseits und psychologischen Parametern andererseits in der präoperativen Situation nachweisbar sind. Die oben zitierten Untersuchungen beschränken sich jedoch auf für die Anästhesie relevante Probleme und untersuchen lediglich die prä- und intraoperative Phase. Ein möglicher Grund für diese Beschränkung mag die Schwierigkeit der Interpretation kardiovaskulärer Reaktionen sein, zieht man den gesamten perioperativen Zeitraum in Betracht. Goldstein et al. (1982) folgern aus ihren Resultaten, daß kardiovaskuläre Reaktionen in der chirurgischen Belastungssituation von einer Vielzahl verschiedener Faktoren abhängen können und wahrscheinlich nicht einmal sympathische Einflüsse widerspiegeln: Präoperative Anstiege in Pulsfrequenz, systolischem Blutdruck und Herzzeitvolumen blieben auch nach Verabreichung sympathikolytischer Medikation bestehen.

Trotz der offensichtlichen Komplexität dieser Moderatorvariablen wären Untersuchungen wichtig, die Schlußfolgerungen auf das Verhalten kardiovaskulärer Parameter während eines größeren perioperativen Zeitraums zulassen. Gerade die Kenntnis psychologischer Zusammenhänge während der postoperativen Phase wäre von großer Bedeutung für die Interpretation der Reaktionen von Patienten der Chirurgie (Boore 1978; Langer et al. 1975).

Arbeiten, die physiologische Variablen über einen größeren perioperativen Zeitraum erhoben, untersuchten v. a. Parameter des sympathikoadrenomedullären und des adrenokortikalen Systems. Die Mehrzahl der Arbeiten existiert zu Indizes sympathikoadrenomedullärer Aktivität, da diese Kennwerte im Gegensatz zu Parametern adrenokortikaler Aktivität vergleichsweise einfach und mit nichtinvasiven Methoden zu erheben sind. Einer der am häufigsten untersuchten Parameter sympathischer Aktivität ist die palmare Schweißdrüsenaktivität. Sutarman u. Thomson (1952) entwickelten eine einfache Methode zur Bestimmung der Anzahl aktiver palmarer Schweißdrüsen ("palmar sweat index", PSI; zu Fragen der Anwendungstechnik und Reliabilität der Methode s. Köhler et al. 1989). In früheren Arbeiten von Harrison et al. (1962) fanden die Autoren eine Reduktion palmarer Schweißdrüsenaktivität, die präoperativ begann und erst einige Tage nach der Operation wieder Ausgangswerte erreichte. Eine Gruppe nichtchirurgischer Kontrollpatienten zeigte keine Reduktion palmarer Schweißdrüsenaktivität, so daß der Schluß gezogen werden kann, daß diese Reaktion nichts mit der Hospitalisierung oder mit Medikamenten zu tun hat. In darauffolgenden Untersuchungen konnte dieses Ergebnis bestätigt werden (Johnson et al. 1970; Johnston 1975, unveröffentlicht; Vögele u. Steptoe 1986). Diese neueren Arbeiten erhoben zusätzlich Ratings auf psychologischen Befindlichkeitsskalen. Johnston (1975) fand keine Beziehung zwischen Werten auf der State-Skala des STAI und Veränderungen der Schweißdrüsenaktivität. In der Studie von Johnson et al. (1970) korrelierten Veränderungen im PSI nicht mit Angst (r=0,06), sondern positiv mit "arousal" (r=0,58) und negativ mit "lethargy" (r=-0,58). Insgesamt betrachtet scheinen Veränderungen palmarer Schweißdrüsenaktivität bei Patienten der Chirurgie weniger mit Angst als mit Gefühlen der Aktivität und Energie verbunden zu sein.

Parameter adrenokortikaler Aktivität zeigen generell einen Anstieg als Reaktion auf den chirurgischen Eingriff (Murray 1967; Bridges u. Jones 1966; Czeisler et al. 1976; Cohen et al. 1982). Die Interpretation erhöhter adrenokortikaler Aktivität als Index psychologischer Belastung dürfte bei diesen Untersuchungen jedoch schwierig sein, da emotionale Reaktionen nicht gemessen, sondern eher auf diese rückgeschlossen wurde. Czeisler et al. (1976) untersuchten Plasma-Kortisol-Konzentrationsveränderungen in der präoperativen Phase; sie fanden keinen Hinweis auf chronisch erhöhte adrenokortikale Aktivität. Statt dessen fanden die Autoren ansteigende Kortisolwerte am Abend vor der Operation, bei der Vorbereitung der Patienten auf die Operation (Rasieren des Operationsgebiets, Einlauf etc.). Wie die Autoren betonen, ist nicht klar, ob der kritische Stimulus in der psychologischen Bedeutung der Vorbereitungsmaßnahmen liegt oder in der physischen Manipulation. Corenblum u. Taylor (1981) untersuchten Prolaktinkonzentrationsveränderungen und fanden Anstiege sowohl prä- als auch intraoperativ. Diese Erhöhungen scheinen jedoch auf unterschiedliche physiologische Prozesse zurückzuführen zu sein. Der präoperative Prolaktinanstieg wurde durch einen Dopaminantagonisten weiter verstärkt, während die intraoperative Erhöhung durch Verabreichung des Dopaminantagonisten vermindert wurde. Die Autoren folgern aus ihren Resultaten, daß der präoperative Anstieg in Prolaktinkonzentrationen auf die Ausschüttung eines Prolaktin-freisetzenden Faktors zurückzuführen ist. Die intraoperativ beobachtete Prolaktinerhöhung scheint hingegen mit der Hemmung eines Prolaktininhibitorhormons verbunden zu sein. Wegen der Komplexität der involvierten neuroendokrinen Reaktionen scheint es sehr schwierig, diese Resultate ganz aufzuklären. Besonders wichtig ist es jedoch festzuhalten, daß psychologische und physische Stressoren über verschiedene Mechanismen den gleichen Effekt (Anstieg im Serumprolaktin) zur Folge haben.

Weitere Ergebnisse zum Einfluß psychologischer Befindlichkeit auf adrenokortikale Aktivität bei Patienten der Chirurgie stammen von Boore (1978): Patienten, die psychologisch auf den bevorstehenden Eingriff vorbereitet wurden, zeigten postoperativ eine geringere Kortikosteroidkonzentration im Urin als eine Gruppe von Kontrollpatienten. Insgesamt betrachtet existieren sichere Hinweise darauf, daß der psychologische Bedrohungsaspekt eines bevorstehenden Eingriffs unabhängig vom physischen Trauma eine Veränderung in der Aktivität des Hypophysen-Nebennierenrinden-Systems herbeiführen kann.

Sollten diese physiologischen Veränderungen von weitergehender Bedeutung für die postoperative Erholung sein, müßte sich dies auch in immunologischen Parametern darstellen lassen. Eine ganze Reihe von Arbeiten untersuchte die Auswirkungen einer Operation und ihrer verschiedenen Begleitumstände auf immunologische Faktoren. Psychometrische Bestimmungen fanden jedoch in der Mehrzahl dieser Untersuchungen keinen Eingang.

In fast allen Arbeiten der letzten Jahre ergaben sich postoperativ signifikante Einschränkungen in verschiedenen immunologischen Kennwerten. Dabei wurden "Ausgangswerte" (zumeist erhoben am Tag vor der Operation) mit Messungen verglichen, die in der Regel 1-5 Tage nach der Operation stattfanden. So ist z. B. die In-vivo-Funktionsfähigkeit der Abwehrzellen (Hauttest der verzögerten Überempfindlichkeitsreaktion) nach der Operation reduziert (Hjortso et al. 1984; McLoughlin et al. 1979; Slade et al. 1975). Ebenso berichten einige Studien über eine eingeschränkte In-vitro-Lymphozytenaktivität nach Stimulation mit Mitogenen (meist PHA und ConA) in der postoperativen Phase (z. B. Linn u. Jensen 1983; McLoughlin et al. 1979; Slade et al. 1975). Dieser Effekt fand sich jedoch nicht in einer Studie von Hole u. Unsgaard (1983). Hier führte eine zusätzliche Form der Analgesie (epidurale Analgesie) sogar zu einem Anstieg der Lymphozytenaktivität. Schließlich ergaben sich signifikante Einschränkungen auch in der zytolytischen Aktivität von Makrophagen (Hole et al. 1982); und es zeigte sich eine größere Empfänglichkeit stimulierter Lymphozyten für hemmende Einflüsse des Prostaglandins E.

Über die physiologischen Prozesse, die diesen Phänomenen zugrunde liegen, besteht noch keine Klarheit. Mit großer Wahrscheinlichkeit scheint jedoch der Schweregrad des operativen Traumas mit dem Ausmaß der postoperativen Abwehrschwäche zusammenzuhängen (Ryhänen 1977). Ist während der postoperativen Phase also der Einfluß somatischer Faktoren (wie z. B. operatives Trauma, Anästhesie, Nahrungskarenz, Immobilität) auf Parameter des Immunsystems besonders wichtig, wäre zu vermuten, daß der Einfluß psychologischer Belastung v. a. in der präoperativen Phase zum Ausdruck kommt. Weiteren Aufschluß könnte der Vergleich mit nichtchirurgischen Kontrollpersonen geben. In keiner der 3 Arbeiten, deren Design einen solchen Vergleich einschloß, zeigten sich jedoch signifikante präoperative Einschränkungen in den erhobenen immunologischen Kennwerten (Hjortso et al. 1984; Linn u. Jensen 1983; Slade et al. 1975). In einer neueren Studie von Linn et al. (1988), die ebenfalls eine nichtchirurgische Kontrollgruppe einschloß, versuchten die Autoren sowohl prä- als auch postoperative Immunreaktionen mit dem Ausmaß der präoperativen Belastung in Verbindung zu bringen. Präoperative Belastung wurde dabei operationalisiert als 1) Skalenwert auf einer Life-event-Skala (belastende Situationen über die letzten 6 Monate) und 2) kardiovaskuläre Reaktivität beim Cold-pressor-Test. Tatsächlich fanden die Autoren eine signifikant niedrigere In-vitro-Lymphozytenaktivität (Mitogene PHA, ConA, PWM) bei Patienten mit hoher Streßbelastung und erhöhter psychophysiologischer Reaktivität, und zwar sowohl vor als auch nach der Operation. Darüber hinaus zeigten Patienten mit hoher präoperativer Streßbelastung einen schlechteren postoperativen Verlauf (Inzidenz postoperativer Komplikationen, Analgetikaverbrauch) als Patienten mit geringer Belastung.

Ein Problem bei der vergleichenden Darstellung der Studien zum Einfluß von Operationsstreß auf immunologische Parameter besteht in der Heterogenität der untersuchten Stichproben: Diese reichen von gesunden Organspendern (Slade et al. 1975) bis hin zu schwer erkrankten Herzpatienten (McLoughlin et al. 1979). Trotz der zuweilen durchgeführten allgemeinen Blutbild- und spezielleren immunologischen Kontrollen bei der Auswahl der Patienten sind verschiedene, v. a. aber krankheitsbedingte, immunologische Auffälligkeiten bei den untersuchten Patientenstichproben zu vermuten. Die Ergebnisse dieser Arbeiten sind damit nur eingeschränkt zu interpretieren. Die Studie von Linn et al. (1988) bildet in dieser Beziehung eine Ausnahme: Sowohl die Auswahl der Stichprobe (abgesehen von einem Leistenbruch gesunde Patienten) als auch der Typ des untersuchten Eingriffs (Herniotomie) unterlag strengen Selektionskriterien, mit dem Ziel, den Einfluß möglicherweise konfundierender Variablen gering zu halten. Das Hauptergebnis dieser Studie, der Nachweis eines Zusammenhangs präoperativer psychischer Belastung mit postoperativer Immunosuppression, ist damit auch auf andere Patientengruppen generalisierbar.

Schließlich sei noch auf ein grundsätzliches Problem bei der Verwendung physiologischer Parameter als abhängige Variablen hingewiesen. Anders als in anderen Belastungssituationen, schließt die perioperative Situation die Einwirkung eines starken physischen Stressors – nämlich die Operation selbst – mit ein, der relativ unabhängig von der psychischen Verarbeitung zu erheblichen physiologischen Veränderungen führt. Die Interpretation physiologischer Reaktionen als psychophysiologische Belastungsparameter ist also – zumindest postoperativ – nur vor dem Hintergrund der physiologischen Veränderungen möglich, die direktes Resultat des chirurgischen Traumas und der damit verbundenen Folgen (z. B. Nahrungskarenz, Immobilisierung etc.) sind. Bei diesen physiologischen Veränderungen handelt es sich jedoch keineswegs um ein einheitliches Konzept endokriner und metabolischer Veränderungen, wie dies etwa durch den in der medizinischen Literatur üblichen Begriff "Postaggressionssyndrom" nahegelegt wird. Vielmehr wurde eine generalisierende Auffassung der postoperativen physiologischen Reaktionen zugunsten einer differenzierenden, detaillierten Beschreibung und Analyse kritisiert (vgl. Anand 1986; Moore 1976).

Operation gelungen, Patient geht: Beispiel einer Untersuchung an Hüftendoprothesepatienten

Aus dem bisher dargestellten Stand der Forschung wird deutlich, daß es Hinweise auf einen Zusammenhang zwischen der psychischen Bewältigung der chirurgischen Belastungssituation und perioperativen Reaktionen auf emotionaler, kognitiver und physiologischer Ebene gibt. Erschwert wird eine schlüssige Interpretation vieler dieser Arbeiten jedoch durch häufige methodische Mängel, z. B. die Untersuchung heterogener Stichproben bezüglich Operationstyp und -indikation, Alter, Geschlecht, Vorerkrankungen etc. Auch die Vielzahl und Unterschiedlichkeit der aufgestellten Gütekriterien des postoperativen Verlaufs tragen zur Uneindeutigkeit der referierten Ergebnisse bei. Diese reichen von klinischen Variablen (Dauer des Krankenhausaufenthalts, Analgetika- und Sedativaverbrauch) über schwerer erfaßbare postoperative Komplikationen bis hin zu Patientenvariablen des Verhaltens und Erlebens. Über die Interkorrelation dieser Variablen ist noch wenig bekannt. Es ist darüber hinaus wahrscheinlich, daß es sich bei postoperativer Erholung um ein mehrdimensionales Konstrukt handelt (Johnston 1984). Die Mehrzahl der oben dargestellten Arbeiten beschränkt sich jedoch auf die Erhebung von Parametern einer Dimension, wodurch die postoperative Erholung nur unvollständig erfaßt werden dürfte. Zudem berücksichtigen nur wenige Arbeiten einen größeren perioperativen Zeitraum.

Die nachfolgend referierte Untersuchung hatte deshalb folgende Ziele:

1) Beschreibung der Reaktionen von Patienten der Chirurgie auf physiologischer, emotionaler und kognitiver Ebene über den gesamten Hospitalisierungszeitraum,

2) Untersuchung der Zusammenhänge psychologischer und physiologischer Reaktionen in dieser Belastungssituation.

Ein besonderer Schwerpunkt der Arbeit lag auf dem Ausschluß einiger Fehlervarianzquellen früherer Untersuchungen, um vor diesem Hintergrund die in den bisherigen Studien aufgestellten Gütekriterien des postoperativen Verlaufs methodenkritisch zu evaluieren.

Methodik

Stichprobe

Die untersuchte Stichprobe bestand aus 46 Patienten (24 Frauen, 22 Männer, Altersmedian: 54,05 Jahre), die sich wegen einer primären Koxarthrose einem totalen Ersatz des Hüftgelenks (totale Hüftendoprothese, TEP) unterziehen mußten. Diese Patientengruppe erschien besonders geeignet, da sie sich nur wenig aufgrund krankheitsspezifischer Voraussetzungen von anderen Patientengruppen unterscheidet. Da ein wesentlicher Schwerpunkt der Arbeit auf der Interpretation der gemessenen physiologischen Veränderungen als psychophysiologische Variablen lag, durften folgende Krankheitsbilder und Medikationen zum Zeitpunkt der Aufnahme in die Untersuchung nicht vorliegen:

1) kardiovaskuläre Erkrankungen, Medikationen mit β-Rezeptorenblockern, Digitalis und anderen herz- und blutdruckwirksamen Substanzen,
2) endokrinologische Auffälligkeiten, wie z. B. Hypo- und Hyperthyreose, Diabetes mellitus etc.,
3) Medikation mit Glukokortikoiden,
4) Medikation mit Psychopharmaka.

Weiterhin durften die untersuchten Patienten keine schwerwiegenden chirurgischen Eingriffe in ihrer Vorgeschichte aufweisen, um durch evtl. unterschiedliche Erfahrungen mit Operationen verursachte Effekte auszuschließen. Ausgeschlossen wurden somit auch Patienten, bei denen ein Austausch einer bereits implantierten Prothese vorgenommen wurde.

Design

Als psychophysiologische Parameter dienten kardiovaskuläre Aktivität [EKG, systolischer (Psyst) und diastolischer (Pdiast) Blutdruck], elektrodermale Aktivität (tonische Hautleitfähigkeit, SCL und mittlere Anzahl der Spontanfluktuationen, SCR) und palmare Schweißdrüsenaktivität (Palmar sweat index, PSI). Die Auswahl dieser Parameter folgte dabei dem Ziel, die tonische Aktiviertheit der Patienten mit einer Auswahl der in der psychophysiologischen Aktivierungsdiagnostik üblichen Parameter zu untersuchen. Einige dieser Parameter (EKG und Blutdruck) sind dabei außerdem von klinischer Relevanz.

In Tabelle 1 sind die *psychologischen Dimensionen und Fragebögen* zusammengefaßt. Aufgrund der oben dargestellten andauernden Kontroverse über die Operationalisierung des Bewältigungsverhaltens als Persönlichkeitseigenschaft ("trait") oder situationsabhängigen Zustand ("state"), erschien es sinnvoll, das Bewältigungsverhalten der Patienten wie auch die emotionale Befindlichkeit sowohl mit Trait- als auch mit State-Fragebögen zu erfassen. Dabei wurden v. a. Skalen berücksichtigt, die in der Literatur zur perioperativen Streßforschung bereits untersucht wurden, so daß Vergleiche zu Ergebnissen früherer Arbeiten gezogen werden konnten.

Tabelle 1. Psychologisches Testinventar

Copingdimension	*Fragebogen*
Trait-Fragebögen:	
– Kontrollüberzeugung	IPC (Krampen 1981)
– Verdrängung vs.	
Sensitivierung	MBSS (Miller 1987)
– Trait-Angst	STAI (Laux et al. 1981)
State-Fragebögen:	
– Bewältigungsverhalten	Operationsverarbeitungs- fragebogen (Davies-Osterkamp u. Salm 1980)[a]
– State-Angst	STAI (Laux et al. 1981)
– Emotionale Befindlichkeit	MSF (Hecheltjen u. Mertesdorf 1973)
– Schmerzerleben	Schmerzdeskriptorenliste (Hoppe 1985)[a]

[a] Die Ergebnisse, die mit diesem Fragebogen erzielt wurden, werden in der Ergebnisdarstellung aus Platzgründen nicht berücksichtigt. Für eine detaillierte Beschreibung der Resultate vgl. Vögele (1988).

Klinische Parameter wie intra- und postoperative Medikation, intra- und postoperative Komplikationen, Operations- und Anästhesiedauer wurden der Krankenakte bzw. dem Anästhesieprotokoll entnommen. Prä- und postoperative Hämatokritwerte wurden als Kontrollvariablen für die durch den intraoperativen Blutverlust entstandene kardiozirkuläre Belastung erhoben.

Da es ein Ziel der Untersuchung war, die Streßreaktionen von Patienten der Chirurgie über einen größeren perioperativen Zeitraum zu beschreiben, war es notwendig, die Patienten an mehreren Tagen vor und nach der Operation zu untersuchen. Im einzelnen fanden die Datenerhebungen am 6., 3., 2. und 1. Tag vor der Operation (Tage -6, -3, -2, -1) sowie an den ersten 4 und am 6. und 8. Tag nach der Operation (Tage 1, 2, 3, 4, 6, 8) statt. Dieser Zeitraum umfaßte in den meisten Fällen den gesamten Krankenhausaufenthalt, denn nach dem 8. postoperativen Tag wurden die Patienten zur Anschlußbehandlung in ein außerhalb gelegenes Krankenhaus überwiesen.

Die statistischen Analysen umfaßten Varianz- und Kovarianzanalysen (Kovariate: Ausgangswert Tag -6) für Meßwiederholungen, sowie multiple t-Tests nach Newman-Keuls. (Zu weiteren durchführungs- und auswertungsmethodischen Einzelheiten s. Vögele 1988.)

Ergebnisse

Deskription der prä- und postoperativen Reaktionen

Die Analyse der *physiologischen Reaktionen* erbrachte einen signifikanten Anstieg der Herzrate [$F_{(5,235)}=32,1$; $p<0,001$], eine Reduktion der Herzratenvariabilität [$F_{(5,206)}=2,59$; $p<0,05$] und des Blutdrucks [Psyst: $F_{(5,209)}=3,0$; $p<0,05$; Pdiast: $F_{(6,241)}=6,7$; $p<0,001$] sowie reduzierte Schweißdrüsenaktivität [SCL: $F_{(5,214)}=3,2$; $p<0,05$; SCR: $F_{(5,229)}=3,2$; $p<0,01$; PSI: $F_{(5,227)}=8,4$; $p<0,001$]. Die Herzrate stieg nach der Operation im Mittel um mehr als 20/min gegenüber präoperativen Werten an, sank dann leicht ab, blieb aber bis zum letzten Untersuchungstag (Tag 8) deutlich erhöht. Herzratenvariabilität und Blutdruck sanken nach der Operation und erhöhten sich langsam im weiteren Verlauf der postoperativen Phase. Hier lag die Vermutung nahe, daß der beobachtete postoperative Anstieg der Herzrate eine kompensatorische Reaktion auf den intra- und postoperativen Blut- und Volumenverlust darstellt (hypovolämischer Schock), was ebenfalls den beobachteten Blutdruckabfall erklären könnte. Träfe diese Hypothese zu, müßten jedoch 1) die mit dem Blutverlust einhergehende Reduktion in Hämatokritwerten und der postoperative Anstieg der Herzrate positiv korreliert sein und 2) Herzrate und Blutdruck auf intraindividuellem Niveau häufig negativ korrelieren. Beide Korrelationsanalysen waren jedoch nicht signifikant, so daß geschlossen werden kann, daß der Blut- und Volumenverlust für den Anstieg der Herzrate sowie den Abfall des Blutdrucks nicht verantwortlich waren.

Alle 3 Parameter palmarer Schweißdrüsenaktivität zeigten ein signifikantes Absinken der Werte nach der Operation. Hier bestände der Verdacht, daß die beobachtete postoperative Reduzierung trivialerweise auf die anticholinerge Wirkung des intraoperativ verabreichten Atropins zurückzuführen ist, wäre die klinische Wirkung nicht schon wenige Stunden nach Medikamentengabe verschwunden. Die erste postoperative Datenerhebung fand jedoch 24 h nach der Verabreichung von Atropin statt, so daß davon ausgegangen werden kann, daß die postoperative Reduktion palmarer Schweißdrüsenaktivität nicht mit dem intraoperativ verabreichten Anticholinergikum zusammenhängt.

Die in dieser Studie beobachteten Reaktionen in *psychischer Befindlichkeit* zeigen über den perioperativen Zeitraum einen mit den in der Literatur berichteten Resultaten insgesamt übereinstimmenden Verlauf: Angst- [$F_{(4,159)}=3,5$], Depressivitäts-[$F_{(4,165)}=3,2$] und Nervositätsratings [$F_{(4,162)}=2,7$] waren am höchsten an den ersten postoperativen Tagen (jeweils $p<0,05$), während Aktivität [$F_{(5,205)}=10,8$] und Konzentration [$F_{(5,213)}=6,2$] ihren Tiefpunkt am 1. postoperativen Tag erreichten (jeweils $p<0,001$). Auf den ersten Blick scheint es überraschend, daß Befindlichkeitsratings negativer Qualität (Angst, Depressivität, Nervosität) postoperativ höher sind als präoperativ, zumal der Hauptstressor (die Operation) vorüber ist und mit dem Operationsereignis direkt verbundene Ängste (Narkose, Kontrollverlust) nicht mehr relevant sind. Möglicherweise treten in der postoperativen Phase andere Ängste in den Vordergrund, wenn der Patient unter Schmerzen und physischen Restriktionen leidet. Spezifisch für die psychischen Reaktionen der in dieser Studie untersuchten orthopädischen Patienten könnte sein, daß der Operationserfolg (zumindest für den Patienten) so lange nicht bestimmt werden kann, bis die Erstmobilisation (Tag 3) erfolgt. Diese Zeitspanne zwischen der Operation und dem Tag, an dem der Patient "am eigenen Leibe" erfahren hat, ob das implantierte Gelenk belastbar ist, ist sicherlich stark von Erwartungsängsten geprägt, ob die mit der Operation verbundenen Hoffnungen auf die Befreiung von Schmerzen und Rückgewinnung von Leistungs- und Erlebnisfähigkeit sich als erfüllt herausstellen.

Zusammenhänge physiologischer, psychologischer und klinischer Variablen
Auf der Basis des MBSS erstellte Gruppen zeigten unterschiedliche Reaktionsverläufe in elektrodermaler Reaktivität: Patienten mit einem ablenkenden Bewältigungsstil hatten prä- und postoperativ eine niedrigere Anzahl von Spontanfluktuationen als Patienten mit einem vigilanten Copingverhalten. Dieser Effekt blieb auch nach Ausschluß von Ausgangswertdifferenzen erhalten [$F(1,29)=5,9$; $p<0,05$]. Da dieses Ergebnis nicht in den anderen Aktivierungsparametern bestätigt wurde, sollte dieses Resultat vor einer weitergehenden Interpretation repliziert werden. Weitere Zusammenhänge zwischen physiologischen und psychologischen Reaktionen ergaben sich für die Höhe des postoperativen Anstiegs der Herzrate und Werten auf Skalen negativer Gefühlsqualität des MSF (Angst, Depressivität, Nervosität). Dieses Ergebnis weist darauf hin, daß der postoperative Anstieg der Herzrate wenigstens zum Teil mit der subjektiv empfundenen Belastung zusammenhängt.

Die Analyse des Zusammenhangs klinischer Parameter (Hospitalisierungsdauer, Operations- und Anästhesiedauer, intra- und postoperative Komplikationen, postoperative Medikation) mit psychischen und physiologischen Variablen erbrachte keinerlei signifikante Effekte. Dies könnte teilweise durch einige der für diese Untersuchung spezifischen Voraussetzungen erklärt werden:

1) Die strengen Kriterien bei der Patientenauswahl, die v. a. aufgestellt wurden, damit die physiologischen Reaktionen nicht durch vorher bestehende pathologische Prozesse konfundiert würden, führten dazu, daß die untersuchten Patienten – abgesehen von ihrer primären Koxarthrose – praktisch gesund waren. Dies reduzierte sicherlich die Wahrscheinlichkeit des Auftretens intra- und postoperativer Komplikationen.

2) Die Patienten wurden routinemäßig 8 Tage nach ihrer Operation – unberücksichtigt des Genesungsfortschritts – zur Anschlußbehandlung weiterverlegt, so daß im Parameter "Hospitalisierungsdauer" keine Varianz auftreten konnte.

Der einzige Faktor, der konsistente Unterschiede in psychologischen und physiologischen Varaiblen zeigte, war das Geschlecht: Frauen gaben an, ängstlicher [F(1,42)=4,7; p<0,05], weniger konzentriert [F(1,42)=11,6; p<0,01] und weniger aktiv [F(1,42)=8,7; p<0,01] zu sein als Männer. Ebenso unterschieden sich weibliche und männliche Patienten in kardialer Aktivität: Frauen zeigten auch nach Ausschluß von Ausgangswertdifferenzen noch größere Anstiege der Herzrate nach der Operation als Männer [F(1,42)=8,0; p<0,01].

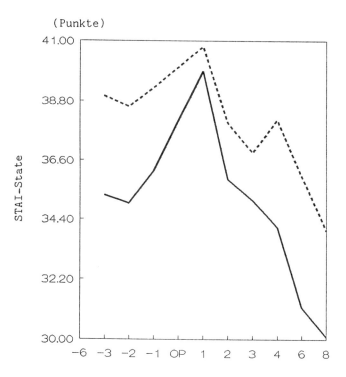

Abb. 1. Kovarianzadjustierte Mittelwerte der Angstratings (STAI-State) für Männer und Frauen über den Untersuchungszeitraum (————Männer, --------- Frauen)

Die Abb. 1 und 2 zeigen die kovarianzadjustierten Angst- (STAI) und Herzratenmittelwerte für Männer und Frauen über den Untersuchungszeitraum. Der postoperative Herzratenanstieg war wiederum sowohl in der Gesamtstichprobe als auch in den nach weiblichen und männlichen Patienten getrennten Untergruppen signifikant mit dem Anstieg in der subjektiv empfundenen Streßbelastung korreliert. Aussagen über kausale Zusammenhänge zwischen empfundener Streßbelastung und postoperativem Anstieg der Herzrate können aufgrund des quasi-experimentellen Designs der Studie nicht getroffen werden. Es bleibt jedoch festzuhalten, daß Frauen häufiger als Männer angaben, unter negativen psychischen Befindlichkeiten zu leiden, und daß dies in – wenn auch evtl. nur kovariierendem – Zusammenhang mit erhöhten physiologischen Streßreaktionen steht.

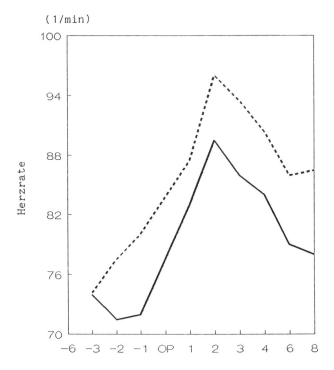

Abb. 2. Kovarianzadjustierte Mittelwerte der Herzraten für Männer (————) und
Frauen (----------) über den Untersuchungszeitraum

Schlußfolgerungen und Ausblick

Die Analyse der perioperativen physiologischen Reaktionen ergab das Bild einer
erhöhten postoperativen kardialen Aktivierung und gleichzeitig reduzierter
Schweißdrüsenaktivität. Dieses Muster physiologischer Reaktionen ist bereits in
einer Reihe von Untersuchungen beschrieben worden, und zwar sowohl in Feldstudien (Heller et al. 1984; Naifeh et al. 1983; Vögele u. Steptoe 1986) als auch
unter Laborbedingungen (Dowling 1983). Gemeinsam ist diesen Untersuchungen
der schmerzinvolvierende Charakter der Belastungssituationen. Inwiefern die beschriebenen Reaktionen jedoch ein typisches, zusammenhängendes Reaktionsmu-
ster auf der Grundlage derselben Aktivierungsprozesse bilden oder ob sie unabhängig kontrolliert werden (vgl. Naifeh et al. 1983), bedarf sicherlich noch der
weiteren Klärung. Vor allem Informationen über neuroendokrine Reaktionen
könnten hier weiteren Aufschluß über die diesen Phänomenen zugrundeliegenden
Prozesse geben.
    Die in dieser Studie beobachteten Reaktionen in psychischer Befindlichkeit do-
kumentieren die emotionale Komplexität der perioperativen Situation: Hospitali-

sierung für einen chirurgischen Eingriff bedeutet mehr als nur das Stattfinden einer Operation, auf die mit Angstreduktion von prä- zu postoperativer Phase reagiert wird. Die Ergebnisse lassen vielmehr darauf schließen, daß der Patient in der prä- und postoperativen Phase mit verschiedenen Anforderungssituationen konfrontiert wird, auf die er mit Angst, Nervosität und Depressivität, aber auch mit spezifischen Bewältigungsstrategien reagiert (vgl.Vögele 1988). Implikationen haben diese Überlegungen v. a. für die Planung operationsvorbereitender Interventionen. Beispielsweise wäre eine lediglich auf die Operation vorbereitende Intervention an den Bedürfnissen der Patienten dieser Untersuchung vorbeigegangen: Die Patienten zeigten nach dem Eingriff eine größere psychische Belastung als präoperativ. Sofern es ein Ziel psychologischer Interventionen im Rahmen verhaltenstherapeutischer Konzepte ist, die therapeutische Wirkung medizinischer Maßnahmen zu optimieren bzw. deren belastende Momente zu minimieren, sollte sich die Planung psychologischer Interventionen nicht nur auf die Operationsvorbereitung beschränken, sondern auch andere Belastungsmomente in der perioperativen Situation in Betracht ziehen.

Ein weiteres Ziel dieser Arbeit bestand darin, die bisher in Studien über den Einfluß psychologischer Faktoren auf den postoperativen Verlauf hauptsächlich verwendeten klinischen und subjektiven Gütekriterien durch die Kenntnis physiologischer Zusammenhänge zu validieren und dadurch mehr über den Zusammenhang von psychischer Bewältigung der perioperativen Situation und postoperativer Genesung zu erfahren. Angesichts der Fülle von Hypothesen zum Einfluß psychischer Faktoren auf die postoperative Genesung erscheinen die erzielten Resultate enttäuschend. Immerhin konnte gezeigt werden, daß die auf State-Niveau gemessene subjektive Belastung in Zusammenhang mit kardialer Aktivität steht. Differentielle Effekte dispositioneller Variablen ergaben sich für das Vermeidungsverhalten und die elektrodermale Aktivität. Ob neuroendokrine Parameter eindeutigere Ergebnisse ermöglicht hätten, als dies mit den hier verwendeten physiologischen Kennwerten der Fall war, muß offen bleiben. Insgesamt betrachtet muß wohl der Schluß gezogen werden, daß die durch das operative Trauma induzierten physiologischen Veränderungen zu groß waren, um einen – hypothetischen – modifizierenden Einfluß psychischer Faktoren auf postoperative physiologische Reaktionen deutlicher werden zu lassen. Von einem forschungsstrategischen Gesichtspunkt argumentiert, wären in Untersuchungen zum Zusammenhang psychischer Belastung und physiologischer Reaktionen eher solche medizinischen Belastungssituationen in Betracht zu ziehen, bei denen aufgrund der Art des Eingriffs nur mit geringen, durch das operative Trauma induzierten physiologischen Veränderungen zu rechnen ist. Der Nachteil solch kleinerer Eingriffe besteht für den Wissenschaftler in der geringeren Hospitalisierungsdauer der Patienten, so daß die Möglichkeiten, postoperative Genesung unter kontrollierten (Klinik)Bedingungen zu untersuchen, eingeschränkt sind.

Der einzige Faktor, der in konsistenter Weise psychische und physiologische Reaktionen beeinflußte, war das Geschlecht: Frauen zeigten eine höhere perioperative Streßbelastung als Männer. Dieses Ergebnis wird durch Resultate einer Stu-

die von Moore et al. (1981) bestätigt, in der die Autoren die gleiche Patientengruppe (Hüftendoprothesepatienten) untersuchten: Frauen zeigten intra- und postoperativ signifikant höhere Plasmakortisol- und Prolaktinkonzentrationen als
Männer. Weitere Geschlechtsunterschiede wurden in einer Reihe von klinischen
Feldstudien als auch experimentellen Laboruntersuchungen beobachtet, und zwar
in physiologischen, neuroendokrinen und subjektiven Parametern (z. B. Lundberg
et al. 1981; Woodrow et al. 1972). Durch welche Mediatorvariablen – genetisch-
konstitutionelle oder mehr kulturell-tradierte Faktoren – diese geschlechtsspezifischen Reaktionsunterschiede zustande kommen, ist noch weitgehend ungeklärt.
Insgesamt betrachtet scheint das Geschlecht ein bedeutender Faktor bei der Untersuchung psychophysischer Zusammenhänge in Belastungssituationen zu sein.

Die in der Forschung zu medizinischen Belastungssituationen recht häufigen
Studien, die nur eine Patientengruppe eines Geschlechts untersuchen und auf dieser Datengrundlage versuchen, die erzielten Resultate zu generalisieren, tragen
wohl eher zur Uneindeutigkeit der Erkenntnisse über perioperative Streßreaktionen bei.

Literatur

Anand KJS (1986) The stress-response to surgical trauma: from physiological basis to the-
    rapeutic implications. Prog Food Nurt Sci 10:67-132
Andrew JM (1970) Recovery from surgery, with and without preparatory instruction, for
    three coping styles. J Pers Soc Psychol 15:223-226
Auerbach SM (1973) Trait-state anxiety and adjustment to surgery. J Consult Clin Psychol
    40:264-271
Boore J (1978) Prescription for recovery. Royal College of Nursing, London
Bridges PK, Jones MT (1966) Diurnal rhythm of plasma cortisol concentration in depres-
    sion. Br J Psychiatry 112:1257-1261
Byrne D (1961) The repression-sensitization scale: Rationale, reliability, and validity. J
    Pers 29:334-349
Chapman CR, Cox GB (1977) Anxiety, pain, and depression surrounding elective surgery:
    a multivariate comparison of abdominal surgery patients with kidney donors and recipi-
    ents. J Psychosom Res 21:7-15
Cohen F, Lazarus RS (1973) Active coping processes, coping dispositions and recovery
    from surgery. Psychosom Med 35:375-389
Cohen MR, Pickar D, Dubois M et al. (1982) Clinical and experimental studies of stress
    and the endogenous opioid system. Ann NY Acad Sci 398:424-432
Corenblum B, Taylor PJ (1981) Mechanisms of control of prolactin release in response to
    apprehension stress and anaesthesia. Fertil Steril 365:712-715
Cronin M, Redfern PA, Utting JE (1973) Psychometry and postoperative complaints in sur-
    gical patients. Br J Anaesth 45:879-886
Czeisler CA, Ede MC, Regestein QR (1976) Episodic 24-hour cortisol secretory patterns in
    patients awaiting elective cardiac surgery. J Clin Endocrinol Metab 42:273-283

Davies-Osterkamp S, Möhlen K (1978) Postoperative Genesungsverläufe bei Patienten der Herzchirurgie in Abhängigkeit von präoperativer Angst und Angstbewältigung. Med Psychol 4:247-260

Davies-Osterkamp S, Salm A (1980) Ansätze zur Erfassung psychischer Adaptationsprozesse in medizinischen Belastungssituationen. In: Davies-Osterkamp S, Pöppel E (Hrsg) Emotionsforschung. Vandenhoek & Ruprecht, Göttingen, S 66-80

Davies-Osterkamp S, Siefen G, Möhlen K, Müller H, Schlepper M (1982) Psychosocial situation of the open-heart-surgery patient one year after operation. In: Becker R, Katz J, Polonius MJ, Speidel H (eds) Psychopathological and neurological dysfunctions following open-heart surgery. Springer, Berlin Heidelberg New York, pp 227-231

Delong RD (1970) Individual differences in patterns of anxiety arousal, stress-relevant information, and recovery from surgery. Master's thesis, University of California, Los Angeles

Dony M, Frank J (1979) Der Einfluß einiger psychologischer Faktoren auf den Narkoseverlauf. In: Eckensberger LH (Hrsg) Bericht über den 31. Kongress der Deutschen Gesellschaft für Psychologie. Hogrefe, Göttingen Toronto Zürich, S 448-449

Dowling J (1983) Automatic measures and behavioural indices of pain sensitivity. Pain 16:193-200

Folkman S (1984) Personal control and stress and coping processes: a theoretical analysis. J Pers Soc Psychol 46:839-852

Glen AIM, Cox AG (1986) Psychological factors, operative procedures and results of surgery for duodenal ulcer. Gut 9:667-671

Goldstein DS, Dionne R, Sweet J (1982) Circulatory, plasma catecholamine, cortisol, lipid, and psychosocial responses to a real-life stress (third molar extractions): effects of diacepam sedation and of inclusion of epinephrine with the local anaesthetic. Psychosom Med 44:259-271

Harrison J, MacKinnon PCB, Monk-Jones ME (1962) Behaviour of the palmar sweat glands before and after operation. Clin Sci 23:371-377

Hecheltjen KG, Mertesdorf F (1973) Entwicklung eines mehrdimensionalen Stimmungsfragebogens (MSF). Gruppendynamik 2:110-122

Heller PH, Perry F, Naifeh K, Gordon NC, Wachter-Shikura N, Levine J (1984) Cardiovascular autonomic response during preoperative stress and postoperative pain. Pain 18:33-40

Hjortso NC, Andersen T, Frosig F, Neumann P, Rogon E, Kehlet H (1984) Failure of epidural analgesia to modify postoperative depression of delayed hypersensitivity. Acta Anaesthesiol Scand: 28:128-131

Hole A, Unsgaard S (1983) The effect of epidural and general anaesthesia on lymphocyte functions during and after major orthopaedic surgery. Acta Anaesthesiol Scand 27:135-141

Hole A, Unsgaard G, Breivik H (1982) Monocyte functions are depressed during and after surgery under general anaesthesia but not under epidural anaesthesia. Acta Anaesthesiol Scand 26:301-307

Hoppe F (1985) Zur Faktorenstruktur von Schmerzerleben und Schmerzverhalten bei chronischen Schmerzpatienten. Diagnostica 31:70-78

Johnson JE, Dabbs JM, Leventhal H (1970) Psychosocial factors in the welfare of surgical patients. Nurs Res 19:18-29

Johnston M (1980) Anxiety in surgical patients. Psychol Med 10:145-152

Johnston M (1984) Dimensions of recovery from surgery. Int Rev Appl Psychol 33:505-520

Johnston M (1987) Emotional and cognitive aspects of anxiety in surgical patients. Commun Cogn 20:261-276

Kaloupek DG, Scott JR, Kathami V (1985) Assessment of coping strategies associated with syncope in blood donors. J Psychosom Res 29:207-214

Knight RG, Waal-Manning HJ, Spears GF (1983) Some norms and reliability data for one state-trait anxiety inventory and the Zung self-rating depression scale. Br J Clin Psychol 22:245-250

Köhler T, Vögele C, Weber D (1989) Die Zahl der aktiven Schweißdrüsen (PSI, Palmar Sweat Index) als psychophysiologischer Parameter. Z Exp Angew Psychol 36:89-100

Krampen G (1981) IPC-Fragebogen zu Kontrollüberzeugungen. Hogrefe, Göttingen Toronto Zürich

Langer EJ, Janis IL, Wolfer JA (1975) Reduction of psychological stress in surgical patients. J Exp Soc Psychol 11:115-165

Laux L, Glanzmann P, Schaffner P, Spielberger CD (1981) State-Trait-Angst-Inventar (STAI). Beltz, Weinheim

Levesque L, Charlebois M (1977) Anxiety, locus of control, and the effect of preoperative teaching on patients' physical and emotional state. Nurs Papers 8:11-26

Linn BS, Jensen J (1983) Age and immune response to a surgical stress. Arch Surg 118:405-409

Linn BS, Linn MW, Klimas NG (1988) Effects of psychophysical stress on surgical outcome. Psychosom Med 50:230-244

Lundberg U, De Chateau P, Winberg J, Frankenhaeuser M (1981) Catecholamine and cortisol excretion patterns in three-year-old children and their parents. J Hum Stress 7:3-11

Mathews A, Ridgeway V (1981) Personality and surgical recovery: a review. Br J Clin Psychol 20:243-260

McLoughlin GA, Wu AV, Saporoschetz I, Nimberg R, Mannick JA (1979) Correlation between anergy and a circulating immunosuppressive factor following major surgical trauma. Ann Surg 190:297-304

Miller SM (1987) Monitoring and blunting: validation of a questionnaire to assess styles of information seeking under threat. J Pers Soc Psychol 52:345-353

Miller SM, Magan CE (1983) Interacting effects of information and coping style in adapting to gynecologic stress: should the doctor tell all? J Pers Soc Psychol 45:223-236

Moore FD (1976) La maladie post-opératoire: Is there order in variety? Surg Clin North Am 56:803-815

Moore RA, Smith RF, Mcquay HJ, Bullingham RES (1981) Sex and surgical stress. Anaesthesia 36:263-267

Murray D (1967) Cortisol binding to plasma proteins in man in health, stress and at death. J Endocrinol 39:571-591

Naifeh KH, Heller PH, Perry F, Gordon NC, Levine JD (1983) Altered electrodermal responsivity associated with clinical pain. Pain 16:277-283

Parbrook GD, Steel DF, Dalrymple DG (1973) Factors predisposing to postoperative pain and pulmonary complications. A study of male patients undergoing elective gastric surgery. Br J Anaesth 45:21-32

Phipps S, Zinn AB (1986) Psychological response to amniocentesis: II. Am J Med Genet 25:143-148

Rotter JB (1966) Generalized expectancies for internal versus external control of reinforcement. Psychol Monogr 80

Ryhänen P (1977) Effects of anaesthesia and operative surgery on the immune response of patients of different age. Ann Clin Res [Suppl 19] 9

Salm A, Davies Osterkamp S (1984) Medizinische Eingriffe am Herzen und ihre psychische Bewältigung. In: Scheer JW, Brähler E (Hrsg) Ärztliche Maßnahmen aus psychologischer Sicht – Beiträge zur Medizinischen Psychologie. Springer, Berlin Heidelberg New York Tokyo, S 53-61

Shipley RH, Butt JH, Horwitz B, Farbry JE (1978) Preparation for a stressful medical procedure: effect of amount of stimulus, pre-exposure and coping style. J Consult Clin Psychol 46:499-507

Sime AM (1976) Relationship of preoperative fear, type of coping and information received about surgery to recovery from surgery. J Pers Soc Psychol 34:716-724

Slade MS, Simmons RL, Yunis E, Greenberg LR (1975) Immunodepression after major surgery in normal patients. Surgery 78:363-372

Spielberger CD, Gorsuch RL, Lushene RE (1970) State trait anxiety inventory manual. Consulting Psychologists Press, Palo Alto

Spielberger CD, Auerbach SM, Wadsworth AP, Dunn TM, Taulbee ES (1973) Emotional reactions to surgery. J Consult Clin Psychol 40:33-38

Steptoe A, O'Sullivan J (1986) Monitoring and blunting coping styles in women prior to surgery. Br J Clin Psychol 25:143-144

Sutarman M, Thomson ML (1952) A new technique for enumerating active sweat glands in man. J Physiol 117:51p-52p

Tolksdorf W, Wolf M, Klimm J, Berlin J (1983) Midazolam i.m. zur Prämedikation. Wirkungen, Nebenwirkungen, Dosierungen. In: Brückner, JB (Hrsg) Kinderanästhesie. Springer, Berlin Heidelberg New York Tokyo, S 170-173 (Reihe Anästhesiologie und Intensivmedizin, Bd. 157)

Tolksdorf W, Merkel G, Rehder H, Rey ER, Berlin J (1984) Psychologische Aspekte der Spinalanästhesie. Anästhesist 33:307-310

Vögele C (1988) Perioperativer Streß. Eine psychophysiologische Untersuchung zu prä- und postoperativen Reaktionen chirurgischer Patienten. Lang, Frankfurt am Main Bern New York Paris

Vögele C, Steptoe A (1986) Physiological and subjective stress responses in surgical patients. J Psychosom Res 30:205-215

Volicer BJ, Bohannon MW (1975) A hospital stress rating scale. Nurs Res 24:352-359

Watkins LO, Weaver L, Odegaard V (1986) Preparation for cardiac catheterization: Tailoring the content of instruction of coping style. Heart Lung 15:382-389

Wilson JF, Moore RW, Randolphs S, Hansen BJ (1982) Behavioral preparation of patients for gastrointestinal endoscopy: Information, relaxation and coping style. J Hum Stress 8:12-23

Woodrow KM, Friedman G, Siegelaub A, Collen M (1972) Pain tolerance: differences according to age, sex and race. Psychosom Med 34:548-556

Zum Ergebnis

In bezug auf die perioperative Belastung werden die Ergebnisse der Literatur hinsichtlich verschiedener Variablen informativ und illustrativ dargestellt und diskutiert. Im Zentrum der Betrachtung steht eine differenzierte Analyse unterschiedlicher physiologischer Variablen.

Die eigene empirische Untersuchung umfaßt 46 Patientinnen und Patienten mit totalem Ersatz des Hüftgelenks, also eine hinsichtlich der Operation relativ homogene Stichprobe. Dies gilt um so mehr, als wegen der physiologischen Messungen Patienten mit mehreren Krankheitsbildern und Medikationen ausgeschlossen wurden. Die multivariate Untersuchung umfaßte eine Reihe von Variablen unterschiedlicher Modalitäten (verschiedene State- und Trait-Fragebogen, vielfältige physiologische Meßvariablen und einige klinische Kriteriumsvariablen). Der Autor bewertet die Ergebnisse zum Zusammenhang psychischer Faktoren mit der postoperativen Genesung selbst als enttäuschend. Die Tatsache, daß die physiologischen Effekte sehr individualspezifisch ausfallen, läßt aber bei diesem Versuchsplan kaum andere Resultate erwarten.

Dennoch erlaubt die Untersuchung einige Schlußfolgerungen über die komplexen Beziehungen der Meßvariablen zweier Modalitäten untereinander. Sie kann auch dazu beitragen, plausible Überlegungen zu Meß- und Kriteriumsvariablen nicht allzu rasch schon als bestätigt anzusehen und Ergebnisse von einem chirurgischen Bereich auf andere zu generalisieren.

Die Redaktion

Computerunterstützte Selbstbeobachtung in der medizinischen Behandlung

M. Perrez, M. Reicherts

Zusammenfassung

Der Beitrag hat folgende Schwerpunkte:

1) Es wird eine grundsätzliche Einführung in Funktionen und Anwendungsbereiche computerunterstützter Selbstbeobachtung im medizinischen Behandlungszusammenhang gegeben. Selbstbeobachtungsdaten werden in ihrer Bedeutung für die Diagnostik und Behandlung erörtert.
2) Es wird dargestellt, welches für die Medizin nützliche Beobachtungsgegenstände sind (Gesundheitsverhalten, Beschwerden und Anlässe von Beschwerden, Streß und Umgang mit Streß).
3) Die Entwicklung eines computerunterstützten Selbstbeobachtungsverfahrens zur Untersuchung des Streßverhaltens (COMES) wird beschrieben und über bisherige Ergebnisse berichtet. Seine Verwendbarkeit im Zusammenhang medizinischer Behandlungen und medizinischer Eingriffe wird diskutiert.

Summary

(1) The general functions and types of application of computer-aided self-observation in medical care are introduced and the role of self-observational data in diagnosis and treatment is discussed. (2) There are different useful domains for self-observation in medical care: health behavior, complaints, occasions for complaints, stress, coping with stress. (3) The development of a computer-aided self-observational system (COMES) is described and first results are reported. The practicability of COMES in the context of medical treatment and care is discussed.

Einleitung

Auch in der Medizin hat die moderne Computertechnik und Mikroelektronik zu tiefgreifenden Veränderungen geführt. Doch hat damit der Einbezug des Patienten als wesentliche Datenquelle in Diagnostik und Therapie bisher nicht Schritt gehalten. Es wurden zwar Expertensysteme und komplexe Abfragesysteme entwickelt. Informationen, die der systematischen Selbstbeobachtung des Patienten (bzw. der Fremdbeobachtung von Personen in seiner unmittelbaren Umgebung) entstammen, werden indes noch kaum mit den Möglichkeiten moderner Informatik unterstützt: Erhebung, Aufbereitung, Weiterverarbeitung und Einbindung solcher Daten in diverse medizinische Prozesse wurden damit bisher nicht verbessert, obwohl sich hier außerordentliche Möglichkeiten ergeben.

Der Fortschritt diagnostischer und therapeutischer medizinischer Verfahren löst nicht "automatisch" Probleme der Mitwirkung des Patienten, die häufig mit "Commitment" oder "Compliance" umschrieben werden. Normalerweise setzt eine erfolgreiche medizinische Behandlung die aktive Mitarbeit des Patienten voraus, die ein *psychologisches* Phänomen darstellt und die dort, wo sie nicht gegeben ist, untersucht und gefördert werden kann (Meichenbaum u. Turk 1987). Der Patient bleibt darüber hinaus immer wesentlicher Informant bei der Diagnose, Indikation und Steuerung ärztlicher Behandlung. Auch die Fortschritte dezentraler apparativer Diagnostik und Behandlung (z. B. Insulinpumpe) können nicht auf eine Beteiligung des Patienten mit seinen spezifischen Lebensbedingungen verzichten.

Neben dem Behandlungsaspekt haben psychologische Informationen eine weitere Bedeutung. Für eine Reihe von Krankheitsformen wird psychologischen Faktoren eine determinierende oder kodeterminierende Rolle zugeschrieben, so bei funktionellen oder psychosomatischen Erkrankungen. In diesem Zusammenhang ist dem psychischen Streß und der Streßverarbeitung eine besondere Bedeutung z. B. für koronare Erkrankungen beigemessen worden.

Im folgenden beschreiben wir zunächst die *Funktionen* computer-unterstützter Selbstbeobachtung im Rahmen medizinischer Diagnostik und Behandlung. Dann werden die für die Selbstbeobachtung relevanten Verhaltens- und Erlebensbereiche erörtert. Anschließend stellen wir ein neues Verfahren vor, das wir in verschiedenen Kontexten ersten Erprobungen unterzogen haben und das geeignet ist, das Streßerleben und -verhalten von Patienten in ihrem Alltag zu untersuchen. Das Verfahren macht sich die Vorteile der modernen Computertechnologie zunutze. Als *com*puterunterstütztes *Erfassungss*ystem (COMES) erlaubt es die strukturierte Selbstprotokollierung von Streßereignissen im Alltag. Die Patienten haben einen Taschencomputer mit sich zu tragen und ihn nach jeder Belastung baldmöglichst in Betrieb zu setzen. Das Gerät stellt dann dem Benutzer eine Serie von psychologisch relevanten Fragen über den Stressor und das Verhalten der Person. Die Antworten werden gespeichert und erlauben die Gewinnung repräsentativer Verhaltensstichproben im Alltag.

Funktionen computerunterstützter Selbstbeobachtung in der medizinischen Diagnostik und Behandlung

Es können 2 Hauptfunktionen unterschieden werden: die *diagnostische* und die *Behandlungs*funktion.

Diagnostische Funktion

Die diagnostische Funktion läßt sich in 2 unterscheidbare Teilbereiche aufgliedern: 1) in die beschreibende und klassifikatorische Funktion (Zuordnung der Beschwerden zu Symptomen und Krankheitskategorien) und 2) in die erklärende, bedingungsanalytische Funktion, die in der Untersuchung der Einflußfaktoren einer Störung besteht.

Zur diagnostischen Beschreibungsfunktion computerunterstützter Selbstbeobachtung:
Unter der Beschreibungsfunktion verstehen wir die Erfassung psychodiagnostischer Informationen zur Feststellung eines Ist-Zustandes, ohne daß diese Information eine Bedeutung für die Erklärung der Krankheit haben müßte. In vielen diagnostischen Kontexten möchte der Arzt präzise Angaben über den Zustand des Patienten; z. B. möchte er genauere Kenntnisse über die *Häufigkeit* von Beschwerden. Wie oft treten beispielsweise Kopfschmerzen pro Tag oder pro Woche auf? Wie intensiv werden die einzelnen *Kopfschmerzperioden subjektiv erlebt?* Die Häufigkeit und Intensität von Beschwerden ist in verschiedensten Kontexten von Bedeutung, um die Schwere des Patientenproblems abschätzen zu können. Das Befinden des Patienten nach wichtigen medizinischen Eingriffen kann in seinem Verlauf verläßlich erfaßt werden.

Auf der Grundlage sorgfältiger Selbstbeobachtung ist im Prinzip auch die Entwicklung von wissensbasierten Systemen, von sog. Expertensystemen zum Zweck der klassifikatorischen Diagnostik denkbar. Der Patient hätte dann die Aufgabe, seine Beschwerden dem Taschencomputer über eine längere Beobachtungsperiode anzuvertrauen, und das Expertensystem generiert dann die Zuordnung zur relevanten Störungskategorie. Im Rahmen der traditionellen psychiatrischen Diagnostik sind bereits mehrere derartige Expertensysteme entwickelt worden, die aber nicht auf systematischer Selbstbeobachtung beruhen (vgl. dazu Butcher 1985). Langner (1987) konzipierte ein Programm zur computerunterstützten DSM-III-R-Diagnostik, das alle 267 psychischen Störungen der beiden Hauptachsen des DSM-III-R berücksichtigt und dem Benützer in Funktion der eingegebenen Information hilft, die Suchstrategien zu optimieren, und schließlich begründete Diagnosen generiert. Andere psychische Diagnosesysteme haben Boyer et al. (1984), Kolodner (1984) oder Feinberg u. Lindsay (1986) entwickelt. In der Medizin ist u. a. das Expertensystem INTERNIST-1 (Miller et al. 1984) bekannt.

Zur diagnostischen Erklärungsfunktion computerunterstützter Selbstbeobachtung:
Dort, wo der Arzt für die Erklärung des somatischen Problems psychologische

Faktoren als Determinanten oder Kodeterminanten hypothetisch annimmt, ist er auf psychologische Daten angewiesen, die möglicherweise mit dem somatischen Problem kovariieren oder korrelieren. Zum Beispiel wird angenommen, daß Herz-Kreislauf-Erkrankungen durch das Streßerleben und -verhalten mitbedingt sein können oder daß das Krankheitsrisiko mit dem Gesundheitsverhalten (Ernährung, Rauchen, Bewegung, Alkoholkonsum) zusammenhängt. Wenn der Arzt im Einzelfall genauere Informationen über einen derartigen, von ihm vermuteten Zusammenhang gewinnen möchte, ist er auf präzise Selbstbeobachtungsdaten des Patienten angewiesen. Hier ist die *Korrelation*, d. h. das gemeinsame Vorhandensein zweier oder mehrerer Faktoren, diagnostisch zu untersuchen. *Kovariation* besagt, daß gewisse somatische Beschwerden dann auftreten, wenn bestimmte psychologische Ereignisse den somatischen Beschwerden verläßlich vorausgehen und die Beschwerden in Abwesenheit dieser Ereignisse ausbleiben. So kann beispielsweise eine Einschlaf- oder Durchschlafstörung sich immer dann einstellen, wenn am Vortag gewisse Belastungen stattgefunden haben. Oder eine allergische Reaktion kann sich immer dann zeigen, wenn der Patient gewisse Nahrungsmittel zu sich genommen hat. Diese Antezedenzien stehen dann offensichtlich in einem kausalen Zusammenhang mit den Beschwerden.

Systematische Selbstbeobachtungsdaten können auch von Bedeutung sein für die Abklärung des allfälligen sekundären Krankheitsgewinns. Krankheiten werden mitunter sozial verstärkt durch die Privilegien oder die Zuwendung, in deren Genuß der Patient als Gesunder nicht käme und die das Krankheitsverhalten unbewußt im Sinne der operanten Konditionierung verstärken können. Solche Zusammenhänge sind durch strukturierte Selbstbeobachtung zu entdecken.

Behandlungsfunktion

Es ist eine bekannte Tatsache, daß die Umsetzung medizinischer Instruktionen und Ratschläge dem Patienten oft mehr Mühe bereitet als der behandelnde Arzt erwarten möchte. Die Compliance ist aus diesem Grunde in den letzten Jahren zu einem stark diskutierten Problem geworden (vgl. Brownell 1982; Meichenbaum u. Turk 1987). Vor und nach medizinischen Eingriffen kann der Genesungsverlauf durch ein entsprechendes Mitwirken des Patienten wesentlich beeinflußt werden. Krohne et al. (1989b) haben den Einfluß der Angstbewältigung auf perioperative Streßindikatoren nachgewiesen. In ihrer Untersuchung an 140 Patienten, die sich einem orthopädischen Eingriff zu unterziehen hatten, produzierten von den 40 Patienten ohne Prämedikation jene Patienten mit dem Bewältigungsmodus "hohe Vigilanz und geringe Vermeidung" (Sensitizer) deutlich mehr freie Fettsäuren als die Personen mit anderen Bewältigungsvarianten. Der Modus "hohe Vigilanz und Vermeidung" war mit starker Belastung verbunden. Daß Personen mit vigilantem Streßverarbeitungsmodus und hoher Angst vor der Operation von einer *psychologischen Operationsvorbereitung* profitieren können, haben u. a. Köcher et al. (1984) in einer Studie mit 46 Hüfttotalendoprothesepatienten untersucht.

Neben Fragebogenverfahren (Krohne et al. 1989a; Schumacher et al. 1989) ist mit *systematischen Selbstbeobachtungsdaten* der Forschung nach differentiellen psychologischen Vorbereitungsmaßnahmen bei chirurgischen Eingriffen, die den individuellen Charakteristika des Patienten, der Erkrankung usw. Rechnung tragen (Davies-Osterkamp 1977), am ehesten zu entsprechen.

Taschencomputerunterstützte Selbstbeobachtungssysteme können zu einfachen *Expertensystemen* ausgebaut werden, die die Aufgabe haben, dem Patienten in Funktion seiner eingespeicherten Selbstbeobachtungen *Ratschläge* zu erteilen. So hat z. B. die Arbeitsgruppe von Krohne und Beyer ein computerunterstütztes Behandlungsprogramm von insulinabhängigen Diabetikern untersucht (Kohlmann et al. 1989). Ein hierfür entwickeltes Rechnerprogramm (Beyer et al. 1985) schlägt dem Patienten via Taschencomputer die individuelle Insulindosis zu verschiedenen Tageszeiten vor. Das Programm berücksichtigt verschiedene relevante Parameter, z. B. die individuell zu den Mahlzeiten gewünschte Kohlenhydratmenge, die er dem Gerät einspeichern muß, Stoffwechseleinstellung der letzten Tage und die zurückliegenden Insulindosen, geplante körperliche Aktivitäten usw. Derzeit werden psychologische Einflußfaktoren untersucht, die die wirkungsvolle Anwendung des Gerätes moderieren.

Auch für *Nachbehandlungen nach chirurgischen Einriffen*, die spezielle Verhaltensänderungen des Patienten erfordern, können entsprechende Expertensysteme konzipiert werden, die dem Patienten z. B. vor und nach einem wichtigen medizinischen Eingriff in Funktion seines Streßverarbeitungsmodus und seiner Befindlichkeit Verhaltensanweisungen geben.

Computerunterstützte Behandlungsprogramme, die indes nicht auf der direkten Anwendung durch den Patienten im Feld beruhen, sind unterdessen im Bereich der psychologischen Intervention bereits mehrere entwickelt worden. Biglan et al. haben bereits 1979 ein computerunterstütztes Desensibilisierungsprogramm für Phobien entwickelt. Selmi (1983) hat ein Expertensystem auf der Grundlage der kognitiven Verhaltenstherapie für depressive Störungen erprobt. Auch für die Sexualtherapie wurden verschiedene Systeme erprobt, wobei jenes von Binik (1988) wohl das am weitesten entwickelte und sophizistierteste ist. Weitere bereits berücksichtigte Anwendungsfelder sind die Raucherentwöhnung (Schneider 1984) und die Kontrolle des Eßverhaltens (Foree-Gavert u. Gavert 1980).

Welche psychologischen Informationen sind für die medizinische Diagnose und Therapie relevant?

Verhaltens- und Erlebensdaten verschiedener Art sind für die medizinische Diagnostik und Therapie von Bedeutung. Als vielleicht naheliegendster Beobachtungsgegenstand ist das *Gesundheitsverhalten* zu nennen. Für die Diagnostik und die Therapie der meisten Erkrankungen ist eine genaue Kenntnis des Gesundheitsverhaltens des Patienten von zentraler Bedeutung. Dazu gehören v. a. genaue

Informationen über Qualität und Quantität der *Ernährung*, über *Alkohol-* und *Drogenkonsum, Raucherverhalten* und *körperliche Bewegung*. Es ist auch von Interesse zu erfassen, welches die Anlässe sind, die gesundheitsschädigendes Verhalten auslösen.

Ein zweiter Beobachtungsgegenstand, der im Kontext der Beschreibungsfunktion bereits genannt wurde, sind die *Beschwerden* und *Anlässe von Beschwerden*.

Einen dritten Gegenstand, der im weiten Sinne auch zum Gesundheitsverhalten gehört, bilden Alltagsstreß und kritische Lebensereignisse sowie deren Verarbeitung. In den letzten Jahren ist die Bedeutung des *Alltagsstresses* und des *Umgangs mit Streß* für das seelische und körperliche Wohlbefinden deutlich erkannt worden. De Longis et al. (1982) konnte z. B. zeigen, daß Alltagsstreß substantiell mit dem Gesundheitsstatus verknüpft ist. *Die Art der Bewältigung des Alltagsstresses* ihrerseits beeinflußt Frequenz, Intensität und Art der neuroendokrinen Streßreaktionen (Holroyd u. Lazarus 1982). Die potentiell schädigende Wirkung chronischer neuroendokriner Streßreaktionen hatte bereits Cannon (1932) entdeckt. Für den Umgang mit Belastungen sind v. a. *Wahrnehmungstendenzen* angesichts von Stressoren (z. B. die Neigung, die Kontrollierbarkeit von Stressoren zu unterschätzen) und die Art der Bewältigungsmodalitäten von Bedeutung. Aktive *Strategien der Problembewältigung* erweisen sich bei kontrollierbaren Stressoren als adaptiv und gesundheitsfördernd (Cohen u. Lazarus 1983; Perez 1988b). *Umbewertungskompetenzen* und *Palliationsfähigkeiten* sind u. a. für die Bewältigung nicht kontrollierbarer Stressoren bedeutsam. Genauere Kenntnisse über derartige Merkmale des Patientenverhaltens sind für die Diagnostik und Therapie verschiedener Störungsbereiche hilfreich.

Beispiel eines computerunterstützten Selbstbeobachtungsverfahrens: COMES als externes Streßgedächtnis

Das *Com*puterunterstützte *E*rfassungs*s*ystem (COMES) wurde für die Erfassung der Streßverarbeitung im Alltag entwickelt (Perrez u. Reicherts 1987). Es wurde seitdem an über 100 Probanden erprobt. Die nachstehende Beschreibung bezieht sich auf den gegenwärtigen Entwicklungsstand des COMES (ausführlich in Reicherts 1988; Perrez u. Reicherts 1989, 1992).

Technische Eigenschaften und Funktionsweise

Technisch charakterisiert sich der verwendete Taschencomputer folgendermaßen:

a) Er ist brieftaschengroß, kann also in Jackett oder Handtasche leicht mitgenommen werden.

b) Er hat einen mehrzeiligen Bildschirm, auf dem die Selbstbeobachtungsfragen *und* die Antworten präsentiert werden können.

c) Er hat eine Speicherkapazität, die mindestens eine Woche ausreicht (rund 50 Episoden).

d) Der Proband wird programmgesteuert abgefragt (d. h. unter bestimmten Bedingungen wird eine Präzisierung verlangt; seine Eingaben werden auf Plausibilität überprüft).

e) Erfaßt werden sowohl Textinformationen als auch numerische Skalenwerte.

f) Nach Abschluß der Selbstbeobachtung (z. B. zum diagnostischen Gespräch) kann das Gerät an einen PC oder Großcomputer angeschlossen werden, um die Daten zur weiteren Auswertung dorthin zu übertragen.

Das *Programmsystem*, welches das Gerät steuert, wurde in der Programmiersprache BASIC entwickelt.

Basiseinheit der Selbstbeobachtung ist die *Episode*, bestehend aus einer Sequenz von Situation und Verhalten bzw. Erleben und dem vorläufigen Ergebnis. Was als episodische Einheit abgegrenzt wird, bestimmt der Proband. Wir gehen nach unseren Erfahrungen davon aus, daß die meisten Patienten in der Lage sind, solche Episoden der Streßverarbeitung wahrzunehmen und wiederzugeben, insbesondere wenn sie entsprechend instruiert und trainiert sind.

Die Beobachtung mit Hilfe des COMES erfolgt *ereignisgesteuert*, d. h. jedesmal, wenn dem Probanden eine entsprechende Episode widerfährt (z. B. Auseinandersetzung mit einem Kollegen; eine Kopfschmerzattacke), beobachtet er sich und protokolliert dieses Ereignis möglichst kurz danach.

Eine andere Möglichkeit ist die Zeitsteuerung, bei der zu fest vorgegebenen oder zufällig ausgewählten Zeitpunkten eine Erfassung erfolgt; z. B. ob der Proband zu einem bestimmten Zeitpunkt Schmerzen hat oder nicht; wenn ja, um welche Schmerzqualitäten es sich handelt und in welcher Situation der Proband sich befindet. Ein computergestütztes System kann den Probanden z. B. durch ein akustisches Signal zur Selbstbeobachtung auffordern.

Nach dem Starten des Programms durch den Benutzer wird jedes Item der Selbstbeobachtung nach folgendem *Verarbeitungszyklus* behandelt: Das Programm stellt auf dem Bildschirm eine Frage, die der Proband durch eine Eingabe beantwortet, die ebenfalls auf dem Bildschirm erscheint. Falls der Proband seine Eingabe nicht korrigieren möchte, bestätigt er sie. Daraufhin speichert das Programm seine Daten ein, stellt die nächste Frage usw.

Den Kern des Aufzeichnungssystems COMES bildet ein *Selbstbeobachtungsschema* mit mehreren Dimensionen zum Umgang mit Alltagsbelastungen. Erfragt werden außer einer kurzen verbalen Beschreibung der Situation a) die emotionale Streßreaktion (in mehreren Qualitäten des Befindens), b) die Einschätzung wichtiger Merkmale der Situation durch den Probanden, c) intrapsychische und umgebungsgerichtete Versuche der Streßbewältigung und d) der wahrgenommene Bewältigungserfolg. Mit einer zusätzlichen Funktion kann der Proband die wechselseitige *Verknüpftheit* von Episoden untereinander abbilden. Die einzelnen Variablen sind aus Tabelle 1 ersichtlich. Die verwendeten Merkmale entstammen diversen Voruntersuchungen mit dem analog aufgebauten Prozeßfragebogen zum Umgang mit Belastungen im Verlauf (UBV, Reicherts u. Perrez 1990, im Druck).

Diagnostische Eigenschaften

Über den Einsatz eines Beobachtungsverfahrens in Diagnostik und Therapie entscheiden u. a. dessen Gütekriterien der *Zuverlässigkeit* der mit ihm gewonnenen Daten und der *Validität*, mit der die interessierenden Problembereiche von diesen Daten wiedergegeben werden. Beim COMES wurde die *Reliabilität* bei n = 60 Studenten als Halbierungszuverlässigkeit auf der Basis von durchschnittlich 30 protokollierten Ereignissen (innerhalb einer Selbstbeobachtungsphase von 4 Wochen) berechnet. Sie erreichte im Durchschnitt über die verschiedenen Variablen rtt = 0,85 (vgl. Tabelle 1).

Zur Ermittlung der Halbierungszuverlässigkeit wurden die Ereignisse entsprechend ihrer geradzahligen oder ungeradzahligen Position in der Abfolge geteilt ("odd/even"). Die Werte der jeweiligen Selbstbeobachtungsvariablen wurden über die beiden Hälften aggregiert, miteinander (über die Personen) korreliert und nach Spearman-Brown aufgewertet (vgl. Pawlik u. Buse 1982). Dieses Verfahren ist notwendig, weil nicht nur der Inhalt, sondern auch die Anzahl protokollierter Streßepisoden individuell verschieden ist; es sei denn, es werde eine Zeitstichprobe mit gleicher Beobachtungshäufigkeit erhoben. Andere Reliabilitätsschätzungen (z. B. über Generalisierbarkeitsanalysen) sind wegen des interindividuell sehr verschiedenen Pools von Streßereignissen nicht ohne weiteres möglich. Auch eine echte Wiederholungszuverlässigkeit ist nur dann ein zweckmäßiger Indikator, wenn der meist komplexe Selbstbeobachtungsgegenstand weitgehend reproduzierbar ist, um für eine wiederholte Beobachtung erneut verwendet werden zu können.

In einer Studie zu Streß und sozialer Unterstützung (Perkonigg, in Vorbereitung; n = 20 Erwachsene) betrug dieser Wert rtt = 0,76; er beruht z. T. auf der etwas geringeren Zahl von Streßereignissen. Die Werte können als sehr befriedigend gelten, und sie zeigen, daß bei einer gewissen Zahl von Episoden mit der Selbstbeobachtung eine relativ hohe Konsistenz der Daten möglich ist. Die Validität kann u. a. über den Zusammenhang mit den Daten unseres Fragebogens (UBV) geschätzt werden: die emotionale Streßreaktion und die intrapsychischen Bewältigungstendenzen im COMES ließen sich z. T. hoch valide vorhersagen (r = 0,49 bis r = 0,70). Für das umgebungsgerichtete Bewältigungsverhalten und die Situationseinschätzungen sind die Werte niedriger (r = 0,15 bis r = 0,49). Die Beeinflussung der COMES-Daten durch Tendenzen der *sozialen Erwünschtheit* ist in unserer Stichprobe gering (Median für die Korrelation von SE zu den verschiedenen COMES-Variablen r = 0,09; signifikant negativ ist nur aggressives Befinden mit der sozialen Erwünschtheit korreliert). Auch zu den Abwehrformen von *Repressor–Sensitizern* zeigten sich nur sehr wenige statistisch auffällige Zusammenhänge, so daß man vermuten kann, daß der Zugang trainierter ereignisgesteuerter Selbstbeobachtung (in größerer Zahl) einen eigenständigen *Datentyp* repräsentiert, dessen Validität in vieler Hinsicht befriedigend ist.

Tabelle 1. Selbstbeobachtungsvariablen des COMES zu Streßverarbeitungsepisoden

Komponenten/Variablen	Input-Art	Skalenstufen	Reliabilität[a]
Situationsbeschreibung:			
Beschreibung in Stichworten	Text	–	–
Episodenverknüpfung	kategorial	2	–
Situationsmerkmale:			
Valenz		6	.90
Wandelbarkeit		6	.84
Regulierbarkeit	Skalen	6	.80
Ambiguität		6	.89
Wiederauftretenswahrscheinlichkeit		6	.82
Vertrautheit/Häufigkeit		6	.90
Dauer		5	.92
Emotionale Belastungsreaktion:			
Ängstlich		6	.78
Deprimiert		6	.88
Aggressiv	Skalen	6	.83
Zögernd		6	.82
Träge		6	.76
Verlassen		6	.92
Zusätzliche Angaben möglich	Text	–	–
Bewältigungsziel(e)	Text	–	–
Selbstbezogenes Bewältigungsverhalten:			
Informationssuche		3	.94
Informationsunterdrückung		3	.80
Umbewertung	Skalen	3	.88
Palliation		3	.92
Selbstbeschuldigung		3	.80
Fremdbeschuldigung		3	.83
Umgebungsbezogenes Bewältigungsverhalten:			
Aktive Beeinflussung		3	.75
Evasion (Rückzug, Meiden)	Skalen	3	.72
Passivität (Abwarten, Resignieren)		3	.71
Inanspruchnahme von Unterstützung		3	.87
Zusätzliche Beschreibung zu Aktivität	Text	–	–
Bewältigungseffektivität:			
Problemlösung (bisher)	Skalen	3	.84
Reale/ideale Verhaltensdiskrepanz		3	.90
Datum und Uhrzeit	Text	–	–

[a] rtt split-half, aufgewertet nach Spearman-Brown (mittlere Episodenzahl 15 je Protokollhälfte und Person; s. Text).

Die *klinische Validität* wurde bisher v. a. im gesundheitspsychologischen Kontext und in der Depression untersucht (vgl. nächster Abschnitt).

Trotz eines gewissen Durchführungsaufwandes ist die *Ökonomie* des computergestützten Selbstbeobachtungsverfahrens COMES in bezug auf die ökologische Validität, die subjektive Relevanz und die unmittelbare Verfügbarkeit der Rohdaten für die Auswertung recht positiv zu beurteilen, auch im Vergleich zu anderen Instrumenten.

Praktischer Einsatz und bisherige Ergebnisse

Bisher wurde das COMES in Gruppenstudien zu Depression und psychischer Gesundheit im Streßalltag von Studenten (n = 60) verwendet, im Zusammenhang von Streß und sozialer Unterstützung (n = 20), in Einzelfallstudien zur Untersuchung von Bulimiepatientinnen (Britsch 1988; n = 6) und Alkoholikern (Fersztand 1988; n = 3) oder bei examensängstlichen Studenten (Braun 1989; n = 5). Darüber hinaus wurden verschiedene psychotherapeutische Einzelfälle untersucht, insbesondere zur Depression (z. B. Reicherts u. Perrez 1989). Die Erfahrungen zeigen, daß das Gerät an das Verständnis der Bedienung keine hohen Anforderungen stellt. Schwierigkeiten entstanden eher im Zusammenhang mit der Selbstbeobachtung von Streßphänomenen als solchen, schienen allerdings um so geringer zu sein je größer der Leidensdruck des Probanden war.

Zur Untersuchung von Alltagsstreß im Zusammenhang mit *depressivem Verhalten* hat sich das Verfahren in einer ersten Anwendung bewährt (Perrez 1988a). Zum Beck-Depressionsinventar zeigten sich in mehr als der Hälfte der COMES-Variablen erwartungsgerechte signifikante Korrelationen: Vermehrte Depression ging einher mit verstärkten Streßgefühlen (deprimiertes, aggressives Befinden und Verlassenheit), die Situationen wurden als beeinträchtigender und wahrscheinlicher für ein Wiederauftreten eingeschätzt. Depressives Bewältigungsverhalten umfaßte vermehrte Informationsunterdrückung, Selbst- und Fremdbeschuldigung, verstärkte Rückzugs- und Meidetendenz sowie Passivität. All dies behindert offensichtlich die Effektivität der Streßbewältigung, was sich in verringerter Problemlösung und größeren Verhaltensdiskrepanzen ausdrückt. Entsprechende Ergebnisse ließen sich zu Angstsymptomen bzw. Ängstlichkeit nachweisen.

Indikatoren *psychischer Gesundheit* waren, wie u. a. die SDSG-Skala von Bekker, mit weniger negativen Streßemotionen, geringerer Valenz und Wiederauftretenswahrscheinlichkeit der Alltagsstressoren, mit weniger Selbst- und Fremdbeschuldigungen und verminderter Umbewertungstendenz korreliert (Perrez 1988b). Auch diese Ergebnisse stehen im Einklang mit anderen Untersuchungen (z. B. Lazarus u. Folkman 1984b); das Bild ist wie bei der Depression recht konsistent.

Zusammenfassung und Ausblick

Das COMES-Beobachtungssystem ist im Prinzip auch für *Fremdbeobachtung* einsetzbar, z. B. in der Partnerschaft oder durch ein Familienmitglied, so daß auch wichtige äußere Aspekte im realen Alltagsgeschehen zugänglich sind bzw. die Daten des Patienten durch eine Fremdeinschätzung ergänzt oder abgestützt werden. Wenn der Patient aus bestimmten Gründen vorübergehend nicht in der Lage ist, Selbstbeobachtung zu betreiben, so kann u. U. eine Fremdbeobachtung indiziert sein. *Fehlerhafte Strategien der Streßbewältigung* auf der Basis von Situations-Verhaltens-Mustern untersuchte Reicherts (1988). Die bisherigen Studien konzentrierten sich auf die diagnostische Anwendung des COMES. Er wurde ebenfalls zur *Behandlungskontrolle* verwendet (psychotherapeutische Einzelfallstudien), um Veränderungen der Streßverarbeitung nach Interventionen im Alltag des Patienten zu erfassen. Erste Erfahrungen wurden mit einer Art *Expertensystem* gemacht (Braun 1989), wo examensängstliche Studenten einfache Hinweise erhielten, sich – bezogen auf die von ihnen eingegebenen Situations- und Reaktionsmerkmale – auf bestimmte Weise zu verhalten, wonach sich in einigen Verhaltensaspekten Veränderungen zeigten.

Der Einsatz des COMES ist in der bestehenden Form bei all jenen Krankheitsformen sinnvoll, wo Streß und dysfunktionale Modalitäten der Streßbewältigung eine krankheitsfördernde Wirkung haben bzw. eine solche Wirkung vermutet werden darf, z. B. bei psychosomatischen oder gewissen koronaren Erkrankungen. Durch den diagnostischen Einsatz des Verfahrens kann u. U. auch im Einzelfall belegt werden, daß psycho- oder soziogene Faktoren *nicht* im Spiel sind. Eine zweite Verwendungsindikation liegt dort vor, wo angenommen werden kann, daß durch ein spezielles Training zur Verbesserung der Streßverarbeitung eine Krankheit oder die Folgen einer Krankheit besser ertragen werden können, ohne daß der bisherige Copingstil in einem ursächlichen Zusammenhang mit dem somatischen Status der Person stehen muß, z. B. bei chronischen Krankheiten oder Schmerzen.

Ein Selbstbeobachtungssystem (bzw. Fremdbeobachtungssystem) mit Computerunterstützung bietet gegenüber anderen Formen der Datengewinnung durch den Patienten, v. a. gegenüber Notizbuch- und Tagebuchverfahren, folgende Vorteile (vgl. Reicherts 1988).

1) Vollständige Erfassung in einer gegebenen Struktur (keine fehlenden Daten; fest umschriebener Aussagenbereich);
2) "intelligente", d. h. dynamische und bedingungsabhängige (verzweigte) Interaktion mit dem Benutzer;
3) Möglichkeit der Beobachtung in (repräsentativen) Zeit- oder Ereignisstichproben; Nutzung von Echtzeituhren oder prozessorverknüpften Sensoren zur Verbesserung der Stichproben;
4) Verknüpfung von aktuellen mit zurückliegenden Daten; Kumulierung von Daten über die Zeit und über Datenklassen hinweg (z. B. Veränderungsprofile);

5) Verarbeitung der erfaßten Daten ad hoc und dezentral: Möglichkeit zur *beschreibenden und erklärenden diagnostischen Analyse* (vgl. Funktionen) wie der Aggregation, bis hin zu handlungsrelevanten Auskünften, Hinweisen, Anweisungen; Verarbeitung von Beobachtungsdaten im Hinblick auf individuelle Regelhaftigkeiten des Verhaltens;
6) Verknüpfungsmöglichkeit mit zentralen Verarbeitungseinheiten zur *Weiterverarbeitung*: Wenn der Patient das Gerät mitbringt, wird es angeschlossen; die Daten werden ausgewertet und gemeinsam von Arzt und Patient besprochen; die Verarbeitungsergebnisse gehen wieder in das Benutzersystem zurück (als adaptierte Sollvorgaben, Kalibrierungen, neu geladene Module von Expertsystemen usw.), wobei auch wesentlich komplexere Verarbeitungen möglich sind (sowohl datenbezogen wie prozedural).

Von diesen Möglichkeiten wurde im System COMES, das hier exemplarisch dargestellt wurde, bisher nur ein Teil verwirklicht und erprobt. Für fast alle dieser Möglichkeiten ist eine entsprechende Instruktion bzw. ein Training der Benutzer notwendige Voraussetzung, ebenso ein in höchstem Maße einfaches und ergonomisch benutzerfreundliches System.

Abschließend möchten wir nochmals darauf hinweisen, daß die computerunterstützte Selbstbeobachtung als Datenquelle für psychologische Diagnostik im Kontext medizinischer Behandlung erweitert werden kann als computerunterstütztes *Fremdbeobachtungssystem*. Diese Variante kann besonders für die Behandlung von Kindern relevant sein (vgl. Saile et al. 1988), wo verläßliche Verhaltensdaten der Kinder z. B. über die Eltern gewonnen werden können.

Literatur

Beyer J, Albisser M, Schrezenmeir J, Lehmann L (eds) (1985) Computer systems for insulin adjustment in diabetes mellitus. Panscienta, Hedingen

Biglan A, Villwock C, Wick S (1979) The feasibility of a computer controlled program for the treatment of text anxiety. J Behav Ther Exp Psychiatry 10:47-49

Binik YM (1988) Intelligent computer-based assessment and psychotherapy. An expert system for sexual dysfunction. J Nerv Ment Dis 176/7:387-400

Boyer P, Pull CB, Dreyfus JF, Pichot P (1984) A computerized diagnostic system for comparing alternative classification schemes of depression. J Affect Dis 7:159-171

Braun M (1989) Expertensysteme in der Psychologie. Entwicklung und Anwendung eines Expertensystems in der Stress-Diagnostik, Therapie und Prävention. Lizentiatsarbeit, Universität Fribourg

Britsch M (1988) Belastungsbewältigung bei Bulimia-Nervosa-Patientinnen. Lizentiatsarbeit, Universität Fribourg

Brownell KD (1982) Behavioral medicine. Annu Rev Behav Ther Theory Pract 8:156-207

Butcher JN (ed) (1985) Perspectives on computerized psychological assessment (special series). J Consult Clin Psychol 53/6:698-703

Cannon WB (1932) The wisdom of the body. Norton, Chicago

Cohen F, Lazarus RS (1983) Coping and adaptation in health and illness. In: Mechanic D (ed) Handbook of health, health care, and the health professions. Free Press, New York, pp 608-635

Davies-Osterkamp S (1977) Angst und Angstbewältigung bei chirurgischen Patienten. Med Psychol 3:169-184

Feinberg M, Lindsay RK (1986) Expert systems in psychiatry. Psychopharmacol Bull 22/1:311-316

Fersztand B (1988) Die Belastungsbewältigung bei Alkoholabhängigen. Lizentiatsarbeit, Universität Fribourg

Foree-Gavert S, Gavert L (1980) Obesity: Behavior therapy with computer-feedback vs. traditional starvation treatment. Scand Behav Ther 9:1-14

Holroyd KA, Lazarus RS (1982) Stress, coping, and somatic adaptation. In: Goldberger L, Breznitz S (eds) Handbook of stress: Theoretical and clinical aspects. Free Press, New York, pp 21-35

Köcher EMT, Scholz OB, Ferdini R (1984) Zum Einfluß von psychologischer Operationsvorbereitung und von Persönlichkeitsmerkmalen auf die Angst und Genesung von Hüfttotalendoprothese-Patienten. Orthop Prax 20/3:186-191

Kohlmann CW, Krohne HW, Beyer J, Küstner E, Walther U (1989) Der "IPC-Diabetes-Fragebogen": Ein Instrument zur Erfassung krankheitsspezifischer Kontrollüberzeugungen bei Typ-I-Diabetikern. Universität Mainz (Forschungsbericht, Nr 28)

Kolodner JL (1984) Towards an understanding of the role of experience in the evolution from novice to expert. In: Coombs MJ (ed) Developments in expert systems. Academic Press, London, pp 95-116

Krohne HW, Rösch W, Kürsten F (1989a) Die Erfassung von Angstbewältigung in physisch bedrohlichen Situationen. Z Klin Psychol 18/3: 230-242

Krohne HW, Tzanova I, Urban T, Theiss D (1989b) Der Einfluß der Angstbewältigung auf perioperative Stressindikatoren. Universität Mainz (Mainzer Berichte zur Persönlichkeitsforschung, Nr 26)

Langner R (1987) DSM-III-X Expertensystem zur psychiatrischen Diagnostik auf der Grundlage des DSM-III-R. Beltz Test, Weinheim

Lazarus RS, Folkman S (1984a) Coping and adaptation. In: Gentry WD (ed) Handbook of behavioral Medicine. Guilford, New York, pp 282-325

Lazarus RS, Folkman S (1984b) Puzzles in the study of the daily hassles. J Behav Med 7:375-389

De Longis A, Coyne JC, Dakof G, Folkman S, Lazarus RS (1982) Relationship of daily hassles, uplifts, and major life events to health status. Health Psychol 1/2:119-136

Matarazzo JD (1984) Behavioral immunogens and pathogens in health and illness. In: Hammonds BL, Scheirer CJ (eds) Psychology and health. American Psychological Association, Washington/DC (Masters lecture series, vol 3, pp 5-43)

Meichenbaum D, Turk DC (1987) Facilitating, treatment, adherence. A practitioner's guidebook. Plenum, New York London

Miller A, Pople HE, Myers JD (1984) INTERNIST-1, an experimental computer-based-diagnostic consultant for general internal medicine. In: Clancey WJ, Shortliffe EH (eds) Readings in medical artificial intelligence. The first decade. Addison Wesley, Reading/MA, pp 84-92

Pawlik K, Buse L (1982) Rechnergestützte Verhaltensregistrierung im Feld: Beschreibung und erste psychometrische Überprüfung einer neuen Erhebungsmethode. Z Diff Diagn Psychol 3:101-118

Perkonigg A (in Vorbereitung) Erfassung des sozialen Netzwerkes durch systematische Selbstbeobachtung mit Hilfe des COMES. Dissertation, Universität Salzburg

Perrez M (1988a) Belastungsverarbeitung bei neurotisch und endogen Depressiven. Psychother Psychosom Med Psychol 38/1:59-66

Perrez M (1988b) Bewältigung von Alltagsbelastungen und seelische Gesundheit. Z Klin Psychol 17/4:292-306

Perrez M, Reicherts M (1987) Coping behavior in the natural setting: a method of computer-aided self-observation. In: Dauwalder JP, Perrez M, Hobi V (eds) Controversial issues in behavior modification. Swets & Zeitlinger, Amsterdam, pp 127-137

Perrez M, Reicherts M (1989) Belastungsverarbeitung: Computerunterstützte Selbstbeobachtung im Feld. Z Diff Diagn Psychol 2/4:129-139

Perrez M, Reicherts M (1992) Stress, coping, and health: A situation-behavior approach. Hogrefe & Huber, Toronto

Reicherts M (1988) Diagnostik der Belastungsverarbeitung. Huber, Bern

Reicherts M, Perrez M (im Druck) Fragebogen zum Umgang mit Belastungen im Verlauf – UBV. Huber, Bern

Reicherts M, Perrez M (1990) The individual analysis of rule oriented behavior by depressed persons. In: Zapotoczky HG, Wenzel T (eds) The scientific dialogue: From basic research to clinical intervention. Swets & Zeitlinger, Amsterdam, pp 87-93

Saile H, Burgmeier R, Schmidt LR (1988) A meta-analysis of studies on psychological preparation of children facing medical procedures. Psychol Health 2:107-132

Schneider SJ (1984) Quit by mail: The computer in a stop smoking clinic. In: Schwartz MD (ed) Using computers in clinical practice. Haworth, New York, pp 359-362

Schumacher A, Krohne HW, Kohlmann CW (1989) Die Messung von Angstbewältigungsdispositionen: IV. Angstbewältigung in selbstwertbedrohlichen Situationen. Universität Mainz, Mainzer Berichte zur Persönlichkeitsforschung, Nr 25

Selmi PM (1983) Computer-assisted cognitive-behavior therapy in the treatment of depression. PhD dissertation, Illinois Institut of Technology, Chicago

Zum Ergebnis

Sinnvolle Alternativen und Ergänzungen zu den gängigen, jedoch für viele Fragestellungen nicht ausreichenden, diagnostischen Verfahren in der medizinischen und Gesundheitspsychologie werden nur selten angeboten und diskutiert.

Die Autoren beschreiben wichtige Funktionen der computerunterstützten Selbstbeobachtung, einem diagnostischen Zugang, der insbesondere zur Bedingungsanalyse im Bereich der medizinischen Psychologie eine weitreichende Bedeutung erlangen dürfte.

Die computerunterstützte Diagnostik kann sowohl eine beschreibende als auch eine auf Erklärung ausgerichtete Funktion übernehmen. Vor allem soll sie aber in der medizinischen Behandlung zum Einsatz kommen, etwa im Rahmen der psychologischen Operationsvorbereitung bzw. Nachbehandlung chirurgischer Eingriffe oder der Diabetesbehandlung.

Von den Autoren wurde das "Computerunterstützte Erfassungs-System, COMES" entwickelt. Es basiert auf einem leicht mitnehmbaren Taschencomputer, der für die jeweiligen Fragestellungen programmiert werden kann. Das Verfahren wurde bereits bei einer Reihe von Fragestellungen, v. a. Streß und Depression, mit unterschiedlichen Personengruppen und in Einzelfallstudien von Patientinnen und Patienten verwendet. Seine besondere Eignung besteht in der detaillierten Erfassung von situativen Bedingungen durch Selbst- und/oder Fremdbeobachtung. Damit kann das Verfahren bei einer zentralen und äußerst häufigen Aufgabe der medizinischen Psychologie in Forschung und Praxis vielfältig verwendet werden.

Die Redaktion

III. Ausgewählte Eingriffe: Auseinandersetzung und Folgen

Psychologische Aspekte der Leitungsanästhesie

G. Mendl, F.-P. Lenhart*

Zusammenfassung

Leitungsanästhesien werden im Rahmen operativer Eingriffe, zur Diagnostik und zur Therapie des akuten und des chronischen Schmerzes durchgeführt.

Unter Berücksichtigung dieser verschiedenen Anwendungsmöglichkeiten werden medizinische und v. a. psychologische Vor- und Nachteile der Leitungsanästhesie für Patienten dargestellt.

Anhand von Ergebnissen einer neuen Untersuchung werden Zusammenhänge zwischen dem präoperativen psychischen Befinden chirurgischer Patienten und deren intraoperativem Schmerzerleben unter Leitungsanästhesie aufgezeigt. Zum Schluß wird eine neue Methode der vom Patienten selbst gesteuerten Analgesie vorgestellt.

Summary

Conduction anesthesia is used for surgical interventions, for diagnostic procedures and for the therapy of acute and chronic pain problems. The medical and especially psychological pros and cons of conduction anesthesia for patients are presented with regard to these various fields of application. On the basis of results of a current study, connexions between pre-operative emotional state and intra-operative pain experience of surgical patients given conduction anesthesia are discussed. Finally, a new method of patient-controlled analgesia is presented.

---

* Die Autoren danken Frau Demet Hotunluoglu, Frau Veronika Wilms, Frau Hildegard Neubrand und Herrn Dietmar Heel für Anregungen und Korrekturvorschläge zu diesem Beitrag.

Einleitung

Jedes Jahr werden Angaben der Weltgesundheitsorganisation zufolge allein in den USA fast 40 Mio. Menschen stationär in Krankenhäuser aufgenommen. Mehr als die Hälfte dieser Patienten müssen sich dort chirurgischen und/oder diagnostischen Eingriffen, die zumeist in Narkose erfolgen, unterziehen (National Center for Health Statistics 1986). Die Überwachung von Vitalfunktionen und die Schmerzausschaltung während der Operation sind zentrale Aufgaben der Anästhesie, wobei heute dafür v. a. die Allgemein- und Leitungsanästhesien bzw. Kombinationsverfahren von beiden zur Anwendung kommen.

Historische Entwicklung der Leitungsanästhesie

Die geschichtliche Entwicklung der Leitungsanästhesie läßt sich knapp über 100 Jahre zurückverfolgen. Ab Mitte des 19. Jahrhunderts finden sich einzelne Hinweise auf die Entdeckung der anästhetischen Eigenschaften des Opiats Kokain (v. Öttingen 1933). 1984 veröffentlichte Sigmund Freud nach einigen Selbstversuchen mit Kokain den Beitrag "Über Coca", in dem er die Substanz zur Therapie verschiedener innerer und psychiatrischer Erkrankungen empfahl. K. Koller, wie Freud Arzt am Allgemeinen Krankenhaus in Wien, wurde durch ihn angeregt, Kokain zur Schmerzlinderung bei schweren Augenerkrankungen auszuprobieren. Am 11.09.1884 wurde der erste Patient unter Lokalanästhesie an einem Katarakt von Koller operiert. 1885 injizierte Corning Kokain in den Epiduralraum und stellte fest, daß durch diese Injektion die unteren Extremitäten unempfindlich wurden – das Prinzip der rückenmarknahen Leitungsanästhesie war damit gefunden (Sydow 1987).

1894 veröffentlichte Carl Ludwig Schleich sein Buch *Schmerzlose Operationen*, 5 Jahre später publizierte August Bier (1899) seine *Versuche über Cocainisierung des Rückenmarks*. Schleich und Bier markierten mit ihren Ergebnissen einen entscheidenden Fortschritt der Leitungsanästhesie. In den USA war es v. a. S. Halstead, der zur selben Zeit die ersten Operationen in Lokalanästhesie durchführte.

Leitungsanästhesien haben heute neben der Allgemeinnarkose im Rahmen operativer Eingriffe ihren festen Platz. Der Anteil der in Leitungsanästhesie durchgeführten Operationen in der Bundesrepublik Deutschland liegt zwischen 15 % und 20 % (Nolte 1983; Salehi 1982).

Definition und Anwendungsgebiete von Leitungsanästhesien

Unter Leitungsanästhesie versteht man eine vorübergehende Unterbrechung der Reizleitung durch Lokalanästhetika in dem Nerv oder den Nerven, die das Operationsgebiet sensibel und motorisch versorgen. Damit wird die Schmerzfreiheit der betroffenen Körperregion erreicht. Einen Überblick über die Anwendungsgebiete solcher Nervenblockaden gibt Abb. 1.

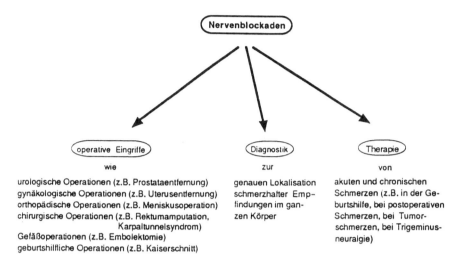

Abb. 1. Überblick über Anwendungsgebiete von Leitungsanästhesien

Durchführung der Leitungsanästhesie

Leitungsanästhesien werden in der Regel am wachen Patienten durchgeführt. Im folgenden soll am Beispiel der Periduralanästhesie das Vorgehen beschrieben werden.

Zum Anlegen einer Periduralanästhesie sitzt oder liegt der Patient auf dem Operationstisch. Für eine technisch einwandfreie und erfolgreiche Durchführung muß der Patient seinen Rücken krümmen ("Katzenbuckel"), damit die Dornfortsätze der Wirbelkörper möglichst weit auseinanderklaffen und die Punktionsnadel, ohne auf ein knöchernes Hindernis zu stoßen, mit der Spitze bis in den Periduralraum vorgeschoben werden kann. In sitzender Position wird dies durch Beugen des Oberkörpers nach vorn erreicht, wobei der Patient von einer Hilfsperson gestützt wird, in auf der Seite liegender Position indem der Patient die Knie an den Oberkörper zieht und den Kopf auf die Knie zubewegt. Auch hierbei wird er von einer Schwester oder einem Pfleger unterstützt und gehalten.

Nach oberflächlicher Lokalanästhesie der Punktionsstelle wird unter sterilen Bedingungen die Punktionsnadel vorsichtig durch die Haut und die verschiedenen Gewebeschichten vorgeschoben, bis die Spitze der Nadel den Periduralraum erreicht hat (Abb. 2).

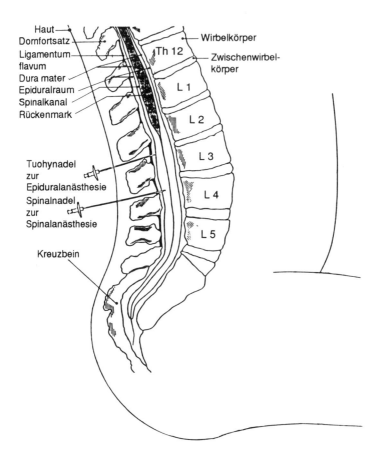

Haut
Dornfortsatz
Ligamentum flavum
Dura mater
Epiduralraum
Spinalkanal
Rückenmark

Tuohynadel zur Epiduralanästhesie
Spinalnadel zur Spinalanästhesie

Kreuzbein

Wirbelkörper
Th 12
Zwischenwirbelkörper
L 1
L 2
L 3
L 4
L 5

Abb. 2. Anlegen einer Leitungsanästhesie am Beispiel der Epidural- und Spinalanästhesie

Die Höhe der Punktionsstelle hängt von der Lokalisation des Operationsgebietes ab und liegt in der Regel zwischen dem Lendenwirbelkörper L 4/5 und dem Brustwirbelkörper Th 5/6. Nach Überprüfung der korrekten Nadelposition wird eine vom Patienten und der gewünschten Ausdehnung des anästhesierten Gebietes abhängige Menge an Lokalanästhetikum in den Periduralraum injiziert; nach Entfernung der Periduralnadel wird der Patient auf den Rücken gedreht. Das Ausbreitungsgebiet der Regionalanästhesie kann dann kurzfristig noch durch Lagerungsmanöver wie Oberkörperhoch- bzw. Kopftief- oder Seitenlagerung des Patienten beeinflußt werden.

Mit verschiedenen Methoden (Kältereiz, Schmerzreiz) wird dann unter Mitarbeit des Patienten die erreichte Ausdehnung der gestörten Sensibilität und Motorik überprüft.

Während dieser Prozedur werden die Vitalfunktionen des Patienten engmaschig überwacht, um Nebenwirkungen auf Herz-, Kreislauf- und Atemfunktion auszuschließen bzw. rechtzeitig zu diagnostizieren und ggf. zu therapieren.

Vor- und Nachteile der Leitungsanästhesie und speziell der Periduralanästhesie

Aus *medizinischer* Sicht orientieren sich die Vor- und Nachteile der Regionalanästhesie an ihren möglichen Nebenwirkungen und deren Häufigkeit bzw. ihrer Beeinflussung der Stoffwechselantwort auf die Operation sowie an ihren Auswirkungen auf den intra- und postoperativen Blutverlust, die Häufigkeit von Lungenembolien, die postoperative Vigilanz sowie die Morbidität bzw. Mortalität nach einer solchen Anästhesie im Vergleich zur Allgemeinnarkose (McLaren 1982; Yeager et al. 1987).

Jeder chirurgische Eingriff provoziert eine Reaktion des Endokriniums und des Metabolismus, die zu einer Aktivierung verschiedenster Hormonsysteme sowie einem Anstieg an freien Fettsäuren, Laktat und anderen Endprodukten der metabolischen Streßantwort führt. Diese können durch eine adäquate Regionalanästhesie deutlich vermindert oder ganz verhindert werden im Gegensatz zur Allgemeinanästhesie, die einen geringeren Einfluß auf diese Streßparameter nimmt (Carron u. Covino 1982; Enqquist 1977; Halter u. Pflug 1980, Kehlet et al. 1979). Andere Studien haben gezeigt, daß der intra- und postoperative Blutverlust bei bestimmten Operationen unter den Bedingungen eines Regionalanästhesieverfahrens bis zu 50 % vermindert sein kann (Keith 1977; Modig et al. 1981). Ähnliches gilt für die Entwicklung thrombembolischer Komplikationen v. a. nach Hüftoperationen und Eingriffen an der Prostata. Bedeutsam ist auch die geringere Rate an pulmonalen Komplikationen unter periduraler Anästhesie im Vergleich zur Allgemeinnarkose, da das Atemzentrum nicht beeinflußt wird und die Patienten häufiger früher mobilisiert werden können (Cuschieri et al. 1985).

Die Nachteile der Regionalanästhesie sind durch Nebenwirkungen wie lokale Infektionen im Bereich der Punktionsstelle, Kopfschmerzen bei Liquorverlust als Folge eines Lecks in der harten Hirnhaut nach Punktion reversible oder irreversible Parästhesien bei Verletzung von Nerven, Anschlagzeit bis zum Eintreten der erwünschten analgetischen Wirkung (bis zu 75 min sind berichtet worden) und eine Versagerquote von ca. 3 % insgesamt gekennzeichnet.

Psychologische Aspekte der Leitungsanästhesie

Aus der Auflistung der Anwendungsmöglichkeiten von Leitungsanästhesien (vgl. S. 117) in den verschiedenen medizinischen Fachgebieten wird deutlich, daß eine einheitliche Erfassung möglicher psychischer und physischer Belastungen für Patienten kaum möglich ist. Dazu kommt, daß die Beurteilung der Belastungen und Risiken einer geplanten Maßnahme seitens des Patienten und die seitens des behandelnden Arztes deutlich voneinander abweichen können (Schmidt 1982; Mendl 1989). Das heißt z. B. die Einschätzung "schwere Operation" oder "leichte Narkose", die der Arzt aufgrund seiner fachspezifisch gewichteten Wahrnehmung trifft, stimmt oft mit den subjektiven Vorstellungen des Patienten vom Krankheitsgeschehen und dessen Erleben nicht überein.

Die Art und die Schwere der zugrundeliegenden Erkrankung, welche Operation gemacht wird, ob elektiv geplant oder notfallmäßig durchgeführt, v. a. aber, was der Patient oder die Patientin von der Operation im Hinblick auf Lebensqualität und Lebenserwartung erhofft, bestimmen die präoperative Situation wesentlich mit. Präoperative Ängste vor der Narkose umfassen u. a. die Furcht, während der Narkose zu sterben, die Furcht vor Schmerzen sowie Sorgen vor einem totalen Kontrollverlust. Dabei ist das Ausmaß oder die Häufigkeit präoperativer Ängste nicht im Sinne einer linearen Beziehung zum Schweregrad der geplanten Operation zu verstehen (Davies-Osterkamp 1982; Mendl 1989). Neben der medikamentösen Vorbereitung auf Narkose und Operation finden sich in den letzten Jahren zunehmend Arbeiten, die die Effizienz von psychologischen Operationsvorbereitungsmethoden belegen. Als verbreitetste Techniken sind dabei Entspannungsmethoden, Hypnose, Vorbereitung mit Musik sowie Techniken der kognitiven Auseinandersetzung mit dem bevorstehenden Ereignis zu nennen (Vögele u. Johnston 1990; Johnston 1986; Daub u. Kirschner-Hermanns 1988; Wisiak et al. 1990). Dabei scheint bisher wenig berücksichtigt worden zu sein, daß eine umfassende Vorbereitung nicht nur die dem Eingriff vorausgehenden, sondern auch die den Eingriff begleitenden und folgenden Elemente umfassen sollte (Dorfmüller 1989).

Unabhängig von der Art der geplanten Narkose kommt dem ärztlichen Aufklärungsgespräch eine wichtige Bedeutung zu. Die Information des Patienten über Nutzen und Risiken des Eingriffs, das Eingehen auf Ängste und Befürchtungen im Zusammenhang mit Narkose und Operation sowie die Unterstützung der individuellen Möglichkeiten der Auseinandersetzung damit, sind wichtige Elemente einer positiven Beziehung zwischen Arzt und Patient. Besonders im Hinblick auf die Bereitschaft des Patienten zur Mitarbeit, was häufig den Erfolg einer therapeutischen Maßnahme entscheidend beeinflußt, ist die Qualität dieser Arzt-Patient-Beziehung ausschlaggebend (DiNicola u. DiMatteo 1984; Fischer u. Lehrl 1982). In diesem Zusammenhang ist anzumerken, daß Mediziner häufig das Ausmaß der Mitarbeit ihrer Patienten grob überschätzen (Charney 1972). So zeigen entsprechende Untersuchungen, daß zwischen einem Drittel und der Hälfte der Patienten medizinische Anweisungen, Empfehlungen und Therapien nicht voll befolgen (Masur 1981; Sackett u. Snow 1979).

Auf die Bedeutung von Bewältigungsmustern und das Copingverhalten bei der Auseinandersetzung mit chirurgischen Eingriffen und Narkosen soll hier nicht weiter eingegangen werden (vgl. dazu Beitrag Krohne in diesem Buch); unsere Betrachtungen sollen auf Leitungsanästhesien beschränkt werden.

Gemeinsames Merkmal der verschiedenen Leitungsanästhesien ist, daß der Patient bzw. die Patientin während des Eingriffs bei Bewußtsein ist. Das Gefühl, bei vollem Bewußtsein operiert zu werden, kann im Gegensatz zu der allgemeinen Vorstellung einer schmerzlosen Operation bei gleichzeitigem Schlaf stehen und ist deshalb für viele Patienten angsterregend. Dies ist mit ein Grund, warum bei Eingriffen, die wahlweise entweder in Allgemeinanästhesie oder in Regionalanästhesie durchgeführt werden können, Patienten die Operation in Regionalnarkose häufig ablehnen. Salehi (1982) befragte 530 Patienten vor chirurgischen Eingriffen, welches Anästhesieverfahren, Allgemein- oder Regionalanästhesie, sie bevorzugen würden. 59 % der befragten Patienten wollten unbedingt in Vollnarkose operiert werden, 29 % waren mit der Regionalanästhesie unter der Bedingung einverstanden, daß sie zusätzlich Medikamente zum Schlafen bekommen, weil sie befürchteten, psychisch nicht durchhalten zu können. 5 % äußerten den Wunsch, möglichst in Regionalanästhesie operiert zu werden. Als Grund führten sie an, daß sie während der Operation wach bleiben wollten, weil sie Angst hatten, aus der Narkose nicht mehr zu erwachen. 7 % überließen die Wahl des Anästhesieverfahrens ihrem Narkosearzt.

In dieser Untersuchung zeigte sich, daß 90 % der älteren Patienten nach der Aufklärung mit einer Operation in Regionalanästhesie einverstanden waren oder die Anästhesiewahl ganz dem Narkosearzt überließen. Dagegen wählten jüngere Patienten überwiegend die Vollnarkose. Wenn sie der Operation in Regionalanästhesie zustimmten, wünschten sich jüngere Patienten soweit sediert zu werden, daß sie dabei nichts hören und sehen würden.

Für den Patienten (Patientin) bedeutet, im wachen Zustand operiert zu werden auch, akustischen und optischen Eindrücken im Operationssaal voll ausgesetzt zu sein. Lärm, Klappern von Operationsbesteck, Geräusche von Monitoren, grelles Licht der Operationslampe können den Patienten u. U. zusätzlich beunruhigen. Vor allem aber die Interaktionen des Operationsteams untereinander und mit dem Patienten während der Operation können von diesem möglicherweise falsch verstanden oder interpretiert werden und damit seinen psychischen Streß vergrößern.

Um Patienten diesen akustischen und optischen Wahrnehmungen nicht voll auszusetzen, werden häufig anxiolytisch und/oder sedierend wirkende Medikamente zur Vorbereitung bzw. aber auch intraoperativ verwendet.

Bei der Beurteilung der Wirkung solcher Substanzen ist es wichtig, zwischen Anxiolyse (Angstreduktion) und Sedierung zu unterscheiden (Mendl et al. 1987a). Ein müder, sedierter Patient bedeutet nicht gleichzeitig, daß er auch angstfrei ist. So berichteten Patienten, daß sie es vor Beginn einer Narkose als besonders unangenehm erlebt hätten, aufgrund ihrer starken Müdigkeit ihre gleichzeitige Angst

z. B. motorisch nicht abbauen oder Fragen stellen zu können, und daß dies ihre Angst verstärkt hätte (Mendl 1989). Das Gleichsetzen von Anxiolyse und Sedierung kann aber auch dazu führen, daß unter der Annahme, der Patient schliefe schon, *über* den Patienten, anstatt *mit* ihm gesprochen wird.

Bedingt durch die Wirkungsweise von Lokalanästhetika, werden bei rückenmarknahen Leitungsanästhesien zuerst Temperatur- und Schmerzfasern, dann Berührungs- und Druckfasern und schließlich motorische Fasern betroffen. Für den Patienten äußert sich dies in einem Gefühl des "Einschlafens" der Extremitäten und einer "Schwereempfindung". Durch das Gefühl, die untere Körperhälfte nicht mehr spüren und nicht mehr bewegen zu können, können im Patienten Befürchtungen, die die volle Wiederherstellung dieser Funktionen betreffen, entstehen. Die Rückbildung der neuronalen Blockade läuft in umgekehrter Reihenfolge, dies bedeutet, daß motorische Funktionen am schnellsten zurückkehren.

Als eine weitere mögliche Belastung für Patienten sind, besonders bei langdauernden Eingriffen, Rückenschmerzen zu nennen, die durch eine unbequeme Operationslagerung und die gestreckten Extremitäten bedingt sind.

Anwendungsmöglichkeiten von Leitungsanästhesien am Beispiel der extrakorporalen Stoßwellenlithotripsie

Im folgenden soll auf ein mögliches Anwendungsgebiet der Leitungsanästhesie, die Nierensteinzertrümmerung mittels extrakorporaler Stoßwellenlithotripsie (ESWL), ausführlicher eingegangen werden.

Während vor 1980 Nierensteine nur operativ entfernt werden konnten, bietet die am Münchner Klinikum Großhadern entwickelte extrakorporale Stoßwellenlithotripsie (s. Abb. 3) eine zukunftsweisende Methode, Nierensteine nichtinvasiv zu behandeln. Die ESWL beruht auf dem Prinzip, durch Stoßwellen, die von außen in den Körper eingeleitet werden, einen so hohen Druck auf den Nierenstein auszuüben, daß er in sandkorngroße Teile zerfällt. Damit bleibt dem Patienten eine offene Operation in den meisten Fällen erspart, klinische Nebenwirkungen der ESWL sind selten, und die Krankenhausaufenthaltsdauer konnte drastisch reduziert werden (Chaussy u. Fuchs 1985). Das Prinzip der nichtinvasiven Nierensteinzerkleinerung und in neuester Zeit auch der Gallensteinzertrümmerung hat sich heute weltweit durchgesetzt.

In der klinischen Praxis ist es nicht ungewöhnlich, daß schmerzhafte Interventionen trotz ausreichender sensorischer und motorischer Blockade durch Leitungsanästhesie vom wachen, unsedierten Patienten nicht toleriert werden. Das Ziel der nachfolgend dargestellten Untersuchung war es deshalb, den Einfluß psychologischer Variablen auf die Toleranz eines klinischen Schmerzreizes am Beispiel der ESWL unter Periduralanästhesie zu untersuchen.

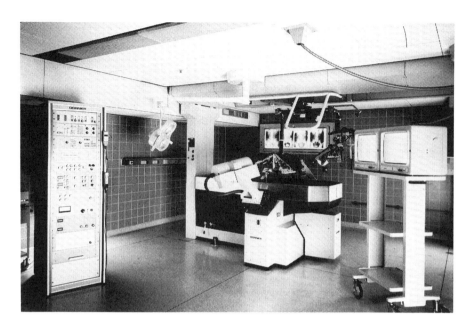

Abb. 3. Anlage der extrakorporalen Stoßwellenlithotripsie der urologischen Klinik im Klinikum Großhadern (mit freundlicher Genehmigung von Dornier Medizintechnik GmbH und Herrn Prof. Dr. D. Jocham)

In die Studie aufgenommen wurden 40 Patienten beiderlei Geschlechts im Alter von 21-75 Jahren der Risikogruppen I und II nach ASA-Einstufung (American Society of Anesthesiologists). Dieser Risikoeinstufung zufolge handelte es sich bei den untersuchten Patienten um solche, die bis auf ihre Grunderkrankung gesund waren. Keiner der Patienten äußerte zum Untersuchungszeitpunkt akuten Schmerz, und für alle Patienten war es die erstmalige Nierensteinbehandlung mittels ESWL. Der klinische Schmerzreiz durch die ESWL war für alle Patienten standardisiert, da die Spannung des Stoßwellengenerators konstant 18 kV betrug.

Die Leitungsanästhesie wurde als Katheterperiduralanästhesie mit 0,375 %igem Bupivacain durchgeführt. In die Studie aufgenommen wurden nur jene Patienten, bei denen 30 min nach Anlegen der Periduralanästhesie mittels "Pin-Prick"-Methode, Temperaturempfindlichkeitsprüfung und Prüfung der motorischen Blockade nach dem Schema nach Bromage (1978) eine einwandfreie sensorische und motorische Blockade festgestellt werden konnte.

Die Analgesiehöhe lag zwischen dem Thorakalsegment 4 und 6; 1 h vor Anlegen der Periduralanästhesie wurde das subjektive Befinden mit der Befindlichkeitsskala nach v. Zerssen (1970) sowie die State- und Trait-Angst mit dem "State-Trait-Anxiety-Inventory" (Laux et al. 1981) untersucht. Zur experimentellen Bestimmung von Wahrnehmungs-, Schmerz- und Toleranzschwellen diente ein Konstantstromgerät zur Erzeugung eines kontinuierlich ansteigenden

Schmerzreizes. Die Aufgabe des Patienten bestand darin, während der stufenlosen Intensitätssteigerung das Erreichen der Schwellen durch Knopfdruck zu markieren (zur weiterführenden Methodik s. Morawetz et al. 1983).

Während der ESWL-Behandlung wurde die Schmerzintensität zu standardisierten Zeitpunkten mit Hilfe einer visuellen Analogskala erfaßt.

Unmittelbar nach Beendigung der Behandlung verwendeten wir die Münchner Schmerzwortskala (Mendl u. Stein 1989), um die sensorische, affektiv-emotionale und kognitiv-bewertende Schmerzqualität zu erfassen.

Wie aus Abb. 4 zu entnehmen, tolerierten 30 Patienten die ESWL-Behandlung unter Periduralanästhesie ohne signifikanten Schmerzanstieg. Es fand sich weder ein Zusammenhang zwischen aktueller Schmerzintensität und Baselinemessung am Vortag noch zwischen der Schmerzwahrnehmung und der ESWL-Dauer, die zwischen 500 und 1900 Stoßwellenapplikationen lag.

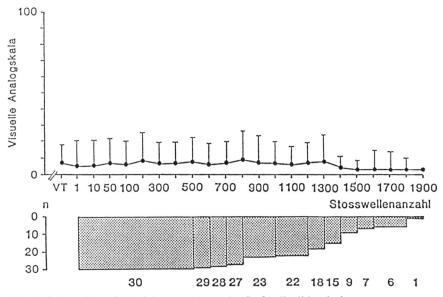

Abb. 4. Schmerzintensität bei der extrakorporalen Stoßwellenlithotripsie

10 Patienten zeigten einen signifikanten Schmerzanstieg zwischen der 200. und der 400. Stoßwellenapplikation, der eine medikamentöse Intervention notwendig machte, um die Behandlung fortsetzen zu können. Keinen Einfluß auf dieses Ergebnis hatten die Größe und die Lokalisation des Nierensteins sowie der "body mass index". Diese Parameter betreffend fanden sich keine Unterschiede zwischen beiden Gruppen.

Anhand dieser Ergebnisse teilten wir das Patientenkollektiv in zwei Gruppen; 1) eine Gruppe, die trotz definierter Schmerzblockade Schmerzen äußerte, und 2) eine Gruppe ohne Schmerzen während der ESWL-Behandlung.

Patienten, die während der Behandlung Schmerzen hatten, zeigten präoperativ im Vergleich zur schmerzfreien Gruppe signifikant höhere State-Angstwerte und eine schlechtere subjektive Befindlichkeit. Die experimentell gemessene Toleranzschwelle bei den Patienten mit intraoperativem Schmerz war statistisch auffällig erniedrigt.

Tabelle 1 zeigt die Beurteilung des ESWL-induzierten Schmerzes nach Behandlungsende. Beide Gruppen unterschieden sich nicht in bezug auf sensorische Schmerzcharakteristika. Signifikante Unterschiede zwischen den beiden Patientengruppen fanden sich in bezug auf die Beurteilung der affektiven und der kognitiv-bewertenden Schmerzqualität. Hier fanden sich statistisch signifikant erhöhte Werte bei den Patienten, die während der Behandlung Schmerzen hatten.

Tabelle 1. Mittelwerte (x) und Standardabweichungen (s) der sensorischen, kognitiven und affektiven Schmerzdimensionen der Münchner Schmerzwortskala

Schmerzqualität	Patienten ohne Schmerzen während ESWL (n=30)		Patienten mit Schmerzen während ESWL (n=10)	
	$\bar{x}$	s	$\bar{x}$	s
Sensorische	14,34	8,82	26,17	3,49
Affektiv-emotionale	6,28	4,80	12,46	1,27
Kognitiv-bewertende	2,88	0,94	3,25	0,77
Vermischtes	6,19	3,48	2,72	0,58
Anzahl der gewählten Adjektive	9,39	5,94	16,22	1,86

Aus diesen Ergebnissen wird deutlich, daß dem präoperativen psychischen Befinden von Patienten eine bedeutende Rolle im Hinblick auf die Verarbeitung eines klinischen Schmerzreizes zukommt. Der Einfluß emotionaler Faktoren auf die Qualität des postoperativen Verlaufs konnte in mehreren Untersuchungen bestätigt werden (Johnston 1986; Mendl et al. 1987b).

Neuesten Entwicklungen auf dem Gebiet der ESWL ist es zuzuschreiben, daß Behandlungen häufig ambulant und nur unter leichter Analgesierung des Patienten durchgeführt werden können. Daß Patienten ihre erforderliche Analgesie selbst bestimmen können, ist durch die PCA-Methode (Patient-Controlled-Analgesia-Methode) in der postoperativen Schmerztherapie bereits ein etabliertes Verfahren. Dabei kann sich der Patient durch bestimmte Infusionsgeräte über einen Infusionskatheter per Knopfdruck das Schmerzmittel selbst verabreichen und damit eine entsprechende Schmerzlinderung eigenständig steuern.

Bislang gibt es aber keine experimentellen Befunde über den Einsatz einer solchen patientengesteuerten Analgesie *während* einer Behandlung. Aus diesem Grund erscheint uns die Untersuchung der Effizienz dieser Methode in bezug auf die Schmerzreduktion sowie die Akzeptanz von seiten des Patienten gegenüber "klassischer" Methoden (Analgesie wird vom Anästhesisten gesteuert) besonders interessant. Erste Ergebnisse über den Einsatz der PCA-Methode während ESWL-

Behandlung zur Gallensteinzertrümmerung zeigen, daß Patienten, die ihre Analgesie selbst steuern und beeinflussen können, signifikant geringere Dosen von Schmerzmitteln benötigen. Im Vergleich zu Patienten, die dasselbe Analgetikum vom Anästhesisten verabreicht bekommen, sind PCA-Patienten bereit, höhere Schmerzintensitäten zu akzeptieren (Schelling et al. 1989). Copingverhalten, Streßverarbeitung, Kontrollüberzeugung und präoperatives Befinden dürften als psychologische Variablen einen wesentlichen Einfluß auf dieses Ergebnis haben und werden derzeit ausgewertet.

Werden unsere Befunde weiter bestätigt, wäre eine Ausbreitung der patientengesteuerten Analgesie in anderen medizinischen Bereichen eine vielversprechende Methode einer individuell den Bedürfnissen des Patienten angepaßten Schmerztherapie.

"Divinum est opus sedare dolorem", dieser Ausspruch von Hippokrates stand mehr als 2000 Jahre über dem Versuch, die Verknüpfung von Operation und Schmerz zu durchbrechen (Sydow 1987). Auch heute eine spannende Herausforderung für Anästhesisten und Medizinpsychologen.

Literatur

Bier A (1899) Versuche über Cocainisierung des Rückenmarks. Dtsch Z Chir 51:361

Bloom BL (1988) Health psychology. Prentice Hall, Englewood Cliffs/NJ

Bromage PH (1978) Epidural analgesia. Saunders, Philadelphia

Carron H, Covino BG (1982) Influence of anaesthetic procedures on surgical sequelae. Reg Anaesth [Suppl] 7

Chaussy C, Fuchs G (1985) Erfahrungen mit der extrakorporalen Stoßwellenlithotripsie nach 5 Jahren klinischer Anwendung. Urologe [A] 24:305-309

Charney E (1972) Patient-doctor communications – implications for the clinician. Pediatr Clin North Am 19:263-279

Corning JL (1885) Spinal anaesthesia and local medication of the cord. NY Med J 42:483

Cuschieri RJ, Morran CG, Howie JC (1985) Post-operative pain and pulmonary complications: Comparison of three analgesic regimens. Br J Surg 72:495

Daub D, Kirschner-Hermanns R (1988) Verminderung der präoperativen Angst. Anästhesist 37:594-597

Davies-Osterkamp S (1982) Psychologie medizinischer Eingriffe. In: Beckmann D, Davies-Osterkamp S, Scheer JW (Hrsg) Medizinische Psychologie. Springer, Berlin Heidelberg New York, S 145-167

DiNicola DD, DiMatteo MS (1984) Practitioners, patients and compliance with medical regimens: A social psycho-logical perspective. In: Baum A, Taylor SE, Singer SE (eds) Social psychological aspects of health. Erlbaum, Hillsdale/NY (Handbook of psychology and health, vol 4, pp 55-84)

Dorfmüller M (1989) Psychologische Betreuung vor Anästhesie und Operation. (Referat, gehalten am Bayerischen Anästhesiekongreß, Nürnberg, 6.-7.10.)

Enqquist A, Brandt MR, Fernandes A (1977) The blocking effect of epidural analgesia on the adre-norcotical and hyperglycemic response to surgery. Acta Anaesthesiol Scand 21:330

Halter JB, Pflug AE (1980) Relationship of impaired insulin secretion during surgical stress to anaesthesia and catecholamine release. J Clin Endocrinol 51:1903

Johnston M (1986) Pre-operative emotional states and postoperative recovery. Adv Psychosom Med 15:1-22

Kehlet H, Brandt MR, Prange Hanson A (1979) Effect of epidural analgesia on metabolic profiles during and after surgery. Br J Surg 66:543

Keith I (1977) Anaesthesia and blood loss in total hip replacement. Anaesthesia 32:444

Laux L, Glanzmann P, Schaffner P, Spielberger CD (1981) Das State-Trait-Inventar. Beltz, Weinheim

Masur FT (1981) Adherence to health care regimens. In: Prokop CK, Bradley LA (eds) Medical psychology: Contributions to behavioral medicine. Academic Press, New York, pp 441-470

McLaren AD (1982) Morality studies. A review. Reg Anaesth [Suppl] 7: S 192

Mendl G (1989) Der Einfluß des anästhesiologischen Aufklärungsgespräches auf die präoperative psychische Situation bei Patienten mit kleineren chirurgischen Eingriffen. Anästhesist 38:73

Mendl G, Stein C (1989) The German version of the McGill – Pain – Questionnaire: The Münchner Schmerzwortskala. In: Bischoff C, Traue HC, Zenz H (eds) Clinical perspectives on headache and low back pain. Hogrefe & Huber, Toronto, pp 123-132

Mendl G, Angster R, Madler CH (1987a) Prämedikation mit "Dormicum". Anästhesist 36:174

Mendl G, Plank A, Pollwein B, Suchner U, Zwissler B (1987b) Der Einfluß präoperativer emotionaler Faktoren auf das postoperative Schmerzerleben nach kleinen orthopädischen Eingriffen. Anästhesist 36:434

Modig J, Hjelmstedt A, Sahlstedt B (1981) Comparative influence of epidural and general anesthesia on deep vein thrombosis and pulmonary embolism after total hip replacement. Acta Chir Scand 167:125-130

Morawetz RF, Parth P, Pöppel E (1983) Influence of the pain measurement technique on the diurnal variation of pain perception. Neurosci Lett 14:255

National Center for Health Statistics (1986) 1985 Summary: National hospital discharge survey. Advance data from vital and health statistics. U. S. Government Printing Office, Washington/DC [DHHS Publ. no (PHS) 86-1250, no 127]

Nolte H (1983) Der Stellenwert der kontinuierlichen Periduralanästhesie. In: Meyer J, Nolte H (Hrsg) Die kontinuierliche Periduralanästhesie. Thieme, Stuttgart, S 1-4

Öttingen FW von (1933) The earliest suggestion of the use of Cocaine for local anaesthesia. Ann Med History 275

Sackett DL, Snow JC (1979) The magnitude of compliance and noncompliance. In: Haynes RB, Taylor DW, Sackett DL (eds) Compliance in health care. Johns Hopkins Univ. Press, Baltimore/MD, pp 11-22

Salehi E (1982) Ausschaltung der Vigilanz während der Regionalanästhesie. In: Brückner JB (Hrsg) Regionalanästhesie. Springer, Berlin Heidelberg New York Anästhesiologie und Intensivmedizin, Bd 148, S 43-52)

Schelling G, Weber W, Mendl G, Negri L, Sackmann M, Pauletzki J, Peter K (1989) On-Demand Analgesie mit Alfentanil zur Gallenstein-Lithotripsie. Anästhesist [Suppl] 38:398

Schleich CL (1894) Schmerzlose Operationen, 1. Aufl. Springer, Berlin

Schmidt LR (1982) Psychologische Vorbereitung auf belastende medizinische Maßnahmen, die bei Bewußtsein erfolgen. In: Beckmann D, Davies-Osterkamp S, Scheer JW (Hrsg) Medizinische Psychologie. Springer, Berlin Heidelberg New York, S 201-235

Sydow FW (1987) Geschichte der Lokal- und Leitungsanästhesie. In: Zinganell K (Hrsg) Anästhesie – historisch gesehen. Springer, Berlin Heidelberg New York Tokyo (Anaesthesiologie und Intensivmedizin, Bd 197, S 38-53)

Vögele C, Johnston M (1990) Welchen Nutzen hat psychologische Operationsvorbereitung? In: 8. Kongreß "Psychologie in der Medizin", Ulm 30.5.-2.6. (abstracts). Universitätsverlag, Ulm

Wisiak U, Kröll W, List W (1990) Präoperative psychosomatische Reaktionen. Intensivbehandlung 15/1:19-21

Yeager MP, Glass DD, Neff RH (1987) Epidural anaesthesia and analgesia in high-risk surgical patients. Anaesthesiology 66:729

Zerssen D von (1970) Befindlichkeitsskala. Beltz, Weinheim

Zum Ergebnis

Knapp und präzise werden Durchführung und Anwendungsgebiete der Leitungsanästhesie beschrieben. In diesem gemeinsam von einer Psychologin und einem Mediziner verfaßten Beitrag werden Vor- und Nachteile der Leitungsanästhesie (v. a. der Periduralanästhesie) zunächst unter medizinischem Blickwinkel beleuchtet. Im Zentrum der Betrachtungen stehen dann die psychologischen Aspekte der Leitungsanästhesie und das Aufzeigen von Möglichkeiten, die Situation für die betroffenen Patientinnen und Patienten weniger streßreich zu gestalten. Obwohl die Leitungsanästhesie schon wegen des Bewußtseins der Patientinnen und Patienten während der Eingriffe von großer psychologischer Bedeutung ist, wurden bislang nur sehr wenige empirische Arbeiten dazu vorgelegt.

In diesem Beitrag werden Forschungsergebnisse zur extrakorporalen Stoßwellenlithotripsie als einem wichtigen Anwendungsgebiet mitgeteilt und diskutiert. 30 von 40 untersuchten Patientinnen und Patienten zeigten während der Behandlung keinen Schmerzanstieg. Die übrigen 10 mußten zwischenzeitlich medikamentös behandelt werden. Ihre Schmerzwahrnehmung stand interessanterweise in Zusammenhang mit dem präoperativen psychischen Befinden. Diese Ergebnisse liefern damit auch wichtige Hinweise für die praktische medizinisch-psychologische Tätigkeit bei der Anwendung der extrakorporalen Stoßwellenlithotripsie.

Die Redaktion

Zur Psychologie herzoperierter Patienten.

Theoretische, praktische und forschungskritische Aspekte

H.-J. Meffert

Zusammenfassung

Eine Herzoperation bedeutet für viele Patienten über die Bedrohung durch einen körperlichen Eingriff hinaus die Konfrontation mit tief verwurzelten Ängsten. Die Darstellung der kurz- und langfristigen perioperativen psychologischen Probleme im Verlauf der chronischen Herzkrankheit bestätigt das Bild eines ernsthaften Krisenprozesses.

Als typische psychologische Besonderheiten herzchirurgischer Patienten werden die postoperativen psychopathologischen Auffälligkeiten (Psychosen) und die häufig mangelhafte Bewältigung von Operation und Herzkrankheit anhand von Literaturbefunden und eigenen Untersuchungen herausgestellt.

Die vielfältigen Forschungsergebnisse führen einerseits zu konkreten Hinweisen für die praktische medizinpsychologische Arbeit, andererseits zu einer Diskussion, in der aufgezeigt wird, daß das übliche klassisch-naturwissenschaftliche Forschungsparadigma die Prozeßhaftigkeit des Krankheitsverlaufs nicht hinreichend abbildet. Auch die Diskrepanz zwischen rapide steigenden Operationszahlen und stagnierender psychologischer Hilfe erfordert dringlich die Aufgabe bisheriger Forschungsrestriktionen und die theoretische und praktische Überwindung des medizinisch-psychologischen Forschungs- und Therapiedualismus.

Summary

Heart surgery means for many patients, beyond the bodily threat, a confrontation with deep fears.

Description of the short- and long-term perioperative psychological problems expressed by the patient with chronic heart disease confirms the impression of a serious crisis process.

Postoperative psychopathological phenomena ("psychoses") and poor psychological coping with surgery and disease illustrate the typical psychological peculiarities of heart surgery patients and are discussed in terms of literature findings and our own results.

The various findings lead on the one hand to some concrete suggestions for practical medicopsychological work in this field and on the other hand to a discussion showing that the usual classic natural scientific research paradigm does not describe sufficiently the complexity of the disease process.

In addition, the discrepancy between the rapidly increasing volume of heart operations and the stagnating numbers of professional psychological interventions urgently requires the theoretical and practical overcoming of the medical-psychological dualism of research and therapy.

Einleitung

Kaum ein chirurgischer Eingriff hat einen solchen Boom medizinpsychologischer Forschung ausgelöst wie die Operation am Herzen, und keine Operation hat ein solches von Emotionen getragenes öffentliches Echo gefunden wie die Herztransplantation.

Dies liegt aus zwei Gründen unmittelbar nahe: erstens ist das Herz der Motor des Lebens; zweitens und für das psychologische Verständnis gleich bedeutsam: trotz jahrtausendelanger Aufklärung halten viele Menschen an der uralten Vorstellung und an dem von Aristoteles gelehrten Grundsatz vom fühlenden und denkenden Herzen fest.

Ärzte und Psychologen haben sich deshalb – häufig gemeinsam – die Forschungsaufgabe gestellt, das psychische und z. T. psychopathologische Geschehen in diesem Spannungsbogen von Glaube, Seele, Ratio und Technik zu beschreiben, ihre Zusammenhänge zu klären und ihre Ursachen zu ergründen.

Im Mittelpunkt eines Großteils dieser Forschung stehen dabei die Zusammenhangsfragen der sog. postoperativen Psychosen, die nach Herzoperationen häufiger und ausgeprägter als nach allen anderen Operationen auftreten. Im Zentrum eines anderen Forschungsbereichs stehen die Fragen nach den kurz- und langfristigen Bewältigungsstrategien der Patienten und ihre therapeutischen Implikationen.

Daß Forschungsboom und Artikelflut in den letzten Jahren nachgelassen haben, darf nicht als Zeichen dafür genommen werden, daß die meisten Fragen gelöst sind. Im Gegenteil deutet dies (leider) eher auf eine Resignation vor der Schwierigkeit der Aufgabe hin. Eine kritische Durchsicht der umfangreichen Literatur zeigt nämlich, daß viele empirisch-statistische Ergebnisse zur Psychosomatik der Herzchirurgie unterschiedlich und z. T. widersprüchlich sind. Die meisten Artikel zur Theorie wie zur Praxis enden deshalb mit der Aussage, daß weitere Forschung nötig sei, um die Ergebnisse zu sichern, mehr Klarheit zu bekommen und um konkrete Handlungsanweisungen für die Praxis geben zu können.

Will medizinpsychologische Forschung aber praxisrelevant sein, muß ihr Ziel sein, Ergebnisse hervorzubringen, die in eine verbesserte Behandlung der Patienten münden. Dafür drängt auch die Zeit; während die Operationszahlen hohe Zuwachsraten verzeichnen, stagniert die psychologische Versorgung der Patienten.

Dies führt zu einem weiteren Aspekt dieses Beitrags, dem Dilemma zwischen medizinpsychologischer Forschung und Praxis. In der Folge von kritischen Überlegungen zur medizinpsychologischen Forschung für Klinik und Praxis am Beispiel der Angstreduktion bei chirurgischen Patienten (Meffert 1984) und der darin enthaltenen Auseinandersetzung mit den von Schmidt (1982) formulierten Forschungsvoraussetzungen kam es zu einer fruchtbaren Kontroverse um praktische und theoretische Ansprüche an die Forschung. Schmidt hat angeregt, als einen Aspekt dieses Beitrags die Forschungskritik am Beispiel der Herzchirurgie zu spezifizieren und zu vertiefen.

Der Überblick über die internationale Forschung seit den 50er Jahren zeigt auch, daß die vielen Einzelarbeiten bislang recht unverbundene Fragmente geblieben sind, Mosaiksteine, die zwar ein ungefähres, aber kein fertiges Bild im Sinne einer "Psychologie Herzoperierter" ausmachen. Es ist auch wenig wahrscheinlich, daß es je eine solche geben wird.

Neue chirurgische Möglichkeiten – etwa Operationen am stillstehenden Herzen durch die Einführung der extrakorporalen Zirkulation zu Beginn der 60er Jahre, und seit nunmehr 20 Jahren die Herztransplantation – eröffneten nicht nur größere Überlebenschancen, sondern warfen auch neue psychologische Probleme auf. Zweifellos wird es auch weiterhin neue chirurgische und technische Entwicklungen (z. B. das serienreife Kunstherz) und damit neue Probleme geben.

So ist dieser Beitrag auch wiederum ein Fragment. Die Auswahl der inhaltlichen Schwerpunkte beruht ausschließlich auf der subjektiven Gewichtung durch den Autor, der sich seit jetzt 17 Jahren forschend und praktizierend mit diesem Klientel befaßt. Diese Beschränkung ist aber künstlich und v. a. deswegen problematisch, weil sie scheinbar die Dualismusvorstellung von Leib und Seele, die es eigentlich zu überwinden gilt, stützt, indem die ausgewählten Aspekte fast nur einen Bereich, die Psyche, behandeln und den anderen genauso wichtigen Teil, die Somatik, weitgehend aussparen. Beide Bereiche sind aber in einem psychosomatischen Krankheitsgeschehen prinzipiell nicht zu trennen, da sie nicht unabhängig voneinander sind, sondern – im Gegenteil – sich fortlaufend bedingen. Kritisches, nicht nur methodenbezogenes Hinterfragen der Forschungsstrategien und ihrer Praxisrelevanz ist deshalb auch Selbstkritik mit der Absicht, den Patienten, wenn er denn "forschungstechnisch" (noch) nicht hinreichend reliabel und valide zu begreifen ist, um so mehr als Betroffenen in den Mittelpunkt unserer Aufmerksamkeit zu stellen. Es soll aber darüber hinaus zu Forschungsperspektiven ermutigen, die den Patienten als betroffenen Mitmenschen (Subjekt) einbeziehen.

"Von der psychischen Beziehung des Herzens"

Die (umgangs)sprachliche Symbolik für das Herz als Synonym für Seele und
Liebe spiegelt sowohl ungebrochene traditionelle Denkweisen wie auch ihre emo-
tionale Betrachtung wider. In einer derzeit noch andauernden Nachbefragung von
Hamburger Bypasspatienten assoziierten 46 % zum vorgegebenen Wort "Herz"
spontan emotionale Begriffe wie Seele, Liebe, gebrochenes Herz, Herzeleid usw.
Besonders in der Phantasie von Herztransplantierten lebt die alte Frage nach der
Einheit von Herz und Seele wieder auf. Verbindungen von Herzkrankheit und
psychischen Phänomenen wurden lange vor Einführung der Herzchirurgie und der
Möglichkeit subtiler statistischer Analysen diagnostiziert und eindrucksvoll beschrieben. Nasse betitelte seine 1818 erschienene Monographie *Von der psychischen Beziehung des Herzens*. Die Diagnosen "kardiale Demenz", "kardiales De-
lir" und "kardiale Psychose" stammen aus der Zeit vor 1910 (Übersicht bei
Meyendorf 1980).

Heute zählt die koronare Herzkrankheit (der Herzinfarkt) zu den großen psychosomatischen Erkrankungen unserer Zeit. Herz-Kreislauf-Erkrankungen stehen mit
Abstand an der Spitze der Todesursachen in der BRD. Herzkrankheiten gelten als
chronische Krankheiten. Die Operation des kranken Herzens kann den Patienten
aber z. B. von Schmerzen, Luftnot und Belastungseinschränkung weitgehend be-
freien und damit seine Lebensqualität verbessern.

Diesem "Segen" stehen erhebliche Befürchtungen gegenüber, etwa die Angst,
die Operation nicht zu überleben. Während aber bis in die 60er Jahre noch eine
hohe intra- und frühpostoperative Mortalität den Gedanken an den Tod real nahe-
legte, gibt die große Sicherheit der heutigen Herzchirurgie für solche Befürchtungen objektiv kaum noch Anlaß. Die subjektiven irrationalen Ängste und Phanta-
sien der Patienten werden meist verschwiegen und erschließen sich nur demjeni-
gen, der die Patienten über einen längeren Zeitraum perioperativ begleitet. Für
Blacher (1983) ist der mit Hilfe der extrakorporalen Zirkulation intraoperativ in-
duzierte Herzstillstand in der Phantasie vieler Patienten ein Synonym für den Tod
und eine Quelle ihrer persistierenden Todesphantasien und Ängste. Er belegt dies
mit eindrucksvollen Fallbeschreibungen, die postoperative Wiedergeburts- und
Wiederauferstehungsphantasien beinhalten.

Der phantasierte Tod ist auch als Grund dafür anzunehmen, daß der präoperative psychische Verlauf häufig dem Phasenschema entspricht, das Kübler-Ross
(1977) für die existentielle Krise todkranker Menschen beschrieben hat (Meffert
1988). Wer Herzpatienten in der Zeit von der Operationsindikation bis zur Operation begleitet, kann häufig miterleben, wie der Patient zunächst geschockt ist und
versucht, sich vor der Bedrohung durch den Tod (Operation) durch dessen Verleugnung zu schützen, um sich danach wütend und trotzig gegen sein Schicksal
aufzubäumen. Dem anschließenden (sinnlosen) Verhandeln um einen Aufschub
folgt meist eine Phase der Depression, bevor er sich häufig teilnahmslos ruhig mit
seinem Schicksal versöhnt.

Psychopathologische Auffälligkeiten als Besonderheit herzchirurgischer Patienten

Die Bandbreite postoperativer psychopathologischer Störungen reicht von leichten psychoorganischen Symptomen mit affektiv-emotionalen und psychomotorischen Störungen über Sinnestäuschungen, paranoid-halluzinatorische Symptome bis hin zur deliranten Symptomatik. Diese Störungen offenbaren die Beteiligung von Soma und Psyche an diesem Eingriff und wurden darum zum Auslöser medizinpsychologischer, neuropsychologischer und psychosomatischer Grenzbereichsforschung in der Herzchirurgie.

1954 veröffentlichten Fox et al. in den USA ihre *Psychological observations of patients undergoing mitral surgery* mit dem Untertitel "A Study of Stress". Den Autoren ging es v. a. um das Verstehen der psychischen Phänomene im Zusammenhang mit der individuellen Krankheits- und Lebensgeschichte. Die Patienten wurden nach der Art und Stabilität ihrer psychischen Abwehrmechanismen klassifiziert.

Mit der routinemäßigen Einführung der extrakorporalen Zirkulation Anfang der 60er Jahre erwies sich, daß die Operation – jetzt am stillstehenden Herzen – immer umfangreicher, komplizierter, aber auch erfolgreicher durchgeführt werden konnte: die Mortalitätsrate sank von damals über 30 % auf heute 1-2 %. Gleichzeitig schnellte aber die Psychoserate in die Höhe und wurde zunehmend mehr zu einer ernsthaften Komplikation, die nicht nur die Patienten erheblich belastete, sondern auch ihre Aufenthaltsdauer auf der Intensivstation verlängerte und die Behandelnden vor große Probleme stellte. Die wissenschaftlichen Arbeiten seit dieser Zeit haben deshalb v. a. das Ziel, die psychischen Komplikationen exakter zu quantifizieren und zu beschreiben, sie empirisch zu klassifizieren und auf statistischem Wege ihre Ursachen, Auslöser und Prädiktoren zu identifizieren.

Quantifizierung der psychopathologischen Phänomene

Götze (1980) diagnostizierte frühpostoperativ insgesamt 51 % psychopathologischer Auffälligkeiten und referiert aufgrund einer Literaturübersicht Gesamthäufigkeiten bei unterschiedlichen Untersuchern zwischen 3 und 100 %, für die dramatischen, d. h. Delire bzw. Psychosen, zwischen 0 und 57 %. Damit verweist er auch auf die Problematik der Vergleichbarkeit in der Erhebung psychopathologischer Störungen. Sie wird durch uneinheitliche Nomenklatur und Klassifizierung, unterschiedliche Methodik der Erfassung und Dokumentation, unterschiedliche Erhebungszeitpunkte und die unterschiedliche Bewertung durch verschiedene Untersucher (z. B. Pflegepersonal, Chirurgen, Psychologen, Psychiater, Neurologen) praktisch unmöglich gemacht. Die Vergleichbarkeit der Untersuchungen ist ferner eingeschränkt durch die unterschiedlichen Bedingungen, die durch die verschiedenen Herzzentren, an denen die Untersuchungen durchgeführt wurden, vorgegeben sind. Dazu zählen z. B. die Unterschiede der Operationstechniken, der Anästhesieverfahren, der Herz-Lungen-Maschinen, der präoperativen Vorbereitung und der postoperativen Überwachung auf den Intensivstationen.

Klassifikation der psychopathologischen Phänomene

Klassifikationsversuche bedienen sich wiederum uneinheitlicher klinischer Einteilungskategorien, teils faktorenanalytischer, teils clusteranalytischer Klassifikationssysteme.

Speidel et al. (1981) verwendeten den psychischen Befundbogen des AMDP-Systems (Angst et al. 1969), der für die speziellen Belange dieser Forschung modifiziert wurde (Dahme u. Götze 1982), zur Einschätzung der frühpostoperativen Psychopathologie.

Die faktorenanalytische Auswertung dieser Befundeinschätzung ergab 3 Symptomgruppen psychischer Störungen:

1. eine psychoorgnische Symptomatik,
2. emotionale Störungen und
3. eine paranoid-halluzinatorische Symptomatik.

Diese Symptomgruppen entsprechen durch die Eliminierung des Zeitfaktors bei der faktorenanalytischen Berechnung psychopathologischen Querschnittsbildern. In der klinischen Realität treten sie seltener isoliert, sondern häufiger vergesellschaftet auf oder lösen einander ab. Götze (1980) verwendete dieselben Daten zur clusteranalytischen Einteilung der Patienten bezüglich des Verlaufs und der Ausprägung psychopathologischer Symptome während der ersten postoperativen Woche und isolierte so 5 unterschiedliche Patientengruppen:

1. psychisch unäuffällig,
2. leichtes psychoorganisches Syndrom mit affektiv-emotionalen Verstimmungen und psychomotorischen Störungen,
3. schweres psychoorganisches Syndrom mit Sinnestäuschungen und psychomotorischen Störungen,
4. paranoid-halluzinatorisches Syndrom mit affektiv-emotionalen und psychomotorischen Störungen,
5. delirantes Syndrom.

Ursachen der psychopathologischen Phänomene

Die forschungsmethodischen Schwierigkeiten nicht nur der Vergleichbarkeit der Psychopathologie, sondern auch der Erforschung ihrer Zusammenhänge, Ätiologie, Genese und Vorhersagbarkeit werden erst recht deutlich in der Vielzahl der Faktoren, die als Bedingungen und Ursachen in der Literatur genannt werden (zusammenfassende Darstellung: Speidel u. Rodewald 1980; Becker et al. 1982; Rodewald et al. 1988; Willner u. Rodewald 1990).

Unter den *psychologischen Bedingungen* werden v. a. extreme Formen der psychischen Krankheitsverarbeitung und der präoperativen Angst bzw. ihrer Verleugnung sowie Persönlichkeitsstrukturen genannt. Dazu kommen noch die situativen Bedingungen der präoperativen Situation, wie Wartezeit und Operationsverschiebungen, psychosoziale Probleme sowie die pathogenen Bedingungen der Intensivstation selbst mit sensorischer Deprivation, Schlafentzug und maximaler Abhängigkeit bei gleichzeitiger Unsicherheit des Patienten über seinen Genesungsverlauf.

Als wesentlichste *somatische Auslöser* (pathophysiologische und metabolische Faktoren sowie neurologische, pathologische und anatomische Bedingungen) werden die Herz-Lungen-Maschine mit ihrem extrakorporalen unphysiologischen Kreislauf, die Perfusionsdauer, Störung in der Flüssigkeit- und Elektrolytbilanz, erniedrigtes Herzzeitvolumen, intraoperativer Abfall des mittleren arteriellen Druckes, aber auch zerebrale Vorschädigungen, Mikroembolien und toxische Vorschädigung durch Alkohol- und Sedativaabusus genannt.

Meffert et al. (1983) gewichteten mit Hilfe multipler Regressionsanalysen die Anteile psychologischer und somatischer Variablen am Auftreten dreier psychopathologischen Symptomgruppen (Speidel et al. 1981). Danach haben die größte Bedeutung für das Auftreten einer *psychoorganischen Symptomatik* mit Denk-, Orientierungs-, Aufmerksamkeits- und Bewußtseinsstörungen *somatische Risikofaktoren*, die die Ernsthaftigkeit der körperlichen Beschwerden betonen und die auch auf neurologische Vorschädigungen hinweisen.

Die bedeutsamste Vorhersage für *emotionale Störungen* mit Verstimmungen, psychomotorischen Störungen, hypochondrischen Ängsten und Abweichungen im Sozialverhalten liefern *psychologische, psychosoziale* und *situative Faktoren*, wie ängstlich-gereizt-depressive Grundstimmung und mangelndes Selbstwertgefühl im Zusammenhang mit familiären Konflikten.

Eine *paranoid-halluzinatorische Symptomatik* mit Sinnestäuschungen, Entfremdungserlebnissen und Wahnvorstellungen steht bei allen Patienten eindeutig im Zusammenhang mit einer *psychischen Disposition* im Sinne einer Verleugnung, mit der die Patienten die Bedrohung durch die bevorstehende Operation abwehren. Diese Ergebnisse erlauben jedoch keine Vorhersage, ob ein Patient postoperativ psychopathologisch auffällig wird, sondern geben allenfalls Hinweise darauf, welcher Art (Färbung) seine führende psychologische Symptomatik sein wird, wenn er überhaupt auffällig wird.

Eine Auflistung und Metaanalyse der Befunde von 44 empirischen Forschungsarbeiten aus den letzten 25 Jahren (Smith u. Dimsdale 1989) zeigt, daß die in zahlreichen Einzelarbeiten gefundenen Zusammenhänge zwischen psychologischen bzw. somatischen Parametern und postoperativen psychopathologischen Störungen kaum jemals repliziert werden konnten und verdeutlicht damit die Problematik der bisherigen Zusammenhangs- und Ursachenforschung.

Eine internationale Forschungskooperation von 9 herzchirurgischen Zentren bietet jetzt eine gute Voraussetzung, die Bedingungs- und Ursachenforschung der psychopathologischen Störungen – und damit auch die anteilige Bedeutung psychologischer Faktoren – besser als bisher zu klären. Mit Hilfe eines einheitlichen Dokumentationssystems werden derzeit für insgesamt etwa 1000 Patienten sowohl die Psychopathologie (anhand der auf der Basis des AMDP-Systems entwickelten "Hamburg Rating Scale for Psychic Disturbances HRPD"; Götze et al. 1985) als auch alle für relevant gehaltenen somatischen und operativen Parameter sowie die Details der technischen Ausstattung (z. B. Herz-Lungen-Maschine) erfaßt. Psychologische Einflüsse werden perioperativ mit Hilfe teilstandardisierter Interviews zur psychosozialen und psychischen Situation, anhand standardisierter Persönlichkeitsfragebögen und durch neuropsychologische Tests erhoben und dokumentiert (zusammenfassende Darstellung bei Willner u. Rodewald, 1990).

Psychologische Aspekte der Rehabilitation

Die frühpostoperativen psychopathologischen Symptome stellen nur einen Teil der Patientenprobleme dar, die sich sowohl weit in ihre Vorgeschichte verfolgen lassen als auch noch Jahre nach der Operation von großer Bedeutung sind.

Etwa 20 % aller Patienten brauchten langfristig eigentlich psychotherapeutische Hilfe (Boll 1986; Heller et al. 1974; Kimball 1976; Dahme et al. 1980). Ähnlich wie die Gesamtzahl der frühpostoperativen psychopathologischen Störungen, scheint auch die Prozentzahl der psychisch nicht erfolgreich rehabilitierten Patienten seit Jahren konstant zu bleiben. Dabei ist es keineswegs so, daß die Dramatik der frühpostoperativen Psychosen den spätpostoperativen Verlauf repräsentiert, sondern eher so, daß die dramatischen Ereignisse der Vergessenheit anheimfallen. Die in der frühpostoperativen Phase eher gering Auffälligen sind dagegen später in einem stärkeren Maße psychisch verändert, und auch ein großer Teil derjenigen, die überhaupt keine frühpostoperativen Störungen zeigten, leiden später unter psychischen und psychosomatischen Störungen und stellen so das Gesamtergebnis der Herzoperation in Frage (Speidel et al. 1985). Götze (1980) diagnostizierte 3-5 Jahre nach der Operation 46 % psychopathologischer Auffälligkeiten, wobei leichte psychoorganische Symptome und phobisch–hypochondrische Verstimmungen im Vordergrund standen.

Recht übereinstimmende Befunde zu den psychosozialen Bereichen der beruflichen, finanziellen und sozialen Adaptation zeigen, daß die Herzoperierten besonders schlecht reintegriert sind (Sammeldarstellung bei Walter 1985). Dieses korrespondiert nicht mit ihrer i. allg. guten kardialen Verfassung, entspricht aber der schlechteren subjektiven Einschätzung ihres kardialen Zustands (Lempp 1983), ihres psychischen Befindens (Speidel et al. 1985) und enttäuschter Erwartungen an die Operation (Dahme et al. 1980; Meffert et al. 1985).

Während kardiologische Einschätzung und Patientenselbstbeurteilung i. allg. darin übereinstimmen, daß sich durch die Operation die kardiale Situation erheblich verbessert hat, gibt es doch erhebliche Diskrepanzen in der Beurteilung des Ausmaßes der verbliebenen oder erneuten Beschwerden.

In einer 3- bis 5-Jahres-Katamnese wurden 2/3 der Bypasspatienten von Fachärzten bei gewohnter Alltagstätigkeit als beschwerdefrei klassifiziert (NYHA I), während sich selbst nur 1/3 der Patienten im Alltag beschwerdefrei fühlte. Schwere und schwerste Einschränkungen (NYHA III und IV) wurden bei 16 % der Patienten diagnostiziert, aber von 50 % beklagt. Ein Großteil der körperlichen Beschwerden geht dabei nach ärztlicher Einschätzung auf das Konto nichtkardialer und insbesondere psychosomatischer Beschwerden (Lempp 1983).

Subjektiv enttäuschte Erwartungen bezüglich der kardialen Rehabilitation korrespondieren eng mit einer Veränderung des psychischen Befindens (Heller et al. 1974; Speidel et al. 1985), das sich häufig in dem Erleben eines Verlustes an Selbstwertgefühl und in depressiv-resignativen Verstimmungen widerspiegelt. Tod, Libidoverlust, hirnorganische Beeinträchtigung, Berufs-, Berentungs-, Finanz-, Partnerschafts- und Familienprobleme gehören ebenso dazu wie Alpträume, Schlafstörungen, Ängste und Befürchtungen über den langfristigen Operationserfolg (Lempp 1983). Heller et al. (1974) stellen fest, daß trotz einer physischen Besserung bei 91 % der Patienten die psychische Anpassung 1 Jahr nach der Operation schlechter als präoperativ ist. Brown u. Rawlinson (1979) sowie Lützenkirchen et al. (1980) fanden, daß herzoperierte Patienten sich selbst als hypochondrischer, hysterischer und depressiver im Vergleich zur Normierungsstichprobe beschrieben ("neurotische Trias", MMPI). In einer jüngsten Nachbefragung von Hamburger Koronarpatienten gaben gut 80 % an, daß sie sich psychisch verändert erlebten, was positive wie negative Veränderungen einschließt.

Die Häufigkeitsangaben in der Literatur zu positiven und negativen Veränderungen schwanken sehr stark. Durchschnittlich werden etwa für die Hälfte bis Zweidrittel der Patienten positive psychische Veränderungen angegeben und für ein Viertel bis zur Hälfte negative (Blachly u. Blachly 1968, Ross et al 1978; Brown u. Rawlinson 1975; Dahme et al . 1980).

Im allgemeinen wird die Rate psychologischer Behandlungsbedürftigkeit nach Herzoperationen von Experten deutlich höher eingeschätzt als von den Betroffenen selbst. Betrachtet man Rehabilitation als das Ergebnis von Bewältigungsprozessen, so kann zusammenfassend festgestellt werden, daß die mangelhafte psychische und psychosoziale Rehabilitation einer erheblichen Zahl herzchirurgischer Patienten offensichtlich das unbefriedigende Ergebnis unzureichender Bewältigungsprozesse darstellt.

Krisenbewältigung

Die Darstellung und Analyse von Forschung und Ergebnissen zur psychischen Bewältigung von Operation und chronischer Herzerkrankung beleuchtet im Kontext dieser Arbeit vorrangig den pragmatischen Gesichtspunkte, welche Hinweise und Hilfen die Forschung für die Reduzierung der kurz- und langfristigen Probleme, sowohl der psychischen und körperlichen Verfassung als auch mit äußeren situativen und sozialen Anforderungen, für herzoperierte Patienten bereitstellt.

Sowohl allgemeine Forschungsergebnisse zum Bewältigungsverhalten bei chronischer Krankheit als auch die spezifische Analyse psychischer Bewältigungsprozesse bei Herzoperierten, als auch die Identifikation von Risikopatienten liefern hierzu praxisrelevante Aufschlüsse.

Allgemeine Forschungsergebnisse zur Krisenbewältigung

Die Forschungsergebnisse zur Bewältigung außergewöhnlicher Belastungssituationen und chronischer Krankheiten zeigen, daß habituelle Bewältigungsstrategien *keine* Voraussage über das Bewältigungsverhalten in einer akuten oder Dauerkrise erlauben. Es konnte im Gegenteil nachgewiesen werden, daß sich die individuellen Anpassungsmodi je nach Problemstellung ändern und daß sich im Verlaufe von Krisen unterschiedlich belastende und in ihrer Relevanz wechselnde Probleme aufdrängen, die zeitgleich und immer wiederkehrend emotionsregulierende wie problemlösende aktuelle, individuelle Anpassungsmodi erfordern (z. B. Cohen u. Lazarus 1979, zit. nach Florin 1985; Folkman u. Lazarus 1980). Bei der Bedrohung z. B. durch eine Operation ist dieser Prozeß zeitlich begrenzt und absehbar; bei einer chronischen Krankheit jedoch unbegrenzt.

Eine zeitreihenanalytische Untersuchung von erfolgreich rehabilitierten Koronarpatienten über 8 Wochen während der poststationären Rekonvaleszenzzeit ließ keinen Schluß auf interindividuell gültige Bewältigungs- und Anpassungsstile der chronisch Kranken zu und bestätigt die Effektivität unterschiedlicher Bewältigungsformen (Potrek-Rose 1985).

Grundsätzliche Bedeutung im Krisenverlauf kommt nach Florin (1985) sowohl den Leugnungsprozessen als auch der Depression, Hilf- und Hoffnungslosigkeit beim Umgang mit Krankheit oder Behinderung zu. Verleugnungsprozesse im Sinne von Ausweich- und Vermeidungsreaktionen im Umgang mit schweren Beeinträchtigungen seien in Verbindung mit aktiven Lösungsversuchen, also bei vorhandener Flexibilität, erfolgversprechend. Depression, Hilf- und Hoffnungslosigkeit im Umgang mit Krankheit und Behinderung, insbesondere wenn sie lange anhält, wird in der Literatur übereinstimmend als ineffektiver Bewältigungsstil benannt; ihr Gegenpol Aktivität und eine starke persönliche Kontrollüberzeugung bewirkten dagegen sowohl eine bessere Bewältigung akuter Krisensituationen als auch größere Zufriedenheit und größere Widerstandskraft im Genesungsverlauf.

Spezielle Analyse psychischer Bewältigungsprozesse

Die vorliegenden Befunde zu den spezifischen psychischen Bewältigungsprozessen bei herzchirurgischen Patienten bestätigen überwiegend die diagnoseunspezifischen Ergebnisse zur Bewältigung von Lebenskrisen und chronischer Krankheit. Wegen des zeitlich und interindividuell unterschiedlichen Prozeßcharakters der Bewältigung sind aber Detailuntersuchungen sowie ihre Ergebnisinterpretationen und die Beurteilung ihrer Relevanz für den Bewältigungsprozeß schwierig.

So konnten z. B. Davies-Osterkamp et al. (1980), Davies-Osterkamp u. Salm (1980, 1985) in der präoperativen Situation 5 verschiedene Aspekte von Bewältigung identifizieren:

- ängstlich-hilflose Verfassung,
- vigilante Einstellung vs. Vermeidung,
- Optimismus – Selbstaufwertung,
- Zukunftsorientierung und
- sachlich-technische Einstellung.

Diese unterschiedlichen psychischen Adaptationsprozesse ließen sich zwar korrelativ frühpostoperativen psychischen Reaktionsweisen zuordnen, allerdings ist ihre Relevanz für und ihre Zusammenhänge mit spätpostoperativen Genesungsverläufen ebenso ungeklärt wie die Frage, "wie erfolgreich diese verschiedenen Bewältigungsformen in der gegebenen Situation sind und warum" (Salm 1988, S 151). Auch die theoretischen Modelle zur Vorhersage des postoperativen Verlaufs aus präoperativen psychischen Verarbeitungsprozessen und emotionaler Verfassung, insbesondere das Konzept des "work of worrying" (Janis 1958), konnten bislang weder überzeugend falsifiziert noch bestätigt werden. Das liegt vermutlich daran, daß diese Modelle die Differenziertheit der Bewältigungsmechanismen und ihre Prozeßhaftigkeit nicht hinreichend berücksichtigen. Woidera u. Salm (1988) weisen darüber hinaus nach, daß die Vorhersage des frühpostoperativen Verhaltens, insbesondere von frühpostoperativ deliranten Patienten, schon deshalb kaum möglich ist, weil intraoperative Parameter dieses entscheidend bestimmen (vgl. auch Meffert et al. 1983).

Identifikation von Risikopatienten

Mit einer empirisch gewonnenen Typologie der Risikopersönlichkeit hat Boll (1986) einen Weg zur Charakterisierung langfristig erfolgloser Anpassung an chronische Herzkrankheit aufgezeigt.

Eine clusteranalytische Differenzierung von herzchirurgischen Patienten 3-5 Jahre nach der Operation anhand des Ausmaßes depressiv-ängstlicher Verstimmungen, der Anzahl psychosomatischer Beschwerden und des Erlebens interpersoneller Beziehungen ergab unter 4 unterschiedlich angepaßten Patientengruppen eine, deren mangelhaftes subjektives Anpassungsergebnis sich durch hohe emotionale und vegetative Labilität und mangelnde positive Resonanz in sozialen Beziehungen auszeichnete (21 % der Gesamtstichprobe). Diese Patienten waren jedoch zum Katamnesezeitpunkt objektiv nicht kränker als die anderen.

Die Gefahr einer ungünstigen psychischen Anpassung kann nach Boll schon im präoperativen Stadium prognostiziert werden. Ihre *Risikofaktoren* sind eine präoperativ hohe habituelle, emotionale und vegetative Labilität, große psychische Belastung, eine nicht dominante, eher passiv-abhängige Haltung, und eine tendenziell stärker ausgeprägte Herzinsuffizienz. Schon präoperativ überdurchschnittlich ausgeprägte depressive Streßreaktionen als Folge der Herzkrankheit der langfristig labilen Patienten sind als Hinweis darauf zu werten, daß diese Gruppe schon vor der Operation krankheitsimmanente Bedrohungen und Belastungen nur unzureichend verarbeiten konnte. Diese Patienten unterzogen sich der Operation also schon mit labileren Abwehrmechanismen und mit mehr Angst, Verunsicherung und Resignation. Weder die Schwere der Operation noch die Art und das Ausmaß perioperativer psychopathologischer Störungen haben dagegen eine prognostische Bedeutung für die langfristige psychische Anpassung.

Insgesamt bestätigen die Ergebnisse von Boll die von Möhlen et al. (1982) postulierte Wichtigkeit präoperativ intakter Ich-Funktionen und funktionierender Abwehrmechanismen sowie der negativen, prognostischen Wirkung präoperativ vorhandener regressiv-symbiotischer Tendenzen (Kimball 1969; Heller et al. 1974).

Psychologische und interdisziplinäre Hilfe

Seit langem hat sich die Hoffnung zerschlagen, daß sich mit verbesserter Operationsqualität und damit größerer objektiver Sicherheit die perioperativen und langfristigen psychologischen Probleme der Patienten von selbst erledigen würden. Die psychologische Problematik zeigt sich damit als "irrationales" Problem, das sich mit ärztlichen Appellen an den Verstand, mit detaillierter Aufklärung und gutem Zureden nicht generell, sondern allenfalls bei einzelnen Patienten lösen läßt.

Die medizinische Psychologie dagegen bietet inzwischen zahlreiche Forschungsergebnisse zu psychotherapeutischen Interventionsstrategien bei chirurgischen Eingriffen an, die sowohl Beachtung als auch kritische Würdigung verdienen.

Auf die vielen Untersuchungen zur Effektivität gezielter spezifischer Operationsvorbereitungsmaßnahmen sei hier nicht näher eingegangen (Sammeldarstellung bei Davies-Osterkamp 1985). Nicht, weil sie etwa in der kurzfristigen Bewältigung der Operation erfolglos geblieben wären, sondern weil ihre Relevanz für die Bewältigung langfristiger Krisen fraglich und ihre Anwendung hierauf für den Erfolg nicht nur hinderlich, sondern auch kontraindiziert sein kann. Salm (1988, S. 156) macht z. B. deutlich, daß eine im Hinblick auf die präoperative Emotionsregulation ineffektive Bewältigungsform längerfristig keine negativen Konsequenzen haben muß, während eine Einstellung, die für die präoperative

Emotionsregulation optimal zu sein scheint, möglicherweise unzureichend auf die postoperative Beeinträchtigung vorbereitet. Davies-Osterkamp u. Salm (1985, S 171) geben zu bedenken, daß die in einer bestimmten Situation eingesetzten Bewältigungsstile eines Patienten meist seinen habituellen Möglichkeiten entsprechen und daß mit einer Modifikation seines Bewältigungsstiles dann möglicherweise die Schwächung seiner gesamten Anpassungsmöglichkeit verbunden sein kann. Grundsätzlich sei immer zu erwägen, ob ein Bewältigungsstil, der prognostisch ungünstig ist, nicht dennoch deswegen zu stützen sei, weil er zur Bewältigung der präoperativen Phase unerläßlich sei. Für diesen Fall müßten dann postoperative Interventionsstrategien entwickelt werden.

Davies-Osterkamp (1985) kommt jedenfalls aufgrund eigener Untersuchungen und ihrer Literaturübersicht zu dem Schluß, daß psychologische Routinetechniken zur Operationsvorbereitung wenig erfolgversprechend sind und die Suche danach nicht weiter führen wird.

Salm (1988, S. 156 f.) definiert für eine psychologische Operationsvorbereitung 2 Zielrichtungen:

Einerseits eine streßreduzierende, im Hinblick auf bessere psychophysische Narkose- und Operationsbedingungen stützende und andererseits eine die postoperative Zeit (Intensivstation) informativ vorbereitende. Letztere soll der Herausbildung angemessener Erwartungen und damit einer postoperativen Belastungsreduktion dienen und durch postoperative Betreuung aufgefrischt und weitergeführt werden.

Forschung und praktische Erfahrung aus der langfristigen Begleitung herzchirurgischer Patienten haben zu Erkenntnissen geführt, die für die psychotherapeutische Arbeit hilfreich sind:

– Standardisierte Techniken sind unzureichend; der Individualität der Patienten muß breiter Raum gegeben werden (vgl. auch Davies-Osterkamp 1985).

– Die Beschränkung psychotherapeutischer Hilfe auf einen bestimmten Zeitraum, z. B. auf die Zeit vor der Operation, ist nicht sinnvoll. Aufgrund der geschilderten Ergebnisse der Copingforschung und seitdem Verlaufsforschungen ergeben haben, daß es zwar bestimmte ausgeprägte Krisenzeiten gibt (z. B. vor der Operation, kurz danach, bei der Entlassung aus dem Krankenhaus und ca. 1 Jahr später), daß sich aber keine Systematik dafür ergeben hat, wann welcher Patient im Verlauf der Krankheit psychologische Hilfe braucht, erscheint eine generelle potentielle Verfügbarkeit kontinuierlicher psychologischer Hilfe indiziert (Meffert 1985, 1980; Davies-Osterkamp 1985; Salm 1988). Was Davies-Osterkamp (1985, S. 223) als Aufgabe des Psychologen für eine verbesserte Operationsvorbereitung beschreibt, "nämlich über die Einzelarbeit hinaus die Stationsroutine, Aspekte der Beziehungen des therapeutischen Teams untereinander und zu den Patienten unter psychologischen Gesichtspunkten zu betrachten und die hieraus resultierenden Kenntnisse den Beteiligten zu vermitteln und auf dieser Ebene verändernd einzugreifen", ist in Anbetracht der heutigen Krankenhausrealität, in der sich Tagesablauf und Maßnahmen an der Krankenhausroutine und nicht an den psychischen Bedürfnissen des Patienten orientieren, auf die gesamte Zeitspanne des Krankenhausaufenthaltes zu erweitern.

– Erfolgreiche psychologische Arbeit kann nur in enger Kooperation mit den wichtigsten Partnern des Patienten wie Ärzten, Pflegepersonal und Familienangehörigen erfolgen. Der psychotherapeutische Wert von unterstützender Hilfe durch Angehörige, sowohl für die Bewältigung von Krisenzeiten während des stationären Verlaufs auch für eine erfolgreiche Rehabilitation konnte in mehreren Untersuchungen nachgewiesen werden. Nach Huse-Kleinstoll et al. (1984) gehörte die Unterstützung durch Partner zu den wichtigsten Faktoren für die Bewältigung der Intensivbehandlung; nach Boll (1986) sind eine mangelnde positive Resonanz in sozialen Beziehungen, d. h. das Fehlen eines stabilen und stützenden familiären Hintergrundes, wesentliche Kennzeichen der langfristig nicht erfolgreichen Patienten und schon präoperativ identifizierbare Risikofaktoren (vgl. auch Speidel et al. 1985).

Entsprechend solcher Kenntnisse empfehlen fast alle, die sich forschend und/oder praktizierend mit herzchirurgischen Patienten beschäftigen, perioperativ integrative Psychotherapieangebote. Diese bestehen aus konkreter Einzelfallhilfe (die natürlich zwischen den Therapieschulen divergiert), supportiver Hilfe, insbesondere zu den Krisenzeitpunkten (z. B. Notfallpsychotherapie nach Freyberger 1980), der Einbeziehung von Familienangehörigen (z. B. Halhuber 1985) und der konkreten Unterstützung durch soziale Dienste, z. B. bei finanziellen Problemen, Berufs- und Berentungsfragen (z. B. Boll 1986).

Auch verhaltenstherapeutische und psychoanalytische Gruppenpsychotherapien während der Rekonvaleszenzzeit haben sich bewährt (z. B. Rombouts u. Kraaimaat 1985; Ohlmeier 1985). Meffert (1985, 1988) plädiert für eine feste psychotherapeutisch erfahrene Bezugsperson, die perioperativ und langfristig stationär sowie ambulant psychotherapeutische Einzelbetreuung und – in Absprache mit dem Patienten – die Einbeziehung wesentlicher Bezugspersonen und wichtiger sozialer Hilfe integrieren oder zumindest als Kontaktperson koordinieren und delegieren kann.

Diskussion: Das Dilemma von Forschung und Praxis

Die technische Entwicklung und der Ausbau der Herzchirurgie in der BRD gehen mit großen Schritten voran. Innerhalb von 10 Jahren (1978-1988) ist die Anzahl der herzchirurgischen Zentren (in der alten BRD) von 21 auf 35 und die Zahl der Herzoperationen mit extrakorporaler Zirkulation von 8365 um mehr als das 3fache auf 30659 (Kalmar 1989) gestiegen. Im internationalen Vergleich wird, jeweils in

Relation zur Gesamtbevölkerung, z. B. in Holland fast die doppelte Anzahl, in den USA mehr als die 3fache Anzahl von Patienten operiert. In der BRD wird für die kommenden Jahre mit erheblichen Steigerungsraten gerechnet.[1]

Bezogen auf das Problem psychologisch behandlungsbedürftiger Patienten ergibt sich daraus: Bei ca. 20% psychotherapiebedürftiger Patienten, die ihre Krankheit langfristig nicht bewältigen, resultiert (abzüglich ca. 5% Kinder, die auch weniger psychopathologische Störungen zeigen) eine Zahl von ca. 5800 Patienten. Legt man die Zahlen von Götze (1980) zugrunde, der belegt, daß insgesamt 2/3 aller Patienten irgendwann im Verlauf von Herzkrankheit und Operation behandlungsbedürftige psychische Störungen bieten, ergibt sich daraus derzeit eine jährliche Anzahl von fast 20000 Patienten, die kurz- oder langfristig stationär oder ambulant psychologischer Hilfe bedürfen. Diese Zahlen werden in den nächsten Jahren mit zunehmender Anzahl von Herzoperationen entsprechend erheblich ansteigen.

Demgegenüber stehen zur institutionalisierten Mitarbeit im therapeutischen Team der Akutklinik, wie sie z. B. von Freyberger (1975), Speidel et al. (1981) und Jordan et al. (1983) gefordert wird, derzeit unseres Wissens nur 2 Mitarbeiter in herzchirurgischen Einheiten (Universitätsklinik Hamburg und Deutsches Herzzentrum Berlin) zur Verfügung; die anderen Zentren behelfen sich, wenn überhaupt, mit Liaison- oder nur Konsiliardiensten. Den größten Anteil an relativ kurzfristiger psychologischer Hilfe bieten derzeit die Rehabilitationskliniken.

Dieser Kontrast zeigt, wie wenig Beachtung die psychische Problematik der Patienten derzeit noch unter Herzchirurgen findet oder auch, wie wenig erfolgreich sich Psychologen, Psychiater und psychosomatisch orientierte Ärzte bislang Beachtung in den herzchirurgischen Zentren verschafft haben. Es zeigt darüber hinaus, wie weit die Möglichkeiten der Umsetzung der gewonnenen Erkenntnisse in die klinische Praxis in der BRD noch von der Realität entfernt sind.

Dabei ist natürlich nicht zu übersehen, daß die klinische Integration von Psychologen zur psychotherapeutischen (Mit)behandlung wegen des zunehmenden Konkurrenzdruckes zwischen Ärzten und Psychologen in diesem Bereich auch ein Politikum ist, das ihre Institutionalisierung erschwert (vgl. Meffert 1984). Vermutlich verleitet auch der sich immer mehr verkürzende Aufenthalt der Patienten in der Akutklinik zu der Annahme, daß fachpsychologische Interventionen in dieser kurzen perioperativen Phase entbehrlich seien, insbesondere, weil Chirurgen i. allg. mit den langfristigen psychologischen Folgeproblemen auch nicht konfrontiert werden. Ihre Integration wird jedoch auch erschwert durch einen problematischen Wissenschafts- und Qualitätsanspruch, mit dem die medizinpsychologische Forschung sich selbst den Weg in die klinische Praxis zu verstellen droht.

Auf dem Hintergrund der berichteten Forschungsergebnisse und des Kontrastes von dringlicher Notwendigkeit für und realem Mangel an institutionalisierter psychologischer Hilfe für herzchirurgische Patienten (und Klinikmitarbeiter) sollen die kritischen Überlegungen zu medizinpsychologischen Ansprüchen an die For-

---

[1] Mündliche Mitteilung des Direktors der Abteilung für Thorax-, Herz- und Gefäßchirurgie des Hamburger Universitätskrankenhauses, Prof. Dr. Kalmar.

schung für Klinik und Praxis, die Meffert (1984) gegenüber den von Schmidt (1982) formulierten Forschungsvoraussetzungen für den Bereich der Vorbereitung auf belastende ärztliche Maßnahmen geäußert hat, wiederaufgenommen, spezifiziert und vertieft werden.

Schmidt hatte in seinem Beitrag die insgesamt positiven Ergebnisse zahlreicher Angstreduktionsmaßnahmen mit methodenkritischen Argumenten fast insgesamt in Frage gestellt, vor ihrer routinemäßigen Anwendung Validitätsprüfungen gefordert und für zukünftige Forschungen einen umfangreichen Anforderungskatalog aufgestellt. Dieser reichte von breit angelegten vergleichbaren Verlaufsanalysen belastender ärztlicher Maßnahmen ohne gezielte psychologische Vorbereitung über die Entwicklung einer Taxonomie der Stressoren unter objektiven und subjektiven Aspekten, umfassende psychologische Diagnostik, die gezielte Auswahl zahlreicher Maßnahmen zur Erfassung von Stressoren, die Ausschöpfung der Vielzahl der Möglichkeiten von Vorbereitungsmethoden und ihrer multidimensionalen Taxonomie bis zu ihrem differentiellen Einsatz hinsichtlich der Patientenpersönlichkeit und der ärztlichen Maßnahmen mit dem Ziel ihrer empirischen Erprobung anhand systematisch aufeinander aufbauender Untersuchungen zu den verschiedenen Komponenten.
    Die zentrale Kritik von Meffert betraf 2 Aspekte:
    1. Die Möglichkeit, daß die Interventionserfolge beziehungsspezifisch statt maßnahmenspezifisch sein können, wurde gar nicht in Betracht gezogen.
    2. Eine Forschung, die sich mit einem unerfüllbaren Anforderungskatalog selbst behindert, indem sie einem Forschungideal nacheifert, das für die praktisch-klinische Forschung aber nicht paßt, begibt sich zwangsläufig ihres Praxisbezugs und opfert im Endeffekt den Patienten einem unerfüllbaren klassisch-naturwissenschaftlichen Anspruch.

Diese "Köpenickiade" (Meffert) greift Schmidt (1988, S.149) wieder auf, indem er dies als "Infragestellen der psychologischen Forschung insgesamt" (miß)versteht. Mit dem Zuckmayer-Zitat "Erst der Mensch und dann die Menschenordnung" war aber weder der Verzicht auf "Regelwissen" und "Ordnungskriterien" (Schmidt 1988, S.149) gemeint noch in Frage gestellt, daß die Psychologie eine "nomothetische" (im Gegensatz zu "idiographisch") Wissenschaft (Schmidt 1988, S 150) sei. Gemeint war vielmehr die Notwendigkeit des Umdenkens zu einem wissenschaftlichen Ordnungssystem, das den Patienten nicht nur als Objekt der Forschung betrachtet, sondern ihn als *Subjekt* (v. Weizsäcker 1952[2]), d. h. als Partner, mit einbezieht. Außerdem muß es durch die Aufgabe klinikferner Forschungsrestriktionen der klinischen Realität und ihrem berechtigten Anspruch auf praktische psychologische Hilfe Rechnung tragen.
    Schmidt (1988) bleibt aber den klassischen Regeln verhaftet. Seine Forschungsstrategien enden folgerichtig genau an der Stelle, wo das eigentliche Forschungs-

---

[2] An dieser Stelle bittet der Autor dieser Zeilen um Nachsicht dafür, daß er in seinem Artikel (Meffert 1984, S 336) Formulierungen verwendet, die eines Plagiats verdächtig sein könnten. Tatsächlich sind dies Sätze, die ihm wegen ihrer besonderen Eindrücklichkeit im Gedächtnis sind, ohne allerdings eine exakte Quelle dafür angeben zu können. Wie sich inzwischen bei der Durchsicht alter Studienunterlagen herausstellte, handelt es sich um fast wörtliche Zitate aus der Mitschrift von Vorlesungen von Carl-Friedrich v. Weizsäcker aus dem Wintersemester 1968/69 an der Universität Hamburg über das Thema: "Kritik der Wissenschaften", in denen er sich zum Thema Medizin u. a. auf Gespräche mit seinem Onkel Victor v. Weizsäcker beruft.

und Therapieproblem mit herzchirurgischen Patienten beginnt, nämlich da, wo äußerst komplexe psychosomatische Probleme und sehr langfristige wechselvolle Verlaufsprozesse zu analysieren und (adaptive) Therapieverläufe zu evaluieren wären. Eine den Prinzipien der Objektivität und Kausalität verhaftete Denkweise bietet – auf lange Sicht (wenn überhaupt) – aber keine methodisch unangreifbare Lösung dieser – aktuellen – Problemstellung, sondern derzeit nur Problemschilderungen. Wer als Forscher dieses Wissenschaftsideal vertritt und sich dennoch entschließt, praktisch medizinpsychologisch zu arbeiten, wird dies etwa in der psychophysiologischen Labordiagnostik oder bei der ausschnittsweisen Analyse klarer Symptome anhand nur weniger Kriterien tun können; sobald er sich aber komplexen diagnostischen und therapeutischen Problemen, wie sie in der Herzchirurgie bestehen, zuwendet, gelangt er notwendigerweise an einen Punkt, der ihn zur Aufgabe entweder seines Forschungsideals oder der Patientenversorgung zwingt.

Florin (1985) beschreibt detailliert die Probleme der Identifizierung erfolgreicher Krankheitsbewältigungsformen auch einheitlich benannter Krankheitsbilder und schließt aus der enormen Komplexität der Aufgabe, daß ihre Realisierbarkeit in Frage gestellt werden muß.

In der Herzchirurgie scheitert bislang die Erforschung von Bewältigungsstilen schon in der präoperativen Phase; nicht an einer hinreichend differenzierten Beschreibung präoperativer psychischer Adaptationsprozesse, sondern an den Fragen, wie erfolgreich diese verschiedenen Bewältigungsformen in der gegebenen Situation sind und ob ein für die Operationsbewältigung möglicherweise günstiger Bewältigungsstil auch für die langfristige Bewältigung der Krankheit günstig sei (und umgekehrt) (Davies-Osterkamp 1985; Salm 1988; Jordan u. Kocher 1988). Die Forderung, "für verschiedene Stadien des Krankenhausaufenthaltes getrennt die spezifischen Belastungen, Bewältigungsziele und Möglichkeiten zu analysieren und die beobachteten Bewältigungsprozesse hinsichtlich ihrer Effektivität an diesen Zielen zu messen" (Salm 1988, S. 153), – auch dies wäre ja nur die Betrachtung eines kurzfristigen Zeitraums – ist von der Realisierung weit entfernt, ganz zu schweigen von ihrer Übertragung auf die poststationäre langfristige Adaptation.

Auf die eine oder andere Weise, ob ausgehend von Gruppenuntersuchungen oder von der Aggregation von Einzelfällen (Schmidt 1988), die bislang noch nicht versucht wurde, aber fraglos an einer fehlenden Äquivalenz scheitern würde, vgl. die Zeitreihenanalyseuntersuchung an Koronarpatienten von Potreck-Rose 1985), endet dieser Forschungsweg bei komplexen psychosomatischen Krankheiten an unlösbaren Problemen.

Wohl unter dem Eindruck der enormen Forschungsproblematik und ihrer fraglichen Realisierbarkeit bei chronisch kranken Patienten schlagen Meyerowitz et al. (1983 zit. nach Florin 1985) und Turk u. Speers (1983) vor, "zunächst zur Hypothesengenerierung Untersuchungen an solchen Patienten durchzuführen, die bestimmte Formen der Krankheit mit ihren Komplikationen besonders gut gemeistert haben" (Florin 1985, S.134)

Und genau damit kehrt der medizinpsychologische Forscher dem Problempatienten den Rücken zu und zieht sich aus der Klinik zurück.

Damit aber wird er für alle Beteiligten zur Enttäuschung: für den Patienten, der praktische Hilfe braucht, für den Therapeuten, der sich dem Vorwurf unwissenschaftlichen Handels nicht aussetzen mag und darf, und für den praktizierenden Arzt wie den Herzchirurgen, der – wenn er denn einer Kooperation aufgeschlossen gegenübersteht – zu Recht die Hilfe der Medizinpsychologen erwarten kann.

Zielke u. Mark (1989, S. 113) analysieren aus der Praxis der angewandten Verhaltensmedizin heraus den "Zwiespalt zwischen Grundlagenstudien und Anwendungswissenschaft" und kritisieren, "daß die klinisch-psychologischen und auch die medizinpsychologischen Hochschuleinrichtungen selbst, im Gegensatz zu den medizinischen Lehrstühlen, keinen verbindlichen Versorgungsauftrag wahrnehmen müssen, können und dürfen" und sich deshalb weder "genötigt" sehen, "sich mit handlungsbezogenen Fragestellungen zu beschäftigen" noch "den Umsetzungsprozeß des Hochschulwissens zum Gegenstand ihrer Bemühungen zu machen". Dies mag überzogen formuliert sein; Realität ist jedoch auch, daß die praktische und ethische Unerfüllbarkeit der Forderungen universitärer Gutachter an Forschungsmethodik, -kriterien und -designs zur Ablehnung praxisrelevanter Forschung oder zu Anpassung der Klinik an die Theorie, d. h. einer "Bereinigung" der klinischen Experimentalgruppen mit der Konsequenz eingeschränkter Praxisrelevanz führt (Zielke u. Mark 1989). Eigene Erfahrungen in der medizinpsychologischen Forschung zur Herzchirurgie allgemein und speziell zur Psychotherapieforschung für herzchirurgische Patienten bestätigen dieses.

Praktizierte Medizin wie medizinische Psychologie und entsprechend die psychosomatische Medizin sind Anwendungs- und Erfahrungswissenschaften auf der Basis von Grundlagenforschung. Niemand käme heute wohl ernsthaft auf die Idee, die Praxis der Herzchirurgie deshalb prinzipiell in Frage zu stellen und wieder ins Labor zurückzuverlagern, weil manche ihrer physiologischen und biochemischen Grundlagen noch nicht voll ständig durchschaut sind. Ebenso wenig sollte die Psychotherapie von herzchirurgischen Patienten in Frage gestellt werden, obwohl manche Fragen zur spezifischen Wirkungsweise der etablierten Psychotherapieformen noch ungeklärt sind. Die jeweilige Grundlagenforschung wird parallel fortgeführt und niemals ein Ende haben, da sich aus allen gelösten Fragen neue ergeben.

Die Ergebnisse der medizinpsychologischen Forschung müssen sich in der Praxis bewähren, aber es ergibt keinen Sinn, die Praxis der Theorie anpassen zu wollen. Bezüglich der Operationsvorbereitungsmaßnahmen stellt Davies-Osterkamp (1985) z. B. fest, daß die Befunde der Laborstreßforschung sich nicht ohne Einschränkung auf natürliche Streßsituationen übertragen lassen. Genauso verhält es sich mit der isolierten Forschung zu psychologischen Folgen chirurgischer Eingriffe ohne Berücksichtigung der Lebenszusammenhänge des Patienten und des gesamten Krankheitsgeschehens (vgl. Salm 1988). Ohne die Aufgabe bisheriger Forschungsrestriktionen ist aber mit Davies-Osterkamp (1985, S. 223) zu befürchten, daß die psychologische Praxis "sich einseitig auf die Modifikation von

Patientenmerkmalen in der Arzt-Patienten-Beziehung beschränken und eine weitere hochspezialisierte psychologische Technik anderen Heil- und Pflegemaßnahmen unintegriert zur Seite stellen" wird.

Zur Überwindung dieses Dualismus in der Medizin stellen v. Uexküll u. Wesiak (1986) ein im Sinne von V. v. Weizsäckers ganzheitliches theoretisches "bio-psycho-soziales Modell" der Mensch-(Patient-)Umwelt-Beziehung vor, in dem sich physische, psychische und soziale Komponenten gegenseitig bedingen und auf diese Weise reduzierende Kausalvorstellungen durch realitätsgerechtere interaktive (zirkuläre) Prozesse ersetzt werden. Innerhalb dieses theoretischen, systemorientierten Bezugrahmens haben sowohl die Erkenntnisse der unterschiedlichen medizinischen Spezialdisziplinen ihren Platz wie auch Erkenntnisse der Psychodynamik und Lernprozesse, die ein integraler Bestandteil dieses Systems sind (vgl. Schonecke 1986). Die in diesem Beitrag dargestellten medizinpsychologischen Forschungsergebnisse zu den Problemen herzchirurgischer Patienten sind also durchaus wertvolle Mosaiksteine innerhalb dieses Systems. Ohne ihre Einbindung in ein solches Bezugssystem wird die Aneinanderreihung solcher Mosaiksteine jedoch nicht zu einem im oben genannten Sinne ganzheitlichen Verstehen führen.

Die Übersetzung dieses Modells in die klinische Praxis, insbesondere die implizierte Aufhebung der Trennung zwischen Diagnostik und Therapie und die Notwendigkeit des ständigen Dialogs, ist schwer (vgl. Meffert 1985), aber leichter vorstellbar als seine "forschungsmethodische" Fundierung. Wo aber "klassische" Forschungswege erkennbar an Grenzen stoßen und der medizinpsychologischen Praxis kaum noch neue Impulse zu geben vermögen, müssen neue versucht werden. Die Forschungsperspektiven und die Problematik der hierfür erforderlichen Untersuchungsansätze haben Klapp u. Dahme (1988) für die weitere Beforschung der koronaren Herzkrankheit, von der ja auch die meisten herzchirurgischen Patienten (Bypassoperationen) betroffen sind, schon ausführlich dargestellt. Die Notwendigkeit der Konkretisierung zunächst illusionär erscheinender Praxis- und Forschungswege besteht also auch für die psychologischen Probleme herzchirurgischer Patienten.

Literatur

Angst J, Battegay R, Bente D et al. (1969) Das Dokumentations-System der Arbeitsgemeinschaft für Methodik und Dokumentation in der Psychiatrie (AMP) Arzneimittelforsch 19:399-405

Becker R, Katz J, Polonius MJ, Speidel H (eds)(1982) Psychopathological and neurological dysfunctions following open-heart surgery. Springer, Berlin Heidelberg New York

Blacher RS (1983) Death, resurrection and rebirth: observations in cardiac surgery. Psychoanal Q 52:56-72

Blachly PH, Blachly BJ (1968) Vocational and emotional status of 236 patients after heart surgery. Circulation 38:524-532

Boll A (1986) Längerfristige psychische Anpassung Herzoperierter. Phil. Dissertation, Universität Hamburg

Brown JS, Rawlinson M (1975) Relinquishing the sick role following open-heart surgery. J Health Social Behav 16:12-27

Brown JS, Rawlinson M (1979) Psychosocial status of patients randomly assigned to medical or surgical therapy for chronic stable angina. Am J Cardiol 44:546-554

Dahme B, Götze P (1982) Brief psychiatric inventory for assessment of psychopathological disorders after open heart surgery. In: Becker R, Katz J, Polonius MJ, Speidel H (eds) Psychopathological and neurological dysfunctions following open-heart surgery. Springer, Berlin Heidelberg New York, pp 77-83

Dahme G, Dahme B, Kornemann J, Vollers A, Huse-Kleinstoll G (1980) Fulfilment of patients expectations concerning outcome of open-heart surgery. In: Speidel H, Rodewald G (eds) Psychic and neurological dysfunctions after open-heart surgery. Thieme, Stuttgart New York, pp 228-236

Davies-Osterkamp S (1985) Psychologische Vorbereitung chirurgischer Patienten. In: Basler HD, Florin I (Hrsg) Klinische Psychologie und körperliche Krankheit. Kohlhammer, Stuttgart Berlin Köln Mainz, S 216-224

Davies-Osterkamp S, Salm A (1980) Ansätze zur Erfassung psychischer Adaptionsprozesse in medizinischen Belastungssituationen. Med Psychol 6:66-80

Davies-Osterkamp S, Salm A (1985) Psychische Bewältigungsprozesse in kardiologischen Belastungssituationen. In: Langosch W (Hrsg) Psychische Bewältigung der chronischen Herzerkrankung. Springer, Berlin Heidelberg New York Tokyo, S 170-176

Davies-Osterkamp S, Möhlen K, Lademann HR, Scheld H (1980) Postoperative reactins in open-heart surgery patients. In: Speidel H, Rodewald G (eds) Psychic and neurological dysfunctions after open-heart surgery. Thieme, Stuttgart New York, pp 126-145

Florin I (1985) Bewältigungsverhalten und Krankheit. In: Basler HD, Florin I (Hrsg) Klinische Psychologie und körperliche Krankheit. Kohlhammer, Stuttgart, S 216-224

Folkman S, Lazarus RS (1980) If it changes it must be a process: a study of emotion and coping during three stages of college examination. J Pers Soc Psychol 48:150-170

Fox AM, Rizzo ND, Gifford S (1954) Psychological observations of patients undergoing mitral surgery. Am Heart J 48:645-670

Freyberger H (1975) Psychosomatik. In: Lawin P (Hrsg) Praxis der Intensivbehandlung. Thieme, Stuttgart, S 3-15

Freyberger H (1980) Psychotherapeutic strategies in patients treated in intensive care units. In: Speidel H, Rodewald G (eds) Psychic and neurological dysfuntions after open-heart surgery. Thieme, Stuttgart New York, pp 200-204

Götze P (1980) Psychopathologie der Herzoperierten. Enke, Stuttgart

Götze P, Dahme B, Wessel M (1985) Die Hamburger Schätzskala für psychische Störungen nach Herzoperationen (HRPD). Eur Arch Psychiatr Neurol Sci 234:308-318

Halhuber MJ (1985) Die Situation des Koronarkranken nach dem Herzinfarkt: Psychosoziale Aspekte und ihre Auswirkung auf die Rehabilitationspraxis. In: Langosch W (Hrsg) Psychische Bewältigung der chronischen Herzerkrankung. Springer, Berlin Heidelberg New York Tokyo, S 123-129

Heller SS, Frank KA, Kornfeld DS, Wilson SN, Malm JR, Bowmann FU Jr (1974) Psychological outcome following open-heart surgery. Arch Int med 134:908-914

Huse-Kleinstoll G, Boll A, Dahme B, Götze P, Meffert HJ, Priebe K, Speidel H (1984) Die psychische Belastung kardiochirurgischer Intensivpatienten. In: Tewes U (Hrsg) Angewandte Medizinpsychologie. Klotz, Frankfurt am Main, S 191-199

Janis IL (1958) Psychological stress: Psychoanalytic and behavioral studies of surgical patients. Wiley, New York

Jordan J, Overbeck G, Joos W (1983) Psychische Bewältigungsmechanismen bei offenen Herzoperationen in Abhängigkeit von der Persönlichkeitsstruktur des Patienten. Psychosom Med 29:380-403

Jordan J, Kocher K (1988) Zum Erleben der transluminalen Koronarangioplastie. In: Klapp BF, Dahme B (Hrsg) Psychosoziale Kardiologie. Springer, Berlin Heidelberg New York Tokyo (Jahrbuch der medizinischen Psychologie, Bd 1, S 173-184)

Kalmar P (1989) Cardiac surgery in the Federal Republic of Germany during 1988. Thorac Cardiovasc Surg 37:193-195

Kimball CP (1969) A predictive study of adjustment to cardiac surgery. J Thorac Cardiovasc Surg 88:891-896

Kimball CP (1976) The experience of cardiac surgery and cardiac transplant. In: Howells JG (ed) Modern perspectives in the psychiatric expects of surgery. Brunner & Mazel, New York, pp 243-266

Klapp BF, Dahme B (1988) Die koronare Herzkrankheit – ein ganzheitlicher Prozeß und die notwendige ganzheitliche Betrachtung dieser Krankheit. In: Klapp BF, Dahme B (Hrsg) Psychosoziale Kardiologie. Springer, Berlin Heidelberg New York Tokyo (Jahrbuch der medizinischen Psychologie, Bd 1, S 3-19)

Kübler-Ross E (1977) Interviews mit Sterbenden. Kreuz, Stuttgart

Lempp F (1983) Klinische Spätergebnisse nach Herzoperationen und ihre Bedeutung für die psychosoziale Rehabilitation. Med. Dissertation, Universität Hamburg

Lützenkirchen NJ, Lamprecht K, Walter J, Dietz A (1980) The sociomedical situation and personality after heart surgery. In: Speidel H, Rodewald G (eds) Psychic and neurological dysfunctions after open-heart surgery. Thieme, Stuttgart New York, pp 188-192

Meffert HJ (1984) Angstreduktion bei chirurgischen Patienten: Kritische Überlegungen und Fallbeispiele zur medizinisch-psychologischen Forschung für Klinik und Praxis. In: Tewes U (Hrsg) Angewandte Medizinpsychologie. Klotz, Frankfurt am Main S 360-367

Meffert HJ (1985) Psychosomatische Aspekte im Zusammenhang mit einer Herzopertion. In: Langosch W (Hrsg) Psychische Bewältigung der chronischen Herzerkrankung. Springer, Berlin Heidelberg New York Tokyo, S 184-192

Meffert HJ (1988) Patientenzentrierte psychologische Arbeit in der Herzchirurgie. In: GWG (Hrsg) Orientierung an der Person, Bd 1., GwG-Verlag, Köln, S 91-94

Meffert HJ, Boll A, Dahme B et al. (1983) Der relative Anteil somatischer und psychischer Befunde an der Vorhersage psychopathologischer Auffälligkeiten nach Herzoperationen. In: Studt HH (Hrsg) Psychosomatik in Forschung und Praxis, Urban & Schwarzenberg, München Wien Baltimore, S 505-520

Meffert HJ, Boll A, Huse-Kleinstoll G, Lempp F, Rodewald G, Speidel H (1985) Benefits and psychological problems of aorto-coronary bypass and valve replacement surgery. In: Walter PJ (ed) Return to work after coronary bypass surgery. Springer, Berlin Heidelberg New York Tokyo, pp 219-221

Meyendorf R (1980) Psychopathology in heart disease aside from cardiac surgery. A historical perspective of cardiac psychosis. In: Speidel H, Rodewald G (eds) Psychic and neurological dysfunctions after open-heart surgery. Thieme, Stuttgart New York, pp 14-18

Möhlen K, Davies-Osterkamp S, Müller H, Scheld H, Siefen G (1982) Relationship between preoperative coping styles, immediate postoperative reactions and some aspects of the psychosocial situation of open-heart surgery patients one year after the operation. In: Becker R, Katz J, Polonius MJ, Speidel H (eds) Psychopathological and neurological dysfunctions following open-heart surgery. Springer, Berlin Heidelberg New York Tokyo, pp 232-237

Nasse F (1818) Von der psychischen Beziehung des Herzens. Z Psychische Ärzte 1:49-116

Ohlmeier D (1985) Zur psychoanalytischen Gruppentherapie und Persönlichkeitsstruktur von Herzinfarktkranken. In: Langosch W (Hrsg) Psychische Bewältigung der chronischen Herzerkrankung. Springer, Berlin Heidelberg New York Tokyo, S 340-354

Potreck-Rose F (1985) Genesungsverläufe chronisch Herzkranker nach Klinikentlassung. Ergebnis einer Zeitreihenstudie. In Langosch W (Hrsg) Psychische Bewältigung der chronischen Herzerkrankung. Springer, Berlin Heidelberg New York Tokyo, S 221-230

Rodewald G, Meffert HJ, Emskötter T et al. (1988) Head and heart – neurological and psychological reactions to open-heart surgery. Thorac Cardiovasc Surg 36:254-261

Rombouts R, Kraaimaat F (1985) Verhaltenstherapeutische Gruppenbehandlung herzoperierter Patienten und ihrer Partnerinnen. In: Langosch W (Hrsg) Psychische Bewältigung der chronischen Herzerkrankung. Springer, Berlin Heidelberg New York, Tokyo S 327-344

Roos JK, Diwell AE, Marsh J, Monro JL, Barker DJP (1978) Wessex cardiac surgery follow-up survey: the quality of life after operation. Thorax 33:3-9

Salm A (1988) Psychische Adaptionsprozesse bei Operationspatienten – Untersuchungsansätze und Modellvorstellungen. In: Klapp BF, Dahme B (Hrsg) Psychosoziale Kardiologie. Springer, Berlin Heidelberg New York Tokyo (Jahrbuch der medizinischen Psychologie, Bd 1, S 147-160)

Schmidt LR (1982) Psychologische Vorbereitung auf belastende medizinische Maßnahmen, die bei Bewußtsein erfolgen. In: Beckmann D, Davies-Osterkamp S, Scheer JW (Hrsg) Medizinische Psychologie. Springer, Berlin Heidelberg New York, S 201-235

Schmidt LR (1988) Aspekte zum Einzelfall in der klinischen Psychologie. In: Bochnik HJ, Gärtner-Huth C, Richtberg W (Hrsg) Der einzelne Fall und die Regel. Medizin als Heilkunde und Heilkunst. Ärzteverlag, Köln, S 149-173

Schonecke OW (1986) Lernpsychologische Grundlagen für die psychosomatische Medizin. In: Uexküll T von (Hrsg) Psychosomatische Medizin. Urban & Schwarzenberg, München Wien Baltimore, S 81-102

Smith LW, Dimsdale JE (1989) Postcardiotomy delirium: conclusion after 25 years? Am J Psychiatry 146/4:452-458

Speidel H, Rodewald G (eds) (1980) Psychic and neurological dysfunctions after open-heart surgery. Thieme, Stuttgart New York

Speidel H et al. (1981) Analyse von Bedingungsfaktoren der postoperativen psychopathologischen und neurologischen Auffälligkeiten bei Herzoperierten mit extrakorporaler Zirkulation. (Bericht an die Deutsche Forschungsgemeinschaft)

Speidel H, Boll A, Dahme B, Götze P, Huse-Kleinstoll G, Meffert HJ, Prüssmann K (1985) Psychosozialer und medizinischer Status 3-5 Jahre nach einer Herzoperation. In: Langosch W (Hrsg) Psychische Bewältigung der chronischen Herzerkrankung. Springer, Berlin Heidelberg New York Tokyo, S 268-282

Turk DC, Speers MA (1983) Diabetes mellitus: a cognitive functional analysis of stress. In: Burish TG, Bradly A (eds) Coping with chronic disease. Academic Press, New York

Uexküll T von, Wesiack W (1986) Wissenschaftstheorie und psychosomatische Medizin, ein bio-psycho-soziales Modell. In: Uexküll T von (Hrsg) Psychosomatische Medizin. Urban & Schwarzenberg, München Wien Baltimore, S 1-30

Walter PJ (ed) (1985) Return to work after coronary artery bypass surgery – psychological and economic aspects. Springer, Berlin Heidelberg New York Tokyo

Weizsäcker V von (1952) Über psychosomatische Medizin. (Gesammelte Schriften, 1986, Bd 4, S 517-521). Suhrkamp Frankfurt am Main

Willner AE, Rodewald G (eds)(1990) Proceeding of the 3rd International Symposium "The impact of cardiac surgery on the quality of life". Plenum, New York

Woidera R, Salm A (1988) Bedingungen psychischen Befindens nach Operationen am offenen Herzen. In: Klapp BW, Dahme B (Hrsg) Psychosoziale Kardiologie. Springer, Berlin Heidelberg New York Tokyo (Jahrbuch der medizinischen Psychologie, Bd 1, S 185-204)
Zielke M, Mark N (1989) Besondere Aspekte von Klinik und Forschung in der angewandten Verhaltensmedizin. Prax Klin. Verhaltensmed Rehab 2/6:112-121

Zum Ergebnis

Dieser interessant zu lesende Beitrag erfüllt mindestens zwei auf Anhieb recht verschiedene Funktionen. Er verdeutlicht einerseits die komplizierte Situation von herzoperierten Patientinnen und Patienten und die unterschiedlichen Interventionsansätze, andererseits zeigt er einige der Schwierigkeiten, die die empirische medizinpsychologische Forschung hinsichtlich ihrer Praxisrelevanz aufweist. Beide Bereiche sind in der Person des Autors, der seit vielen Jahren im Universitätsklinikum Eppendorf mit herzoperierten Patienten arbeitet, vereinigt und können deshalb von ihm auf originelle Weise akzentuiert werden.

Eine derart schwerwiegende Lebenssituation, wie sie mit einer Herzoperation verbunden ist, führt – zumindest bei den vielen Tausenden von Patienten, die psychologischer Hilfe bedürfen – fast zwangsläufig zu komplexen prozessualen Betrachtungen und zur Einbeziehung des gesamten familiären Systems in die Analyse. Damit ist die Zentrierung auf den Einzelfall in einem komplexen sozialen und medizinischen Feld eine fast zwangsläufige Folge. Die in der Praxis tätigen Psychologinnen und Psychologen sehen bei vielen Forschungsergebnissen keine hinreichende Praxisrelevanz und haben zumindest große Schwierigkeiten mit deren Übertragbarkeit. Der Autor des Beitrags bezweifelt sogar grundsätzlich die Nützlichkeit der meisten positivistischen psychologischen Forschungsansätze, die er als praxisfern und/oder mit den Anforderungen an die Praxis unvereinbar einstuft. Damit wird eine Diskussion fortgesetzt, die in der medizinischen Psychologie einen ganz besonderen Stellenwert haben sollte.

Die Redaktion

Zur psychischen Verarbeitung einer perkutanen transluminalen Koronarangioplastie (PTCA) unmittelbar vor und nach dem Eingriff

J. Jordan

Zusammenfassung

Ziel der Studie war die Untersuchung der psychischen Verarbeitung der PTCA. Es sollten alle im Zeitraum eines Jahres in der Universitätsklinik Frankfurt koronardilatierten Patient(inn)en (n = 267) erfaßt werden. Die PTCA wird in der genannten Kardiologie in der Regel ohne Gabe von Beruhigungsmitteln durchgeführt.

In der vorliegenden Arbeit werden Ergebnisse der Befragung 24 h vor und nach dem Eingriff berichtet. An der Untersuchung vor der PTCA beteiligten sich 115 Patient(inn)en [45 %: 98 Männer (43 %), 17 Frauen (59 %)]. Am Tag nach dem Eingriff waren 31 Patient(inn)en weniger zur Untersuchung bereit: n = 84 (33 %): 70 Männer (30 %), 14 Frauen (48 %).

Die Untersuchung wurde mittels verschiedener Fragebogen und unstrukturierter Interviews durchgeführt, es werden die wichtigsten Ergebnisse deskriptiver sowie bi- und multivariater Verfahren berichtet.

Die größte Gruppe der erfaßten Patient(inn)en zeigte ein niedriges Angstniveau, wenig Nervosität und Sorgen und ist rational und optimistisch eingestellt. Die Beziehung zu den dilatierenden Ärzten bzw. am Tag vorher, die Vorstellung von dieser sowie das Vertrauen in sie sind trotz relativ geringer sprachlicher Kommunikation und wechselseitiger Fremdheit ein dominierendes Element in der psychischen Verarbeitung. Nur etwa 20-25 % der erfaßten Patient(inn)en zeigen größere Angstgefühle, Nervosität und depressive Stimmungen. Einige wichtige Unterschiede, aber auch prinzipielle Ähnlichkeiten ergeben sich im Vergleich zwischen Männern und Frauen. Am Ende der Arbeit wird der Versuch unternommen, die gefundenen Ergebnisse auf dem Hintergrund klinischer Erfahrungen und psychoanalytischer Konzepte von Angstbewältigung zu diskutieren.

Summary

The study explores the psychic processing of PTCA procedures. We set out to assess all PTCA patients treated within 1 year at Frankfurt University Clinic. The cardiology department here generally does not use sedatives when performing PTCAs.

Here, we report on the assessment of patients 24 h before and after the procedure. A total of 115 patients (45%) participated in the pre-PTCA investigation (men=98=43%, women=17=59%). The day following the PTCA, 31 of these patients were no longer willing to participate, leaving a total of 84 (33%) (men=70=30%, women=14=48%).

We used a number of different questionnaires and unstructured interviews and report here on the most important results of descriptive as well as bi- and multivariate procedures.

The largest group of patients assessed show a low level of fear, little nervousness and worry and are rationally and optimistically oriented. In spite of little verbal communication and the fact that patients usually did not meet the PTCA physicians beforehand, trust in them emerges as a dominant element in psychic processing. Only 20%-25% of the patients assessed show higher levels of fear, nervousness and signs of depression. The comparison of men and women reveals some important differences as well as basic similarities. Finally, the attempt is made to discuss these findings in the light of clinical experience and psychoanalytic concepts of coping.

Einleitung

Die perkutane transluminare Koronarangioplastie (PTCA) ist neben dem medikamentösen und dem bypass-chirurgischen ein drittes Therapieverfahren bei koronarer Herzkrankheit. Mittels Ballonkatheter wird die stenosierte Stelle des Herzkranzgefäßes mehrfach geweitet (Kober et al. 1980). Dadurch wird häufig eine erhebliche Lumenerweiterung erreicht (Kaltenbach 1984; Kaltenbach et al. 1985). Der Eingriff kann in den meisten Fällen eine Bypassoperation vermeiden helfen und eine deutlich verbesserte Blutversorgung des Herzmuskels bewirken. Zur Durchführung der PTCA werden die Patient(inn)en stationär aufgenommen. Wesentliche Aspekte des Erlebens der stationären Behandlungsphase sowie der institutionellen Rahmenbedingungen der vorliegenden Studie wurden an anderer Stelle publiziert und sollen daher hier nicht erläutert werden (vgl. Jordan 1988; Jordan u. Kocher 1988).

In Ergänzung der genannten Publikationen aus dem Projekt wird im folgenden Beitrag über die Ergebnisse der mittels Fragebogen gewonnenen psychischen Verarbeitungsmechanismen unmittelbar vor und nach der PTCA berichtet.

In Anlehnung an die Ausführungen von Battegay (1989) sowie Steffens u. Kächele (1988) werden die wesentlichen Begriffe (psychische Verarbeitung, Abwehrprozesse, Bewältigungsprozesse) wie folgt definiert:

Psychische Verarbeitung sollte m. E. als Oberbegriff für alle Vorgänge verwendet werden. Solange man von Krankheits- oder Operationsverarbeitung spricht, sind damit sowohl Abwehr- als auch Bewältigungsprozesse, genauso Handlungen, kognitive Vorgänge, Wahrnehmungsphänomene und im Rahmen sozialer Beziehungen ablaufende Vorgänge gemeint.

Abwehrprozesse sind von innen ausgelöste Prozesse, die entsprechend psychoanalytischer Terminologie immer unbewußt sind.

Bewältigungsprozesse sind von außen ausgelöste Prozesse und umfassen alle intrapsychischen, interpersonellen und institutionellen Vorgänge im Zusammenhang mit der zu verarbeitenden Situation bzw. Bedrohung. Bewältigungsmechanismen können daher unbewußt sein, sie sind jedoch zu einem erheblichen Teil bewußtseinsfähig.

Forschungsstand

Bei Beginn der Studie (1983) lagen keine Publikationen zur psychischen Verarbeitung der PTCA vor, da die Methode noch nicht lange in den klinischen Alltag eingeführt war. Da die Koronarangiographie weitgehend ähnlich verläuft, konnte die Studie von Salm herangezogen werden (Salm 1980, 1982). Die von ihr verwendeten Erhebungsinstrumente wurden adaptiert und weitgehend für die vorliegende Studie übernommen. Heute (1990) ist der Forschungsstand kaum anders: Es gibt meines Wissens (entsprechend computergestützten Literaturrecherchen) lediglich in den USA eine Arbeitsgruppe in San Francisco, die psychologische Faktoren der PTCA systematisch untersucht (vgl. Murphy et al. 1989 sowie Shaw et al. 1986).

Andere Publikationen zur PTCA beschäftigen sich mit den Erfordernissen der kognitiven Aufklärung der Patient(inn)en und deren Effektivität (vgl. Shillinger 1983; Murphy et al. 1989), den psychischen Belastungen der Betroffenen (vgl. Bouman 1984; Goto 1986), der Anpassung an den familiären und beruflichen Alltag nach der PTCA (vgl. Raft et al. 1985; Cay u. Walker 1988) sowie mit der Effektivität von Rehabilitationsbemühungen (vgl. Fletcher 1986; Shaw 1985).

Die Ergebnisse aus San Francisco sollen wegen ihrer Bedeutung für die vorliegende Arbeit kurz dargestellt werden. Es wurden 97 Patient(inn)en (86 % Männer, Durchschnittsalter 57 Jahre) mit verschiedenen psychologischen Meßinstrumenten untersucht, die in einem definierten Zeitintervall (nahezu zeitgleich mit der vorliegenden Studie: Januar bis März 1984) zur Erst-PTCA in die Klinik kamen. Entsprechend einem Klassifizierungsvorschlag von Weinberger et al. (1979) wurden 4 Untergruppen gebildet, die je nach spezifischer Kombination von Copingstil (gemessen u. a. mit dem STAI, der Repressor-Sensitization-Skala von Weinberger et al. 1979) und Informationslevel (gemessen mit einem eigens von den Autor(inn)en entwickelten Fragebogen zur Informiertheit hinsichtlich der PTCA) zusammengesetzt waren. Die Autoren gehen davon aus, daß sog. Sensitizer gewöhnlich ein hohes, Repressors dagegen ein niedriges Informationslevel haben (vgl. Murphy et al. 1989). Dadurch ergeben sich jeweils 2 Kombinationen:

– *"Repressors match"* (Repressors mit erwartungsgemäß niedrigem Informationslevel),
– *"Repressors mismatch"* (Repressors mit einem – theoretisch gesehen – Mißverhältnis zwischen Copingstil und Informationslevel, also Repressors mit hohem Informationslevel),
– *"Sensitizers match"* (Sensitizers mit einem erwartungsgemäß hohen Informationslevel),
– *"Sensitizers mismatch"* (Sensitizers mit einem – unerwartet – niedrigen Informationslevel).

Diese Gruppen wurden gebildet, weil sich zeigte, daß diese Variablenkombination im Zusammenhang mit medizinischen Daten eine befriedigende Prädiktion des Komplikations- und Restenosierungsrisikos innerhalb von 6 Monaten erlaubt. Die Ergebnisse in Kürze:

1) Unterschiede im Angstniveau verursachen vermutlich ein verschiedenes Restenosierungsrisiko: Sensitizers haben eine höhere Inzidenz als Repressors und die sog. "low-anxious"-Gruppe (die zusätzlich zu den oben genannten Gruppen gebildet wurde).
2) Sensitizers mit einem Mißverhältnis zwischen Informationslevel und Copingstil (d. h. Sensitizers mit einem niedrigen Informationsniveau) haben ein signifikant höheres Risiko der Restenosierung, wenn ihr PTCA-Ergebnis nur mäßig befriedigend war als Sensitizers mit einem adäquaten (erwarteten) Verhältnis zwischen Copingstil und Informiertheit (hohes Informationsniveau).
3) Patient(inn)en, die nach Weinberger et al. als besonders wenig ängstlich eingeschätzt werden, hatten das niedrigste Risiko der Restenosierung, selbst bei mäßigem PTCA-Erfolg.
4) Die "Repressor-mismatch"-Gruppe zeigte innerhalb von 6 Monaten dann häufiger Komplikationen (Angina pectoris, Krankenhausaufenthalte etc.), wenn sie vor der PTCA keinen Infarkt hatte.
5) Es konnte gezeigt werden, daß die Effektivität eines Informationsprogramms zur Aufklärung der Patient(inn)en hinsichtlich ihrer Krankheit, der PTCA-Technik und den Lebensveränderungen nach dem Eingriff sehr vom Copingstil abhängig ist: Patient(inn)en mit repressivem Copingstil lernen deutlich weniger als andere Patient(inn)en. Die Unterschiede sind allerdings nach 6 bzw. 24 Monaten nicht mehr nachweisbar, so daß sich nach Meinung der Autor(inn)en die Notwendigkeit einer poststationären Wiederholung ergibt.

Die Resultate und die von den Autor(inn)en formulierten klinischen Interpretationen (die hier nicht näher ausgeführt werden können) belegen, daß nicht einzelne Variablen als Prädiktoren geeignet sind, sondern es eine komplizierte interaktive Beziehung zwischen medizinischen und psychologischen Variablen gibt. Es ist sehr wahrscheinlich, daß diese als Verlaufsprädiktoren angesehen werden können. Eine bessere methodische Absicherung dieser Ergebnisse – wie auch derjenigen der vorliegenden Arbeit – könnte durch eine größere Stichprobe sowie eine Kontrollgruppe erfolgen.

Untersuchungsgang und -methode, Stichprobenbeschreibung

Die nachfolgend referierten Ergebnisse sind Teil eines Projekts, in dessen Rahmen neben den psychischen Verarbeitungsmechanismen der PTCA auch die berufliche und familiäre Situation der Patient(inn)en (vgl. Giernat 1987; Pirlet 1985), die Paarbeziehung (vgl. Schwartz 1991), die psychische Bewältigung bei notfallmäßig operierten PTCA-Patient(inn)en (vgl. Kocher 1989) und katamnestische Daten (vgl. Täubel 1988 sowie Hauffe 1990) erhoben wurden. Außerdem wurden die dilatierenden Ärzte interviewt.

Im Untersuchungszeitraum (01.06.1984 bis 31.05.1985) wurden nach den uns zugänglichen Unterlagen der kardiologischen Abteilung der Universitätsklinik Frankfurt (Leiter Prof. Dr. Kaltenbach) 267 Patient(inn)en zur Erst-PTCA stationär aufgenommen (8 Akten waren nicht auffindbar, so daß keine medizinischen Daten vorliegen; in einem weiteren Fall konnte das Geschlecht nicht ermittelt werden). Die Bezugsgröße für die untersuchten Männer ist $n = 229$, für die Frauen $n = 29$, für die Gesamtgruppe $n = 258$.

Die Datenerhebung fand zu 4 Zeitpunkten statt:

T_1: unmittelbar nach der stationären Aufnahme. Es wurden erhoben: Sozialdaten, berufliche und familiäre Situation, Freizeitverhalten, Paarbeziehung. Hier beteiligten sich $n = 148$ Patient(inn)en, davon 128 Männer (56%) und 20 Frauen (69%).

T_2: 24 h vor dem Eingriff. Es wurden die in der vorliegenden Arbeit dargestellten Daten erhoben [Beteiligung $n = 115$ (45%), Männer $n = 98$ (43%), Frauen $n = 17$ (59%)].

T_3: 24 h nach dem Eingriff. Datenerhebung wie T_2. Beteiligung $n = 84$ (33%), Männer $n = 70$ (30%), Frauen $n = 14$ (48%).

T_4: 12-Monats-Katamnese [Gesamt-$n = 128$ (50%), Männer $= 111$ (48%), Frauen $= 17$ (59%) und Erfassung der medizinischen Daten aus den Akten der Kardiologen ($n = 259$ (97%)].

In der vorliegenden Arbeit wird über einige Ergebnisse der Zeitpunkte T_2 und T_3 berichtet, die Stichprobenbeschreibung stützt sich auf die Daten von T_4 (medizinische Daten) und T_1 (Sozialdaten). Die unterschiedlichen Zahlen kooperierender Patient(inn)en hängen mit der Untersuchungsmethode (Feldforschung ohne Drittmittel) und dem zeitlichen Zusammentreffen mit der Volkszählung zusammen.

Da keinerlei Anhaltspunkte für spezifische Selektionseffekte vorliegen und keine Vergleichsdaten aus Frankfurt oder anderen Kliniken zur Verfügung stehen, kann über die Repräsentativität der jeweils kooperierenden Untergruppen nichts gesagt werden. Im Rahmen der Möglichkeiten wurden die verschiedenen Untergruppen der Meßzeitpunkte T_1 bis T_4 miteinander verglichen, wobei insbesondere die medizinischen Daten (97 % vollständige Datensätze) verläßliche Anhaltspunkte lieferten. Die folgenden Variablen wurden zum Vergleich herangezogen: Geschlecht, Familienstand, Einkommen, Schulbildung, Berufsstand, berufliche Stellung, Berufsausbildung, Infarkt vor der PTCA ja/nein, Risikofaktoren Nikotin, arterielle Hypertonie, Hypercholesterinämie, Diabetes, Übergewicht, Hyperurikämie, Bewegungsmangel, Streß, Ausmaß der Gefäßerkrankung, Verengung der Stenosen, Komplikationen während der PTCA, PTCA-Erfolg, PTCA-Wiederholungen im Katamnesezeitraum, Nachangiographieergebnis (hier allerdings nur ca. 50 % vollständige Daten), Bypassoperation nach PTCA, Tod nach PTCA. Hinsichtlich der hier referierten Befunde wurden keine Hinweise auf systematische Selektionseffekte entdeckt. Inwieweit insbesondere hinsichtlich wesentlicher psychologischer Parameter (wie z. B. Angstniveau, Vertrauen/Mißtrauen, Copingstil, Persönlichkeit etc.) spezifische Selektionseffekte auftraten, kann bei der vorliegenden Studie nicht geprüft werden. Die Ergebnisse müssen daher aus methodischer Sicht als Aussage über die antwortenden Patient(inn)en unserer Studie gesehen werden. Sie sind zunächst (bis zum Nachweis des Gegenteils) nicht verallgemeinerbar, insbesondere auch deshalb nicht, weil der Behandlungsrahmen in anderen kardiologischen Abteilungen der BRD deutliche Unterschiede aufweist (viele Kardiologen neigen z. B. zu außerordentlich hohen Dosen von Beruhigungsmitteln (30 mg innerhalb 24 h vor dem Eingriff). Dies bedeutet, daß die hier gefundenen Copingmechanismen und -muster sicher auch in anderen Populationen zu finden sind, daß aber weitere, hier nicht gefundene, hinzukommen können, wenn andere Populationen erfaßt werden.

Die Erfassung der psychischen Verarbeitung des Eingriffs fand zu 2 Meßzeitpunkten statt: 24 h vor und 24 h nach der PTCA. Nachdem der Kontakt mit den Patient(inn)en einige Tage vor dem Eingriff von einem/einer Interviewer/in hergestellt war (T_1), fand ein ausführliches Gespräch am Tag vor dem geplanten Eingriff statt. Vor diesem Gespräch wurden ein Copingfragebogen sowie der multiple Stimmungsfragebogen (MSF; Hecheltjen u. Mertesdorf 1973) vorgelegt. Der Copingfragebogen erfragte Stimmungen, kognitive Prozesse, Einstellungen zur medizinischen Technik und zu den behandelnden Ärzt(inn)en, zu den erhaltenen Informationen etc. Der/die Interviewer/in füllte nach dem Gespräch einen Ratingbogen aus, der wichtige Aspekte des 30- bis 60minütigen Gesprächs festhielt: Kontaktaufnahme durch die Patient(inn)en, Stimmung, Informiertheit, Vertrauen in die behandelnden Ärzt(inn)en u. ä. Der Copingfragebogen sowie die Ratingskala wurden in Anlehnung an Salm (1980), Davies-Osterkamp u. Salm (1980) sowie Davies-Osterkamp u. Möhlen (1978) für die vorliegende Arbeit adaptiert. Am Tag nach dem Eingriff wurden ebenfalls ein Copingfragebogen sowie der MSF vorgelegt, wobei der Copingfragebogen die nunmehr zurückliegenden Empfindungen und Wahrnehmungen während des Eingriffs erfaßte und die Patient(inn)en dazu aufforderte, einerseits Momente zu nennen, die besonders beängstigend bzw. beunruhigend waren, und andererseits solche, die Ruhe, Geborgenheit sowie Sicherheit vermittelten. Es folgte wiederum ein Gespräch; danach wurde ebenfalls die Ratingskala vom Interviewer/von der Interviewerin ausgefüllt.

Es folgen nun die wichtigsten Daten zur Beschreibung der untersuchten Population:

Medizinische Daten (T_4, n = 258, 97%): Das Durchschnittsalter (Bezugsjahr ist 1985) der Patient(inn)en lag bei 54,1 Jahren (Minimum 28, Maximum 76, Median 55); 11,2% waren Frauen und 88,8% Männer. 55,3% hatten vor der PTCA einen Myokardinfarkt, 44,7% nicht; 69,3% hatten eine Eingefäßerkrankung, 26,8% eine Zweigefäßerkrankung, 3,9% eine Dreigefäßerkrankung (heute wäre die Zusammensetzung der untersuchten Patient(inn)en aufgrund der sich verändernden Technik und der vorliegenden Erfahrung eine andere, da sich die Indikationsstellung verändert hat: Es werden heute mehr Patient(inn)en mit Zweigefäßerkrankung dilatiert, weil das Risiko durch die vorliegende Erfahrung gesunken ist). Die meisten Dilatierten, nämlich 80,8% hatten eine hochgradige Stenose (80-99%) eines Gefäßes, 10,2% eine mittelgradige Stenose und immerhin 9,0% einen völligen Verschluß (100%). Bei 63,2% war der Erfolg der PTCA gut, bei 7,8% mäßig, während bei 21,2% die PTCA nicht gelang; bei 20 der 267 stationär aufgenommenen Patient(inn)en (7,8%) wurde keine PTCA durchgeführt. Von 12 Patient(inn)en lagen keine Unterlagen zum Ergebnis der PTCA vor.

Soziodemographische Daten (T_1, n = 148, 57%): 89,1% der Patient(inn)en waren verheiratet, jeweils etwa 30% verdienten 1000,- bis 2000,- DM, 2000,- bis 3000,- DM oder über 3000,- DM pro Monat. 11,5% waren ohne Volksschulabschluß, 3,4% Realschule ohne Abschluß, 17,6% mittlere Reife, 9,5% Abitur, 3,4% kreuzten "Sonstiges" an. Fast die Hälfte aller Antwortenden hatte eine Lehre mit Abschluß (47,1%), 6,9% hatten überhaupt keine berufliche Ausbildung, weitere 4,2% hatten eine Ausbildung angefangen, aber nicht abgeschlossen, angelernt waren weitere 13,2%. 6,9% hatten eine Berufsfachschule besucht, 2,8% eine Fachoberschule und 4,9% eine Fachhochschule; einen Hochschulabschluß hatten 10,4%; 66,7% (also etwa 2/3 aller Befragten) gaben an, zum Zeitpunkt der Untersuchung berufstätig zu sein; immerhin 20,4% hatten vor der PTCA bereits eine Rente eingereicht und diese auch erhalten. Als letzte innegehabte berufliche Stellung gab die größte Gruppe aller Antwortenden mit 21,4% untere/r und mittlere/r Angestellte/r an; immerhin 17,1% waren un- oder angelernte leitende Angestellte; einfache und mittlere Beamt(inn)en waren 5%, gehobene und höhere Beamt(inn)en 7,9%; Selbständige waren mit 5,7% selten vertreten.

Ergebnisse

Die Ergebnisse der Befragung werden nach folgender Gliederung referiert: Prä-PTCA-Mechanismen, Post-PTCA-Mechanismen und Bewältigungsmuster.[1]

Prä-PTCA-Mechanismen

Zunächst zeigen die Antworten auf die Frage "Habe ich Angst vor der bevorstehenden PTCA" ein für die gesamte Untersuchung charakteristisches Muster: die meisten Patient(inn)en geben am Tag vor dem Eingriff kaum Angstgefühle an:

---

[1] Weitere methodische und inhaltliche Details sowie v. a. die entsprechenden Tabellen und statistischen Kennwerte sind an dieser Stelle wegen des Umfangs des Jahrbuchs nicht referierbar; s. dazu Jordan 1991.

25% aller Antwortenden sagen, "gar keine" Angst zu haben, weitere 46% kreuzen "nur etwas" an. Lediglich 11% haben "viel" oder "sehr viel" Angst. Die geschlechtsspezifische Differenz (p = 0,0007) zeigt, daß Frauen in dieser Hinsicht anders reagieren: Von ihnen kreuzen 36% "viel" oder "sehr viel" an (Männer 6%) und entsprechend nur 6% der Frauen geben an, "gar keine" Angst zu haben (Männer 29%).

Die relevanten Items des Copingfragebogens wurden zur weiteren Auswertung einer Faktorenanalyse unterzogen. Nach dem "Kaiser-Guttmann-Kriterium" (vgl. Bortz 1985, S. 662) können insgesamt 11 Faktoren extrahiert werden (Varianzaufklärung 67%). Der Screeningtest läßt eine 3-, maximal 4-Faktoren-Lösung sinnvoll erscheinen. Unter Hinzuziehung klinischer Gesichtspunkte wurde die 4-Faktoren-Lösung gewählt, die insgesamt 39,2% der Varianz aufklärt.

Bemerkenswert an der Faktorenlösung ist, daß der erste Faktor "Rational optimistische Einstellungen" nahezu identisch mit dem von Salm (1980) gefundenen Faktor "Orientierung auf die Macht der Medizin" ist. Dies zeigt, daß es sich einerseits um einen basalen Bewältigungsmechanismus handeln könnte und daß andererseits die tatsächliche Ähnlichkeit zwischen Herzkatheteruntersuchung und PTCA auch in den verwendeten psychischen Mechanismen einen Niederschlag findet.

Hier die durch Faktorenanalyse ermittelten Skalen des Copingfragebogens (Varianzaufklärung der 4 Faktoren = 39,2%):

Skala 1: "Rational optimistische Einstellungen" (Varianzaufklärung 20,5%),
   (Salm: Orientierung an der Macht der Medizin);
Skala 2: "Emotional offene Bewältigungshaltung" (Varianzaufklärung 7,0%),
   (Salm: Bewältigung durch Konkretisierung);
Skala 3: "Rekurrieren auf erhaltene Informationen" (Varianzaufkärung 6,0%),
Skala 4: "Bagatellisierende Bewältigungshaltung" (Varianzaufkärung 5,8%).

Die faktorenanalytisch ermittelten Skalen wurden danach durch Addition der zugehörigen Fragen gebildet. Tabelle 1 zeigt die Antworthäufigkeiten für Männer und Frauen, wobei sich die Prozentzahlen auf alle kooperierenden Patient(inn)en (98 Männer, 17 Frauen) beziehen.

Die Rangreihen von Tabelle 1 zeigen die Dominanz eines Bewältigungsmechanismus am Tag vor dem Eingriff. Dieser Faktor ("Rational optimistische Einstellungen" oder in der Bezeichnung von Salm "Orientierung auf die Macht der Medizin") verdeutlicht, daß es den Patient(inn)en außerordentlich gut zu gelingen scheint, Vertrauen in die behandelnden Ärzte[2] bzw. in die Institution Krankenhaus aufzubauen. Die Tatsache, daß dies in so großem Ausmaß gelingt, ist um so überraschender angesichts der zum Befragungszeitpunkt noch bestehenden weitgehenden Unbekanntheit der dilatierenden Ärzte: nur etwa 30% der Patient(inn)en wissen am Tag vorher, welcher der 6 in Frankfurt in Frage kommenden Ärzte den Eingriff vornehmen wird.

---

[2] Hier ist bewußt von Ärzten, nicht Ärzt(inn)en die Rede, weil in Frankfurt nur Männer dilatieren.

Tabelle 1. Rangfolge der 4 Präcopingskalen. (Die Häufigkeiten der Antworten "viel" und "sehr viel" wurden addiert.)

Bewältigungsmechanismus	Männer			Frauen		
	Rang	n	(%)	Rang	n	(%)
Skala 1: Rational optimistische Einstellung	1.	65	(66)	1.	11	(65)
Skala 2: Emotional offene Bewältigungshaltung	3.	28	(29)	2.	7	(41)
Skala 3: Rekurrieren auf erhaltene Information	4.	19	(19)	3.	4	(24)
Skala 4: Bagatellisierende Bewältigungshaltung	2.	34	(18)	4.	3	(18)

Der Vergleich der Bewältigungsmechanismen von Männern und Frauen zeigt zwei Differenzen:

Eine emotional offene Bewältigungshaltung ist bei Frauen öfter zu finden: Diesen Mechanismus zeigen bei den Männern nur (oder müßte man sagen immerhin?) 29 % aller 98 Männer, während es bei den Frauen 41 % aller 17 Frauen sind.

Die Bedeutung der vor dem Eingriff erhaltenen Informationen ist offensichtlich auch geschlechtsspezifisch unterschiedlich: Während bei den Frauen die meisten (59 % aller Befragten) "gar keinen" oder nur "etwas" Gebrauch von diesem Bewältigungsmechanismus ("Rekurrieren auf erhaltene Informationen") machen, sind es bei den Männern nur 26 %. Das Ergebnis zeigt m. E. auch, daß die Verwendung eines basalen Mechanismus ("Rational optimistische Einstellungen") nicht bedeutet, daß bei der Nutzung anderer Bewältigungsformen Ähnlichkeiten bestehen. Vielmehr zeigen sich bei den Copingmechanismen und den Stimmungen (Tabelle 2) neben einigen Parallelen auch wichtige Unterschiede.

Der nun folgende Vergleich der Stimmungen am Tag vor dem Eingriff (MSF) verdeutlicht das niedrige Angstniveau der meisten Antwortenden sowie die auftretenden geschlechtsspezifischen Differenzen eindrucksvoll. Bei den Männern werden "starke" oder "sehr starke" Ängste nur von 2 % der Befragten angegeben, während es bei den Frauen 18 % sind. Ähnliches gilt für Nervosität und Depressivität, wobei die häufigeren Nennungen der Frauen einerseits wegen der geringen Zahl antwortender Frauen und andererseits wegen der doch relativ niedrigen Prozentzahl nicht überbewertet werden dürfen.

Die Rangreihen der Frauen und Männer haben Ähnlichkeiten und Unterschiede: Zuerst fällt auf, daß bei den Frauen die Dominanz einer einzigen Stimmung fehlt (bei den Männern ist es Konzentration mit 42 %). Drei Stimmungen kommen bei beiden Geschlechtern etwa gleich häufig vor (Anteilnahme, Aktiviertheit, gute Laune). Insgesamt zeigt auch der multiple Stimmungsfragebogen, wie gefaßt die

Patient(inn)en sind und wie wichtig aktive selbstkontrollierende (Konzentration, Entspannung) Mechanismen sind.

Tabelle 2. Rangreihe der MSF-Skalen vor der PTCA. (Die Antworten "stark" und "sehr stark" wurden addiert.)

Stimmung	Männer Rang	n	(%)	Frauen Rang	n	(%)
Konzentration	1.	41	(42)	2.	3	(18)
Anteilnahme	2.	20	(29)	1.	4	(24)
Aktiviertheit	3.	17	(17)	6.	2	(12)
Gute Laune	4.	15	(15)	4.	3	(18)
Entspanntheit	5.	8	(8)	–	–	–
Nervosität	6.	2	(2)	7.	2	(12)
Angst	7.	2	(2)	3.	3	(18)
Depressivität	8.	2	(2)	5.	2	(12)

Zusammenfassend können die Ergebnisse vom Tag vor dem Eingriff als Zeichen hoher emotionaler Selbstkontrolle angesehen werden. Die eingesetzten Mechanismen erlauben es dem größten Teil der Antwortenden, ein niedriges Angstniveau zu erhalten, wenig Nervosität und Verzweiflung zu empfinden. Das Vertrauen in die Möglichkeiten der Medizin und die Fähigkeiten der Ärzte, scheinen dominierende Mechanismen zu sein. Für viele Patient(inn)en sind die erhaltenen Informationen offensichtlich von großer Bedeutung bei der inneren Vorbereitung auf den Eingriff: sie schaffen Vertrauen.

Post-PTCA-Mechanismen

An der Untersuchung am Tag nach der PTCA beteiligten sich nur noch 84 Patient(inn)en, 70 davon Männer und 14 Frauen. 31 Patient(inn)en wurden nicht erreicht oder verweigerten die Kooperation. Zunächst werden auf Itemebene einige charakteristische Antwortweisen wiedergegeben.

Der größte Teil der auf die Frage ("Was war am unangenehmsten?") Antwortenden (40 von 84 Patient(inn)en gibt an, daß die Körperempfindungen während der PTCA die unangenehmsten Gefühle hervorriefen. Da eine im Rahmen des Projekts durchgeführte Befragung der dilatierenden Ärzte zeigte (vgl. Jordan 1991), daß auch in der Wahrnehmung der Ärzte den Körpersensationen der Patient(inn)en eine große Bedeutung zukommt, weil sie sehr viel Aufmerksamkeit (als Indikatoren für Komplikationen) erfordern und oft Entscheidungen notwendig machen (Gabe von Medikamenten, Abbruch der PTCA u. ä.), daher immer wieder den technischen Ablauf unterbrechen und für Ärzte unangenehme, stressende Momente mit sich bringen, ist diese Angabe der Patient(inn)en besonders interessant.

Der technische Aufwand wirkt auf 44 % "stark" und "sehr stark" sowie auf weitere 22 % der Antwortenden "mittelstark" beruhigend. Daß auch hier Männer und Frauen spezifisch anders reagieren, war erwartet worden: Während sich bei den Männern 49 % "stark" und "sehr stark" beruhigt fühlen, sind es bei den Frauen nur 16 % (p = 0,1000).

Ein zusätzliches Informationsbedürfnis unmittelbar während des Eingriffs wird von vielen geäußert: mehr als 50 % sind derzeit zufrieden, nur 7 % antworten mit "sehr stark". Allerdings sollten 22 % der mit "stark" und weitere 16 % der mit "mittel" Antwortenden insofern ernst genommen werden, als während des Eingriffs von den Ärzten häufiger danach gefragt werden müßte, ob einzelne Maßnahmen erklärt bzw. kommentiert werden sollen. Da ein interessantes – hier nicht wiedergegebenes – Ergebnis zeigt, daß die Patient(inn)en von sich aus meist nicht fragen und noch nicht einmal Schwierigkeiten oder Beschwerden unaufgefordert mitteilen, ist es besonders wichtig, daß der Kontakt vom Behandlungsteam immer wieder hergestellt wird. Die Antworten zeigen, daß es zwar kein wirklich bedeutsames Informationsdefizit gibt, daß aber die Informationsvermittlung unmittelbar während des Eingriffs ein wichtiger Beruhigungsfaktor zu sein scheint und daher bedenkenlos intensiviert werden kann.

Einige für die Untersuchung charakteristischen Antworten zeigt Tabelle 3. Hier sind Items wiedergegeben, die die Beziehung zwischen Ärzten und Patient(inn)en aus der Sicht der Patient(inn)en verdeutlichen.

Es zeigt sich in den Antworten das Bild außerordentlich guter Arzt-Patient(inn)en-Beziehungen bei gleichzeitiger weitgehender Entspanntheit der Patient(inn)en: 90 % empfanden die Art des Arztes als "stark" oder "sehr stark" angenehm, 80 % hatten das "starke" oder "sehr starke" Gefühl, als Mensch wahrgenommen zu werden. 85 % fühlten sich während der PTCA "mittel", "stark" und "sehr stark" sicher, nur 8 % "gar nicht". Angesichts dieser Antworten ist es nicht verwunderlich, daß sich 29 % "stark" und "sehr stark" sowie weitere 32 % (!) mittelmäßig entspannen können. Hier zeigt sich ein signifikanter Geschlechtsunterschied (p = 0,0105) dergestalt, daß 75 % der Frauen diese Frage weitgehend verneinen ("gar nicht" und "etwas"), es sich demnach um einen typisch männlichen Mechanismus bzw. eine Antwortweise handeln muß.

Die Tabelle ist wegen der hohen Prozentzahlen und der sich darin ausdrückenden großen Übereinstimmung aller Patient(inn)en eindrucksvoll. Allerdings kontrastiert dieses Bild auch ein wenig das der Untersucher(innen) und z. T. das der dilatierenden Ärzte. Während der teilnehmenden Beobachtungen durch alle am Projekt beteiligten Untersucher(innen) entstand oft der Eindruck, daß viel gegenseitige Fremdheit zwischen Arzt und Patient(in) existiert und wenig persönliche Nähe entsteht. Dies ist keine Kritik an den behandelnden Ärzten, die – so gut es der technische Ablauf erlaubte – immer wieder Kontakt aufnahmen.

Tabelle 3. Gefühle während der PTCA. Meinungen einen Tag nach der PTCA (84 Männer, 14 Frauen)

Meinungen der Patienten	Geschlecht m. n	(%)	w. n	(%)	Gesamt n	(%)	Signifikanz t-Test p
"Ich empfand die Art des Arztes angenehm":							
gar nicht							
etwas	1	(1)	0	(0)	1	(1)	
mittel	5	(7)	2	(15)	7	(8)	
stark	30	(43)	4	(31)	34	(41)	
sehr stark	34	(49)	7	(54)	41	(49)	
Gesamt	70	(100)	13	(100)	83	(100)	0,6773
"Ich hatte das Gefühl, als Mensch wahrgenommen zu werden":							
gar nicht							
etwas	2	(3)	1	(8)	3	(4)	
mittel	12	(17)	2	(15)	14	(17)	
stark	33	(47)	4	(31)	37	(45)	
sehr stark	23	(33)	6	(46)	29	(35)	
Gesamt	70	(100)	13	(100)	83	(100)	0,5842
"Ich fühlte mich während der PTCA sicher":							
gar nicht	5	(7)	2	(15)	7	(8)	
etwas	4	(6)	2	(15)	6	(7)	
mittel	17	(24)	5	(38)	22	(27)	
stark	33	(47)	2	(15)	35	(42)	
sehr stark	11	(16)	2	(15)	13	(16)	
Gesamt	70	(100)	13	(100)	83	(100)	0,2182
"Ich konnte mich während der PTCA gut entspannen":							
gar nicht	11	(16)	5	(42)	16	(20)	
etwas	12	(17)	4	(33)	16	(20)	
mittel	25	(36)	1	(8)	26	(32)	
stark	19	(27)	0	(0)	19	(23)	
sehr stark	3	(4)	2	(17)	5	(6)	
Gesamt	70	(100)	12	(100)	82	(100)	0,0105

Es hat den Anschein, als finde eine Art primärprozeßhafte averbale Kommunikation statt, die mindestens im Augenblick des Eingriffs dazu führt, daß die Befragten keinen entsprechenden Mangel fühlen. Die Anwesenheit und deutlich sichtbare Konzentration von 4 Personen, kurze Blickkontakte, eine erklärende oder hinweisende Bemerkung eines Teammitglieds oder die hin und wieder erfolgende Frage nach evtl. auftretenden Körpersensationen wie auch Ermutigungen und Lob scheinen in dieser Situation zu genügen, um eine basale kurzfristige Vertrauensebene herzustellen.

Es folgt nun die Darstellung einiger Ergebnisse auf Skalenebene, wobei auch hier deren Konstruktion nicht im einzelnen beschrieben werden kann. Von insgesamt 10 faktorenanalytisch ermittelten Skalen werden nur die im vorliegenden Zusammenhang wichtigen genannt. Das methodische Vorgehen bei der Skalenbildung gleicht weitgehend dem von Salm (1980).

Auf die getrennte Darstellung der Ergebnisse der Männer und Frauen wird hier verzichtet, weil die Rangfolge gleich ist und die Prozentzahlen nicht weit auseinanderliegen. Die angeführten Häufigkeiten ergeben sich nach der Addition der Antworten "stark" und "sehr stark" (Tabelle 4).

Tabelle 4. Rangreihe der vier wichtigsten Postskalen (Bewältigungsmechanismen), Frauen und Männer (n = 84)

	n	(%)
Skale 1: Positive Arztbeziehung	64	(76)
Skala 2: Situationsbewältigung durch Konzentration	45	(54)
Skala 3: Gute Vorsätze	19	(23)
Skala 4: Unsicherheit und Angst	9	(11)

Die vor der PTCA herausgearbeiteten Bewältigungsmechanismen können auch nach dem Eingriff wiedergefunden werden. Innerhalb der ersten 24 h nach der PTCA steht für die Patient(inn)en eine vertrauensvolle Beziehung zum behandelnden Arzt und eine aktive, konzentrierte sowie optimistische Bewältigungshaltung im Vordergrund. Auch die Rangreihe der Post-MSF-Skalen (Tabelle 5) bestätigt diesen Befund. Im Zeitraum von 48 h scheinen demnach im Mittel keine bedeutenden Veränderungen der Bewältigungsstile stattzufinden.

Auch in dieser Rangreihe bildet sich ab, daß aktive, gefühlskontrollierende Mechanismen (Konzentration, Anteilnahme, Aktiviertheit) und der Versuch der Aufrechterhaltung einer positiven Grundstimmung (gute Laune und Entspanntheit) wesentliche Mechanismen sind.

Tabelle 5. Rangreihe der Post-MSF-Skalen für alle Patient(inn)en, n = 84 (Nennung von über 10 % der Antworten mit "stark" oder "sehr stark")

Rang	Stimmung	n	(%)	("missing")
1.	Konzentration	32	(38)	12
2.	Gute Laune	22	(26)	12
3.	Anteilnahme	17	(20)	12
4.	Aktiviertheit	15	(18)	12
5.	Entspanntheit	12	(14)	13

Analyse von Bewältigungsmustern

Um eine Orientierung über das Zusammenspiel einzelner Mechanismen zu erhalten, wurden a) Korrelationsberechnungen (Prä- und Postmechanismen), b) Untergruppenvergleiche gemäß klinischer Kriterien (Alter, Krankheitsschwere, Komplikationen im PTCA-Verlauf, Nachangiographieergebnis u. ä.) sowie c) eine Clusteranalyse (WARD) durchgeführt.

a) Korrelationsberechnungen
Die Korrelationsberechnungen können an dieser Stelle nicht dargestellt werden. Sie machen sichtbar, daß innerhalb des Untersuchungszeitraums (48 h) zwischen Prä- und Posttestung kaum Veränderungen in den psychischen Mechanismen oder den Stimmungen festzustellen sind. Viele Skalen der Prätestung korrelieren hoch und signifikant mit den entsprechenden Skalen der Posttestung.

b) Untergruppenvergleiche
Die Untergruppenvergleiche können ebenfalls hier nicht dargestellt werden. Drei nachdenklich stimmende Ergebnisse werden jedoch erwähnt, weil sie interessante Hypothesen für zukünftige Studien ermöglichen und mit den Ergebnissen der Studie aus San Francisco übereinstimmen. In einem vorsichtigen hypothesengenerierenden Sinne sind einige psychologische Skalen nämlich durchaus als Verlaufsprädiktoren anzusehen: Patient(inn)en mit auftretenden Komplikationen im PTCA-Verlauf, Patient(inn)en mit gutem und schlechtem PTCA-Ergebnis und mit gutem oder schlechtem Nachangiographieergebnis unterscheiden sich in wichtigen psychologischen Merkmalen voneinander.

PTCA-Komplikationen
Patient(inn)en mit Komplikationen unterscheiden sich am Tag vor dem Eingriff von komplikationslos Dilatierten darin, daß sie deutlich weniger rational-optimistisch eingestellt sind (p = 0,0880), mehr mit Ärgergefühlen (MSF-Skala) zu kämpfen haben (p = 0,0174), daß sie von den Interviewer(inn)en als weniger über-

angepaßt in der Kontaktaufnahme (p = 0,0973), als weniger gut über den Eingriff informiert (p = 0,0654) und ängstlicher in bezug auf Schmerzen (p = 0,0321) eingeschätzt werden.

PTCA-Ergebnis

Patient(inn)en mit einem schlechten PTCA-Ergebnis unterscheiden sich am Tag vor dem Eingriff von den erfolgreich Dilatierten durch ein widersprüchlich anmutendes Bewältigungsmuster: Sie sind einerseits ebenso rational optimistisch eingestellt wie die erfolgreich behandelten Patient(inn)en, aber von ihnen zeigten sich 72 % (n = 13 von 18 Patient(inn)en mit schlechtem Ergebnis) als emotional sehr offen, während dies bei den erfolgreich Dilatierten nur 23 % (14 von 61, p = 0,0005) sind. Diese Patient(inn)en mit schlechtem Ergebnis neigen am Tag vor dem Eingriff zum Bagatellisieren: n = 10 von 18: 56 % kreuzen bei dieser Skala die Höchstwerte an, während es bei den erfolgreich Dilatierten nur 13 % (n = 20 von 64) sind (p = 0,1097). Außerdem werden diese Patient(inn)en vor dem Eingriff von den Interviewer(inne)n häufiger als ängstlich eingeschätzt als die erfolgreich Behandelten (p = 0,0382).

Nachangiographieergebnis

Durch die niedrige Zahl von vorliegenden Nachangiographieergebnissen ist dieses Ergebnis relativiert: Von insgesamt 121 der 258 Patient(inn)en liegen keine Angaben vor, von den verbleibenden 137 Patient(inn)en haben nur 62 die Copingfragebögen einigermaßen komplett ausgefüllt. Patient(inn)en mit einem schlechten Nachangiographieergebnis unterscheiden sich am Tag vor dem Eingriff in der Selbsteinschätzung nicht von Patient(inn)en mit gutem Langzeitergebnis. Sie werden jedoch von den Interviewer(inne)n seltener als gut informiert empfunden (p = 0,0291) als die Patient(inn)en mit gutem Ergebnis. Am Tag nach der PTCA unterscheiden sie sich auch von den Patient(inn)en mit guten Nachangiographieergebnissen durch größere Ängstlichkeit (MSF-Skala, p = 0,0070), deutlich schlechtere Laune (p = 0,0929), größere Nervosität (p = 0,0456) sowie tendenziell ein wenig mehr Ärgergefühlen (p = 0,1058).

Mit aller Vorsicht kann dieses Ergebnis als Hinweis auf mögliche psychologische Verlaufsprädiktoren angesehen werden, was weitere Forschung in jedem Fall legitimiert, zumal es mit den oben dargestellten Resultaten der Arbeitsgruppe aus San Francisco weitgehend deckungsgleich ist.

c) Clusteranalyse

Da die Anzahl kooperierender Patient(inn)en nach dem Eingriff bedeutend niedriger ist, sich obendrein eine Nivellierung im Antwortverhalten andeutet und viele hohe und signifikante Korrelationen zwischen Prä- und Postskalen zu finden sind, wurde eine orientierende Clusteranalyse (WARD) ausschließlich der Präskalen durchgeführt, über die nun berichtet werden soll. In diese Clusteranalyse gingen die 9 wichtigsten der 12 MSF-Skalen ein (Depressivität, Angst, gute Laune, Aktiviertheit, Müdigkeit, Nervosität, Entspanntheit, Sorglosigkeit, Ärger) sowie außerdem 5 Skalen, die faktorenanalytisch aus dem Interviewer(innen)fragebogen gewonnen wurden (Emotionslosigkeit, Verschlossenheit, emotional durchlässig, Angst vor Schmerzen, Angst vor PTCA-Folgen). Daneben wurde das Geschlecht als Variable hinzugezogen.

Die Clusteranalyse, in die alle 115 Patient(inn)en des Meßzeitpunktes T_2 eingingen, förderte 3 klinisch plausible Cluster ans Tageslicht. Insgesamt werden 86 Patient(inn)en zugeordnet: Dem ersten Cluster 66 Patient(inn)en, dem zweiten 14 und dem dritten 6. Die folgende Profilzeichnung (Abb. 1) zeigt die drei Cluster und ihre Beziehung zueinander.

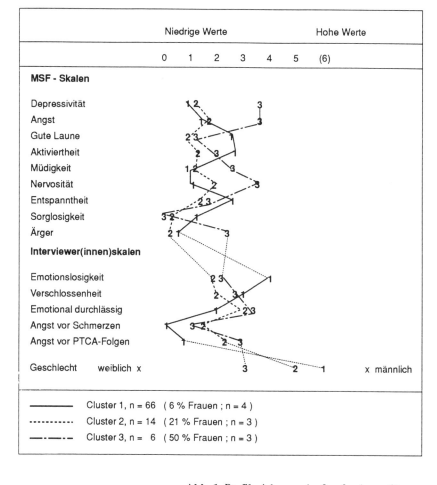

Abb. 1. Profilzeichnung der 3 gefundenen Cluster

Wie die Profilzeichnung zeigt, sind die 3 Cluster durch folgendes Verteilungsmuster gekennzeichnet: Cluster 1 hat (bis auf eine Ausnahme) nur Extrempositionen auf den eingeschlossenen Skalen, während bei den beiden anderen Clustern jeweils die Hälfte der Skalen die mittleren Positionen einnehmen und die anderen jeweils nach oben (Cluster 2) bzw. nach unten Extrempositionen markieren. Die Profilzeichnung macht sichtbar, daß sehr viele Skalen links des Neutralwertes liegen. Dies sollte bei der nachfolgenden Clusterbeschreibung stets beachtet werden, wenn im folgenden Abschnitt bei der Charakterisierung der Cluster zur Verdeutlichung die Differenz der gefundenen Mittelwerte besonders hervorgehoben wird und die Werte sprachlich zuweilen pointiert beschrieben werden. Es handelt sich um relative Beziehungen, d. h. die Cluster markieren Punkte auf den jeweiligen Skalen und zeigen in welcher Beziehung die 3 Gruppen zueinander stehen. Die Cluster wurden aus der Berechnung der oben genannten Präskalen gebildet.

Im folgenden werden die Antwortweisen vom Tag nach der PTCA ebenfalls dargestellt und auftretende Differenzen auf Signifikanz geprüft.

Cluster 1: Patient(inn)en mit niedrigem Angstniveau
Dieses größte Cluster (n = 66) hat prozentual den geringsten Frauenanteil (4 Frauen = 6 %).

Die Patient(inn)en zeichnen sich im Vergleich zu den übrigen Befragten in ihrem Selbstbild durch die niedrigsten Depressionswerte, den niedrigsten Angstpegel, die geringste Müdigkeit und die geringste Nervosität sowie durch besonders gute Laune, hohe Aktiviertheit, große Sorglosigkeit und wenig Anspannung aus.

Von den Interviewer(innen) werden sie als besonders emotionslos, wenig emotional durchlässig, sehr verschlossen und angstfrei (keine Angst vor Schmerzen und wenig Angst vor dramatischen PTCA-Folgen) charakterisiert.

Unschwer ist hier ein Muster einer tendenziell hypomanischen, angstmeidenden, im Kontakt emotionslos und verschlossen wirkenden psychischen Verarbeitung wiederzuerkennen. Dieses Cluster könnte daher (auch in Anlehnung an entsprechende Bezeichnungen in der Literatur) "Abwehrpatient(inn)en" genannt werden. Diese Benennung ist m. E. jedoch bei einer derartigen empirischen Untersuchung unzulässig, weil sie suggeriert, daß die Patient(inn)en in Wahrheit viel Angst haben, sie jedoch abwehren. Dies kann nicht belegt werden: es müßte aus einem niedrigen Angstniveau auf einen intrapsychischen und per definitionem unbewußten Prozeß geschlossen werden.

Die Reaktion der Patient(inn)en des ersten Clusters am Tag nach der PTCA: Hinsichtlich der Post-Patient(inn)en-Skalen sind 3 signifikante Differenzen zu den beiden übrigen Clustern festzustellen:

1) Patient(inn)en des ersten Clusters zeigen im Vergleich zu Cluster 2 signifikant weniger (p = 0,007) Beunruhigung durch den Katheter (Patient(inn)en-Skala 1).

2) Sie zeigen im Vergleich zu Patient(inn)en des dritten Clusters weniger (p = 0,034) Unsicherheit und Angst.

3) Sie legen weniger Wert auf eine positive Arztbeziehung als die Patient(inn)en des dritten Clusters (p = 0,044).

Beim Post-MSF zeigen sich diese Patient(inn)en weniger depressiv als die Patient(inn)en des dritten Clusters (p = 0,001) und weniger nervös (p = 0,056), aber deutlich aktivierter (p = 0,061) und sorgloser (p = 0,086) als die Patient(inn)en des zweiten Clusters. Von den Interviewer(inne)n werden sie im Vergleich zu Patient(inn)en des dritten Clusters deutlich verschlossener (p = 0,001) und weniger affektiv aufgewühlt (p = 0,015) wahrgenommen. Bei der letztgenannten Interviewer(innen)skala ist auch die Differenz zu Cluster 2 signifikant (p = 0,010).

Es zeigt sich demnach, daß diese zur hypomanischen Verarbeitung neigenden, affektmeidenden Patient(inn)en auch am Tag nach der PTCA diesen Bewältigungsstil weitgehend beibehalten und von den Interviewer(inne)n ähnlich eingeschätzt werden wie am Tag zuvor, nämlich schwer zugänglich und gefühlsvermeidend.

Cluster 2: Emotional durchlässige Patient(inn)en
Cluster 2 setzt sich aus 14 Patient(inn)en (3 Frauen = 21 %) zusammen. Die Patient(inn)en nehmen im Vergleich zu den übrigen Befragten hinsichtlich Depression, Angstniveau, Müdigkeit, Nervosität und Sorglosigkeit die mittlere Position ein, während sie besonders niedrige Werte bei den Skalen *gute Laune* (d. h. sie haben eine gute Laune), *Aktiviertheit* (sie sind wenig aktiviert), *Entspannung* (sie sind angespannt) und *Ärger* (sie sind wenig ärgerlich) haben. Im Urteil der Interviewer(innen) zeigen sie besonders viel Angst vor Schmerzen und wirken im Vergleich zu den übrigen Befragten am meisten emotional und am wenigsten verschlossen.

Es handelt sich hier um Patient(inn)en, die ihre Affekte weniger meiden. Sie reagieren gleichzeitig weniger depressiv, überängstlich oder nervös als die Patient(inn)en des dritten Clusters. Sie fürchten sich mehr als andere vor den Schmerzen während der PTCA. Von den Interviewer(innen) werden sie als die angenehmsten und emotional durchlässigsten empfunden. Das Cluster wurde deshalb "emotional durchlässige Patient(inn)en" genannt.

Die Reaktion der Patient(inn)en des Cluster 2 am Tag nach der PTCA: Diese Patient(inn)en fühlen sich durch das Hantieren mit dem Katheter (Post-Patient(inn)en-Skala 1) deutlich mehr beunruhigt als die Patient(inn)en der beiden anderen Cluster (Differenz zu Cluster 1: 0,007, zu Cluster 3: 0,078), sie legen weniger Wert auf eine positive Arztbeziehung als die Patient(inn)en des dritten Clusters (p = 0,000) und sie geben seltener als diese an, gute Vorsätze für die Zukunft zu haben (p = 0,067). Bei den Stimmungsskalen des MSF zeigen sie sich weniger depressiv (p = 0,077) als Patient(inn)en des dritten Clusters, sie sind deutlich weniger aktiviert wie Patient(inn)en des ersten Clusters (p = 0,061), aber sehr viel nervöser (p = 0,056) und sorgenvoller (p = 0,086) als diese. Im Vergleich zu Patient(inn)en des dritten Clusters sind sie weniger konzentriert (p = 0,062). Von den Interviewer(innen) werden sie am Tag nach der PTCA verschlossener empfunden als die Patient(inn)en des dritten Clusters (p = 0,073), aber affektiv aufgewühlter als die Patient(inn)en des ersten Clusters (p = 0,010).

Zusammenfassend zeigt sich auch bei diesem Cluster, daß die vor der PTCA gefundenen Bewältigungsstile nach dem Eingriff weitgehend stabil beibehalten werden. Die Patient(inn)en dieses Clusters sind auch nach der PTCA nicht depressiv (wie die Patient(inn)en des dritten Clusters), sie sind aber offensichtlich den Interviewer(innen) gegenüber deutlich weniger aufgeschlossen als am Vortag, wenngleich sie im Vergleich zum ersten Cluster auch hier noch emotional erreichbarer eingeschätzt werden.

Cluster 3: Depressiv ängstliche Patient(inn)en
Cluster 3 setzt sich aus nur 6 Patient(inn)en (3 Frauen = 50 %) zusammen. Wenngleich man bei der niedrigen Fallzahl mit großer Vorsicht interpretieren muß, kann man dieses Cluster als ein Frauencluster bezeichnen. Die Patient(inn)en sehen sich im Vergleich zu den anderen Befragten als besonders depressiv, sehr ängstlich, sehr müde, sehr nervös und sehr ärgerlich.

Sie haben mittlere Werte bei den Skalen gute Laune, Aktiviertheit und Entspannung.

Von den Interviewer(innen) werden sie hinsichtlich der folgenden Skalen zwischen den beiden anderen Clustern angesiedelt:

Emotionslosigkeit, Verschlossenheit, Angst vor Schmerzen, zugleich gelten sie als in hohem Maße emotional durchlässig und als eher ängstlich hinsichtlich der PTCA-Folgen.

Die Patient(inn)en dieses Clusters reagieren depressiv, sehr ängstlich und nervös und unterscheiden sich v. a. hierin von den beiden anderen Clustern. Das Cluster wurde entsprechend "depressiv ängstliche Patient(inn)en" genannt.

Die Reaktion der Patient(inn)en dieses Clusters am Tag nach der PTCA: Die Patient(inn)en dieses Clusters sind über das Hantieren mit dem Katheter weniger beunruhigt als die Patient(inn)en des zweiten Clusters (p = 0,078), sie geben aber deutlich mehr Angst und Unsicherheit an als die Patient(inn)en des ersten Clusters (p = 0,034). Sie betonen am Tag nach der PTCA die Wichtigkeit einer positiven Arztbeziehung mehr als die Patient(inn)en der beiden anderen Cluster (Cluster 1: 0,044, Cluster 2: 0,000). Gute Vorsätze für die Zukunft geben sie häufiger an als die Patient(inn)en des zweiten Clusters (p = 0,067). Im Stimmungsfragebogen MSF fällt (wie bereits vor der PTCA) der besonders hohe Wert der Depressionsskala auf, der im Vergleich zum ersten und zweiten Cluster signifikant ist (0,001 bzw. 0,077). Im Bild der Interviewer(innen) gelten diese Patient(inn)en nach dem Eingriff als die aufgeschlossensten (Cluster 1: 0,001, Cluster 2: 0,073) und im Vergleich zu Cluster 1 als besonders affektiv aufgewühlt (p = 0,015).

Wie auch bei den vorherigen Clustern ist das gewonnene Bild am Tag nach der PTCA mit dem Vortag sehr ähnlich, und es entsteht auch hier der Eindruck eines zumindest kurzfristig relativ stabilen Bewältigungsstils.

Diskussion

Die Ergebnisse der hier in Ausschnitten zusammengefaßten Studie sind für den klinischen Alltag von Kardiologen sowie für die medizinpsychologische Erforschung von Bewältigungsmechanismen medizinischer Eingriffe von Bedeutung.

1. Nahezu allen im Untersuchungszeitraum koronardilatierten Patient(inn)en standen adäquate und effiziente Copingmechanismen zur Verfügung, die einen reibungslosen technischen Ablauf weder verhinderten, noch relevant behinderten. Die Ergebnisse zeigen, daß nur eine sehr kleine Gruppe von Patient(inn)en mit starken Gefühlen dieser Art zu kämpfen hat und psychotherapeutischen Gesprächen aufgeschlossen gegenübersteht und diese auch als hilfreich erleben kann. Die große Mehrheit scheint die angebotenen institutionellen Bedingungen gut für ihre jeweiligen psychischen Bewältigungsstrategien nutzen zu können, entsprechende angstvolle Gefühle scheinen nicht in bedrohlichem Ausmaß aufzutreten. Diese Feststellung ist auf den Zeitraum unmittelbar vor dem Eingriff beschränkt. Es muß in Rechnung gestellt werden, daß allein das Ausfüllen der Fragebogen als eine aktive Handlung als psychische Verarbeitung eingesetzt wurde.

2. Es hat den Anschein, als sei die PTCA für die KHK-Patient(inn)en ein medizinischer Eingriff, der ihren psychischen Bewältigungsmechanismen sehr entgegenkommt. Der hohe technische und finanzielle sowie personelle Aufwand wie auch die Tatsache, daß der Eingriff bei vollem Bewußtsein durchgeführt wird, ist in der Lage, die Affektkontrolle der Patient(inn)en zu erhöhen.

Da man davon ausgehen kann, daß KHK-Patient(inn)en aufgrund ihrer Persönlichkeitsstruktur und der von ihnen bevorzugten Bewältigungsmechanismen Situationen besonders fürchten, denen sie passiv ausgeliefert sind, und in denen sie in die Abhängigkeit anderer Menschen geraten, ohne diese kontrollieren zu können, muß man vermuten, daß sie die PTCA weit weniger beängstigend erleben als z. B. eine Bypassoperation mit ihren lärmenden postoperativen psychischen Störungen. Die PTCA können sie bei vollem Bewußtsein miterleben, sie sind sogar aufgefordert, aktiv mitzuarbeiten (z. B. auf Körpersensationen zu achten) und den Vorgang genau zu verfolgen. Demgegenüber erfordert eine Bypassoperation ein tiefgehendes "blindes" Vertrauen in die behandelnden Ärzte, weil man während des Eingriffs nicht bei Bewußtsein ist und somit keinerlei Kontrolltätigkeit ausüben kann (dies wäre eine interessante Hypothese für weitere Untersuchungen).

3. Die gefundenen Prädiktoren, die nur mit großer Zurückhaltung interpretiert werden dürfen, deuten darauf hin, daß Menschen, die weniger "blind" und ängstlich der Technik und den Möglichkeiten der Medizin trauen, eine schlechtere Prognose haben. Da allerdings auch andere Interpretationen denkbar sind (z. B. könnte es sich um Patient(inn)en handeln, die aus anderen Gründen eine schlechtere Prognose haben und dies spüren, ahnen oder aus Äußerungen von Kardiologen entnehmen), muß mit der Suche nach psychophysiologischen Erklärungen zu-

rückhaltend umgegangen werden. Erst eine kontrollierte multizentrische Studie an einer größeren Zahl von Patient(inn)en könnte dieses Ergebnis erhärten.

4. Nach dem Eingriff zeigt sich bei der gegebenen organisatorischen Struktur (keine Gabe von Beruhigungsmitteln) eine deutliche Nivellierung des und eine gewisse Oberflächlichkeit im Antwortverhalten. Viele Patient(inn)en waren innerlich bereits mit dem Kofferpacken beschäftigt, häufig wurde die Kooperation verweigert, oder es wurden nur in großer Eile die Fragebogen ausgefüllt. Selbst Patient(inn)en mit PTCA-Komplikationen oder nach nicht befriedigend gelungener PTCA unterschieden sich statistisch in den psychologischen Postskalen kaum von der Restgruppe. Dies deutet darauf hin, daß 24 h nach dem Eingriff eine differenzierte psychische Verarbeitung noch nicht stattgefunden hat und die Notwendigkeit der Neuorientierung so viel psychische Energie bindet, daß eine psychologische Untersuchung über das zurückliegende Erleben unbefriedigend ausgeht. Daraus ist zu schlußfolgern, daß in ähnlichen Untersuchungen zukünftig der erste Meßzeitpunkt unmittelbar nach dem Eingriff liegen sollte und eine weitere Nachuntersuchung erst nach einem längeren Verarbeitungszeitraum (z. B. 2-3 Tage) geschehen sollte.

Nachfolgend werden Interpretationsversuche vorgenommen, die sich nicht vollständig auf die hier berichteten Ergebnisse beziehen. Vielmehr gehen die Erfahrungen aus dem Gesamtprojekt ein (ca. 210 unstrukturierte Interviews, psychotherapeutische Betreuung von notfallmäßig operierten Patient(inn)en, Befragung der Ehepartner(innen) wie auch aller dilatierenden Ärzte).

Abschließend wird also versucht, die beobachteten Mechanismen in den Zusammenhang der klinischen Erfahrung und der zugrundeliegenden Theorie zu stellen. Dabei werden nur einige sichtbar gewordene Verarbeitungsweisen angesprochen.

Aufbau von großem Vertrauen in die behandelnden Ärzte: Die vorliegenden Ergebnisse zeigen, daß die Patient(inn)en auch am Tag vor der PTCA großes Vertrauen in die Fähigkeiten der behandelnden Ärzte, und in die Erfahrung des kardiologischen Zentrums haben und dies, obwohl nur 30 % aller Patient(inn)en zu diesem Zeitpunkt wissen, wer der in Frage kommenden Ärzte sie am nächsten Tag dilatieren wird. Auch nach dem Eingriff scheinen die meisten Patient(inn)en durch die Beziehung zu den behandelnden Ärzten besonders beeindruckt zu sein, obwohl beide sich zumeist im PTCA-Raum erstmals begegnen, die Kommunikation reduziert ist und viele am Tag danach nicht einmal den Namen des behandelnden Arztes und (wegen der notwendigen "Maskierung" der Ärzte) dessen Aussehen nicht kennen. Im Aufbau eines basalen, wenn auch zeitlich begrenzten Vertrauens liegt eine zentrale Fähigkeit der Patient(inn)en, die vermutlich im gesamten Gesundheitswesen (vermutlich in der heutigen Zeit überhaupt) von außerordentlicher Bedeutung ist und viele (insbesondere chirurgische) Eingriffe überhaupt erst ermöglicht.

Diese Vertrauensfähigkeit ist durch eine Reihe von Mechanismen möglich:

Übertragungsfähigkeit: Tiefes Vertrauen in nahestehende Personen (sowohl der frühen Kindheit und Jugend, als auch der aktuellen Lebenswelt), kann auf die fremden dilatierenden Ärzte übertragen werden. Es ist auch möglich, ein öffentliches Renommee eines Abteilungsleiters oder einer Abteilung auf die konkret behandelnden Ärzte zu übertragen. Gute Informationsvermittlungen, reibungslose Organisationsabläufe und die Vermeidung von Pannen ermöglichen die Übertragung eines basalen Vertrauens auf konkrete Personen.

Idealisierung: Auf der Grundlage einer positiven Beziehung und eines entstandenen Vertrauens ist eine zeitlich begrenzte hohe Idealisierung der behandelnden Ärzte möglich. Dies wird daran deutlich, daß die relativ eingeschränkte Kommunikation und die Beziehung zwischen Ärzten und Patient(inn)en während des Eingriffs von den Patient(inn)en viel intensiver und beruhigender erlebt wird, als man dies als außenstehender Betrachter vermuten könnte. Diese Idealisierung bewirkt auch, daß deutlich sichtbare Nervosität und Anspannung der behandelnden Ärzte von den Patient(inn)en offensichtlich nur sehr selten wahrgenommen werden und erst technische Komplikationen dazu führen, daß derartige Dinge ins Bewußtsein der Patient(inn)en vordringen.

Regression: Auch die Fähigkeit zu einer zeitlich begrenzten tiefen Regression ist von großer Bedeutung für die Bewältigung eines derartigen Eingriffs. Bei manchen Patient(inn)en entstand während der Interviews das Gefühl, daß es ihnen gelungen war, während einiger Stunden in einen tiefen basalen, fast primärprozeßhaften Regressionszustand zurückzufallen (ein Patient schlief sogar während der PTCA ein), der die Geborgenheit einer primären, fast pränatalen Mutterbeziehung vermittelte. Manche Patient(inn)en empfanden den Eingriff als einen Moment in ihrem Leben, in dem mit ungeheurem Aufwand und von vielen Personen das maximale für sie getan wurde, oft so viel, wie sie bisher noch nie erlebt hatten. Auch der kleine abgeschlossene Raum und der zentrale Zugang mittels Katheter in das Herz als Zentrum der Lebenstätigkeit erlaubt die Assoziation einer Nabelschnur, die tiefste Geborgenheit und Verbundenheit für wenige Augenblicke entstehen läßt.

Aktive Entspannungsfähigkeit: Einige Patient(inn)en hatten auch die Fähigkeit, sich bewußt und aktiv während des Vorgangs oder während der langen Wartezeit zu entspannen und so in einen Zustand des narzißtischen Rückzugs, der Abgeschlossenheit von der sozialen Umwelt zu gelangen. Der narzißtische Rückzug kann als Fokussierung der gesamten psychischen Tätigkeit auf den bevorstehenden Eingriff und die notwendig erscheinende Affektkontrolle verstanden werden. Manche Patient(inn)en wollten vor dem Eingriff keinen Besuch mehr empfangen, zogen sich von Mitpatient(inn)en zurück und empfanden auch das im Rahmen unserer Studie gemachte Gesprächsangebot als Störung dieses Prozesses. Im narzißtischen Rückzug schienen sie alle verfügbaren Energien mobilisieren zu können, während in der Nähe zu anderen Menschen die Gefahr einer Destabilisierung empfunden wurde.

Die narzißtische Besetzung von Affektkontrolle (Heldentum): Ein ganz wesentlicher Mechanismus ist für viele Menschen die in der frühen Kindheit erlernte Fähigkeit, während eines begrenzten Zeitraums Gefühlsregungen zu kontrollieren. Dabei entsteht eine Art Heldentum: die hohe narzißtische Besetzung der Selbstkontrolle äußert sich darin, daß diese Patient(inn)en später immer wieder den Eingriff aus der Perspektive ihrer eigenen hohen emotionalen Kontrolliertheit schildern, sich dabei als Helden präsentieren. Dies erlaubt für die Phase des Eingriffs, ein hohes Maß an psychischer Energie auf die Affektkontrolle zu konzentrieren.

Identifikationsprozesse: Die Tatsache, daß der Eingriff bei vollem Bewußtsein durchgeführt wird, ermöglicht den Patient(inn)en in einer für sie Passivität erfordernden Situation, sich mit den (be)handelnden (aktiven), die Situation strukturierenden und kontrollierenden Ärzten zu identifizieren und so die für sie schwer erträgliche Situation der Passivität besser auszuhalten.

Das Fehlen eines Begriffs (Verleugnung) in dieser Aufzählung, der in psychologischen Studien über die KHK-Patient(inn)en fast regelmäßig aufgeführt wird, bedarf einer Kommentierung: Es ist m. E. in der zeitlich und methodisch eng begrenzten vorliegenden Untersuchung kaum möglich, Verleugnungsprozesse sicher zu identifizieren. Per definitionem sind sie unbewußt und könnten daher nur zweifelsfrei nachgewiesen werden, wenn es im zeitlichen Verlauf gelänge, sie als Symbolisierungen (z. B. Träume, Fehlleistungen, Erinnerungen, in der Beziehung zu den Untersucher(inne)n u. ä.) dingfest zu machen. Allein das Vorhandensein eines niedrigen Angstniveaus in Situationen, die nach Meinung von Forscher(inne)n viel Angst machen müßten, ist kein Hinweis auf Verleugnungsprozesse im Zuge eines Bewältigungsvorgangs. Dies sollte m. E. in psychologischen Studien an KHK-Patient(inn)en zukünftig genauer bedacht werden.

Literatur

Battegay R (1989) Das Ich – Abwehrmechanismen und Coping. Z Psychosom Med Psychoanal 3:220-240

Bortz J (1985) Lehrbuch der Statistik. Springer, Berlin Heidelberg New York Tokyo

Bouman CC (1984) Intracoronary thrombolysis and percutaneous transluminal coronary angioplasty. Nursing implications. Nurs Clin North Am 19/3:397-409

Cay EL, Walker DD (1988) Psychological factors and return to work. Eur Heart J [Suppl L] 9:74-81

Davies-Osterkamp S, Möhlen K (1978) Postoperative Genesungsverläufe bei Patienten der Herzchirurgie in Abhängigkeit von präoperativer Angst und Angstbewältigung. Med Psychol 4:247-260

Davies-Osterkamp S, Salm A (1980) Ansätze zur Erfassung psychischer Adaptationsprozesse in medizinischen Belastungssituationen. Med Psychol 6:66-80

Fletcher GF (1986) Rehabilitation after coronary angioplasty – is it effective? Arch Phys Med Rehabil 67/8:517-519

Giernat S (1987) Zur beruflichen und familiären Situation von KHK Patienten/innen vor der TCA. Eine empirische und kasuistische Untersuchung an 146 Probanden. Dissertation, Universität Frankfurt

Goto A (1986) Angioplastie coronaire ou dilatation. Soins 485-486:25-34

Hauffe K (1990) Zur Situation von Patientinnen und Patienten ein bis zwei Jahre nach der transluminalen Coronarangioplastie. Katamnestische Untersuchungen an 136 Männern und Frauen zum Thema psychosoziales Umfeld (Partnerschaft, Familie, soziales Umfeld, Freizeitgestaltung). Dissertation, Universität Frankfurt

Hecheltjen KG, Mertesdorf F (1973) Entwicklung eines mehrdimensionalen Stimmungsfragebogens (MSF). Gruppendynamik 2:110-122

Huber H (1984) Komplikationen der transluminalen Koronarangioplastie. Dissertation, Universität Frankfurt

Jordan J (1988) Die Bedeutung institutioneller Rahmenbedingungen für individuelle Copingmechanismen am Beispiel der transluminalen Coronarangioplastie. In: Kächele H, Steffens W (Hrsg) Bewältigung und Abwehr. Beiträge zur Psychologie und Psychotherapie schwerer körperlicher Krankheiten. Springer, Berlin Heidelberg New York Tokyo, S 161-174

Jordan J (1991) Zum Erleben und zur psychischen Bewältigung medizinischer Technologie am Beispiel der percutanen transluminalen Coronarangioplastie. VAS-Verlag, Frankfurt

Jordan J, Kocher K (1988) Zum Erleben der transluminalen Koronarangioplastie. In: Klapp BF, Dahme B (Hrsg) Psychosoziale Kardiologie. Springer, Berlin Heidelberg New York Tokyo, S 172-184 (Jahrbuch der medizinischen Psychologie, Bd 1), S 172-184

Kaltenbach M (1984) Neue Technik zur steuerbaren Ballondilatation von Kranzgefäßverengungen. Z Kardiol 73:669-673

Kaltenbach M, Kober G, Scherer D, Vallbracht C (1985) Recurrence rate after successful coronary angioplastie. Eur Heart J 6:276-281

Kober G, Kaltenbach M, Scherer D (1980) Möglichkeiten und Grenzen der mechanischen Dilatation von Koronararterienstenosen. Klinikarzt 11:869-878

Kocher K (1989) Abwehr- und Bewältigungsformen von Patienten im Anschluß an eine notfallmäßig durchgeführte Bypass-Operation nach mißlungener transluminaler Coronarangioplastie. Dissertation, Universität Frankfurt

Murphy MC, Fishman J, Shaw RE (1989) Education of patients undergoing coronary angioplasty: factors affecting learning during a structured educational program. Heart Lung 18/1:36-45

Pirlet W (1985) Persönlichkeitstypen bei Patienten mit koronarer Herzkrankheit. Diplomarbeit, Frankfurt

Raft D, McKee DC, Popio KA, Haggerty JJ (1985) Life adaptation after percutaneous transluminal coronary angioplastie and coronary bypass grafting. Am J Cardiol 56/7:395-398

Richter R, Dahme B, Holthusen R (1988) Psychophysiologische Untersuchung der subjektiven Belastung vor einer Herzkatheteruntersuchung. In: Kächele H, Steffens W (Hrsg) Bewältigung und Abwehr. Beiträge zur Psychologie und Psychotherapie schwerer körperlicher Krankheiten. Springer, Berlin Heidelberg New York Tokyo, S 161-171

Salm A (1980) Psychologische Aspekte der Herzkatheterisierung. Dissertation, Universität Gießen

Salm A (1982) Der Umgang mit der Angst am Beispiel der Herzkatheteruntersuchung. In: Beckmann D, Davies-Osterkamp S, Scheer JW (Hrsg) Medizinische Psychologie. Springer, Berlin Heidelberg New York Tokyo, S 275-306

Schwartz B (1991) Zur Verarbeitung der koronaren Herzkrankheit im familiären Beziehungssystem. Eine empirische und kasuistische Studie an 75 Ehepaaren. Dissertation, Universität Frankfurt

Shaw RE (1985) The impact of coping, anxiety and social support on information, medical and rehabilitation outcomes in patients undergoing coronary angioplasty. Diss Abstr Int 46/3-B:970

Shaw RE, Cohen F, Fishman-Rosen J, Murphy MC, Stertzer SH, Clark DA, Myler RK (1986) Psychological predictors of psychosocial and medical outcomes in patients undergoing coronary angioplasty. Psychosom Med 48/8:582-597

Shillinger FL (1983) Percutaneous transluminal coronary angioplasty. Heart Lung 12/1:45-51

Steffens W, Kächele H (1988) Abwehr und Bewältigung – Mechanismen und Strategien. Wie ist eine Integration möglich? In: Kächele H, Steffens W (Hrsg) Bewältigung und Abwehr. Beiträge zur Psychologie und Psychotherapie schwerer körperlicher Krankheiten. Springer, Berlin Heidelberg New York Tokyo, S 1-50

Täubel J (1988) Zur Situation von Patientinnen und Patienten ein bis zwei Jahre nach der transluminalen Koronarangioplastie. Dissertation, Universität Frankfurt

Valbracht C, Hermansson S, Kober G, Kaltenbach M (1987) Angiographische und funktionelle Langzeitergebnisse zwei bis acht Jahre nach Koronarangioplastie. Z Kardiol 76:713-717

Weinberger DA, Schwartz GE, Davidson RJ (1979) Low anxious, high anxious, and repressive coping styles: Psychometric patterns and behavioral and physiological responses to stress. J Abnorm Psychol 88:369-380

Zum Ergebnis

Die perkutane transluminale Koronarangioplastie ist ein rasch an Bedeutung gewinnendes Verfahren zur Intervention bei koronaren Herzkrankheiten. Bislang sind die psychologischen Aspekte der Therapiemethode noch kaum empirisch überprüft worden. Der Autor faßt Ansätze und Ergebnisse eines umfangreichen Projektes der Abteilungen Kardiologie und Psychosomatik der Universitätsklinik Frankfurt zusammen. Ein kompletter Jahrgang dieser Abteilung (n=258, davon 229 Männer) wurde zu 4 Zeitpunkten (unmittelbar vor bis 12 Monate nach der stationären Aufnahme) untersucht, wovon in den vorliegenden Beitrag Ergebnisse zur psychischen Verarbeitung 24 h vor und 24 h nach dem Eingriff eingehen.

Die Daten zum Copingverhalten der Patientinnen und Patienten werden auf der Basis von Faktoren- und Clusteranalysen quantitativ verarbeitet, aber vom Autor auch qualitativ, psychoanalytisch interpretiert. Insgesamt gesehen, scheinen bei weitem die meisten Patienten die Belastung dieser medizinischen Situation recht erfolgreich zu bewältigen, wobei es erwartungsgemäß einige Geschlechtsunterschiede gibt. Es finden sich Hinweise darauf, daß das Vertrauen in die medizinische Kompetenz sich wieder einmal als prognostisch günstig erweist. Vielleicht gilt dies aber v. a. für relativ wenig eingreifende Methoden bzw. einen von den Patienten als reibungslos eingestuften Verlauf der Interventionen.

Aus der Fülle der quantitativen Ergebnisse und qualitativen Überlegungen können wichtige Hinweise für die psychologische Gestaltung einer medizinischen Maßnahme, die bei Bewußtsein der Patientinnen und Patienten vorgenommen wird, abgeleitet werden.

Die Redaktion

Knochenmarktransplantation aus der Perspektive von Patienten und ihren nächsten Angehörigen

J. Neuser, A. Grigelat

Zusammenfassung

Soziale Unterstützung durch Angehörige wirkt für Patienten in der Zeit der intensivmedizinischen Behandlung bei einer Knochenmarktransplantation (KMT) nicht als Streßpuffer. Ein Grund für diesen Befund kann darin liegen, daß Angehörige die belastenden Ereignisse und den Belastungsgrad nicht so wahrnehmen, wie der Patient sie erlebt. Zwölf Patienten, die sich einer KMT unterzogen hatten, und ihre nächsten Angehörigen wurden nach der Entlassung aus der intensivmedizinischen Behandlung gebeten, die Behandlungsphasen und häufig auftretende Ereignisse und Komplikationen hinsichtlich ihres Belastungsgrades retrospektiv einzuschätzen. Die Angehörigen gaben außer einer Beurteilung ihrer eigenen Belastung auch eine Einschätzung der bei den Patienten vermuteten Belastungen ab. Die Angehörigen beurteilten die Belastung in den Behandlungsphasen generell höher als die Patienten. Bei der Beurteilung der Ereignisse ergab sich ein solcher Unterschied nicht. Die "Konditionierungsphase" wird als die belastendste Zeit eingestuft, Übelkeit und Erbrechen als belastendste Komplikation. Die Ergebnisse veranlassen zu der Frage, ob neben der häufig diskutierten Verleugnung angstinduzierender Reize auf seiten der Patienten nicht auch defensive Aggravationsvorgänge bei teilnehmenden Beobachtern zu diskutieren sind.

Summary

Social support provided by next-of-kin (NOK) does not have a stress buffering effect for patients under intensive care for bone marrow transplantation (BMT). One reason for this may be that NOK do not perceive stressful events or the degree of distress in the same way as the patients. After hospital discharge 12 patients undergoing BMT and their NOK were asked for retrospective ratings of the degree of distress caused by events often occurring within this period and of distress experienced within different treatment phases. NOK rated the distress experienced by themselves as well as distress presumably experienced by the patient. NOK ratings of distress within the treatment phases generally were significantly higher than patient ratings, while ratings of distress caused by certain events did not generally differ between NOK and patients. Conditioning was the most distressful period, and nausea and vomiting were the most distressful events. Our results give rise to the question of whether one should not only, as has been done frequently, consider denial of stressful events on the part of the patient, but also take into account defensive aggravation of distress on the part of involved observers.

Ablauf der Knochenmarktransplantation

Mittlerweile sind weltweit mindestens 20 000 Transplantationen von Knochenmark v. a. bei Patienten mit schwerer aplastischer Anämie, akuten Leukämien oder Chronisch-Myeloischer Leukämie durchgeführt worden. Für diese Patienten beinhaltet die Knochenmarktransplantation (KMT) die höchste, bei einigen Erkrankungen die einzige Heilungschance. Allerdings ist der Weg bis zur Heilung beschwerlich und belastend.

Wird nach Indikationsstellung für eine KMT ein geeigneter Knochenmarkspender – in der Regel in der Verwandtschaft des Patienten – gefunden, so kann eine allogene Transplantation durchgeführt werden. Wird kein geeigneter Spender gefunden, so kann bei einigen Erkrankungen auch eine autologe Transplantation vorgenommen werden; dabei wird dem Patienten Knochenmark entnommen, das extrakorporal vorbehandelt und dann retransplantiert wird.

Wenn eine KMT möglich ist, werden die Patienten auf eine Warteliste gesetzt. Die Wartezeit beträgt im Durchschnitt etwa 3 Monate. Nach der Aufnahme durchlaufen die Patienten zunächst eine Serie von Routineuntersuchungen und kleineren medizinischen Eingriffen. Alle Patienten erhalten einen venösen Dauerkatheter (Hickman-Katheter).

Nach Abschluß der Routineuntersuchungen werden die Patienten in eine keimarme Isoliereinheit eingeschleust. Die Isolierung erfolgt entweder in Einbettzimmern mit einer vorgeschalteten Schleuse (Umkehrisolierung) oder in "Zelten", das sind Einheiten mit einer Grundfläche von ca. 8 m², die innerhalb eines Zimmers einen keimarmen Bereich abgrenzen. Die ersten Tage der Isolierung dienen v. a. der Haut- und Darmdesinfektion. Die Patienten dürfen die Isoliereinheit bis zum Abschluß der stationären Behandlung nicht verlassen. Die Umkehrisoliereinheit darf jeweils nur von einem Besucher in steriler Kleidung betreten werden, während mehrere Besucher gleichzeitig an die Zelte herantreten können.

Die dann folgende Applikation von Ganzkörperbestrahlung und/oder Chemotherapie, in der Fachsprache als "Konditionierung" bezeichnet, stellt den eigentlichen therapeutischen Eingriff zur Heilung von der Grunderkrankung dar. Die eingesetzten Strahlen- und Zytostatikadosen sind so hoch, daß eine Zerstörung des Knochenmarks erfolgt, die bei einigen Erkrankungen intendiert ist, bei anderen in Kauf genommen wird. Die Konditionierung dauert etwa eine Woche und ist mit starken Nebenwirkungen, v. a. Übelkeit und Erbrechen, verbunden. Nach Abschluß der Konditionierung erfolgt die Transplantation durch Transfusion des entnommenen Knochenmarks in eine Armvene.

In den ersten Tagen nach der KMT sinken v. a. die Zahlen der Leukozyten und der Thrombozyten stark ab, Leukozyten sind in dieser Phase der Aplasie im peripheren Blut nur noch vereinzelt vorhanden. Da immunkompetente Zellen fehlen, ist diese Zeit mit Entzündungen v. a. im Mundraum und im Gastrointestinaltrakt verbunden, die bei manchen Patienten eine erhebliche, mit Schmerzen und hohem Fieber einhergehende, Komplikation darstellen. Thrombozyten müssen bei allen Patienten substituiert werden.

Etwa 3 Wochen nach der KMT sind Leukozyten im peripheren Blut wieder in ausreichender Zahl vorhanden. Als wichtiger Grenzwert wird in der Fachliteratur die Zahl von 1000 Leukozyten/μl angesehen, der anzeigt, daß das Transplantat arbeitet. Mit dem Anstieg der Leukozytenzahlen ist die Restitution der Immunkompetenz verbunden, so daß die Entzündungen abklingen, zugleich aber die Gefahr einer Abstoßungsreaktion gegen Empfängerorgane ("Graft-versus-host-Reaktion") zunimmt.

Ist die Restitution des peripheren Blutbildes erfolgt, der Patient fieberfrei und ohne andere Komplikationen, so wird die Darmflora durch Gabe von handelsüblichem Joghurt rekultiviert. In dieser Zeit wird die Isolierung aufgehoben, und die Patienten werden nach Hause entlassen. Sie haben dann eine Hospitalisierungszeit von etwa 2 Monaten hinter sich gebracht. Etwa ein Drittel der Patienten stirbt während der Zeit der intensivmedizinischen Behandlung. Eine detaillierte Beschreibung der KMT und ihrer Probleme findet sich bei Schaefer et al. (1989).

Fragestellung

In einer Untersuchung an KMT-Patienten während der intensivmedizinischen Behandlung ergab sich, daß soziale Unterstützung nicht als Streßpuffer wirkt (Neuser 1989a): Patienten mit hohen Belastungen boten mehr Anzeichen von Distreß, wenn sie über hohe soziale Unterstützung verfügten, im Vergleich zu Patienten mit geringer sozialer Unterstützung. Obwohl auch andere Studien zu analogen Ergebnissen führten (z. B. Revenson et al. 1983), läßt sich dieser Befund nicht in die allgemeine Annahme integrieren, daß soziale Unterstützung die psychischen Auswirkungen von Belastungen abpuffert; vielmehr liegt die Interpretation nahe, daß soziale "Unterstützung" im gegebenen Untersuchungszusammenhang eine zusätzliche Belastung darstellt.

Diese Interpretation läßt jedoch keine Aussage darüber zu, wie die belastenden Effekte zustandekommen. Thoits (1986) hat als Konsequenz aus empirischen Befunden vorgeschlagen, soziale Unterstützung als "coping assistance" zu verstehen: Hilfe in Problemsituationen unterstützt die Entwicklung von lösungsorientierten Handlungsstrategien und bietet die Möglichkeit, das Spektrum an Bewältigungsmöglichkeiten in defizitären Bereichen zu erweitern und zu ergänzen. Soziale Unterstützung wirkt demnach durch eine Erweiterung von Bewältigungskompetenzen. Allerdings dürfte diese Sichtweise nur unter der Voraussetzung zutreffen, daß Personen, die Unterstützung bieten, die Belastungen des Betroffenen und die streßinduzierenden Reize zutreffend identifizieren können.

Es ist aber davon auszugehen, daß die korrekte Einschätzung von Belastungssituationen um so unwahrscheinlicher wird, je höher die Ich-Beteiligung desjenigen ist, der Hilfe bieten will. Je größer die Ich-Beteiligung des Helfers, um so mehr ist er selbst durch die Stressoren belastet. Diese Schlußfolgerung ergibt sich beispielsweise aus experimentellen Untersuchungen, bei denen das Ansehen von Filmen, die Streßsituationen (etwa operative Eingriffe) darstellen, zur Streßinduktion genutzt wird. Die Streßinduktion ist dabei um so wirkungsvoller, je größer die Ich-Beteiligung ("ego-involvement") des Beobachters ist. Im Kontext sozialer Unterstützung sind also bei hoher Ich-Beteiligung des Helfers außer der Bewältigungshilfe auch Anstrengungen zur Bewältigung der eigenen Belastungen zu erbringen. Diese Bewältigungsanstrengungen interferieren möglicherweise mit der Erarbeitung von effizienten Bewältigungshilfen im Sinne der sozialen Unterstützung.

Soll soziale Unterstützung als Belastungspuffer wirken, so ist demzufolge eine zutreffende Einschätzung der Belastung und der belastenden Ereignisse durch die Unterstützungsagenten Voraussetzung. Die hier dargestellte Studie vergleicht:

a) die Einschätzungen der Belastungen von KMT-Patienten und ihren nächsten Angehörigen in den verschiedenen Phasen der intensivmedizinischen Behandlung bei KMT und

b) die Einschätzungen der Belastungen relevanter, mit der KMT regelhaft verknüpfter Ereignisse und Komplikationen.

Die Untersuchungssituation stellt dabei gegenüber anderen medizinischen Eingriffen an Erwachsenen eine Besonderheit dar, denn in vielen Fällen mietet sich ein Angehöriger während der Behandlungszeit in der Nähe der Klinik ein und verbringt den größten Teil des Tages in der Klinik in unmittelbarer Nähe des Patienten. Die Absicht dieser Angehörigen ist es, soziale Unterstützung zu bieten. Der Angehörige kann also die Probleme des Patienten aus nächster Anschauung miterleben, ist den Belastungen aber zugleich auch selbst ausgesetzt, ohne direkt betroffen zu sein.

Hypothesen

Auf der Basis der Annahme, daß effiziente soziale Unterstützung eine kongruente Einschätzung der Belastungen durch den Helfer (hier: den Angehörigen) und den Betroffenen (hier: den Patienten) voraussetzt, soll die Studie prüfen, ob KMT-Patienten und ihre Angehörigen die Belastungen in den Behandlungsphasen, wie auch Belastungen durch häufig eintretende behandlungsbedingte Ereignisse kongruent wahrnehmen.

Es ergeben sich die folgenden allgemeinen Alternativhypothesen:

1. KMT-Patienten und ihnen nahestehende Personen schätzen die Belastung in verschiedenen Behandlungsabschnitten unterschiedlich ein.
2. KMT-Patienten und ihnen nahestehende Personen beurteilen den Belastungsgrad von Ereignissen und Komplikationen, die mit der KMT verbunden sind, unterschiedlich.

Methode

In die Studie aufgenommen wurden KMT-Patienten der Klinik für Knochenmarktransplantation am Westdeutschen Tumorzentrum Essen und ein enger Angehöriger, der die Zeit der intensivmedizinischen Behandlung aus nächster Anschauung miterlebte. In einigen Fällen wohnt ein Angehöriger der Patienten während der Behandlungszeit in der Nähe der Klinik, um für den Patienten Hilfe und Ansprechpartner zu sein; in die Studie wurden nur solche Patienten-Angehörigen-Paare aufgenommen. Bislang nahmen 12 Paare an der Studie teil. Die Stichprobenbeschreibung ist Tabelle 1 (S. 184) zu entnehmen.

Bei Entlassung wurde den Patienten und ihren Angehörigen ein Fragebogen ausgehändigt, der aus 2 Teilen besteht: Der erste Teil enthält eine Aufzählung von 15 Behandlungsabschnitten, der zweite Teil enthält eine Liste von 12 Ereignissen, die regelmäßig im Zusammenhang mit einer KMT auftreten. Diese beiden Itemlisten sollten unabhängig voneinander bearbeitet, die Items hinsichtlich des Grades der mit ihnen verbundenen Belastungen retrospektiv auf einer 4stufigen Likert-Skala ("überhaupt nicht" bis "sehr stark") eingestuft werden. Die Listen umfaßten folgende Items:

Liste 1: Behandlungsphasen

1 Vor der Aufnahme zur Transplantation.
2 In der Vorbereitungszeit bis zur Einschleusung.
3 In den ersten Tagen nach Einschleusung, aber vor Beginn der Konditionierung.
4 Während der Bestrahlung.
5 Während der Chemotherapie.
6 Am Tag vor der Knochenmarktransplantation.
7 Am Tag der Knochenmarktransplantation.
8 In den ersten Tagen nach der Knochenmarktransplantation, aber vor den Entzündungszeichen.
9 Während der Zeit, in der Entzündungen (v. a. Mundraum) auftraten.
10 Während der ersten Tage nach Abklingen der Entzündungszeichen.
11 Während der Zeit danach, als die Leukozytenzahlen noch unter 1000/µl lagen.
12 Während der Zeit, als die Leukozytenzahlen über 1000/µl lagen.
13 Während der Zeit, als Sie Joghurt zu essen bekamen.
14 Nach Ausschleusung aus der Isoliereinheit, aber vor der Entlassung.
15 Nach Entlassung.

Liste 2: Ereignisse und Komplikationen

1 Übelkeit/Erbrechen;
2 Müdigkeit, Abgeschlagenheit;
3 Haarausfall;
4 Veränderung der äußeren Erscheinung;
5 Schlafstörungen;
6 Probleme mit der Nahrungsaufnahme;
7 Probleme bei der Einnahme von Medikamenten;
8 Isolierung;
9 Probleme mit dem Sprechen;
10 Fieber;
11 Warten auf den Anstieg der Leukozytenzahlen;
12 Ängstliche/depressive Stimmung (beim Patienten).

Die Behandlungsphasen sind relativ gut abgrenzbar, können aber interindividuell – v. a. für die Zeit nach der Transplantation – variieren. Da die Einschätzung von Belastungen innerhalb intra-individuell gut abgrenzbarer Zeitspannen für die Fragestellung relevant ist, und da die Einschätzungen jedes Patient-Angehörigen-Paares sich somit auf gleiche Zeitspannen beziehen, wurden die Items in Liste 1 ausschließlich zeitlich verankert. So wurde erreicht, daß auch besondere Vorkommnisse bei einzelnen Patienten, die nicht standardisierbar sind, in die Belastungsbeurteilungen Eingang finden konnten.

Die Items der Liste 2 beziehen sich weitgehend auf externe, objektivierbare Ereignisse, die auch vom Angehörigen gut identifizierbar sind. Lediglich Item 12 ("Ängstliche/depressive Stimmung") bezieht sich auf einen emotionalen Zustand,

Tabelle 1. Stichprobenbeschreibung ($\bar{x}$ Mittelwert, s Standardabweichung)

	Patienten (n=12)	Angehörige (n=12)
Diagnose		
akute Leukämie	8	–
chronisch-myeloische Leukämie	1	–
Non-Hodgkin-Lymphom	2	–
aplastische Anämie	1	–
Herkunft des Knochenmarks		
allogen	6	–
autolog	6	–
Hospitalisierungsdauer (Tage)		
$\bar{x}$	63,4	–
Streubreite	34-159	–
Alter		
$\bar{x}$	30,5	38,5
s	12,0	6,0
Range	16-53	26-49
Geschlecht[a]		
männlich	5	6
weiblich	7	6
Soziale Schicht[b]		
obere Mittelschicht	1	1
mittlere Mittelschicht	5	6
untere Mittelschicht	6	5
Verwandtschaftsrelation Patient – Angehöriger		
Elternteil	4	
(Ehe)partner	7	
Geschwister	1	

[a] Elf der zwölf Patienten-Angehörigen-Paare gemischtgeschlechtlich.
[b] Klassifikation in Anlehnung an Moore u. Kleining (1960).

der in der Kommunikation zwischen Patient und Angehörigem bedeutsam werden kann.

Die Liste 2 ist eine Auswahl aller möglichen Ereignisse nach dem Kriterium eines regelhaften Auftretens während der intensivmedizinischen Behandlung. In beiden Listen finden sich Items, die nicht bei allen Patienten eintreten müssen, für die eingetretenen Ereignisse waren aber jeweils Beurteilungen von Patient und Angehörigem erhältlich.

Die Fragebogen wurden in der ersten Woche nach der Entlassung zu Hause bearbeitet und dann zurückgesendet.

Die Patienten nahmen eine Einschätzung der von ihnen erlebten Belastungen vor, die Angehörigen sowohl eine Einschätzung der von ihnen selbst, als auch der von den Patienten erlebten Belastungen.

Die Auswertung erfolgte varianzanalytisch nach einem zweifaktoriellen Design mit Meßwiederholung auf den beiden Faktoren Ratings und Behandlungsabschnitte bzw. Ratings und Ereignisse[1].

Vereinzelte Items waren in wenigen Fällen nicht anwendbar, v. a. wurden nicht alle Patienten einer Ganzkörperbestrahlung unterzogen. Daher wurden die Daten mittels Varianzanalysen für ungleiche Zellenbesetzungen ausgewertet (SAS, Procedure GLM; SAS Institute 1985). Signifikante Haupteffekte wurden *post hoc* mit multiplen F-Tests nach Ryan-Einot-Gabriel-Welsch (REGWF-Test) lokalisiert. Signifikante Interaktionen wurden *post hoc* mit einfaktoriellen Blockanalysen untersucht. Um die Ergebnisse in Anbetracht des Stichprobenumfangs gegen Verfälschungen durch Ausreißerwerte zu sichern, wurde mit Hilfe des konservativen F-Tests die Unabhängigkeit des Meßfehlers von den Faktorstufen geprüft (vgl. Glaser 1978, S. 191). Die Irrtumswahrscheinlichkeit wurde für alle Einzelprüfungen auf $\alpha = 0,05$ festgelegt.

Ergebnisse

Die varianzanalytische Prüfung der eingeschätzten Belastung in verschiedenen *Behandlungsabschnitten* ergab einen signifikanten Unterschied zwischen den Ratings ($p < 0,01$) und einen signifikanten Unterschied zwischen den Behandlungsabschnitten ($p < 0,0001$). Die Interaktion war nicht signifikant ($p = 0,11$). Konservative F-Tests für die beiden signifikanten Haupteffekte waren signifikant ($p < 0,001$), so daß sich Meßfehler nicht auf einzelnen Faktorstufen konzentrieren. Der REGWF-Test zeigte, daß die Angehörigen sowohl ihre eigenen Belastungen

---

[1] Bei den Ratings handelt es sich teilweise um unabhängige, teilweise um abhängige Messungen (Einschätzungen durch Patienten und Einschätzungen durch Angehörige). Da die Stichproben parallelisiert sind, werden die Einschätzungen statistisch als abhängige Messungen aufgefaßt. Betrachtet man die Einschätzungen als unabhängige Messungen, so ergeben sich Resultate der Varianzanalysen, die zu vergleichbaren Schlußfolgerungen führen.

als auch die Belastungen der Patienten im Durchschnitt signifikant höher einschätzen als die Patienten ihre eigenen Belastungen; die beiden Einschätzungen der Angehörigen sind nicht signifikant verschieden. Zwischen den Behandlungsabschnitten bestehen komplexe Unterschiede, die hier nicht detailliert dargestellt werden sollen. Vereinfacht lassen sich 3 hinsichtlich der Belastung signifikant unterschiedliche Behandlungsphasen entnehmen: Die Belastung während der Konditionierung (Items 4 und 5 in Liste 1) wird am höchsten eingeschätzt, die Zeitspanne vom Tag vor der KMT bis einschließlich der aplastischen Phase (Items 6-9), aber auch die Zeit vor der Aufnahme zur Transplantation bis zum Beginn der Konditionierung (Item 1-3) werden gleichermaßen belastend erlebt, aber weniger belastend als die Zeit der Konditionierung. Die Belastung in der Zeit nach der Restitution des Blutbildes (Items 12-15) wird als am wenigsten belastend eingestuft.

Tabelle 2. Tafel der Varianzanalyse für die subjektive Belastung in verschiedenen Behandlungsabschnitten der Knochenmarktransplantation

	df	S S[a]	M S	F	p
Ratings (A)	2	21,4	10,70	6,31	<0,01
Behandlungsphasen (B)	14	135,4	9,67	11,58	<0,0001
A x B	28	11,2	0,40	1,36	0,11
Varianz zwischen Probanden	11	83,5	7,59		
Varianz zwischen Ratings	22	37,3	1,70		
Varianz zwischen Phasen	146	122,0	0,84		
Fehlervarianz	275	81,0	0,30		
Gesamtvarianz	498	504,4			

[a] Typ-III-SS sind bei ungleichen Zellenbesetzungen nicht additiv.

Tabelle 2 zeigt die Ergebnisse der Varianzanalyse, Abb. 1 Mittelwerte und Standardfehler der Belastungsratings von Patienten und Angehörigen.

Die analoge Varianzanalyse für die Einschätzung der Belastung durch verschiedene mit der KMT verbundene *Ereignisse* ergab hingegen keinen signifikanten Unterschied zwischen der Belastungseinschätzung durch die Patienten und den Selbst- bzw. Fremdeinschätzungen durch die Angehörigen (p = 0,30). Die Einschätzung der Belastung war bei verschiedenen Ereignissen hingegen signifikant unterschiedlich (p < 0,0001), und es ergab sich eine signifikante Wechselwirkung (p < 0,0001). Der konservative F-Test für den signifikanten Haupteffekt war signifikant (p < 0,001), so daß von einer zufälligen Verteilung des Meßfehlers auszugehen ist. Der REGWF-Test wies signifikante Unterschiede zwischen mehreren Ereignissen auf: "Übelkeit und Erbrechen" sind stärker belastend als alle anderen Ereignisse. Die Ereignisse "Probleme mit der Nahrungsaufnahme", "Probleme bei der Einnahme von Medikamenten", "Warten auf den Anstieg der Leukozytenzahlen" und "ängstliche/depressive Stimmung" stellen eine Gruppe von Ereignissen mit ebenfalls hoher Belastung dar. Weniger belastend werden "Müdigkeit, Abgeschlagenheit", "Schlafstörungen" und "Probleme mit dem Sprechen" eingestuft. Die geringsten Belastungen werden infolge von "Haarausfall" und "Veränderung der äußeren Erscheinung" angegeben.

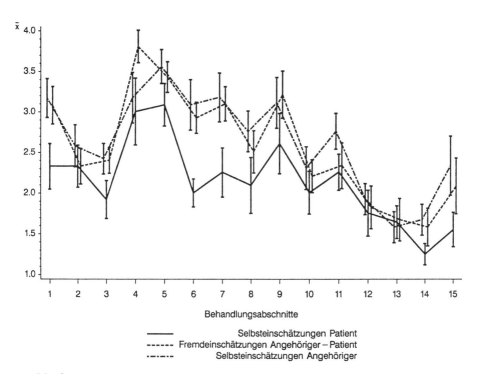

Abb. 1. Einschätzungen subjektiver Belastung in den Behandlungsabschnitten ($\bar{x}\pm$SEM). Die Numerierung der Behandlungsabschnitte entspricht Liste 1 (s. S. 183)

Die signifikante Interaktion läßt sich dahingehend auflösen, daß die Belastungen durch "Übelkeit und Erbrechen" sowie "Haarausfall" in der Selbstbeurteilung der Patienten signifikant geringer eingeschätzt werden als in der Fremdeinschätzung durch die Angehörigen. Die Angehörigen unterschätzen hingegen die subjektive Belastung der Patienten durch ängstliche und depressive Stimmungen in ihrem Fremdurteil. Die Angehörigen fühlen sich durch Übelkeit und Erbrechen, durch die Isolierung des Patienten und durch das Warten auf den Anstieg der Leukozytenzahlen im Vergleich zur Selbsteinschätzung der Patienten signifikant stärker belastet. – Die Ergebnisse der Varianzanalyse sind in Tabelle 3 wiedergegeben, Abb. 2 veranschaulicht Mittelwerte und Standardfehler für Patienten- und Angehörigeneinschätzungen der Belastung durch Ereignisse und Komplikationen, die bei KMT häufig auftreten.

Tabelle 3. Tafel der Varianzanalyse für die subjektive Belastung durch verschiedene mit der Knochenmarktransplantation verbundene Ereignisse und Komplikationen

	df	S S[a]	M S	F	p
Ratings (A)	2	3,6	1,80	1,28	0,30
Ereignisse (B)	11	106,7	9,70	6,79	<0,0001
A x B	22	29,7	1,35	4,94	<0,0001
Varianz zwischen Probanden	11	50,2	4,56		
Varianz zwischen Ratings	22	30,6	1,39		
Varianz zwischen Ereignissen	121	172,9	1,43		
Fehlervarianz	236	68,8	0,29		
Gesamtvarianz	425	459,0			

[a] Typ-III-SS sind bei ungleichen Zellenbesetzungen nicht additiv.

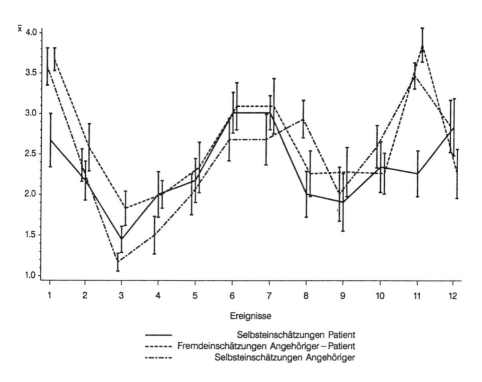

Abb. 2. Einschätzungen subjektiver Belastung durch verschiedene, mit der Knochenmarktransplantation verbundene Ereignisse und Komplikationen ($\bar{x}$±SEM). Die Numerierung der Ereignisse entspricht Liste 2 (s. S. 183)

Diskussion

Die Studie ging von der Annahme aus, daß effiziente soziale Unterstützung eine kongruente Wahrnehmung von Belastungen durch Betroffene und Helfer voraussetzt. Generell legen die Ergebnisse die Schlußfolgerung nahe, daß Angehörige die vom Patienten erlebte Belastung systematisch überschätzen und daß sie einige Ereignisse hinsichtlich ihrer Wirkung als Stressoren verkennen. Die Angehörigen nehmen die Belastung im untersuchten Zeitraum im Vergleich zu den Betroffenen generell als stärker wahr, sie überschätzen die Belastungen durch Übelkeit und Erbrechen sowie Haarausfall und unterschätzen die Belastungen durch ängstliche oder depressive Stimmungen des Patienten. Die Angehörigen sind durch die Isolierung des Patienten und durch ängstliche/depressive Stimmungen des Patienten stark belastet; sie schätzen die durch diese Faktoren hervorgerufenen eigenen Belastungen interessanterweise höher ein als die durch diese Faktoren hervorgerufenen Belastungen des Patienten.

Alle diese Unterschiede in der Wahrnehmung von Belastungen dürften eine effiziente soziale Unterstützung erschweren. Die Gültigkeit dieser Folgerungen ist aber auf dem Hintergrund der Untersuchungsmethodik zu diskutieren. Der Stichprobenumfang ist zwar in Anbetracht der Selektion innerhalb der ohnehin schon kleinen Population von KMT-Patienten angemessen, die Frage nach der Generalisierbarkeit der Aussagen muß aber offen bleiben. Bei der für varianzanalytische Versuchspläne mit Meßwiederholungsdesign zwar nicht unüblichen Stichprobengröße von 12 Probanden und 3 Wiederholungsmessungen haben wir ein trennscharfes inferenzstatistisches Instrument, aber auch die fälschliche Beibehaltung der Nullhypothese (β-Fehler) hat eine vergleichsweise hohe Wahrscheinlichkeit. Daß die Ergebnisse nicht Artefakt von einigen wenigen Ausreißerwerten sind, zeigt sich darin, daß der Meßfehler keine Häufung bei einzelnen Items oder Ratings aufweist.

Die Liste der belastenden Ereignisse stellt eine Stichprobe aus der Population aller möglichen belastenden Ereignisse dar. Wir haben uns bei der Auswahl auf solche Ereignisse beschränkt, die von den Beurteilern gut wahrgenommen werden konnten. Sicherlich beinhalten z. B. Befürchtungen und Ängste vor einem ungünstigen Behandlungsergebnis eine Belastung; ob Angehörige aber beurteilen können, wie stark die Belastungen des Patienten durch derartige Befürchtungen sind, hängt von weiteren, schwer erfaßbaren Parametern (Kommunikation, Beziehungsqualität etc.) ab. Wir haben uns deshalb auf solche Ereignisse beschränkt, die für die Angehörigen ebensogut wahrnehmbar waren wie für die Patienten.

Ein relevanter Stressor ist sicherlich auch ein nicht plangemäßer Ablauf der KMT. Wenn etwa bis zum Leukozytenanstieg unverhältnismäßig viel Zeit vergeht, so ist in dieser Phase der Behandlungserfolg und damit die Überlebenschance des Patienten in Frage gestellt. Belastungen durch unzeitiges Eintreten von Ereignissen haben wir durch die zeitliche Verankerung der Belastungen in Itemliste 1 implizit erfaßt. Da Gegenstand der Studie die Übereinstimmung der

Beurteilungen durch Patienten und Angehörige, nicht aber die Feststellung des Belastungsausmaßes war, haben unzeitig aufgetretene Ereignisse zwar Einfluß auf die eingeschätzte Ausprägung der Belastung, nicht aber auf die Übereinstimmung der Beurteilungen nehmen können.

Einige andere Parameter können Einfluß auf die Übereinstimmung der Urteile haben: Die Geschlechterkonstellation, die Verwandtschaftsrelation oder die Qualität der Beziehung innerhalb der Patient-Angehörigen-Paare mögen Einfluß auf die wahrgenommene Belastung haben. Auf eine Berücksichtigung dieser Parameter haben wir in Anbetracht des Stichprobenumfangs zunächst verzichtet.

Generell ist es nicht das Anliegen der vorliegenden Studie, Merkmale geeigneter vs. ungeeigneter Helfer identifizieren zu wollen, sondern den Grad an Übereinstimmung der Belastungseinschätzung zwischen Patienten und ihren nächsten Angehörigen festzustellen. Die Bedingungen, unter denen effiziente soziale Unterstützung auch bei hoher Ich-Beteiligung des Helfers möglich ist, sollen in weiteren Untersuchungen erforscht werden.

Der belastendste Behandlungsabschnitt ist im Urteil von Patienten und Angehörigen die Konditionierungsphase. Die in dieser Zeit besonders stark und häufig auftretende Begleiterscheinung der hochdosierten Strahlen- und Chemotherapie, nämlich Übelkeit und Erbrechen, wird entsprechend als das belastendste Ereignis überhaupt eingestuft. In einer früheren Längsschnittuntersuchung wurde diese Behandlungsphase ebenfalls als die belastendste beurteilt (Neuser 1989b). Die Zeit der Aplasie, verbunden mit Entzündungen der Schleimhäute, Fieber und Schmerzen, wird demgegenüber in der Retrospektive als weniger belastend erlebt. Probleme mit der Nahrungsaufnahme oder der Einnahme von Medikamenten und das Warten auf den Anstieg der Leukozytenzahlen sind Momente, die für diese Behandlungsphase charakteristisch sind. Die Zeit vor der Aufnahme zur Transplantation wird retrospektiv als vergleichbar stark belastend eingestuft. Andere Ereignisse wie Haarausfall oder Schlafprobleme spielen während der intensivmedizinischen Behandlung eine untergeordnete Rolle, wenngleich sie den Beobachter teilweise stärker belasten als den Betroffenen selbst.

Die Bewertung der vorgefundenen Diskrepanzen zwischen Patienten- und Angehörigenurteilen lassen sich als Fehleinschätzungen der Angehörigen, aber auch als Fehleinschätzungen der Patienten verstehen. Es ist in vergleichbaren Untersuchungen üblich, das (zumeist nicht explizit erfaßte) Urteil eines externen Beobachters als Bezugspunkt zu wählen und Patientenurteile mit dieser "Norm" zu kontrastieren. Unter diesem Gesichtspunkt werden niedrige Angaben der Betroffenen über den Grad der Belastung als Verleugnung interpretiert (vgl. Beutel 1985). Andererseits sind aber auch die Urteile der Beobachter subjektive Einschätzungen und damit Ergebnis von Bewertungs- und Bewältigungsvorgängen. Im Kontext mit sozialer Unterstützung bietet es sich an, das Urteil der Betroffenen als Bezugsgröße zu wählen und die Einschätzungen der Helfer gegen dieses Urteil zu kontrastieren. Unter diesem Gesichtspunkt rücken die Bewältigungsanstrengungen der Helfer, in unserem Fall der Angehörigen, stärker ins Blickfeld. In Anbetracht der erlebten Hilflosigkeit gegenüber eingetretenen Ereignissen und der nicht zufriedenstellend effizienten sozialen Unterstützung können die Überschätzungen der Belastung als Ergebnis einer defensiven Aggravation verstehbar werden. Unter Bezug auf die Theorie der kognitiven Dissonanz läßt sich diese Bewältigungsform so verstehen: Wenn der Helfer gegen die Belastungen wenig ausrichten kann, so wird gefolgert, daß die Belastungen hoch gewesen sein müssen.

Professionelle Helfer sind in medizinischen Behandlungssituationen häufig in vergleichbaren Situationen wie die Angehörigen in unserer Studie: Sie sind darauf angewiesen, Belastungen des Patienten einzuschätzen, um ihre Intervention auf die spezifischen Belastungen abstimmen zu können. Es ist nicht auszuschließen, daß auch professionelle Helfer häufig einem Fehlurteil hinsichtlich der Belastungen unterliegen. Bei Diskrepanzen zwischen Patienteneinschätzung und Helfereinschätzung von Verleugnungstendenzen auf seiten der Patienten zu reden, scheint uns aber keine zwingende Schlußfolgerung. Im Kontext medizinischer Behandlungen ziehen wir es vor, die Einschätzungen des Patienten so zu akzeptieren, wie er sie benennt, und auf diesen Einschätzungen aufbauend Interventionsmöglichkeiten zu entwickeln. Eine stärkere Reflexion des eigenen Urteils über Patientenbelastungen in medizinischen Belastungssituationen, die auch eine kritische Selbstreflexion einschließt, könnte die Basis für eine höhere Effizienz psychologischer Betreuung der Patienten sein.

Wenn die Effizienz von Unterstützung mit der Ich-Beteiligung des Helfers in inversem Zusammenhang steht, dann ist unsere Studie aber auch als Beleg dafür anzusehen, daß eine professionelle Hilfe in medizinischen Belastungssituationen angezeigt ist und durch die Hilfe von Angehörigen nicht ersetzt werden kann.

Literatur

Beutel M (1985) Zur Erforschung der Verarbeitung chronischer Krankheit: Konzeptualisierung, Operationalisierung und Adaptativität von Abwehrprozessen am Beispiel von Verleugnung. Psychother Psychosom Med Psychol 35:295-302

Glaser WR (1978) Varianzanalyse. Fischer, Stuttgart New York

Moore M, Kleinig G (1960) Das soziale Selbstbild der Gesellschaftsschichten in Deutschland. Köln Z Soz Sozialpsychol 12:86-119

Neuser J (1989a) Psychische Belastung unter Knochenmarktransplantation – Hat soziale Unterstützung Pufferwirkung? In: Verres R, Hasenbring M (Hrsg) Psychosoziale Onkologie. Springer, Berlin Heidelberg New York Tokyo (Jahrbuch der medizinischen Psychologie, Bd 3, S 150-159)

Neuser J (1989b) Psychische Belastung unter Knochenmarktransplantation. Lang, Frankfurt am Main

Revenson TA, Wollman BA, Felton BJ (1983) Social support as stress buffers for adult cancer patients. Psychosom Med 45:321-331

SAS Institute (1985) SAS user's guide: Statistics, version 5th edn. SAS institute, Cary

Schaefer UW, Beelen DW, unter Mitarbeit von Neuser J (1989) Knochenmarktransplantation. Karger, Basel

Thoits PA (1986) Social support as coping assistance. J Consult Clin Psychol 54:416-423

Zum Ergebnis

Der langwierige und komplizierte Prozeß der Knochenmarktransplantation bei Erwachsenen Patientinnen und Patienten wird umrissen. Bislang gibt es, gerade bei Erwachsenen, nur sehr wenige psychologische Analysen dieser Belastungssituation und ihrer einzelnen Abschnitte.

In der empirischen Untersuchung werden die von den Patienten und ihren Angehörigen eingeschätzten Belastungen miteinander verglichen, da deren vorhandene oder fehlende Kongruenz v. a. im Hinblick auf die soziale Unterstützung (Notwendigkeit, Wirkung, Ansatzpunkte, Methoden) von großer Bedeutung sein dürfte. Die Autoren konnten bislang erst 12 Patienten-Angehörigen-Paare retrospektiv untersuchen, wodurch der statistische Aussagewert sehr eingeschränkt wird. Dennoch ermöglicht v. a. der starke Differenzierungsgrad der Belastungssituationen wichtige Schlußfolgerungen und Hypothesenbildungen für umfangreichere Untersuchungen.

Zwischen einzelnen Abschnitten der Behandlungssequenzen ergaben sich sehr signifikante Belastungsunterschiede. Vielleicht das wichtigste Ergebnis betrifft jedoch die Diskrepanz in den Einschätzungen der Belastungen zwischen Patienten und ihren Angehörigen. Die Angehörigen sehen sich selbst und die Patientinnen und Patienten durchgehend als stärker belastet an als die unmittelbar Betroffenen sich selbst. Zu Inkongruenzen kommt es durch Über- oder Unterschätzungen bestimmter Ereignisse durch die Angehörigen im Vergleich mit den Patientinnen und Patienten. Die Diskussion der funktionalen und psychodynamischen Bedeutung der divergierenden Beurteilungen ist theoretisch wie für die psychologische Praxis von Belang.

Die Redaktion

Psychosoziale Aspekte in der Behandlung organisch bedingter analer Inkontinenz bei Kindern

G. E. Dlugosch*

Zusammenfassung

Thema des vorliegenden Beitrags ist die Analatresie, eine seltene angeborene Mißbildung des Darmes. Auf der Grundlage eines medizinisch-psychologischen Fallseminars werden die i. allg. vernachlässigten psychosozialen Aspekte der aus der Analatresie resultierenden Behinderung beim betroffenen Kind und seiner Familie aufgezeigt, medizinische und psychologische Interventionsmaßnahmen dargestellt und abschließend ein integratives Modell zur interdisziplinären Behandlung der Analatresie vorgeschlagen.

Summary

This paper deals with anal atresia, a rare congenital malformation of the colon. Based on a medical-psychological case seminar, the often neglected psychosocial aspects of the disability resulting from anal atresia are described for the child and its family, medical and psychological interventions are sketched, and finally an integrative model for the treatment of anal atresia is suggested.

Einführung

Als Ausgangspunkt für den vorliegenden Beitrag diente eines der Fallseminare, die den Studierenden des Faches Psychologie an der Universität Trier im Rahmen

---

* Unter Mitarbeit von Roberto Gonzalez-Vasquez, Ute Brintzinger, Angela Dietrich, Fehmi Ilkus, Maxi Tengler und Barbara Topp.

ihrer klinisch-psychologischen Ausbildung angeboten werden. Im Sommerseme-
ster 1988 fand ein solches Fallseminar unter der Leitung der Autorin in Zusammenarbeit mit der kinderchirurgischen Station eines Krankenhauses in Trier statt.[1]
Auf dieser Station führen Kinder, die mit einer anorektalen Mißbildung (hoher
Analatresie) geboren wurden, zur Bewältigung der dadurch bedingten analen Inkontinenz ein Biofeedbacktraining durch. Da bei vielen Kindern die Inkontinenz
trotz Erreichen "normaler" Trainingswerte bestehenbleibt, wurde ergänzend eine
psychologische Betreuung von 5 Psychologiestudentinnen und -studenten angeboten, die 4 Familien in Anspruch nahmen.

In diesem Beitrag wollen wir von unseren theoretischen und praktischen Erfahrungen mit den langfristigen Folgen medizinischer Maßnahmen berichten. Es soll
dabei weniger auf die psychologischen Aspekte der notwendigen medizinischen
Eingriffe eingegangen werden. Vielmehr werden wir die i. allg. zu wenig beach-
teten psychosozialen Aspekte der Analatresie und der dadurch verursachten chronischen Behinderung beim betroffenen Kind und seinen Eltern und Geschwistern
aufzeigen, einen kurzen Überblick über mögliche medizinische und nichtmedizi-
nische Interventionsmaßnahmen geben und abschließend den Entwurf eines integrativen und interdisziplinären Modells zur Behandlung der Analatresie und ihrer
Folgen vorstellen.

Analatresie als Ursache organisch bedingter analer Inkontinenz

Medizinische Grundlagen

Bei der Analatresie handelt es sich um eine angeborene Mißbildung des Anus
und/oder des Rektums, die meist einhergeht mit weiteren Anomalien, die ca. in
der Hälfte der Fälle das Urogenitalsystem betreffen. Anorektale Mißbildungen,
deren Prävalenz insgesamt (nach Schärli 1982) etwa 1 : 2500 bis 1 : 3000 beträgt
und die bei der ersten Untersuchung des Neugeborenen entdeckt werden, können
verschiedene Formen annehmen (vgl. Festen 1984; Hofmann-v. Kap-herr 1984).

Bei der *tiefen Analatresie* endet der Enddarm im Blindsack knapp unter dem Pe-
rineum und hat die Puborektalisschlinge und die tiefe Portion des externen
Sphinkters passiert (s. Abb. 1). Der Anus ist meist durch eine Membran bedeckt,
und eine Fistel zum Damm oder zur Scheide ist ausgebildet. Diese Form kann als
weniger schwerwiegend bezeichnet werden, da die gesamte Sphinktermuskulatur
recht gut entwickelt ist, was zu einer verhältnismäßig günstigen Prognose hinsichtlich des Erreichens analer Kontinenz führt.

---

[1] An dieser Stelle soll sowohl Oberarzt Gonzalez-Vasquez von der Kinderchirurgischen
Station des Mutterhauses der Borromäerinnen in Trier als auch den Familien, die an der
psychologischen Betreuung teilgenommen haben, herzlich für die Zusammenarbeit gedankt
werden.

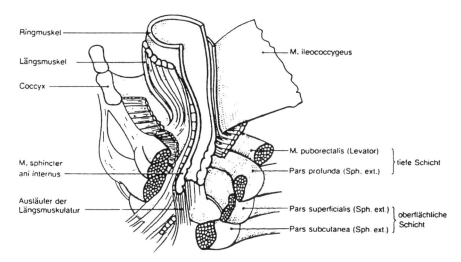

Ringmuskel

Längsmuskel

Coccyx

M. ileococcygeus

M. sphincter
ani internus

Ausläufer der
Längsmuskulatur

M. puborectalis (Levator)
Pars profunda (Sph. ext.) } tiefe Schicht

Pars superficialis (Sph. ext.) } oberflächliche
Pars subcutanea (Sph. ext.) } Schicht

Abb. 1. Die Beziehung der einzelnen Sphinktermuskeln untereinander und zum Anorektum. (Aus Schärli 1982)

Die *hohe Analatresie*, die ca. 40 % der anorektalen Mißbildungen ausmacht und mit der wir uns hier beschäftigen, zeichnet sich dadurch aus, daß beim Neugeborenen der Analkanal nicht angelegt ist, der Enddarmblindsack oberhalb der Puborektalisschlinge endet, der interne Sphinkter fehlt und vom externen Sphinkter nur segelförmige Fasern vorhanden sind. Beim Jungen besteht häufig eine fistelartige Verbindung zur Urethra, beim Mädchen zur Scheide. Aufgrund dieser organischen Gegebenheiten ist die Prognose hinsichtlich der Kontinenzentwicklung schlechter als bei der tiefen Form. Eine sofortige Operation ist für das Überleben des Kindes unabdingbar. Dabei wird gewöhnlich ein Anus praeter gelegt, 9-12 Monate später findet in der Regel eine sog. Durchzugsoperation statt. Weitere Nachfolgeoperationen und damit verbundene zahlreiche Krankenhausaufenthalte können i. allg. nicht vermieden werden.

Die mangelhafte Anlage und Tätigkeit der anorektalen Muskulatur führt dazu, daß die betroffenen Kinder lange – manche sogar ihr ganzes Leben lang – anal *inkontinent* bleiben, einkoten und einschmieren, z. T. auch einnässen. Sowohl beim Einkoten als auch beim Einnässen kann i. allg. von organischen Ursachen ausgegangen werden, wobei jedoch psychogene Anteile nicht ausgeschlossen werden dürfen und im Einzelfall abzuklären sind. In vielen Fällen verändern sich Anorektalmuskulatur und Rektum im Laufe der Zeit, so daß – oft während oder nach der Pubertät – eine anale Kontinenz erreicht werden kann (vgl. Schärli u. Kiesewetter 1970). Die Prädiktion von Kontinenz bzw. die Differenzierung von Kindern, die eine Kontinenz entwickeln können, gegenüber denen, die lebenslang inkontinent bleiben werden, ist ein bisher ungelöstes Problem.

Psychosoziale Aspekte

Die hohe Analatresie kann als Ursache für eine *chronische Behinderung* beim betroffenen Kind angesehen werden, da aus der angeborenen Mißbildung dauerhafte Beeinträchtigungen für das Kind und seine Familie resultieren (vgl. Eisenberg et al. 1984; Mies et al. 1978; zum Begriff der Behinderung s. Kron 1988; Petermann et al. 1987).

Psychosoziale Belastung der Eltern und Geschwister
Die angeborene Behinderung des Neugeborenen kann bei den Eltern zunächst Gefühle der eigenen Unzulänglichkeit sowie Enttäuschung, Trauer, Wut oder sogar Haß auslösen. Trennungen aufgrund von Krankenhausaufenthalten können den Aufbau einer positiven emotionalen Bindung zusätzlich erschweren (zu den Auswirkungen von Krankenhausaufenthalten bei Kindern vgl. das Rahmenmodell von Saile u. Schmidt 1990). Die weitgehend unklare Ätiologie (vgl. Daum 1981) kann Schuldgefühle hinsichtlich der Verursachung der angeborenen Mißbildung hervorrufen und dazu führen, daß die Eltern das Kind überbehüten oder aber vernachlässigen, Instruktionen des Arztes "vergessen" oder Therapiemaßnahmen boykottieren. Mitleid mit dem "armen, kranken Kind" kann abwechseln mit Ärger und Ungeduld oder dem Anspruch, das Kind als "normal" anzusehen und es dementsprechend als gleichwertig den anderen Geschwistern gegenüber zu behandeln – nicht selten resultiert ein inkonsequenter Erziehungsstil. Überbesorgtheit, Unterforderung, Unfähigkeit, dem behinderten Kind Grenzen zu setzen oder das Einräumen eines Sonderstatus innerhalb der Familie kann einen sekundären Krankheitsgewinn zur Folge haben. Eltern, die die Herausforderung der Behinderung erfolgreich gemeistert haben, werden demgegenüber versuchen, dem Kind realistische Restriktionen aufzuerlegen, Selbstverantwortung und einen regelmäßigen Schulbesuch zu unterstützen, angemessene körperliche Aktivitäten und Freundschaften mit seinen Peers zu fordern und insgesamt "so normal wie möglich" mit ihm umzugehen (Mattsson 1972).

Ein wesentlicher Belastungsfaktor ergibt sich aus der Tatsache, daß Eltern und Kind oft nur unzureichend hinsichtlich der Analatresie selbst, des Verlaufs, der notwendigen medizinischen Maßnahmen und der Prognose aufgeklärt werden. So kann es z. B. vorkommen, daß ein Toilettentraining nicht stattfindet, weil Eltern fälschlicherweise überzeugt davon sind, daß ihr Kind nicht kontinent werden kann.

Die Inkontinenz des Kindes bedeutet für die betreuenden Bezugspersonen – in unseren Fällen jeweils insbesondere die *Mutter* – spezielle Belastungen sowohl in *praktischer* Hinsicht (durch zusätzliche verschmutzte Wäsche, Klinikbesuche, Arzttermine, Anleitung beim Biofeedbacktraining oder den Transport des Kindes zur Schule und zu anderen Aktivitäten) als auch *emotional*, wobei Sorgen um die Zukunft des Kindes, seine schulische und berufliche Laufbahn oder zukünftige sexuelle Funktionstüchtigkeit, Hoffnungslosigkeit bei langjährigem Fortbestehen der Komplikationen oder auch Fragen hinsichtlich weiterer Kinder im Vordergrund stehen. Viele Mütter übernehmen eine übermäßige Verantwortung für den Umgang mit der Behinderung, beeinträchtigen dadurch die Entwicklung der kindlichen Selbständigkeit und Selbstverantwortlichkeit und tragen gleichzeitig zur eigenen Überforderung bei. Einschränkungen in *Sozialbeziehungen außerhalb der Familie* können bedingt sein durch das Bedürfnis, zu Hause zu bleiben, um besser für das Kind sorgen zu können, sowie durch Schamgefühle hinsichtlich des Einkotens des Kindes. Die erlebte "*Peinlichkeit*" führt häufig zur Verheimlichung der Probleme vor anderen bzw. zu einer Unsicherheit der Eltern, wem gegenüber sie sich öffnen können; auch innerhalb der Familie können Behinderung und Inkontinenz zum "Geheimnis" oder Tabuthema (insbesondere jüngeren Geschwistern gegenüber) werden.

Geschwister behinderter Kinder sind in der Regel mehr belastet, als sie es bei der Geburt eines weiteren Kindes ohnehin schon sind – Trause u. Irvin (1982) nennen sie die "vergessenen Familienmitglieder". Die empirischen Ergebnisse zu den Effekten einer chronischen Behinderung auf gesunde Geschwister sind uneindeutig: Eifersucht, Ablehnung, Schuldgefühle und Rivalität gegenüber dem behinderten Kind sowie emotionale und Verhaltensstörungen können auftreten. Gelingt es den Eltern jedoch, die Behinderung des Neugeborenen mit dem gesunden Kind seinem Alter und Entwicklungsstand gemäß zu besprechen, kann ein Anstieg im Verantwortungsbewußtsein, der Kommunikationsfähigkeit und der geschwisterlichen Unterstützung resultieren (vgl. Lavigne u. Burns 1981).

Psychosoziale Belastungen des Kindes mit Analatresie

Ein Kind, das mit hoher Analatresie geboren wird, ist zunächst einmal den Belastungen durch die lebensbedrohliche angeborene Mißbildung und eine Operation in den ersten Lebenstagen ausgesetzt. Weitere Belastungsmomente ergeben sich durch folgende häufige Krankenhausaufenthalte und die dadurch bedingte Trennung von den Eltern sowie durch schmerzhafte pflegerische Maßnahmen, die z. T. von den Eltern durchgeführt werden müssen – generalisierte aversive Reaktionen auf alles, was mit dem Krankenhaus verbunden ist, können resultieren (zur Diskussion der psychologischen Vorbereitung von Kindern auf medizinische Maßnahmen vgl. den Beitrag von Saile u. Schmidt in diesem Band).

Eine Folge der Analatresie ist die Beeinträchtigung der Kontinenzentwicklung, die bis zur Pubertät oder länger andauern kann. Mit dem Einkoten verbundene lästige Nebenerscheinungen wie der unangenehme Geruch, verschmutzte Kleidung oder das Tragen von Windeln oder Einlagen resultieren oft im kindlichen Erleben von Schamgefühlen und "Peinlichkeit" und dem Versuch, die Behinderung so gut wie möglich vor anderen Personen zu verheimlichen.

In der *Schule* können sich Schwierigkeiten ergeben, wenn das Kind aufgrund von häufigen Toilettengängen, längeren Abwesenheiten bei Krankenhausaufenthalten, Ausschluß von gemeinsamen Unternehmungen (Schulausflügen, Sportveranstaltungen) einen "Sonder"- oder "Außenseiterstatus" erhält – verminderte Sozialkontakte oder ein eingeschränkter Freundeskreis können die Folge sein. Andererseits bietet die Schule dem behinderten Kind die Gelegenheit, seine Kompetenzen zu stärken und sich – genau wie seine Altersgenossen – auf ein erfolgreiches zukünftiges Leben vorzubereiten (vgl. Whitmore 1977).

"Pannen" oder "kleine Unfälle", wie ein versehentliches Einkoten von den Kindern selbst bezeichnet wird, können das Erleben von Kontrollverlust, Frustration, Hoffnungs- und Hilflosigkeit sowie der Überforderung verstärken und Aggressionen gegenüber sich selbst und anderen auslösen. Langfristig wirken sich solche Erfahrungen negativ auf das Selbstwertgefühl und Selbstbild des Kindes aus.

Das *Biofeedbacktraining* nimmt für Kinder mit Analatresie oft den Stellenwert zusätzlicher "Hausaufgaben" und damit einhergehendem Leistungsdruck ein. Mangelnde Realitätsnähe, fehlende positive Konsequenzen im Alltag (wenn sich beispielsweise trotz des Trainings keine Veränderungen im Alltag ergeben) und geringe Selbstverantwortlichkeit (wenn die Eltern für die regelmäßige Durchführung des Trainings und das Erreichen hoher Trainingswerte die Verantwortung übernehmen) können weiterhin die kindliche Motivation zum Üben negativ beeinflussen.

Ob der *Umgang mit der Behinderung* langfristig erfolgreich ist, hängt neben dem Familienklima von den organischen Gegebenheiten sowie der Persönlichkeit und den Fähigkeiten des Kindes ab (vgl. Pless et al. 1972; Prugh u. Eckhardt 1980; Rutter 1979; zu den Determinanten des Bewältigungsprozesses s. Petermann et al. 1987).

Vor allem jüngere Kinder scheinen durch ihre Behinderung oft weniger belastet zu sein als ihre Eltern. Bei geringem "Leidensdruck" aufgrund einer gewissen Bequemlichkeit des Tragens von Windeln, einem zu niedrigen Belohnungs- oder Verstärkungswert bzw. aversiven Aspekten des Toilettenganges (besonders bei fremden Toiletten oder der Möglichkeit, von anderen Personen beobachtet werden zu können), einer geringen Selbständigkeit oder mangelnden Selbstverantwortlichkeit wird die Motivation zur Veränderung gering bleiben.

Zur Einschätzung der Lebensqualität von Kindern mit Analatresie entwickelten Ditesheim u. Templeton (1987; s. auch Templeton u. Ditesheim 1985) ein qualitatives und quantitatives Meßinstrument. Die Autoren nehmen in bezug auf die Lebensqualität, die in einem engen Zusammenhang mit der Kontinenz steht, eine Interaktion zwischen dem Alter des Kindes und der Unterstützung durch seine soziale Umwelt an. Demnach fallen Inkontinenzprobleme bei einem jüngern Kind nicht so sehr ins Gewicht, wenn das soziale Umfeld unterstützend und beschützend wirkt; bei älteren Kindern und Jugendlichen ist diese ausgleichende Funktion der sozialen Beziehungen nicht mehr gewährleistet – wird von den jungen Erwachsenen nicht ein bestimmter Grad an Kontinenz erreicht, wirkt sich dies negativ auf ihre Lebensqualität aus. Der von den Autoren vorgestellte Algorithmus für die langfristige Behandlung von Kindern mit Analatresie bezieht sich lediglich auf medizinische und chirurgische, nicht jedoch auf psychosoziale Maßnahmen.

Aufgrund der genannten Aspekte scheint bei Kindern mit Analatresie ein erhebliches Potential für langfristige psychosoziale Anpassungsprobleme vorhanden zu sein (vgl. Bedell et al. 1977; Dunham u. Dunham 1978; Isaacs u. McElroy

1980; Pless u. Douglas 1971; Pless u. Pinkerton 1975; Schneider 1987). Eine Indikation zur psychologischen Betreuung erscheint uns deshalb in jedem Falle gegeben, also nicht nur, wenn das Kind trotz ausreichender Sphinkterkontrolle inkontinent ist (vgl. Einsiedel et al. 1984). Wie diese psychologische Betreuung aussehen kann und wie unterschiedlich sie verlaufen kann, werden wir weiter unter ausführen.

Interventionsmaßnahmen zur Bewältigung der analen Inkontinenz im Falle der Analatresie bei Kindern

Medizinische Maßnahmen

Zu den kontinenzverbessernden *Operationen*, die durchgeführt werden können, zählen z. B. Muskeltransplantationen von quergestreifter Muskulatur, die den externen Sphinkter nachahmen (Holle u. Freilinger 1984); Verfahren, die den Puborektalismuskel verstärken (Reoperationen, Transplantationen quergestreifter Muskulatur, Muskelplastik; vgl. Grotte et al. 1984; Kiesewetter u. Jefferies 1981); Verfahren, die den internen Sphinkter nachahmen (Transplantationen oder Umstülpplastiken glatter Darmmuskulatur; vgl. Holschneider u. Hecker 1981; Schmidt 1984).

Ein alternatives Verfahren stellt nach Willital (1984) der *sakrale Sphinkterersatz* (SSE) dar. Dabei handelt es sich um einen Analtampon, der durch einen Magnetring im Enddarm stabilisiert wird.

Läßt sich die Kontinenzleistung durch keine dieser Maßnahmen verbessern, kann im äußersten Falle eine *Kolostomie* in Erwägung gezogen werden. Diese Möglichkeit ist jedoch aufgrund der damit einhergehenden langfristigen Konsequenzen und Komplikationen (Kehrer 1984; Meissner 1984; Mollitt et al. 1980) sehr sorgfältig zu prüfen. Die Nachteile operativer Verfahren sind offensichtlich: jede Operation, jeder chirurgische Eingriff ist mit gesundheitlichen Risiken verbunden und kann zu Nachfolgekomplikationen führen (postoperative Komplikationen, die auftreten können, sind z. B. Schleimhautprolaps, Stenose des Analeingangs, Hautirritationen sowie eine Retraktion des Darms oder eine Nekrose des distalen Rektums). Chirurgische Behandlungsmaßnahmen ziehen langfristige Konsequenzen nach sich und können meist nicht rückgängig gemacht werden. Bevor man sich zum Einsatz operativer Maßnahmen entschließt, sollte demnach zunächst versucht werden, die Kontinenz des Kindes durch *konservative Maßnahmen* zu verbessern (vgl. Farthmann u. Fiedler 1984; Müller-Lissner u. Akkermans 1989; Sauer u. Höllwarth 1984).

Konservative Maßnahmen

Konservative Maßnahmen bieten den Vorteil, daß auf nichtoperativem Wege versucht wird, die Kontinenz zu verbessern. Dies kann zum einen dadurch geschehen, daß die Konsistenz des Stuhles verändert wird (sowohl zu dünn- als auch zu dickflüssiger Stuhl kann Ursache für das Einkoten oder Schmieren sein). So wird bei einer Neigung des Kindes zu Durchfall eine stopfende Kost als *Diät* empfohlen, während bei Verstopfung *Einläufe* und *Abführmittel* verabreicht werden sollen.

Eine antidiarrhoische *Medikation* (Loperamide) zur Tonuserhöhung der Schließmuskulatur kann die Darmperistaltik und die Wasser- und Elektrolytsekretion in das Darmlumen hemmen und damit die Stuhlfrequenz senken sowie gleichzeitig die Stuhlkonsistenz erhöhen. Als weitere konservative Maßnahmen werden bisweilen *Elektrostimulation* und *krankengymnastische Übungen des Beckenbodens* empfohlen. Kraeft u. Holschneider (1984) veranlassen die Mutter, zum *Training der analen Spinkter und der Beckenbodenmuskulatur* den behandschuhten Zeigefinger in das Rektum des Kindes einzuführen und zum "Zudrücken" aufzufordern. Diese recht "einfache" Methode erfüllt ähnliche Funktionen wie das Biofeedbacktraining (s. unten), kann jedoch Gefühle von Scham oder Peinlichkeit aufkommen lassen und ist aus entwicklungs- und tiefenpsychologischer Sicht durchaus nicht unkritisch zu sehen.

Das *Biofeedbacktraining* wurde von Engel et al. (1974) zum ersten Mal in der Behandlung analer Inkontinenz eingesetzt (vgl. Enck 1989). Hauri (1975) definiert Biofeedback als den "Gebrauch überwachender Instrumente zur Entdeckung und Verstärkung ausgewählter physiologischer Prozesse mit dem Ziel, vorherige nicht verfügbare Informationen dem Bewußtsein der Person zugänglich zu machen" (zit. nach Olness et al. 1980).

Die Wirkungsmechanismen des Biofeedbacks beruhen auf den Methoden der operanten Konditionierung: Normalerweise auftretende rektoanale Reflexe (Relaxation des internen Sphinkters und gleichzeitige Kontraktion des externen Sphinkters bei ankommendem Stuhl im Rektum) sind bei Kindern mit Analatresie aufgrund der angeborenen Darmmißbildungen meist nicht vorhanden und sollen aufgebaut werden. Mittels eines aufblasbaren Ballons, der in das Rektum eingeführt wird, wird ein Völlegefühl induziert, auf das das Kind mit einer willentlichen Kontraktion des äußeren Schließmuskels reagieren soll. Die jeweiligen Druckwerte können auf dem Biofeedbackgerät, das mit dem Ballon verbunden ist, abgelesen bzw. mit einem Zusatzgerät manometrisch aufgezeichnet und so dem Kind rückgemeldet werden; durch kontinuierliche Übung soll die Kontraktion des externen Spinkters wieder reflexartig auf ein Völlegefühl bzw. das Ankommen von Stuhl im Darm erfolgen.

Grundvoraussetzungen für eine effektive Durchführung des Trainings sind sowohl eine vorhandene Sensitivität im internen Rektum als auch die kognitive Fähigkeit, das Training zu verstehen (und damit ein bestimmtes Alter des Kindes) und weiterhin eine gewisse Motivationshaltung beim Kind (vgl. Goldenberg et al. 1980; Wald 1981).

Unter diesen Voraussetzungen kann das Training zwei Funktionen erfüllen:

1) Eine bewußte Kontraktion des Anus stärkt die Schließmuskulatur, wodurch das Einhalten von Stuhl erleichtert und die Häufigkeit des Einkotens reduziert werden kann.
2) Eine Verbesserung der Sensibilität der Muskulatur ermöglicht es dem Kind, im Rektum ankommenden Stuhl eher zu bemerken und zu entleeren, bevor es zum Einkoten kommt.

Vorteilhaft ist, daß das Biofeedbacktraining in der Regel schmerzfrei und nicht mit gesundheitlichen Risiken verbunden ist, generell gut und schnell erlernt werden kann, rasche Erfolge zeigt und selbständig vom Kind durchgeführt und interessant gestaltet werden kann (z. B. durch Spiele oder einen zusätzlichen Ton bei Erreichen eines bestimmten Druckwertes; vgl. Omaha et al. 1984). Als alleinige Methode ist das Biofeedbacktraining jedoch oft nicht ausreichend – v. a. wenn der Verstärkungswert gering ist, Motivation und Kooperationsbereitschaft niedrig sind, Unklarheiten hinsichtlich der Prozedur bestehen, der Zusammenhang zwischen Training und Inkontinenz bzw. Kontinenz nicht ersichtlich wird oder wenn Probleme bei der Durchführung und beim Transfer in den Alltag des Kindes auftreten. Weiterhin ist das Training anfällig für Störeinflüsse und kann vom Kind manipuliert werden, insbesondere, wenn keine manometrische Aufzeichnung stattfindet.

Sinnvoll erscheint deshalb eine ergänzende *psychologische Betreuung*. Nach Kraeft u. Holschneider (1984) ist im Falle analer Inkontinenz eine Indikation zur Psychotherapie angezeigt, wenn die Kontinenzleistung des Kindes schlechter ist, als es den organischen Verhältnissen entspricht, bzw. wenn die Inkontinenz zu ungewöhnlich großen Problemen in der Familie führt. Eine Indikation für psychologische Unterstützung liegt nach Lavigne u. Burns (1981) vor, wenn "die Interaktion zwischen den Eltern und einem oder mehreren ihrer Kinder unangemessen erscheint, Spannungen zwischen den Eltern zu groß werden oder eines der Familienmitglieder Symptome emotionalen Stresses zeigt". Wie schon erwähnt, erscheint uns eine solche Sichtweise zu einseitig auf die Intervention bei schon bestehenden Störungen eingeschränkt. Psychologische Maßnahmen sollten jedoch eingesetzt werden, *bevor* sich problematische Entwicklungen manifestieren. Die psychologischen Methoden und Strategien, die hierbei zum Einsatz kommen können, sollen im folgenden konkret dargestellt werden.

Praktische Erfahrungen – Fallbeispiele

Anhand der folgenden beiden Fallbeispiele sollen die praktischen Erfahrungen, die wir mit den inkontinenten Kindern und ihren Familien gesammelt haben, exemplarisch verdeutlicht werden. Dabei war es unsere Absicht, zur Veranschaulichung zwei sehr kontrastierende Fälle auszuwählen. Unsere Darstellung beschränkt sich auf die von uns in den Familien jeweils vorgefundenen biopsychosozialen Rahmenbedingungen, die förderlichen bzw. hinderlichen Bedingungen für eine erfolgreiche Anpassung oder Veränderung beim Kind und seinen Angehörigen, sowie die jeweils darauf abgestimmten Interventionsziele und -maßnahmen.

Markus A.

Markus wurde mit einer hohen Analatresie sowie weiteren rektalen und urogenitalen Fehlbildungen geboren. Am ersten Lebenstag wurde ein Anus praeter gelegt, in der Folgezeit traten Narbenverengungen und -entzündungen auf. Eine Durchzugsoperation wurde ein Jahr später durchgeführt, in den Jahren darauf folgten zahlreiche weitere Operationen und schmerzhafte medizinische Eingriffe (z. B. Bougierungen), die Markus nach Aussage des Arztes als "traumatisch" erlebte. So verbrachte Markus einen beträchtlichen Teil seiner Kindheit im Krankenhaus, wobei seine Mutter zeitweise die Möglichkeit des Rooming-in wahrnahm. Trotz Toilettentrainings war Markus noch nie kontinent gewesen und mußte noch immer Windeln tragen. Im Alter von 7 Jahren begann er ein Biofeedbacktraining zur Stärkung der analen Schließmuskulatur. Innerhalb eines Jahres verbesserten sich seine Fähigkeit, hohe und anhaltende Druckwerte zu erreichen, sowie die Sensibilität der analen Schließmuskulatur ganz erheblich; dies wirkte sich jedoch nicht positiv auf die Inkontinenzproblematik aus. Die organischen Grundlagen für das Erreichen von Kontinenz schienen jedoch gewährleistet zu sein.

Zu Beginn der *psychologischen Betreuung* war Markus 8 Jahre alt. Erste subjektive Einschätzungen in der Explorationsphase ließen den biopsychosozialen und familiären Hintergrund als "förderlich" erscheinen: Die Eltern hatten die "Trauerarbeit" abgeschlossen und akzeptierten und integrierten das Kind mit seiner Behinderung; Markus wurde ihren eigenen Aussagen zufolge seinen 3 Geschwistern gegenüber weder bevorzugt noch benachteiligt. In der Familie wurde offen über seine Behinderung gesprochen; die Geschwister waren informiert, wurden in das Biofeedbacktraining einbezogen und übernahmen Beschützerfunktionen für den behinderten Bruder. Der Vater beteiligte sich im Rahmen seiner zeitlichen Möglichkeiten an pflegerischen Maßnahmen und bot seiner Frau emotionale und praktische Unterstützung.

Markus hatte viele Freunde und Bereiche, in denen er erfolgreich war und die ihm Spaß machten. Trotz seiner Inkontinenz konnte er jede Art von Sport treiben, was ihm größte Freude bereitete. Gemeinsam mit seiner Mutter hatte er Strategien entwickelt, vor sportlichen Aktivitäten eine vollständige Entleerung des Darms herbeizuführen (entweder durch "normalen" Toilettengang oder durch Einläufe), was es ihm ermöglichte, für die Dauer der sportlichen Betätigung keine Windeln tragen zu müssen und trotzdem nicht einzukoten. Verhaltensbeobachtungen in der Familie und außerhalb (beim Spielen mit Freunden, im Krankenhaus) ließen den Eindruck entstehen, daß Markus ein sehr selbständiges Kind war und in keinem übermäßigen Abhängigkeitsverhältnis zu seiner Mutter stand. Seine Strategie, mit der Inkontinenz umzugehen, läßt sich am besten mit "Vermeidung" beschreiben – er trug Windeln, damit er nicht durch zu häufige Toilettengänge oder "kleine Unfälle" (Einkoten) auffiel. Sein Leidensdruck und die Motivation, etwas zu verändern, waren gering – es war eher das Bedürfnis der Mutter, daß er kontinent werden sollte. Die Mutter selbst war optimistisch hinsichtlich der zukünftigen Entwicklung und offen und aufgeschlossen gegenüber einer psychologischen Betreuung.

Zu Beginn der *psychologischen Intervention* wurde ein Verstärkerplan zwischen Mutter und Sohn ausgehandelt, in dem ein regelmäßiger, freiwilliger Toilettengang von Markus belohnt wurde. Ein mit regelmäßigen Stuhlentleerungen verbundenes Gefühl der Kontrolle sollte dazu führen, mehr Selbstverantwortung übernehmen zu können. Der Verzicht auf Windeln wurde für Markus aufgrund seines generellen sportlichen Ehrgeizes zum intrinsischen Verstärker – brauchte er einen Tag lang keine Windeln, war er "stolz" auf sich. Gleichzeitig fanden Modifikationen im Biofeedbacktraining statt, z. B. eine spielerische, alltagsnähere Gestaltung, das Trainieren der Schließmuskeln auch ohne Biofeedbackgerät und kindgerechte Erläuterungen hinsichtlich Sinn und Zweck der Muskelübungen.

Gespräche mit der Mutter führten zu einer bereitwilligen Übertragung von mehr Verantwortung auf Markus (verschmutzte Wäsche selbst waschen lassen, Aufforderungen zum Training oder Toilettengang reduzieren) sowie zum Durchführen eines konsequenteren Erziehungsstils. An einem Treffen der zu Ende des Fallseminars gegründeten Selbsthilfegruppe für Familien mit Kindern mit Analatresie nahm sie begeistert teil.

Schon nach 4wöchentlich stattfindenden Sitzungen waren auffallende Veränderungen zu erkennen: Markus trug nur noch ganz selten Windeln (meist zu "besonderen Gelegenheiten", z. B. beim Spielen mit Freunden außer Haus) und kotete kaum mehr ein. In den verbleibenden 4 Wochen wurde an den problematischen "kleinen Unfällen" und deren Vorbeugung sowie an der Erleichterung des Toilettengangs zu Hause, in der Schule oder in fremder Umgebung gearbeitet. Erfolgreich erwiesen sich hierbei die Einbeziehung der Geschwister, Rollenspiele und modifizierte Verstärkerpläne.

Insgesamt ist die psychologische Intervention als durchaus erfolgreich anzusehen – förderliche organische und psychosoziale Ausgangsbedingungen ermöglichten einen schnellen und dauerhaften Erfolg, der mit Hilfe von Follow-up-Sitzungen, die innerhalb des folgenden Jahres in unregelmäßigen Abständen von 1-2 Monaten stattfanden, aufrechterhalten werden konnte.

Nina B.

Nina wurde mit hoher Analatresie geboren, erhielt am zweiten Lebenstag einen Anus praeter und mußte im Anschluß daran einen Monat im Krankenhaus verbringen. Die Durchzugsoperation fand nach 19 Monaten statt. Auch bei Nina waren zahlreiche Krankenhausaufenthalte notwendig – ihre Mutter nahm die Möglichkeit des Rooming-in nicht in Anspruch.

Da sie im Alter von 8 Jahren noch immer inkontint war (ob ein Toilettentraining stattfand, blieb unklar), begann Nina mit dem Biofeedbacktraining. Ihre Trainingswerte hatten sich zu Beginn der psychologischen Betreuung nicht wesentlich verbessert und waren erheblichen Schwankungen unterlegen.

Anders als bei Markus, fanden wir bei Nina und ihrer Familie eine eher ungünstige Ausgangskonstellation vor. Nina war zu Beginn der psychologischen Betreuung 10 Jahre alt und stand als Einzelkind in einem sehr abhängigen Verhältnis zu ihrer Mutter, was von dieser unterstützt wurde – sie und ihre Behinderung standen im Mittelpunkt des Familiengeschehens. Die Mutter, voller Scham- und Schuldgefühle, Verzweiflung und Hoffnungslosigkeit hinsichtlich der beruflichen und persönlichen Zukunft ihres Kindes, konnte das Kind mit seiner Behinderung nicht akzeptieren. Der Konflikt zwischen der erlebten Ablehnung und dem Bedürfnis, eine "gute Mutter" zu sein, führte zur Übernahme jedweder Verantwortung (Waschen der Windeln bzw. der zusätzlichen schmutzigen Wäsche, Beförderung des Kindes mit dem Auto, Aufforderung zum Biofeedbacktraining etc.) sowie zu Erziehungsinkonsequenzen. Überbehütung, Verwöhnung und Überhäufung mit Spielzeug einerseits, extremer Leistungsdruck und Geringschätzung des Kindes andererseits verschafften Nina zwar einen gewissen sekundären Krankheitsgewinn, trugen jedoch dazu bei, daß sie ein extrem niedriges Selbstwertgefühl und ein negatives Selbstbild entwickelte, sehr scheu und verschlossen war und kaum Freunde hatte. In der Schule, wo sie die 3. Klasse besuchte, war sie nach eigenen Aussagen mittelmäßig (Durchschnittsnote "befriedigend"), was weniger sie selbst als ihre Mutter störte, deren Aussagen nach Nina nicht nur inkontinent, sondern auch noch "schlecht in der Schule" war. Sowohl in bezug auf ihre Inkontinenz als auch in anderen Bereichen zeichnete sie sich durch einen Mangel an Eigeninitiative, Selbständigkeit, Selbstverantwortung und Kreativität aus - "ausgleichende" Bereiche, an denen sie Freude hatte und frei von Leistungsdruck war, gab es für sie nicht. Die Strategien, mit denen sie ihre Behinderung zu bewältigen schien, sind am treffendsten als "Ausweichen" und "Verleugnen" zu charakterisieren. Ninas Leidensdruck und ihre Motivation zur Veränderung waren gering.

Ihr Vater, als Bäcker angestellt, verbrachte wenig Zeit mit seiner Familie und distanzierte sich weitgehend von den von der Mutter erlebten Problemen sowie von der psychologischen Beratung. Ninas Behinderung bzw. Inkontinenz war als Thema in der Familie tabu. Die Mutter fühlte sich alleingelassen und überfordert, nahm jedoch keinerlei Hilfe von außen in Anspruch, seit der Geburt ihrer behinderten Tochter hatte sie sich von Sozialkontakten außerhalb der Familie zunehmend zurückgezogen.

Bei den eingesetzten *Interventionsmaßnahmen* entschieden wir uns zunächst für einen spieltherapeutischen Ansatz und versuchten auf diesem Wege, Ninas Kreativität und Eigeninitiative zu fördern, ihr Selbstwertgefühl zu steigern und ihr Selbstbild zu verbessern. Eine spielerische Gestaltung des Biofeedbacktrainings führte zur Stabilisierung der Trainingswerte. Gespräche über die Behinderung wurden geführt, um diesem Thema den Tabucharakter zu nehmen und um Nina zu signalisieren, daß sie auch mit ihrer Behinderung liebenswert ist und akzeptiert wird. Aufgrund der unsystematischen Überhäufung mit materiellen Verstärkern im Alltag erwies sich der Einsatz von Verstärkerplänen als wenig effektiv. Noch schwieriger gestaltete sich die Intervention mit der Mutter. Diese äußerte von Anfang an große Skepsis hinsichtlich medizinischer oder psychologischer Maßnahmen. Sie war gefangen in ihrem starren System der Hilf- und Hoffnungslosigkeit, Verzweiflung und Isolation. Dieses System durch unterstützende Gespräche aufzubrechen, die negativen Kreisprozesse durch optimistischere Zukunftsaussichten und ein positiveres Bild von Nina zu ersetzen, eine gewisse Akzeptanz der Behinderung, Abgabe von Verantwortung und Inanspruchnahme von sozialer Unterstützung herbeizuführen, konnte im Rahmen des Fallseminars nur begrenzt geleistet werden. Wir empfahlen der Mutter die Aufnahme einer psychologischen Beratung oder Therapie. Positiv zu vermerken ist, daß die Mutter an einem Treffen der neu gegründeten Selbsthilfegruppe teilnahm, wo es zu einem hilfreichen Austausch mit anderen betroffenen Eltern kam.

Vor allem das zweite Fallbeispiel verdeutlicht, was eine von verschiedenen Autoren angesprochene "Identifizierung von Risikofamilien" leisten könnte. Aufgrund des familiären Hintergrundes, der ehelichen Beziehung, der Persönlichkeitsstruktur und der Erziehungseinstellung der Mutter, der Eigenschafts- und Verhaltensmerkmale des Kindes und mangelnder sozialer Unterstützung hätte die Familie von Nina sehr früh als "Risikofamilie" erkannt werden können. Präventivpsychologische Maßnahmen könnten in diesem Falle eingesetzt werden, um die Entstehung eines negativen Kreisprozesses der Ablehnung des Kindes und seiner Behinderung zu verhindern. Die Bereitstellung emotionaler und praktischer Hilfe durch konsistente, valide Informationsgabe, Unterstützung beim Aufbau der elterlichen

Bindung zum Kind, Begleitung bei der Trauerarbeit, Verweisen an bestehende Selbsthilfegruppen oder psychosoziale Beratungsstellen hätte den Bewältigungsprozeß für Eltern und Kind erleichtern und einen für Nina förderlichen Entwicklungshintergrund ermöglichen können.

Das integrative Modell zur Behandlung der Analatresie

Im Falle der chronischen Behinderung eines Kindes benötigt nach Collins-Moore (1984) die gesamte Familie "expressive (soziale/emotionale) und instrumentelle (fachlich/erzieherische) Unterstützung". Drotar et al. (1984) fordern den Einsatz einer umfassenden familienzentrierten Betreuung und die systematische Einbeziehung der gesamten Familie in die medizinische (und unserer Meinung nach auch psychosoziale) Pflege des behinderten Kindes. Ähnliche Vorschläge machen z. B. Whitt (1984), der für ein "umfassendes Programm präventiver pädiatrischer Pflege in interdisziplinären Teams" plädiert, oder Schutt (1977), in dessen "Diagnose-Zentrum" die 4 Funktionen der medizinischen Diagnose, der funktionalen Analyse, der Elternberatung und der Lehre und des Trainings ausgeübt werden sollen. Grundsätzlich gehen wir bei dem von uns entworfenen integrativen Modell davon aus, daß wir es mit einer vollständigen Familie zu tun haben, in der die Eheleute nicht geschieden sind oder getrennt leben und die Hauptlast der durch die Behinderung entstehenden zusätzlichen Aufgaben von der Mutter getragen wird. Im Idealfall ist es möglich, mit der gesamten Familie therapeutisch zu arbeiten; läßt sich dies nicht realisieren, ist auch die Intervention bei einzelnen Familienmitgliedern als durchaus sinnvoll anzusehen.

Es ist unsere Intention, die im Falle der Analatresie bisher weitgehend ungenutzten, vielfältigen psychologischen Verfahren aufzuzeigen und ein möglichst umfassendes Modell mit praktischer Relevanz zu erstellen, dessen einzelne Komponenten je nach Ausgangskonstellation, Problemstellung und Zielsetzung individuell ausgewählt und flexibel eingesetzt werden können. Wir beschränken uns in diesem Entwurf auf die Interventionsmöglichkeiten bei dem kindlichen Patienten und seiner Familie. Obwohl wir im Rahmen dieses Beitrags nicht ausführlicher darauf eingehen können, muß neben der Familie auch das soziale Umfeld des behinderten Kindes (v. a. Schule und Krankenhaus) in die Interventionsplanung einbezogen werden. Weiterhin sollten verstärkt die Möglichkeiten psychologischer *Prävention*, *Diagnostik* und *Evaluation* zum Wohle des Kindes mit Analatresie und seiner Familie zum Einsatz gebracht werden. Ebenso könnte sich die Entwicklung von schriftlichen Materialien für Eltern und Fachkräfte, wie sie z. B. in den USA existieren (McCollum 1981), als hilfreich erweisen.

Abschließend stellen wir nun unser integratives Modell zur Analatresiebehandlung bei Kindern vor (Tabelle 1).

Tabelle 1. Integratives Modell zur Behandlung der Analatresie bei Kindern

Ziele	Interventionsmaßnahmen
Behindertes Kind	
Herstellen organischer Funktionstüchtigkeit	Medizinische/chirurgische Maßnahmen
Trainieren der analen Schließmuskel	Biofeedbacktraining, Toilettentraining
Erleichterung von ambulanten und stationären Krankenhausaufenthalten	Psychologische Vor- und Nachbereitung (Spiele, Malen, Filme, Geschichten)
Reduktion bzw. Vermeidung aversiver Reaktionen auf Krankenhaus, Ärzte, Pflegepersonal	Aufbau positiver Beziehungen zu Ärzten und Pflegepersonal
Streßreduktion innerhalb und außerhalb des Krankenhauses	Entspannungstechniken (Hypnose, progressive Muskelrelaxation, Systematische Desensibilisierung, Autogenes Training)
Stärkung des Kontrollerlebens	Einbeziehung des Kindes in pflegerische Maßnahmen, Selbstbeobachtung
Realistische Einschätzung der Behinderung und Prognose	Kind- bzw. entwicklungsphasengerechte Informationspräsentation
Emotionale Entlastung (Ängste, Ärger, Unsicherheiten, Frustrationen)	Austausch mit anderen Patienten über Hoffnungen, Befürchtungen, Erwartungen
Übernahme von Selbstverantwortung für Behinderung	Selbstinstruktions- und Selbstkontrollverfahren
Entwicklung von Autonomie und Selbständigkeit	Übertragen von Aufgaben (z. B. verschmutzte Wäsche selbst waschen)
Stärkung von Selbstwertgefühl, Selbstakzeptanz und Selbstbild	Suche nach "ausgleichenden" Bereichen/Stärken/Kompetenzen, Spieltherapie, Maltherapie
Aufbau sozialer Kompetenzen	Rollenspiele
Umgang mit "Pannen" (versehentliches Einkoten)	Modellernen
Motivationssteigerung hinsichtlich medizinischer und psychologischer Maßnahmen	Verstärkungsprogramme; Selbstbeobachtung und -verstärkung
Überwindung der "Peinlichkeit"/ Verheimlichung	Gespräche über die Behinderung in der Familie und außerhalb anregen

Ziele	Interventionsmaßnahmen

Mutter

Ziele	Interventionsmaßnahmen
Verarbeitung der Behinderung bis zur Akzeptanz des Kindes	Therapeutische Begleitung der "Trauerarbeit"
Stärkung der emotionalen Bindung zum Kind	Aufzeigen von "Normalität", liebenswerten Aspekten des Kindes
Abbau irrationaler Befürchtungen – Aufbau realitätsgerechter Kognitionen hinsichtlich der Behinderung	Informationsgabe Konfrontation (Rational-emotive Therapie)
Verminderung der Verantwortungs-übernahme/Stärkung kindlicher Autonomie	Übertragung von Verantwortung im Alltag auf das behinderte Kind
Abbau ausschließlicher Beschäftigung mit Behinderung des Kindes (→ Steigerung des Selbstwertgefühls, des Aktivitätslevels, der Selbstbe-stätigung und Selbstakzeptanz)	Auf- und Ausbau "eigener" Bereiche (Hobby, Beruf etc.)
Förderung sozialer Kompetenzen (im sozialen Umfeld, sowie mit Ärzten und Pflegepersonal)	Assertivitätstraining Rollenspiel Kommunikationstraining
Erleichterung durchzuführender medizinischer und Pflegemaßnahmen	Einfühlsame Anleitung durch Arzt und Pflegepersonal
Verminderung von Unsicherheiten hinsichtlich der kindlichen Diät	Ernährungsberatung
Emotionale und praktische Entlastung	Einbeziehung der Familie in Pflegemaßnahmen
	Förderung offener Gespräche über die Behinderung des Kindes
	Auf- bzw. Ausbau des sozialen Netzwerkes zur Unterstützung
Austausch mit anderen "Betroffenen"	Bildung einer Selbsthilfegruppe Teilnahme an einer therapeutischen Gruppe

Tabelle 1 (Fortsetzung)

Ziele	Interventionsmaßnahmen
Vater	
Verarbeitung unbewältigter Emotionen hinsichtlich der Behinderung, Akzeptanz des behinderten Kindes	therapeutische Gespräche
Erhöhung der Bereitschaft zur praktischen Unterstützung der Mutter	Einbeziehung in Pflegemaßnahmen beim Kind
Aufbau emotionaler Entlastung der Ehefrau	Kommunikationstraining, Paartherapie
Erhöhung der Flexibilität und der Unterstützung des Kindes	Gemeinsame Unternehmungen, Spiele, Gespräche
Familie	
Stärkung der Familienkohäsion und der gegenseitigen emotionalen und praktischen Unterstützung Vermeidung der Vernachlässigung gesunder Geschwister	Einbeziehung aller Familienmitglieder in medizinische und psychosoziale Maßnahmen, Familiengespräche im Krankenhaus, familientherapeutische Gespräche
Bewältigung der kritischen Entwicklungsphasen, → Akzeptieren des Kindes mit seiner Behinderung in der Familie	Psychologische Begleitung, Unterstützung und Information
Förderung eines positiven Familienklimas	Gemeinsame Unternehmungen, Spiele, Biofeedbacktraining
Reduktion der "Peinlichkeit"; Aufdecken des "Geheimnisses" Behinderung	Förderung offener Gespräche über die Behinderung
Austausch mit anderen betroffenen Familien	Teilnahme an einer Selbsthilfegruppe

Diskussion

In diesem Beitrag sollten weniger diejenigen Aspekte der Analatresie herausgearbeitet werden, die in einem direkten Zusammenhang mit den notwendigen medizinischen Maßnahmen stehen, als vielmehr die komplexen langfristigen Konsequenzen im Umgang mit den organischen und psychosozialen Folgen der angeborenen Mißbildung für das betroffene Kind und seine Familie.

Relevant erscheint uns diese Darstellung v. a. deshalb, weil Familien mit einem Kind mit Analatresie neben vielen Parallelen zu anderen chronischen Behinderungen zusätzliche Benachteiligungen erfahren. Dies geschieht zum einen aufgrund spezifischer Merkmale der Analatresie (wie der Ungewißheit des Krankheitsverlaufs und der Kontinenzprognose), zum anderen, weil es aufgrund der (z. T. auch bei Fachleuten) relativen Unbekanntheit der Störung und der Peinlichkeit der resultierenden Inkontinenz des Kindes an sozialer Unterstützung für diese Familien eher mangelt als bei anderen Störungen.

Das interdisziplinäre Behandlungsmodell wurde entwickelt, um die Vielfältigkeit der möglichen und notwendigen medizinischen und psychologischen Interventionsmaßnahmen aufzuzeigen und dazu anzuregen, durch ihren Einsatz in der medizinischen und psychologischen Praxis Problementwicklungen in betroffenen Familien vorzubeugen oder sie erfolgreich zu bewältigen.

Literatur

Bedell JR, Giordani B, Amour JL, Tavormina J, Ball T (1977) Life stress and the psychological and medical adjustment of chronically ill children. J Psychosom Res 21:237-242

Collins-Moore MS (1984) Birth and diagnosis: A family crisis. In: Eisenberg MG, Sutkin LFC, Jansen MA (eds) Chronic illness and disability through the life span: Effects on self and family. Springer, New York, pp 39-65

Daum R (1981) Anal- und Rectumatresie: Operationsverfahren und Ergebnisse. Chirurg 52:147-152

Ditesheim JA, Templeton JM Jr (1987) Short-term vs. long-term quality of life in children following repair of high imperforate anus. J Pediatr Surg 22:581-587

Drotar D, Crawford P, Bush M (1984) The family context of childhood chronic illness: Implications for psychosocial intervention. In: Eisenberg MG, Sutkin LFC, Jansen MA (eds) Chronic illness and disability through the life span: Effects on self and family. Springer, New York, pp 103-129

Dunham JR, Dunham CS (1978) Psychosocial aspects of disability. In: Goldenson RM, Dunham JR, Dunham CS (eds) Disability and rehabilitation handbook. McGraw-Hill, New York, pp 591-623

Einsiedel E, Mnich B, Pistor G, Wakhloo AK (1984) Indikationen und Möglichkeiten psychotherapeutischer Hilfe bei der Kontinenzproblematik. In: Hofmann-von Kap-herr S (Hrsg) Anorektale Fehlbildungen. Fischer, Stuttgart, S 191-195

Eisenberg MG, Sutkin LFC, Jansen MA (eds) (1984) Chronic illness and disability through the life span: Effects on self and family. Springer, New York

Enck P (1989) Wie und wann sollte Stuhlgangsverhalten modifiziert werden? Verhaltensmod Verhaltensmed 10:23-44

Engel BT, Nikoomanesh P, Schuster MM (1974) Operant conditioning of rectosphincteric responses in the treatment of fecal incontinence. In: Peper E, Ancoli S, Quinn M (eds) Mind/body integration. Plenum, New York, pp 545-551

Farthmann E, Fiedler L (Hrsg) (1984) Die anale Kontinenz und ihre Wiederherstellung. Urban & Schwarzenberg, München

Festen C (1984) Endergebnisse nach Behandlung anorektaler Anomalien – eine Literaturübersicht. In: Hofmann-von Kap-herr S (Hrsg) Anorektale Fehlbildungen. Fischer, Stuttgart, S 229-232

Goldenberg DA, Hodges K, Hersch T, Jinich H (1980) Biofeedback therapy for fecal incontinence. Am J Gastroenterol 74:342-345

Grotte G, Hakelius L, Frykberg T, Rosmundsson T (1984) Das freie Muskeltransplantat mit quergestreifter Muskulatur als Sphinincterersatz. In: Hofmann-von Kap-herr S (Hrsg) Anorektale Fehlbildungen. Fischer, Stuttgart, S 197-199

Hauri PP (1975) Biofeedback and self-control of physiological functions: clinical applications. Int J Psychiatry Med 6:255-265

Hofmann-von Kap-herr S (Hrsg) (1984) Anorektale Fehlbildungen. Fischer, Stuttgart

Holle J, Freilinger G (1984) Improvement of continence by myoplasty of the pelvic floor. Progr Pediatr Surg 17:123-130

Holschneider AM, Hecker WC (1981) Gestielte und freie Muskeltransplantationen zur Behandlung der Stuhlinkontinenz. Z Kinderchir 32:244-258

Isaacs J, McElroy MR (1980) Psychosocial aspects of chronic illness in children. J Sch Health 50:318-321

Kehrer B (1984) Die Letalität bei anorektalen Fehlbildungen. In: Hofmann-von Kap-herr S (Hrsg) Anorektale Fehlbildungen. Fischer, Stuttgart, S 141-151

Kiesewetter WB, Jefferies MR (1981) Secondary anorectal surgery for the missed puborectalis muscle. J Pediatr Surg 16:921-927

Kraeft H, Holschneider AM (1984) Möglichkeiten konservativer Therapie bei Inkontinenz nach Analtresie. Monatsschr Kinderheilk 132:560

Kron M (1988) Kindliche Entwicklung und die Erfahrung von Behinderung. AFRA Verlag, Frankfurt

Lavigne JV, Burns WJ (1981) Pediatric psychology – An introduction for pediatricians and psychologists. Grune & Stratton, New York

Mattson A (1972) Long term physical illness in childhood. A challenge to psychosocial adaptation. Pediatrics 50:801-811

McCollum A (1981) The chronically ill child – A guide for parents and professionals, 2nd edn. Yale Univ Press, New Haven

Meissner F (1984) Gesamtergebnisse aus dem eigenen Krankengut anorektaler Fehlbildungen. In: Hofmann-von Kap-herr S (Hrsg) Anorektale Fehlbildungen. Fischer, Stuttgart, S 235-237

Mies U, Dera M, Martinius J (1978) Zur psychosozialen Entwicklung von Kindern, die als Neugeborene wegen innerer Fehlbildungen oder schwerer Krankheiten operiert wurden. Eine Literaturübersicht. Z Kinderchir 23:247-262

Mollitt DL, Malangoni MA, Ballantine TVN, Grosfeld JL (1980) Colostomy complications in children. Arch Surg 115:455-458

Müller-Lissner SA, Akkermans LMA (Hrsg) Chronische Obstipation und Stuhlinkontinenz. Springer, Berlin Heidelberg New York Tokyo

Olness K, McParland F, Piper J (1980) Biofeedback: A new modality in the management of children with fecal soiling. J Pediatr 96:505-509

Omaha K, Asano S, Koltai JL, Kajimoto T (1984) Das Biofeedback Conditioning-Koordinationstraining des Kontinenzorgans. In: Hofmann-von Kap-herr S (Hrsg) Anorektale Fehlbildungen. Fischer, Stuttgart, S 185-187

Petermann F, Noeker M, Bode U (1987) Psychologie chronischer Krankheiten im Kindes- und Jugendalter. Psychologie Verlags Union, München

Pless IB, Douglas JWB (1971) Chronic illness in childhood, p 1. Pediatrics 47:405-414

Pless IB, Pinkerton P (1975) Chronic childhood disorder – Promoting patterns of adjustment. Kimpton, London

Pless IB, Roghmann K, Haggerty RJ (1972) Chronic illness, family functioning, and psychological adjustment: A model for the allocation of preventive mental health services. Int J Epidemiol 1:271-277

Prugh DG, Eckhardt LO (1980) Stages and phases in the response of children and adolescents to illness or injury. Adv Behav Pediatr 1:181-194

Rutter M (1979) Invulnerability, or why some children are not damaged by stress. In: Shamsie SJ (ed) New directions in children's mental health. Spectrum, New York, pp 53-75

Saile H, Schmidt LR (1990) Krankenhausaufenthalte bei Kindern. In: Seiffge-Krenke I (Hrsg) Krankheitsverarbeitung bei Kindern und Jugendlichen. Jahrbuch der medizinischen Psychologie, Bd 4, Springer, Berlin Heidelberg New York Tokyo, S 225-341

Sauer H, Höllwarth M (1984) Problems of anal continence operations. In: Rickham PP, Hecker WC, Prevot J (eds) Genito-urinary problems in childhood. Urban & Schwarzenberg, Baltimore, pp 147-152

Schärli AF (1982) Mißbildungen von Rektum und Anus. In: Bettex M, Genton N, Stockmann M (Hrsg) Kinderchirurgie – Diagnostik, Indikation, Therapie, Prognose. Thieme, Stuttgart, S 7.149-7.161

Schärli AF, Kiesewetter WB (1970) Defecation and continence: some new concepts. Dis Colon Rectum 13:81-107

Schmidt E (1984) Operative Behandlung der Inkontinenz bei anorektalen Fehlbildungen mit dem glattmuskulären Transplantat. In: Hofmann-von Kap-herr S (Hrsg) Anorektale Fehlbildungen. Fischer, Stuttgart, S 203-205

Schneider W (1987) Psycho-soziale Entwicklungsbedingungen von Kindern und Jugendlichen mit einer organisch bedingten analen Inkontinenz. Prax Kinderpsychol Kinderpsychiatr 36:56-62

Schutt WH (1977) Handicapped children. In: Mitchell RG (ed) Child health in the community – A handbook of social and community pediatrics. Churchill Livingstone, Edinburg, pp 217-229

Templeton JM Jr., Ditesheim JA (1985) High imperforate anus – quantitative results of long-term fecal continence. J Pediatr Surg 20:645-652

Trause MA, Irvin NA (1982) Care of the sibling. In: Klaus MH, Kennell JH (eds) Parent-infant-bonding. Mosby, St. Louis, pp 110-129

Wald A (1981) Biofeedback therapy for fecal incontinence. Ann Intern Med 95:146-149

Whitmore TK (1977) The handicapped child in school. In: Mitchell RG (ed) Child health in the community – A handbook of social and community pediatrics. Churchill Livingstone, Edinburg, pp 278-307

Whitt JK (1984) Children's adaptation to chronic illness and handicapping conditions. In: Eisenberg MG, Sutkin LFC, Jansen MA (eds) Chronic illness and disability through the life span: Effects on self and family. Springer, New York, pp 69-102

Willithal GH (1984) Der künstliche Enddarmverschluß (SSE-Implantat) – 6 Jahres-Ergebnisse. In: Hofmann-von Kap-herr S (Hrsg) Anorektale Fehlbildungen. Fischer, Stuttgart, S 219-221

Zum Ergebnis

Die Analatresie ist unter psychologischen Aspekten bislang kaum beachtet worden. Beispielsweise wird die Biofeedbackmethode in der Regel zwar von Ärzten und Schwestern angewandt, aber selten psychologisch analysiert. Viel wichtiger scheint es aber, die komplexe Gesamtsituation der betroffenen Kinder, ihrer Eltern und Geschwister in ihrer psychologischen Bedeutung zu durchdringen.

Die Autorin legt mit diesem Beitrag, der einen intensiven klinischen Bezug hat, eine differenzierte Analyse sowohl der organischen als auch der psychologischen Bedingungen und Interventionen vor, die nicht nur für diese Behinderungsart bislang fehlte. Sodann entwickelt sie aus der Literaturanalyse und eigenen praktischen Erfahrungen ein integratives, auf die ganze Familie gerichtetes Behandlungsmodell, das die medizinische Situation einschließt aber nicht verabsolutiert. Einige Gesichtspunkte der Praktikabilität des Modells werden mit Hilfe zweier Fallbeispiele verdeutlicht.

Als Besonderheit kann die Vorgehensweise angesehen werden, Studierende in die Fallarbeit zu integrieren, da sie auf diese Weise frühzeitig die notwendige Verschränkung von wissenschaftlicher Analyse und praktischer Intervention in der medizinischen Psychologie kennenlernen können.

Die Redaktion

IV. Evaluation psychologischer Vorbereitung auf medizinische Maßnahmen

Welchen Nutzen hat psychologische Operationsvorbereitung?

Eine Metaanalyse der Literatur zur psychologischen Operationsvorbereitung Erwachsener

M. Johnston, C. Vögele

Zusammenfassung

Der Nutzen psychologischer Operationsvorbereitung wird heute kaum noch in Frage gestellt. Es ist jedoch wichtig zu bestimmen, in welchen Indikatoren postoperativer Erholung eine Verbesserung durch psychologische Operationsvorbereitung angestrebt wird und ob alle Interventionsverfahren dabei gleich effektiv sind. In der vorliegenden Übersicht wird deshalb der Effekt psychologischer Operationsvorbereitung vor dem Hintergrund der verwendeten Erfolgskriterien analysiert. Insgesamt betrachtet kann aus den Ergebnissen dieser Analyse der Schluß gezogen werden, daß ein signifikanter Effekt psychologischer Operationsvorbereitung in den meisten Erholungsparametern nachzuweisen ist. Prozedurinformation und Verhaltensinstruktionen scheinen dabei die erfolgreichsten Interventionsverfahren zu sein.

Summary

There is now substantial agreement that psychological preparation for surgery is beneficial to patients. It is important, however, to establish which aspects of recovery can be improved by psychological preparation and whether all forms of preparation are equally effective. In this chapter, therefore, the success of psychological preparation in adult patients is reviewed in terms of outcome rather than input. It is concluded that significant benefits can be obtained on all of the major outcome variables that have been explored. Information concerning the procedure and behavioural instruction seem to be the most effective interventions for improving postoperative recovery.

Einleitung

Der Nutzen psychologischer Operationsvorbereitung wird heute kaum noch bezweifelt. Dieser Beitrag untersucht die Frage, welche Vorteile erzielt werden sollen, ob sie erreicht werden und ob alle Vorteile mit gleicher Wahrscheinlichkeit durch psychologische Interventionen erreicht werden.

Seit den Arbeiten von Janis (1958) und Egbert et al. (1964) ist der mögliche Nutzen psychologischer Operationsvorbereitung Gegenstand intensiver Forschung gewesen. Viele der inzwischen publizierten Übersichtsreferate kommen zu dem Schluß, daß trotz der nicht seltenen methodischen Mängel dieser Arbeiten psychologisch vorbereitete Patienten einen besseren postoperativen Verlauf zeigen (Ley 1977; Reading 1979; Kendall u. Watson 1981; Mumford et al. 1982; Anderson u. Masur 1983; King u. Murphy 1983; Newman 1984; Mathews u. Ridgeway 1984; Gil 1984; Johnson 1984; Wilson-Barnett 1984; Wallace 1984a; Rogers u. Reich 1986; Schultheis et al. 1987; Weinman u. Johnston 1988; Kincey u. Saltmore 1990).

Im Titel einer Veröffentlichung von 1981 formulierte Wilson, was schließlich eines der Hauptprobleme medizinpsychologischer Forschung in diesem Bereich darstellen sollte: *Behavioral preparation for surgery: Benefit or harm?* Hier eröffnete sich eine neue Dimension, denn nun ging es darum, nicht nur einen Effekt psychologischer Operationsvorbereitung nachzuweisen, sondern Patienten zu identifizieren, die möglicherweise durch eine psychologische Intervention, z. B. Information und Risikoaufklärung, in ihrem Bewältigungsverfahren gestört werden und deshalb einen schlechteren postoperativen Verlauf zeigen (Andrew 1970; Shipley et al. 1979). Ebenso wurde die Hypothese aufgestellt, daß der Erfolg psychologischer Operationsvorbereitung von Parametern wie der subjektiv wahrgenommenen Kontrolle seitens des Patienten abhängt (Picket u. Clum 1982). Dennoch war das Hauptziel dieser Arbeiten nicht so sehr, die Nützlichkeit psychologischer Operationsvorbereitung selbst in Frage zu stellen als vielmehr Richtlinien zu entwickeln, nach denen solche Interventionen eingesetzt werden sollten.

Eine ganze Reihe verschiedener Formen der Operationsvorbereitung ist über die letzten Jahre untersucht worden: Prozedurinformation (Information über medizinisch-technische Aspekte der Operation, z. B. Art der Narkoseeinleitung, Operationsdurchführung, therapeutische Maßnahmen nach der Operation), Verhaltensinstruktionen, Hypnose und Entspannungstechniken, emotionszentrierte und psychoanalytische Verfahren, sensorische und emotionale Informationen (Informationen über zu erwartende postoperative Schmerzen, Mißempfindungen, Unannehmlichkeiten, Beeinträchtigungen), kognitiv-verhaltenstherapeutisch orientierte Ansätze und verschiedene Kombinationen dieser Verfahren. In einem umfassenden Überblick kommen Mathews u. Ridgeway (1984) zu dem Schluß, daß sensorische Informationen, Verhaltensinstruktionen (einschließlich Entspannungstechniken) und kognitiv-verhaltenstherapeutische Methoden sich den anderen Ansätzen als weitgehend überlegen erwiesen haben. Diese Auffassung wird von der Mehrzahl der Autoren geteilt, und neuere Forschungsresultate scheinen dies weiter zu bestätigen.

Die Frage bleibt jedoch bestehen, in welchen Kriterien Verbesserungen durch Operationsvorbereitung erzielt werden sollen. Arbeiten in diesem Bereich verwenden oft unterschiedlichste Gütekriterien (Schmerz- und Befindlichkeitsratings, Medikation, postoperative Komplikationen, Hospitalisierungsdauer etc.), die meist postoperativ erhoben werden. Einige Studien konzentrieren sich mehr auf präoperative Effekte, wie die Reduktion präoperativer Angst (z. B. Rice u. Johnson 1984), während wieder andere zum Ziel haben, intraoperative Parameter zu beeinflussen (Narkosedauer, Verhalten des Patienten im Operationssaal, z. B. Gaskey 1987). Bislang ist nicht geklärt, ob diese Effekte in gleicher Weise und mit gleichen Erfolgsaussichten von allen oder nur einigen der Vorbereitungsmethoden erzielt werden.

Unterschiedliche theoretische Ansätze können dazu führen, daß Effekte in den Gütekriterien in zum Teil einander widersprechender Weise interpretiert werden. So wird von den meisten Autoren eine Verkürzung der Hospitalisierungsdauer und eine Verminderung des Medikamentenverbrauchs als wünschenswertes Ziel angesehen. Johnson et al. (1971) hingegen interpretierten diese Effekte im Sinne einer schlechteren medizinischen Betreuung der Patienten. Ebenso ist das Ziel psychologischer Operationsvorbereitung normalerweise eine Angstreduktion, obwohl Janis die Hypothese aufgestellt hat, daß eine erfolgreiche Operationsvorbereitung präoperative Angst steigert und somit die präoperative Bewältigungsarbeit günstig beeinflußt. Trotz dieser Widersprüche besteht jedoch weitgehend Konsens über die Ziele psychologischer Operationsvorbereitung, v. a. was postoperative Gütekriterien betrifft.

Ein erster Blick auf die Arbeiten zur psychologischen Operationsvorbereitung bietet kein einheitliches Bild. Einige Autoren berichten z. B. über eine Verkürzung der Hospitalisierungsdauer bei vorbereiteten Patienten, während Schmerzratings sich nicht zwischen Kontroll- und Interventionsgruppe unterschieden. In anderen Interventionsstudien wiederum fand sich ein Effekt der Operationsvorbereitung auf Schmerzratings, jedoch nicht auf die Hospitalisierungsdauer. Die Gründe für diese widersprüchlichen Ergebnisse sind teils meßmethodischer und teils konzeptueller Natur.

Eines der wichtigsten meßmethodischen Probleme betrifft die Sensitivität der verwendeten Indizes. Zum Beispiel können Gruppenunterschiede durch Deckeneffekte in Schmerzratings am 1. postoperativen Tag überdeckt werden. Parameter wie die Medikation sagen an den ersten postoperativen Tagen oft mehr über Stationsroutinen aus als über das individuelle Wohlbefinden des Patienten. Gruppenunterschiede sind deshalb häufig nicht direkt nach der Operation festzustellen, sondern erst später während des postoperativen Verlaufs, wenn die Medikamentenverordnung nicht mehr nach einem festen Schema erfolgt.

Ebenso problematisch ist der Mangel an theoretischen Richtlinien bei der Auswahl der Gütekriterien. Vor allem ist der Begriff der postoperativen Erholung schlecht definiert und wird deshalb oft nur ungenügend – aufgrund pragmatischer Gesichtspunkte ausgewählter Parameter – erfaßt. Wir haben an anderer Stelle ausgeführt, daß es sich bei postoperativer Erholung nicht um ein eindimensionales Konstrukt handelt (Johnston 1978, 1984; Vögele 1988). Die mangelnde Korrelation verschiedener Erholungsparameter kann oft dadurch erklärt werden, daß unterschiedliche Erholungsdimensionen erfaßt werden. In einer Studie mit Patientinnen, die sich einem größeren gynäkologischen Eingriff unterziehen mußten, konnten mit einer Hauptkomponentenanalyse der am häufigsten verwendeten Erholungsindizes wenigstens 4 Dimensionen identifiziert werden (Johnston 1984). Erholung bedeutet die zeitliche Veränderung eines Parameters im Sinne eines Fortschritts. Diese Änderungssensitivität war bei der oben erwähnten Studie jedoch nur bei einer der 4 exrahierten Dimensionen festzustellen.

Gütekriterien können aus ganz verschiedenen Gründen aufgestellt werden. Postoperative Erholung reflektiert den Genesungsstatus des Patienten und so – indirekt – den Erfolg der medizinischen Maßnahme. Angst und Nervosität sind unangenehme Gefühlsqualitäten und hängen möglicherweise mit einem schlechten medizinischen Gesamtergebnis zusammen (Johnston 1986). Der Analgetikaverbrauch kann als Index des Erholungsstatus dienen, als Parameter für Schmerz und Unwohlsein oder als Hinweis auf die zur Patientenpflege aufgewendeten finanziellen Mittel. Aufgrund dieser Heterogenität ist es wichtig zu bestimmen, bei welchen Kriterien Verbesserungen durch psychologische Operationsvorbereitung angestrebt werden und ob alle Interventionsverfahren dabei gleich effektiv sind. In einer kurzen Übersicht (Weinman u. Johnston 1988) kommen die Autoren zu dem Schluß, daß einige Resultate wie die Verkürzung der Hospitalisierungsdauer und die Reduktion des Medikamentenverbrauchs mit den meisten Vorbereitungsformen erzielt werden, während eine Verminderung in Schmerz- und Angstratings in weniger als der Hälfte der Studien erreicht wurde. In dieser Übersicht werden nur Studien berücksichtigt, die vor 1984 veröffentlicht wurden. Der vorliegende Artikel soll diese Übersicht über Arbeiten zur psychologischen Operationsvorbereitung auf den neuesten Stand bringen. Dabei wird die Analyse auf das erzielte Ergebnis der Intervention bezogen.

Methodik

Auswahlkriterien der in die Übersicht aufgenommenen Studien

Um den Erfolg eines Verfahrens zur Operationsvorbereitung beurteilen zu können, müssen die Arbeiten bestimmte Voraussetzungen erfüllen, z. B. die Zuweisung der untersuchten Patienten zu einer Interventions- und einer Kontrollgruppe nach dem Zufallsprinzip. Spezifische Wirkkomponenten der Intervention können nur untersucht werden, wenn außerdem eine Aufmerksamkeitskontrollgruppe (eine Gruppe, der dasselbe Maß sozialer Aufmerksamkeit gewidmet wird wie der Interventionsgruppe, jedoch ohne Intervention) in das Untersuchungsdesign aufgenommen wird (Mathews u. Ridgeway 1984). Oft erfolgt in Arbeiten aus diesem Bereich die Zuordnung von Patienten zu experimentellen Bedingungen jedoch nicht nach Zufallsprinzipien. Vor allem das Problem, daß auf unterschiedliche Weise vorbereitete Patienten sich auf der Station austauschen könnten und damit differentielle Effekte verschleiern, hat viele Autoren dazu veranlaßt, Patienten nacheinander oder alternierend allen experimentellen Gruppen zuzuordnen (Bafford 1977; Hayward 1975; Leigh et al. 1977; Lindeman u. v. Aernam 1971; Levesque et al. 1984; Martelli et al. 1987; Scott u. Clum 1984; Wallace 1984b, 1986; Weis et al. 1983). Obwohl diese Studien wertvolle Informationen bieten, werden sie nicht in die vorliegende Übersicht aufgenommen, da ihr Design aufgrund der Nichtzufallszuweisung der Patienten zu Untersuchungsgruppen einige wichtige statistische Voraussetzungen verletzt. Studien, deren statistische Analysen nicht der Zufallszuweisung entsprachen (Christopherson u. Pfeiffer 1980), werden ebenso ausgeschlossen.

Weiterhin beschränkt sich die vorliegende Übersicht auf Studien mit erwachsenen Patienten, die sich einem Wahleingriff unter Vollnarkose unterzogen und wenigstens eine Nacht nach der Operation im Krankenhaus bleiben mußten. Es existieren einige Übersichtsartikel zur psychologischen Operationsvorbereitung von Kindern (Saile et al. 1988; Beitrag Saile u. Schmidt in diesem Band; Pruitt u. Elliot 1990) und von Erwachsenen bei ambulanten und diagnostischen Eingriffen (Ludwick-Rosenthal u. Neufeld 1988; Kendall u. Epps 1990; Wilson-Barnett 1990). Offensichtlich spielen bei der Vorbereitung von Kindern andere Faktoren eine Rolle als bei der Vorbereitung Erwachsener, und zwar sowohl aufgrund entwicklungspsychologischer Aspekte als auch wegen medizinischer Unterschiede der untersuchten Operationstypen. Weiterhin haben wir die Literatursuche auf Studien beschränkt, die Patienten mit Eingriffen unter Vollnarkose untersuchen. Bei Eingriffen mit anderen Formen der Anästhesie (z. B. Lokalanästhesie) stehen wahrscheinlich ganz andere Bedrohungsaspekte im Vordergrund, die im Vergleich zu Eingriffen unter Vollnarkose recht unterschiedliche psychische Reaktionen hervorrufen dürften. Schließlich wurden in die Übersicht nur Studien aufgenommen, bei denen Patienten nach dem Eingriff wenigstens eine Nacht in der Klinik waren, um den Einfluß psychologischer Operationsvorbereitung auf Gütekriterien des postoperativen Verlaufs beurteilen zu können. Dabei sollten die Meßzeitpunkte jedoch noch in der postoperativen Periode liegen, während der Patient noch hospitalisiert ist. Arbeiten wie z. B. von Burton u. Parker (1988) überprüfen einen Erfolg der Operationsvorbereitung auf Gütekriterien, die erst 3 Monate nach der Operation erhoben wurden und deshalb wohl eher die Langzeiteffekte der Intervention erfassen. Solche Langzeiteffekte sind u. E. eher auf eine Vorbereitung auf das Operationsergebnis zurückzuführen als auf eine Intervention, die auf das Operationsereignis selbst abzielt. Die Bedeutung dieses Unterschieds wird in Weinman u. Johnston (1988) dargestellt.

Trotz der in den letzten Jahren wesentlich erleichterten Möglichkeiten zur Literatursuche muß auch diese Übersicht unvollständig bleiben. Dies hat einerseits mit dem uneinheitlichen Gebrauch von Begriffen und Schlüsselwörtern zu tun. Andererseits waren selbst bei den in die Übersicht aufgenommenen Studien die Angaben zur Methodik z. T. nicht vollständig (z. B. die Angabe über eine randomisierte Gruppenzuweisung), so daß eine eindeutige Interpretation der Ergebnisse erschwert wurde.

Ein weiteres Problem entsteht beim Zusammenstellen der relevanten Studien für eine solche Übersicht durch eine Veröffentlichungspraxis, die nur signifikante Ergebnisse für publikationswürdig ansieht. Mit großer Wahrscheinlichkeit gibt es eine ganze Reihe von Studien, die keinen Erfolg der Operationsvorbereitung nachweisen konnten und gerade wegen dieses Ergebnisses nicht veröffentlicht wurden. Dies führt zu einer zwangsläufigen Verzerrung der Ergebnisse einer solchen Metaanalyse des Effekts psychologischer Operationsvorbereitung.

In Tabelle 1 sind die nach den aufgeführten Kriterien ausgewählten Studien mit allgemeinen Informationen zum Untersuchungsdesign zusammengefaßt. In der Arbeit von Ho et al. (1988) verwenden die Autoren Formen der Operationsvorbereitung, die mit den Interventionen der anderen Untersuchungen nicht verglichen werden können. Diese Arbeit wird deshalb in der weiteren Analyse nicht berücksichtigt.

Tabelle 1. Untersuchungen zur psychologischen Operationsvorbereitung

Autor	Operationsart Stichprobengröße der Interventionsgruppen	Gruppen anzahl	Alter(Jahre) Geschlecht m. w.	Vorbereitungsart Methodik
Anderson (1987)	Herzoperation n = 40	3	59 60 m	1) Kombinierte Prozedurinformation und sensorische Information: Video- und Tonband 2) Kombinierte Prozedurinformation, sensorische Information und Verhaltensinstruktion: Video und Tonband, Dias und Tonband
Andrew (1970)	Herniotomie n = 22	2	24-75 –	Prozedurinformation: Tonband
Boore (1978)	Cholezystektomie und Herniotomie n = 40	2	18-65 19 m. 21 w.	Prozedurinformation u. Verhaltensinstruktion
Ceccio (1984)	Orthopädische Operationen n = 10	2	76 5 m., 15 w.	Entspannungsverfahren mit kognitiver Intervention

Chapman (1970)	Herniotomie n = 35	3	– 53 m.	1) Prozedurinformation 2) Emotionszentrierte Intervention
Dumas u. Johnson (1972)	Gynäkologische Operationen n = 60	4	39 80 w.	1) Emotionszentrierte Intervention ambulant 2) Emotionszentrierte Intervention im Krankenhaus 3) Kombination aus 1) und 3)
Egbert et al. (1964)	Abdominale Operationen n = 46	2	52 34 m., 63 w.	Prozedurinformation Verhaltensinstruktion
Felton et al. (1976)	Verschiedene Eingriffe n = 37	3	19-71 49 m., 13 w.	1) Prozedurinformation Verhaltensinstruktion: Film 2) Emotionszentrierte Intervention
Field (1974)	Orthopädische Operationen n = 30	2	– 58 m., 2 w.	Kombiniertes Entspannungsverfahren mit Hypnose: Tonband
Flaherty u. Fitzpatrick (1978)	Cholezystektomie Herniotomie Hämorrhoidektomie n = 21	2	42 23 m., 19 w.	Entspannungsverfahren
Fortin u. Kirouac (1976)	Cholezystektomie Herniotomie Hysterektomie n = 37	2	41 9 m., 60 w.	Verhaltensinstruktion
Hayward I	Verschiedene Eingriffe n = 34	2	40 26 m., 42 w.	Prozedurinformation Verhaltensinstruktion
II	Verschiedene Eingriffe n = 33	2	46 22 m., 44 w.	Prozedurinformation Verhaltensinstruktion
Ho et al. (1988)	Zahnchirurgische Eingriffe n = 63	5	24 24 m., 55 w.	1) Ultraschall 2) Plazebo I 3) Plazebo II 4) Selbstmassage
Holden-Lund (1988)	Cholezystektomie n = 12	2	48 2 m., 22 w.	Entspannung mit kognitiver Intervention: Tonband
Johnson I et al. (1978a)	Cholezystektomie n = 67	6	44 18 m., 63 w.	1) Verhaltensinstruktion 2) Sensorische Information 3) Kombination aus 1) und 2) 4) Prozedurinformation 5) Kombination aus 1) und 4)

Tabelle 1 (Fortsetzung)

Johnson II	Herniotomie n = 57	6	48 60 m., 8 w.	1) Verhaltens- instruktion 2) Sensorische Information 3) Kombination aus 1) und 2) 4) Prozedurin- formation 5) Kombination aus 1) und 4)
Johnson I et al. (1978b)	Cholezystektomie n = 58	5	46 47 m., 11 w.	1) sensorische Information 2) Wie 1) mit wiederholter Dar- bietung nach der Operation 3) Sensorische Information und Verhaltensinstruktion 4) Wie 3) mit wieder- holter Darbietung nach der Operation
II	Herniotomie n = 57	5	45 55 m., 2 w.	1) Sensorische Information 2) Wie 1) mit wiederholter Dar- bietung nach der Operation 3) Sensorische Information und Verhaltensinstruktion 4) Wie 3) mit wieder- holter Darbietung nach der Operation
Langer et al. (1975)	Abdominale Operationen n = 45	4	– –	1) Prozedur- information 2) Kognitive Intervention 3) Kombination aus 1) und 2)
Lawlis et al. (1985)	Orthopädische Operationen n = 50	2	42 60 m., 40 w.	Entspannungs- verfahren unklare Gruppen- zuweisung wahrscheinlich randomisiert
Lindeman (1972)	Verschiedene Eingriffe n = 351	2	>15 –	Verhaltensinstruktion: Broschüre, Dia/ Tonband, Gruppe keine unvorbe- reitete Kontroll- gruppe

Lindeman u. Stetzer (1973)	Verschiedene Eingriffe n = 90	2	>16 103 m., 73 w.	Emotionszentriertes Verfahren mit Prozedurinformation
Lobb et al. (1984)	Hysterektomie n = 20	3	– 30 w.	1) Entspannungsverfahren 2) Aufmerksamkeitskontrollgruppe
Oakley (1988)	Verschiedene Eingriffe n = 20	2	–	Prozedurinformation: Broschüre
Perri u. Perri (1979)	Hysterektomie n = 13	2	30-62 26 w.	1) Entspannungsverfahren mit kognitiver Intervention
Pickett u. Clum (1982)	Cholezystektomie n = 45	4	40-68 16 m., 43 w.	1) Entspannungsverfahren 2) Kognitive Intervention 3) Kombination aus 1) und 2), unklare Gruppenzuweisung, wahrscheinlich randomisiert
Postlethwhaite et al. (1986)	Herzoperation n = 18	3	52 27 m.	1) Entspannungsverfahren mit kognitiver Intervention 2) Emotionskonzentrierte Intervention
Reading (1982)	Laparoskopie n = 39	3	31 59 w.	1) Prozedurinformation 2) Aufmerksamkeitskontrollgruppe
Ridgeway u. Mathews (1982)	Hysterektomie n = 60	3	42 60 w.	1) Prozedurinformation mit sensorischer Information 2) Kognitive Intervention 3) Aufmerksamkeitskontrollgruppe
Schmitt u. Wooldridge (1973)	Verschiedene Eingriffe n = 25	2	20-70 50 m.	Emotionszentriertes Verfahren mit Verhaltensinstruktion
Surmann et al. (1974)	Herzoperation n = 20	2	50 12 m., 28 w.	Entspannungsverfahren mit Hypnose
Vernon u. Bigelow (1974)	Herniotomie n = 40	2	50 80 m	Prozedur- und sensorische Information

Tabelle 1 (Fortsetzung)

Voshall (1980)	Cholezystektomie n = 15	2	–	1) Entspannungs-verfahren mit Verhaltens-instruktion 2) Aufmerksamkeits-kontrollgruppe
Wells (1982)	Cholezystektomie n = 6	2	54 6 m., 6 w.	Entspannungs-verfahren
Wells et al. (1986)	Verschiedene Eingriffe n = 12	2	41 –	Entspannungs-verfahren mit Verhaltensin-struktionen und kognitiver Intervention
Wilson (1981)	Cholezystektomie n = 52	4	42 7 m., 61 w.	1) Prozedur- und sensorische Infor-mation 2) Entspannungsver-fahren 3) Kombination aus 1) und 2)
Ziemer (1983)	Gynäkologische und gastrointe-stinale Opera-tion n = 94	4	36 7 m., 104 w.	1) Prozedurin-formation 2) Prozedur- und sensorische Information 3) Prozedur- und sensorische Information Verhaltensinstruktion

Statistik

Viele der für Metaanalysen empfohlenen Verfahren (s. Hedges 1989) erfordern zur Durchführung detaillierte Angaben der Originalarbeiten zur Auswertungsme-thodik und zu statistischen Effekten. Die Berechnung von Effektgrößen setzt z. B. die Kenntnis der Gruppenmittelwerte und der Standardabweichungen in den je-weiligen Genesungsparametern voraus. Diese Angaben sind jedoch nur selten ver-fügbar, so daß die Anwendung einer ausgefeilten Analysemethode zum Ausschluß der meisten Arbeiten zur psychologischen Operationsvorbereitung geführt hätte. Auch nonparametrische Verfahren bieten keinen Ausweg, da meistens nicht ex-akte Wahrscheinlichkeiten, sondern nur Wahrscheinlichkeitsniveaus angegeben werden.

Angesichts dieser Beschränkungen haben wir uns entschieden, zur Analyse den Binominaltest heranzuziehen[1]. Obwohl dieser Test Stichprobengrößen nicht berücksichtigt und ein relativ schwaches Prüfverfahren darstellt, bietet er die Möglichkeit, die Erfolgsquoten der Studien zur psychologischen Operationsvorbereitung auf Signifikanz zu prüfen. Bei der Analyse wurde auf einem Signifikanzniveau von $p < 0{,}05$ einseitig getestet.

Die Irrtumswahrscheinlichkeiten, die bei den Analysen mit dem Binominaltest erzielt wurden, sind jeweils exakt angegeben, um den Leser in die Lage zu versetzen, selbst ein konservativeres Kriterium anzunehmen. Die einseitige Testung erschien gerechtfertigt, da i. allg. eine Verbesserung durch die Operationsvorbereitung angenommen wird.

Ergebnisse

Für die folgende Ergebnisdarstellung wurden die Erfolgskriterien in 7 Hauptgruppen (Wirkindikatorengruppen) zusammengefaßt. Tabelle 2 enthält eine Gegenüberstellung der Anzahl der Studien, die einen Effekt der Operationsvorbereitung auf das jeweilige Kriterium untersuchten, und der Zahl der Arbeiten, in denen ein signifikantes Resultat berichtet wird.

Wie aus dieser Darstellung ersichtlich, berichtet für jede Wirkindikatorengruppe ungefähr die Hälfte der Studien, die einen Parameter der jeweiligen Kategorie untersuchten, ein positives Resultat. Diese Erfolgsquoten erwiesen sich nach Überprüfung mit dem Binominaltest für jede der 7 Wirkindikatorengruppen als signifikant ($p < 0{,}05$). Die Häufigkeit, mit der eine Verbesserung durch Operationsvorbereitung erzielt wurde, war also in jeder Erfolgskategorie größer, als durch Zufall zu erwarten gewesen wäre. Es gibt andererseits keine Hinweise darauf, daß sich die Erfolgswahrscheinlichkeiten zwischen den Wirkindikatorengruppen unterscheiden.

---

[1] Der Binominaltest wurde nach folgender Formel durchgeführt:

$$f(x) = \begin{bmatrix} n \\ x \end{bmatrix} p^x \times q^{n-x}$$

$f(x)$ = Wahrscheinlichkeit des Auftretens erfolgreicher Studien; n = Anzahl der Studien; x = Anzahl der Studien mit signifikantem Ergebnis, p = Wahrscheinlichkeit, daß der im Einzelversuch erzielte Erfolg zufällig ist ($p = 0{,}05$); q = Wahrscheinlichkeit, daß der im Einzelversuch erzielte Erfolg nicht zufällig ist ($p = 0{,}95$).
Beispiel
12 Studien – davon 4 mit erfolgreichem Resultat:

$$f(4) = \begin{bmatrix} 12 \\ 4 \end{bmatrix} (0{,}05^4) \times (0{,}95^8) \quad \begin{aligned} &= (495) \times (0{,}00000625) \times (0{,}698337) \\ &= 0{,}0002. \end{aligned}$$

Es ist denkbar, daß nicht alle Operationsvorbereitungsarten gleich erfolgreich in den jeweiligen Wirkindikatorengruppen sind. In Tabelle 2 ist deshalb der Erfolgsquotient (Anzahl der erfolgreichen Studien/Gesamtanzahl der Studien) für jede Wirkindikatorengruppe in Abhängigkeit von der verwendeten Interventionsstrategie dargestellt. Bei Studien, die eine Kombination verschiedener Verfahren einsetzten, wurden aus Gründen der Praktikabilität die Erfolgsquoten für die einzelnen Interventionsstrategien getrennt berechnet. Im folgenden bildet diese Zusammenfassung die Grundlage für eine detaillierte Besprechung jeder Wirkindikatorengruppe.

Tabelle 2. Zusammenfassung der Studien nach Wirkindikatoren und erzielten Effekten

Wirkindikatoren-gruppe	Gesamtanzahl der Studien	Erfolgreiche Studien (n)	Erfolgsquote [%]
Negative Befindlichkeit	25	12	48
Schmerzrating	18	10	56
Schmerzmedikation	30	16	53
Hospitalisierungsdauer	20	10	50
Postoperative Erholung:			
Verhaltensparameter	15	7	47
klinische Parameter	17	10	59
Physiologische Indikatoren	15	7	47
Zufriedenheit	5	4	80

Negative Befindlichkeit

Mit Ausnahme von Hypnose verzeichnen alle Interventionen eine erfolgreiche Reduktion negativer Befindlichkeit in wenigstens einer Studie. Statistische Signifikanz erreichte dieses Ergebnis für Prozedurinformation ($p<0{,}003$), Verhaltensinstruktionen ($p<0{,}0002$), kognitiv-verhaltenstherapeutische Verfahren ($p<0{,}0001$) und Entspannungstechniken ($p<0{,}0001$). Die Studie von Boore (1978) wurde nicht in diese Analyse aufgenommen, da der in dieser Arbeit verwendete Index psychischer Befindlichkeit nicht eindeutig zwischen Befindlichkeiten negativer oder positiver Qualität unterscheidet.

Tabelle 3. Zusammenfassung der Studien nach Wirkindikatorengruppe und Vorbereitungsart (n = nichtsignifikantes Ergebnis im Binominaltest)

Vorbereitungsart	Erfolgreiche Studien/Gesamtzahl							
	Negative Befindlichkeit	Schmerzrating	Schmerzmedikation	Hospitalisierungsdauer	Postoperatives Verhalten	Erholung, Klinische Parameter	Physiologische Indizes	Zufriedenheit
SI	1/3 n	0/1 n	1/3 n	2/4	2/3	1/2 n	0	0
PI	4/12	3/6	7/11	5/9	2/6	4/8	3/6	2/3
VI	4/7	5/6	6/10	4/6	4/6	4/8	3/5	1/1
K	4/6	4/6	3/7	0/2 n	0/1 n	3/3	1/3 n	0
E	6/10	3/7	4/12	4/6	1/2 n	4/4	2/5	1/1
H	0/2 n	0/1 n	0/1 n	0/1 n	0/1 n	1/1	0	1/1
EZ	1/3 n	0/1 n	2/6	2/4	1/2 n	1/4 n	3/5	1/1

SI   sensorische Information,
PI   Prozedurinformation,
VI   Verhaltensinstruktion,
K   kognitives Verfahren,
E   Entspannungsverfahren,
H   Hypnose,
EZ   emotionszentriertes Verfahren,
/   = kombinierte Vorbereitung

Tabelle 4. Negative Befindlichkeit: Interventionen und Erfolge

Autor	Erhebungszeitpunkt	Erfolg	Vorbereitungs-art	Erhebungs-methode
Anderson (1987)	7. postoperativer Tag	n.s.	SI/PI	STAI
	7. postoperativer Tag	+	SI/PI	Negative Befindlich-keit
Ceccio (1984)	24 h	+	E/K	Schmerzbe-lastung
Chapman (1970)	24 h	n.s.	EZ,PI	AACL
Felton et al. (1976)	4. postoperativer Tag	+	PI/VI,EZ	MAACL
Field (1974)	2.-7. postoperativer Tag	n.s.	H/E	Nervosität (Rating)
Flaherty u. Fitzpatrick (1978)	6-8 h	+	E	Schmerzbe-lastung
Fortin u. Kirouac (1976)	24 h	+	VI	Angst-Übelkeits-rating
Hayward I (1975) II	1.-5. postoperativer Tag	+	PI/VI	"Moral"
	1.-5. postoperativer Tag	n.s.	PI/VI	"Moral"
Holden-Lund (1988)	1. und 3. postoperativer Tag	+	E/K	STAI
Johnson et al. (1978a)				
I	1.-3. postoperativer Tag	n.s.	PI, SI, VI	MACL
II	1.-3. postoperativer Tag	n.s.	PI, SI, VI	MACL
	24 h	–	PI, SI, VI	Schmerzbe-lastung
Johnson et al. (1978b)				
	3. postoperativer Tag	–	PI	Ärger (MACL)
Lobb et al. (1984)		n.s.	E	STAI
Oakley (1988)		+	PI	STAI
Pickett u. Clum (1982)	5. postoperativer Tag	+	K	Affektive Rekationen
Postlethwaite et al. (1986)	14 postoperative Tage	n.s.	E/K, EZ	STAI, DACL
Reading (1982)	8-12 h	n.s.	PI	STAI

Ridgeway u. Mathews (1982)	3. postoperativer Tag	n.s.	K,PI	POMS
Surman et al. (1974)	1.-5. postoperativer Tag	n.s.	H/E	Angst- und Depressivitätsrating
Wells (1982)	1.-3. postoperativer Tag	+	E	Schmerzbelastung
Wells et al. (1986)	verschieden	+	VI/E/K	HAS, Pfleger-Rating
Wilson (1981	3 Tage	+	E	Schmerzbelastung

SI	sensorische Information,
PI	Prozedurinformation,
VI	Verhaltensinstruktion,
K	Kognitives Verfahren,
E	Entspannungsverfahren,
H	Hypnose,
EZ	emotionszentriertes Verfahren,
/	= kombinierte Vorbereitung,
+	= Erfolg der Operationsvorbereitung,
-	= Verschlechterung in der vorbereiteten Gruppe,
n.s.	= kein Effekt.

In Tabelle 4 sind Einzelheiten der Designs der in diese Analyse aufgenommenen Studien aufgeführt. Die Maße negativer Befindlichkeit umfassen ein weites Spektrum, von standardisierten Fragebögen bis hin zu idiosynkratischen Parametern. Wie diese Übersicht zeigt, scheint die Signifikanz des Ergebnisses nicht mit der Wahl des Meßzeitpunktes oder der Erhebungsmethode zusammenzuhängen.

Schmerz

In der Reduktion von Schmerzscores scheinen 4 Interventionsmethoden erfolgreich zu sein: Entspannungsverfahren ($p<0,02$), Prozedurinformationen ($p<0,01$), kognitiv-verhaltenstherapeutische Verfahren ($p<0,0001$) und Verhaltensinstruktionen ($p<0,0001$). Tabelle 5 vermittelt einen Eindruck von der Heterogenität der verwendeten Schmerzmaße. Jedoch scheint weder der Erhebungszeitraum, noch das Erhebungsverfahren von Einfluß auf das erzielte Ergebnis zu sein.

Tabelle 5. Schmerzratings: Interventionen und Erfolge

Autor	Erhebungszeitpunkt	Erfolg	Vorbereitungs-art	Erhebungs-methode
Boore (1978)	Täglich	n.s.	PI/VI	Schmerz-thermometer (s. Hayward)
Ceccio (1984)	24 h	+	E/K	
Egbert et al. (1964)	48 h	+	PI/VI	Fremdrating
Flaherty u. Fitzpatrick (1978)	6-8 h	+	E	11-Punkte-Skala
Fortin u. Kirouc (1976)	Alle	+	VI	Rating
Hayward I (1975)	5. postoperativer Tag	+	PI/VI	Schmerzther-mometer
II	4. und 5. postoperativer Tag	+	PI/VI	Schmerzther-mometer
Johnson et al. (1978a) II	24 h	n.s.	PI,SI	
Perri u. Perri (1979)	1. und 3. postoperativer Tag	n.s.	K/E	MPQ, Fremd-rating
Picket u. Clum (1982)	5. postoperativer Tag	+	K	MPQ, größter Schmerz
Postlethwaite et al. (1986)	14 Tage	n.s.	E/K,EZ	5-Punkte-Skala
Reading (1982)	8-12 h	n.s.	PI	VAS
Ridgeway u. Mathews (1982)	3. postoperativer Tag	n.s. +	K	Verschiedene Gesamtzahl der Tage mit Schmerzen
Surman et al. (1974)	1.-5. postoperativer Tag	n.s.	H/E	Fremdrating
Wells (1982)	1.-3. postoperativer Tag	n.s.	E	

SI	sensorische Information,
PI	Prozedurinformation,
VI	Verhaltensinstruktion,
K	Kognitives Verfahren,
E	Entspannungsverfahren,
H	Hypnose,
EZ	emotionszentriertes Verfahren,
/	= kombinierte Vorbereitung,
+	= Erfolg der Operationsvorbereitung,
n.s.	= kein Effekt.

Schmerzmedikation

Mit Ausnahme sensorischer Information und hypnotischer Verfahren erreichen alle Interventionsmethoden eine signifikante Reduktion in der Schmerzmedikation: emotionszentrierte Verfahren ($p<0,04$), kognitiv-verhaltenstherapeutische Methoden ($p<0,02$), Entspannungstechniken ($p<0,003$), Verhaltensinstruktionen ($p<0,0001$) und Prozedurinformationen ($p<0,0001$).

Tabelle 6. Schmerzmedikation: Interventionen und Erfolge

Autor	Erhebungszeitpunkt	Erfolg	Vorbereitungs-art	Erhebungs-methode
Anderson (1987)	Gesamtmenge	n.s.	SI/PI	Analgetika kg/KG
Andrews (1970)		+/-	PI	+ für Nicht-vermeider - für Vermei-der
Boore (1978)	Täglich	n.s.	PI/VI	
Ceccio (1984)	24 h	+	E/K	
Chapman (1970)		+	PI/EZ	
Dumas u. Johnson (1972)	24 h	n.s.	EZ	
Egbert et al.	1.-5. postoperativer Tag	+	PI/VI	
Flaherty u. Fitzpatrick (1978)	24 h	+	E	Analgetika (Demerol)
Fortin u. Kirouac (1976)	72 h	+	VI	Analgetika i.m.
Hayward I (1975) II	1.-5. postoperativer Tag 1.-5. postoperativer Tag	+ +	PI/VI PI/VI	
Johnson et al. (1978a) I	1.-3. postoperativer Tag	+	PI	
Johnson et al. (1978b)	Gesamtmenge	+	SI	
Langer et al. (1975)	Gesamtmenge	+	PI,K	
Lawlis et al. (1985)	Gesamtmenge	+	E	Analgetika (Demerol u. Phenephen)

Tabelle 6 (Fortsetzung)

Lindeman (1972)	72 h	n.s.	VI	
Lindeman u. Stetzer (1973)	48 h	n.s.	EZ/PI	
Lobb et al. (1984)		n.s.	E	
Pickett u. Clum (1982)	Gesamtmenge	n.s.	K,E	
Perri u. Perri (1979)	1.-3. postoperativer Tag	n.s.	K/E	
Postlethwhaite	14 Tage	n.s.	E/K,EZ	
Reading (1982)	3 Wochen	+	PI	vom Patienten angeforderte Analgetika
Ridgeway u. Mathews (1982)	3. postoperativer Tag	+	K	
Schmitt u. Woolridge (1973)	24 h 1.-3. postoperativer Tag	n.s. +	EZ/VI EZ/VI	
Surman et al (1974)	1.-5. postoperativer Tag	n.s.	H/E	
Voshall (1980)	1.-5. postoperativer Tag	+	VI/E	
Wells (1982)	1.-3. postoperativer Tag	n.s.	E	
Wells et al. (1986)		n.s.	VI/E/K	
Wilson (1981)	1.-3. postoperativer Tag	n.s.	SI/PI,E	

SI	sensorische Information,
PI	Prozedurinformation,
VI	Verhaltensinstruktion,
K	Kognitives Verfahren,
E	Entspannungsverfahren,
H	Hypnose,
EZ	emotionszentriertes Verfahren,
/	= kombinierte Vorbereitung,
+	= Erfolg der Operationsvorbereitung,
-	= Verschlechterung in der vorbereiteten Gruppe,
n.s.	= kein Effekt.

Zusätzlich kann man Tabelle 6 entnehmen, daß zumeist der Gesamtverbrauch an Schmerzmitteln über einen Zeitraum von mehr als 3 postoperativen Tagen als Parameter diente. Dies stimmt mit der Beobachtung überein, daß in der Schmerzmedikation erst dann differentielle Effekte der Operationsvorbereitung auftreten, wenn die Routinemedikation der ersten postoperativen Tage zugunsten einer dem Wohlbefinden des Patienten angemessenen Verordnungspraxis geändert wird.

Hospitalisierungsdauer

Nur kognitiv-verhaltenstherapeutische Verfahren und Hypnose zeigen keinen über die Zufallswahrscheinlichkeit hinausgehenden Effekt. Arbeiten, die sensorische Informationen oder emotionszentrierte Verfahren als Operationsvorbereitung verwendeten, erzielten einen Effekt mit einer Irrtumswahrscheinlichkeit von $p<0,02$, Prozedurinformationen mit $p<0,003$, Verhaltensinstruktionen und Entspannungstechniken jeweils mit $p<0,0001$.

In Tabelle 7 sind die Arbeiten, die die Hospitalisierungsdauer als Wirkindikator verwendeten, mit dem erzielten Ergebnis und Details zur Methode der Operationsvorbereitung zusammengefaßt.

Tabelle 7. Hospitalisierungsdauer: Interventionen und Erfolge

Autor	Erfolg	Durchschnittliche Verkürzung der Hospitalisierung (Tage)	Vorbereitungsart
Anderson (1987)	n.s.		SI/PI
Andrews (1970)	+		PI
Chapman (1970)	+		PI,EZ
Dumas u. Johnson (1972)	n.s.		EZ
Egbert et al. (1964)	+	2,7	PI/VI
Felton et al. (1976)	n.s.		PI/VI,EZ
Field (1974)	n.s.		H/E
Fortin u. Kirouac (1976)	n.s.		VI
Johnson et al. (1978a) I	+	1,07	PI/SI
II	n.s.		PI/SI
Langer et al. (1975)	n.s.		PI,K

Tabelle 7 (Fortsetzung)

Lawlis et al. (1985)	+	2	E
Lindeman (1972)	+	2,01	VI
Lindeman u. Stetzer (1973)	n.s.		EZ/PI
Lobb et al. (1984)	+	1,3	E
Ridgeway u. Mathews (1982)	n.s.		K,PI
Schmitt u. Wooldridge (1973)	+	2,1	EZ/VI
Voshall (1980)	+	1	VI/E
Wells et al. (1986)	n.s.		VI/E/K
Wilson (1981)	+	1,03	SI/PI,E

SI	sensorische Information,
PI	Prozedurinformation,
VI	Verhaltensinstruktion,
K	Kognitives Verfahren,
E	Entspannungsverfahren,
H	Hypnose,
EZ	emotionszentriertes Verfahren,
/	= kombinierte Vorbereitung,
+	= Erfolg der Operationsvorbereitung,
-	= Verschlechterung in der vorbereiteten Gruppe,
n.s.	= kein Effekt.

Verhaltensparameter und klinische Kriterien postoperativer Erholung

Von den 7 Vorbereitungsmethoden zeigten 3 eine signifikante Häufigkeit der Verbesserung in Verhaltensparametern postoperativer Erholung: Prozedurinformation ($p < 0,01$), sensorische Information ($p < 0,008$) und Verhaltensinstruktionen ($p < 0,0001$). Für klinische Kriterien postoperativer Genesung waren signifikante Effekte für Prozedurinformation ($p < 0,01$), Verhaltensinstruktionen ($p < 0,01$), kognitiv-verhaltenstherapeutische Verfahren ($p < 0,0002$) und Entspannungstechniken ($p < 0,0001$) festzustellen.

Wie aus Tabelle 8 ersichtlich, handelt es sich bei diesen Parametern um eine recht heterogene Gruppe. Verhaltensparameter postoperativer Genesung beschreiben zumeist beobachtbares Verhalten, das zum Genesungsfortschritt in Beziehung gesetzt wird (z. B. Aufstehen, Eßverhalten etc.), während klinische Parameter mehr vom medizinischen Gesichtspunkt von Bedeutung sind (Wundheilung, postoperative Komplikationen etc.). Der Übergang zwischen beiden Kategorien ist jedoch fließend, und die Unterscheidung bezüglich mancher Parameter (z. B. Fremdbeurteilung des Genesungsfortschritts) nahezu willkürlich. Auch hier scheint, wie schon bei den anderen Wirkindikatorengruppen, das Resultat nicht mit der Wahl des Parameters zusammenzuhängen.

Tabelle 8. Verhaltensparameter und klinische Kriterien postoperativer Erholung: Interventionen und Erfolge

Autor	Erhebungszeitpunkt	Erfolg	Vorbereitungs-art	Erhebungs-methode
Verhaltensparameter				
Anderson (1987)	1.-7. postoperativer Tag	+	SI/VI/PI	Pfleger-rating der post-operativen Erholung
	1.-7. postoperativer Tag	n.s.	SI/VI/PI	Fragebogen
Boore (1978)	Täglich	n.s.	PI/VI	Fragebogen
Dumas u. Johnson (1972)		n.s.	EZ	Zeit bis bis zum ersten Auf-stehen
Field (1974)		n.s.	H/E	Fremdein-schätzung des Gene-sungsfort-schritts
Fortin u. Kirouac (1976)	2., 10. und 33. postoperativer Tag	+ + n.s.	VI VI VI	Aufstehen ADL Anzahl der krankge-schriebenen Tage
Johnson et al. (1978a)				Häufig-keit
I		+	PI	postopera-tiver kör-perlicher Aktivität

Tabelle 8 (Fortsetzung)

II	n.s.	SI/PI	Zeit bis zum Aufstehen
	+	SI	Zeit bis zur Entlassung
Reading (1982)	n.s.	PI	Zeitraum krankgeschrieben, Zeitraum bis zur völligen Wiederherstellung
Ridgeway u. Mathews (1982)	n.s.	K,PI	Wiederaufnahme alltäglicher Aktivitäten
Schmitt u. Woolridge (1973)	+	EZ/VI	Zeit bis zur ersten Nahrungsaufnahme
Wilson (1981)	+	E	Fragebogen
Klinische Kriterien			
Anderson (1987)	+	SI/PI	Auftreten akuten postoperativen Bluthochdrucks
	n.s.	SI/VI/PI	Ratings postoperativer Komplikationen
Boore (1978)	+	PI/VI	Wundinfektion
Dumas u. Johnson (1972)	n.s.	EZ	postoperative Komplikationen
Felton et al (1976)	n.s.	PI/VI,EZ	Postoperative Komplikationen
Fortin u. Kirouac (1976)	n.s.	VI	Wiedereinweisung des Patienten

Hayward I (1975)	n.s.	PI/VI	Pfleger-Rating des Genesungs-fortschritts
II	+	PI/VI	Pfleger-Rating des Genesungs-fortschritts
Holden-Lund (1988)	+	E/K	Wund-erythem
Lawlis et al. (1985)	+	E	Patienten-beschwerden
Lindeman u. Stetzer (1973)	n.s.	EZ/PI	Klinisch-physiologi-sche Tests
Ridgeway u. Mathews (1982)	+	K,PI	Schlaf-störungen
Schmitt u. Woolridge (1973)	+	EZ/VI	Postopera-tive Kompli-kationen Schlafqualität
Surman et al. (1974)	+	H/E	Delirium
Wells et al. (1986)	+	VI/E/K	Postopera-tive Kom-plikationen

SI	sensorische Information,
PI	Prozedurinformation,
VI	Verhaltensinstruktion,
K	Kognitives Verfahren,
E	Entspannungsverfahren,
H	Hypnose,
EZ	emotionszentriertes Verfahren,

/	= kombinierte Vorbereitung,
+	= Erfolg der Operationsvorbereitung,
n.s.	= kein Effekt.

Physiologische Parameter

Trotz der Schwierigkeiten, diese heterogenen Parameter zusammenzufassen, wurde dies hier unter der Annahme der vom jeweiligen Autor angegebenen Interpretation der physiologischen Reaktion durchgeführt. Vier Interventionstechniken zeigten bei der Analyse signifikante Resultate: Prozedurinformation ($p < 0{,}003$), Entspannungstechniken ($p < 0{,}03$), Verhaltensinstruktionen ($p < 0{,}002$) und emotionszentrierte Verfahren ($< 0{,}002$).

Genauere Informationen zu Details der verwendeten Parameter und zum Zeit-punkt der Datenerhebung sind aus Tabelle 9 ersichtlich.

Tabelle 9. Physiologische Parameter: Interventionen und Erfolge

Autor	Erhebungszeitpunkt	Erfolg	Vorberei-tungsart
Katecholamine			
Wilson (1981)	Alle 24 h	Adrenalinkonzentration höher	E
Kortisol			
Boore (1978)	Täglich	+	PI/VI
Holden-Lund (1988)	1. postoperativer Tag	+	E/K
Oakley (1988)		n.s.	PI
Palmare Schweißdrüsenaktivität			
Lindeman u. Stetzer (1973)	Alle 24 h	+	EZ/PI
Temperatur			
Boore (1978)	Täglich	n.s.	PI/VI
Lobb et al. (1984)		n.s.	E
Blutdruck und Herzrate			
Langer et al. (1975)	Stündlich	n.s.	PI,K
Dumas u. Johnson (1972)		n.s.	EZ
Flaherty u. Fitzpatrick (1978)	24 h postoperativ	n.s.	E
Schmitt u. Wooldridge (1973)	12-16 h postoperativ	+	EZ/VI
Freie Fettsäuren im Serum, Bluteosinophile			
Chapman (1970)	24 h postoperativ	n.s.	PI,EZ
EMG			
Wells (1982)	3. postoperativer Tag	n.s.	VI/E/K

Tabelle 9 (Fortsetzung)

Lungenfunktion

Felton et al. (1976)	48 h postoperativ	+	PI/VI,EZ
Flaherty u. Fitzpatrick (1978)	24 h postoperativ	+	E
Lindeman (1972)	24 h postoperativ	n.s.	VI

PI	Prozedurinformation,
VI	Verhaltensinstruktion,
K	Kognitives Verfahren,
E	Entspannungsverfahren,
EZ	emotionszentriertes Verfahren,
/	= kombinierte Vorbereitung,
+	= Erfolg der Operationsvorbereitung,
n.s.	= kein Effekt.

Zufriedenheit

Mit Ausnahme der Prozedurinformation wurde die subjektive Zufriedenheit in jeweils nur einer Studie für die anderen Interventionsverfahren untersucht (Tabelle 10). Bei der Prozedurinformation war die Erfolgsquote mit 2 erfolgreichen Studien von insgesamt 3 Arbeiten signifikant (p<0,008).

Tabelle 10. Zufriedenheit: Interventionen und Erfolge

Autor	Erfolg	Vorbereitungsart	Erhebungsmethode
Field (1974)	+	H/E	empfundener Nutzen Wiederholung erwünscht
Fortin u. Kirouac (1976)	+	VI	Wiederholung erwünscht
Lindeman u. Stetzer (1973)	+	EZ/PI	Zufriedenheit mit Pflege
Reading (1982)	n.s.	PI	Empfundener Nutzen
Ridgeway u. Mathews (1982)	+	PI	Nutzen der Informationsbroschüre

PI	Prozedurinformation,	*/*	=	kombinierte Vorbereitung,
VI	Verhaltensinstruktion,	+	=	Erfolg der Operationsvorbereitung,
E	Entspannungsverfahren,	n.s.	=	kein Effekt.
H	Hypnose,			
EZ	emotionszentriertes Verfahren,			

Kosten und andere Parameter

Wie Tabelle 11 zeigt, wurden diese Parameter nur selten eingesetzt. Angesichts des steigenden Interesses an Sparmaßnahmen im Gesundheitswesen, scheint es angezeigt, diesem Bereich in Zukunft mehr Aufmerksamkeit zu schenken. Ebensowenig Informationen sind z.Z. über eine mögliche Erleichterung des Bewältigungsverhaltens durch präoperative Interventionen verfügbar.

Tabelle 11. Kosten und andere Parameter: Interventionen und Erfolge

Autor	Ergebnis	Vorbereitungsart
Wells et al. (1986)	Kostenreduzierung bei Patienten der vorbereiteten Gruppe	VI/E/K
Felton et al. (1976)	Selbstfürsorge größer in vorbereiteter Gruppe	PI/VI
Ziemer (1983)	Bewältigungsmöglichkeiten nicht unterschiedlich	PI/SI/VI/K

SI	sensorische Information,
PI	Prozedurinformation,
VI	Verhaltensinstruktion,
K	Kognitives Verfahren,
E	Entspannungsverfahren,
/	= kombinierte Vorbereitung,

Schlußfolgerungen und Ausblick

Das wichtigste Ergebnis dieser Übersicht ist, daß die Erfolgswahrscheinlichkeit der Studien zur Operationsvorbereitung in allen Wirkindikatoren größer als der Zufall ist. Unter den in die Übersicht aufgenommenen Arbeiten befinden sich nur solche, bei denen ein randomisiertes Design verwendet wurde.

Selbstverständlich entsteht eine starke Verzerrung in einer solchen Übersicht durch die mögliche Existenz nichtveröffentlichter Mißerfolge psychologischer Operationsvorbereitung. Hier ist jedoch einzuwenden, daß eine große Anzahl nichtsignifikanter Resultate notwendig wäre, um die Signifikanz der publizierten Erfolge ernsthaft in Frage zu stellen. Selbst bei dem am seltensten untersuchten Erfolgskriterium, das damit gegenüber neuen, nichtsignifikanten Ergebnissen am anfälligsten wäre, wären bei 4 erfolgreichen Studien 15 Mißerfolge notwendig, um diesen Effekt in Frage zu stellen.

In einer weniger ins Detail gehenden Analyse, die nur Studien vor 1984 umfaßte (Weinman u. Johnston 1988), fanden wir einen positiven Effekt der Operationsvorbereitung am häufigsten in den Parametern Hospitalisierungsdauer und Medikamentenverbrauch. In der vorliegenden Übersicht sind Erfolge in diesen Wirkindikatoren in wenigstens der Hälfte aller Studien festzustellen. Nur in negativer Befindlichkeit ist die Erfolgsquote geringer als 50 % aber auch für diesen Parameter werden hochsignifikante Ergebnisse erzielt. Prozedurinformation und Verhaltensinstruktion waren in allen Wirkindikatorengruppen erfolgreich und zeigen damit einen umfassenden Effekt. Entspannungstechniken sind mit Ausnahme der Verhaltensparameter postoperativer Erholung ebenfalls in allen Erfolgskriterien hochwirksam. Die Ergebnisse, die mit kognitiv-verhaltenstherapeutischen Methoden erzielt wurden, lassen vermuten, daß es sich hier um spezifische Effekte der Intervention auf negative Befindlichkeit, Schmerz, Schmerzindikation und klinische Parameter postoperativer Erholung handelt.

Hospitalisierungsdauer, Verhaltensparameter postoperativer Erholung und physiologische Indizes scheinen hingegen nicht von kognitiv-verhaltenstherapeutischen Methoden beeinflußt zu werden. Möglicherweise hat die Gruppe dieser Interventionsverfahren einen Effekt auf eine von Watson u. Pennebaker (1989) identifizierte Affekt-Symptom-Beschwerde-Dimension. Schließlich läßt die vorliegende Analyse darauf schließen, daß sensorische Informationen, Hypnose und emotionszentrierte Verfahren weniger erfolgreiche Methoden der Operationsvorbereitung darstellen. Es sollte bei dieser Feststellung allerdings berücksichtigt werden, daß diese Verfahren nur in einigen wenigen Studien untersucht wurden.

Diese allgemeinen Schlußfolgerungen treffen für die meisten Wirkindikatorengruppen zu. Es fällt auf, daß die physiologischen Wirkindikatoren hier eine Ausnahme bilden. Ein Erfolg oder Mißerfolg psychologischer Operationsvorbereitung scheint in diesen Parametern nur schwer darstellbar zu sein.

Insgesamt betrachtet kann aus der vorliegenden Analyse der Schluß gezogen werden, daß unter kontrollierten Bedingungen durchgeführte Studien zur psychologischen Operationsvorbereitung Erfolge in allen Wirkindikatorengruppen erzielen. Trotz der Grenzen der vorliegenden Analyse und der nicht zu vermeidenden Verzerrung bei der Auswahl der Studien, sind die Ergebnisse beeindruckend. Sicherlich bieten diese Resultate genügend Anhaltspunkte für das medizinische Personal, wie das Wohlergehen der chirurgisch behandelten Patienten gesteigert und damit die therapeutische Wirkung der medizinischen Maßnahme optimiert werden kann.

Ein weiterer Gesichtspunkt bei der Gegenüberstellung dieser Studien ist die Generalisierung von Untersuchungsergebnissen, die aus verschiedenen Ländern stammen. Die meisten der in diese Übersicht aufgenommenen Arbeiten stammen aus den USA, und es wäre zu vermuten, daß ein auf einem privaten Versicherungssystem beruhendes Gesundheitswesen die erzielten Resultate (z. B. die Hospitalisierungsdauer) in anderer Weise beeinflußt, als dies bei einem staatlich getragenen Versicherungssystem der Fall ist. Ein Vergleich der amerikanischen Studien mit den allerdings nur wenigen Arbeiten aus Ländern mit einem öffentlichen Gesundheitsversorgungssystem zeigt jedoch, daß dort ähnliche Resultate erzielt wurden.

Ein Problem prinzipieller Natur sei abschließend erwähnt. Der Nachweis, daß psychologische Operationsvorbereitung von Nutzen für die Patienten ist, sagt noch nichts über die Größe des zu erwartenden Effekts aus. Ist der schnellere Genesungsfortschritt eines vorbereiteten Patienten gegenüber dem eines nichtvorbereiteten klinisch relevant? In welchem Verhältnis steht der erzielte Nutzen zum betriebenen Aufwand? Diese Fragen sind z. Z. noch nicht zu beantworten, zumal sie eine detailliertere Analyse erfordern. Dies würde wiederum die Zahl der in eine solche Analyse eingehenden Studien erheblich reduzieren. Ebenso sind die den Effekten psychologischer Operationsvorbereitung zugrundeliegenden Prozesse erst zum Teil geklärt. Einige der möglichen Mechanismen werden von Johnston (1988) und Vögele (Beitrag in diesem Band) diskutiert.

Zukünftige Forschung sollte sich nicht nur auf Prozesse konzentrieren, die einem therapeutischen Effekt zugrundeliegen, sondern auch alternative Methoden der verhaltenstherapeutischen Intervention untersuchen. Studien von Johnston u. Lee-Jones (1979) und Kulik u. Mahler (1987) lassen darauf schließen, daß die Stationsumgebung in der postoperativen Phase oder auch der Einfluß der Zimmernachbarn in der präoperativen Periode von großem Einfluß auf das postoperative Befinden des Patienten sind.

Literatur

Anderson EA (1987) Preoperative preparation for cardiac surgery facilitates recovery, reduces psychological distress, and reduces the incidence of acute postoperative hypertension J Consult Clin Psychol 55:513-520

Anderson KO, Masur FT (1983) Psychological preparation for invasive medical and dental procedures. J Behav Med 6:1-40

Andrew JM (1979) Recovery from surgery, with and without preparatory instruction, for three coping styles. J Pers Soc Psychol 15:223-226

Bafford DC (1977) Progressive relaxation as a nursing intervention: a method of controlling pain for open-heart surgery patients. Commun Nurs Res 8:284-290

Boore J (1978) Prescription for Recovery. Royal College of Nursing, London

Burton MV, Parker RW (1988) A randomized controlled trial of preoperative psychological preparation for mastectomy: A preliminary report. In: Watson M, Greer S, Thomas C (eds) Psychosocial Oncology. Pergamon, Oxford, pp 133-158

Ceccio CM (1984) Postoperative pain relief through relaxation in elderly patients with fractured hips. Ortho Nurs 3:11-19

Chapman JS (1970) Effects of different nursing approaches upon psychological and pysiological responses of patients. Nurs Res 19:189-190

Christopherson B, Pfeiffer C (1980) Varying the timing of information to alter preoperative anxiety and postoperative recovery in cardiac surgery patients. Heart Lung 9:854-861

Dumas RG, Johnson BA (1972) Research in nursing practice: a rewiew of five clinical experiments. Nurs Stud 9:137-149

Egbert LD, Battit GE, Welch CE, Bartlett MK (1964) Reduction of postoperative pain by encouragement and instruction of patients. N Engl J Med 270:825-827

Felton G, Huss K, Payne EA, Srsic K (1976) Preoperative nursing intervention with the patient for surgery: outcomes of three alternative approaches. Int J Nurs Stud 13:83-96

Field PB (1974) Effects of tape-recorded hypnotic preparation for surgery. Int J Clin Exp Hypn 12:54-61

Flaherty GG, Fitzpatrick JJ (1978) Relaxation technique to increase comfort level of postoperative patients: a preliminary study. Nurs Res 27:352-355

Fortin F, Kirouac S (1976) A randomized controlled trial of preoperative patient education. Int J Nurs Stud 13:11-24

Gaskey NJ (1987) Evaluation of the effect of a pre-operative anesthesia videotape. Am Assoc Nurs Anesth 55:431-345

Gil KM (1984) Coping effectively with invasive medical procedures: a descriptive model. Clin Psychol Rev 4:339-362

Hayward J (1975) Information - A prescription against pain. The study of nursing care project reports, ser 2/5. Royal College of Nursing, London

Hedges LV (1989) Metaanalysis of related research. In: Schneiderman N, Weiss SM, Kaufmann PG (eds) Handbook of research methods in cardiovascular behavioral medicine. Plenum, New York, pp 647-663

Ho KH, Hashish I, Salmon P, Freeman R, Harvey W (1988) Reduction of post-operative swelling by a placebo effect. J Psychosom Res 32:197-205

Holden-Lund C (1988) Effects of relaxation with guided imagery on surgical stress and wound healing. Res Nurs Health 11:235-244

Janis IL (1958) Psychological stress: Psychoanalytical and behavioral studies of surgical patients. Wiley, New York

Johnson JE (1984) Psychological interventions and coping with surgery. In: Baum A, Taylor SE, Singer JE (eds) Handbook of psychology and health, vol IV. Erlbaum, Hillsdale NJ, pp 167-188

Johnson JE, Leventhal H, Dabbs JM (1971) Contributions of emotional and instrumental response processes in adaptation to surgery. J Pers Soc Psychol 20:55-64

Johnson JE, Rice VH, Fuller SS, Endress MP (1978a) Sensory information, instruction in a coping strategy, and recovery from surgery . Res Nurs Health 1:4-17

Johnson JE, Fuller SS, Endress MP, Rice VH (1978b) Altering patients' responses to surgery : An extension and replication. Res Nurs Health 1:111-121

Johnston M (1978) Assessing recovery from surgery. (Paper presented at the British Psychological Society Annual Conference)

Johnston M (1984) Dimensions of recovery from surgery. Int Rev Appl Psychol 33:505-520

Johnston M (1986) Preoperative emotional states and postoperative recovery. Adv. Psychosom Med 15:1-22

Johnston M (1988) Impending surgery . In: Fisher S, Reason J (eds) Handbook of life stress, cognition and health. Wiley, London, pp 79-100

Johnston M, Lee-Jones M (1979) Evaluating the care of post-surgical patients in the community hospital. In: Oborne DJ, Gruneburg MM, Eiser JR (eds) Research in psychology and medicine. Academic Press, London, pp 353-369

Kendall PC, Epps J (1990) Medical treatments. In: Johnston M, Wallace LM (eds) Stress and medical procedures. Oxford Univ Press, Oxford, pp 99-119

Kendall PC, Watson D (1981) Psychological preparation for stressful medical procedures. In: Bradley L, Prokop C (eds) Medical psychology: Contributions to behavioral medicine. Academic Press, New York, pp 198-221

Kincey J, Saltmore S (1990) Surgical treatments. In: Johnston M, Wallace LM (eds) Stress and medical procedures. Oxford Univ Press, Oxford, pp 120-137

King NJ, Murphy GC (1983) Preparing patients for aversive medical procedures. NZ Nurs J 76:9-11

Kulik JA, Mahler HIM (1987) Effects of preoperative room-mate assignment on preoperative anxiety and recovery from coronary bypass surgery . Health Psychol 6:525-543

Langer EJ, Janis IL, Wolfer JA (1975) Reduction of psychological stress in surgical patients. J Exp Soc Psychol 11:155-165

Lawlis GF, Selby D, Hinnant D, McCoy CE (1985) Reduction of postoperative pain parameters by presurgical relaxation instructions for spinal pain patients. Spine 10:649-651

Leigh JM, Walker J, Janaganathan P (1977) Effect of preoperative anaesthetic visit on anxiety. Br Med J 2: 987-989

Levesque L, Grenier R, Kirouac S, Reidy M (1984) Evaluation of a presurgical group program given at two different times. Res Nurs Health 7:227-236

Ley P (1977) Psychological studies of doctor-patient communication. In: Rachman SJ (ed) Contributions to medical psychology, vol 1. Pergamon, Oxford, pp 9-42

Lindeman CA (1972) Nursing intervention with the presurgical patient. Nurs Res 21:196-209

Lindeman CA, Aernam B van (1971) Nursing intervention with the presurgical patient. The effects of structured and unstructured preoperative teaching. Nurs Res 20:319-332

Lindeman CA, Stetzer SL (1973) Effect of preoperative visits by operating room nurses. Nurs Res 22:4-16

Lobb ML, Shannon MC, Recer SL, Allen JB (1984) A behavioral technique for recovery from the psychological trauma of hysterectomy. Percept Mot Skills 59:677-678

Ludwick-Rosenthal R, Neufeld WJ (1988) Stress management during noxious medical procedures: an evaluation review of outcome studies. Psychol Bull 104:326-342

Martelli MF, Auerbach SM, Alexander J, Mercuri LG (1987) Stress management in the health care setting: matching interventions with patient coping styles. J Consul Clin Psychol 55:201-207

Mathews A, Ridgeway V (1984) Psychological preparation for surgery. In: Steptoe A, Mathews A (eds) Health care and human behaviour. Academic Press, London, pp 321-259

Mumford E, Schlesinger HJ, Glass GV (1982) The effects of psychological intervention on recovery from surgery and heart attacks. An analysis of the literature. Am J Public Health 72:141:151

Newman S (1984) Anxiety, hospitalization, and surgery. In: Fitzpatrick R, Hinton J, Newman S, Scambler G, Thompson J (eds) The experience of illness. Tavistock, London New York, pp 133-153

Oakley G (1988) The use of an information booklet to reduce the anxiety of hospitalization for elderly patients. (Unpublished BSc thesis)

Perri KD, Perri MG (1979) Use of relaxation training to reduce pain following vaginal hysterectomy. Percept Mot Skills 48:478

Pickett C, Clum GA (1982) Comparative treatment strategies and their interaction with locus of control in the reduction of postsurgical pain and anxiety. J Consul Clin Psychol 50:439-441

Postlethwhaite R, Stirling G, Peck CL (1986) Stress inoculation for acute pain: a clinical trial. J Behav Med 9:219-227

Pruitt SD, Elliot CH (1990) Paediatric procedures. In: Johnston M, Wallace LM (eds) Stress and medical procedures. Oxford Univ Press, Oxford, pp 157-170

Reading A (1979) The short term effects of psychological preparation for surgery. Soc Sci Med 13:641-654

Reading AE (1982) The effects of psychological preparation on pain and recovery after minor gynaecological surgery: a preliminary report. J Clin Psychol 58:504-512

Rice VH, Johnston JE (1984) Preadmission self-instruction booklets, postadmission exercice performance and teaching time. Nurs Res 33:147-151

Ridgeway V, Mathews A (1982) Psychological preparation for surgery: a comparison of methods. Br J Clin Psychol 21:271-280

Rogers M, Reich P (1986) Psychological intervention with surgical patients: evaluation outcome. Adv Psychosom Med 15:23-50

Saile H, Burgmeier R, Schmidt LR (1988) A metaanalysis of studies on psychological preparation of children facing medical procedures. Psychol Health 2:107-132

Schmitt FE, Woolridge PJ (1973) Psychological preparation of surgical patients. Nurs Res 22:108-116

Schultheis K, Peterson L, Selby V (1987) Preparation for stressful medical procedures and person x treatment interactions. Clin Psychol Rev 7:329-352

Scott LE, Clum GA (1984) Examining the interaction effects of coping style and brief interventions in the treatment of postsurgical pain. Pain 20:279-291

Shipley RH, Butt JH, Horowitz B (1979) Preparation to re-experience a stressful medical examination: effect of repetitious videotape exposure and coping style. J Consult Clin Psychol 47:485-492

Surman OS, Hackett TP, Silverberg EL, Behrendt DM (1974) Usefulness of psychiatric intervention in patients undergoing cardiac surgery. Arch Gen Psychiatry 30:830-835

Vernon DT, Bigelow DA (1974) Effect of information about a potentially stressful situation on responses to stress impact. J Pers Soc Psychol 29:50-59

Vögele C (1988) Perioperativer Streß. Eine psychophysiologische Untersuchung zu prä- und postoperativen Reaktionen chirurgischer Patienten. Lang, Frankfurt am Main

Voshall B (1980) The effects of preoperative teaching on postoperative pain. Top Clin Nurs 2:39-43

Wallace LM (1984a) Psychological preparation for gynaecological surgery. In: Broome AK, Wallace LM (eds) Psychology and gynaecological problems. Tavistock, London, pp 161-188

Wallace LM (1984b) Psychological preparation as a method of reducing the stress of surgery. J Hum Stress 10:62-79

Wallace LM (1986) Communication variables in the design of pre-surgical preparatory information. Br J Clin Psychol 25:111-118

Watson D, Pennebaker JW (1989) Health complaints, stress, and distress: exploring the central role of negative affectivity. Psychol Rev 96:234-254

Weinman J, Johnston M (1988) Stressful medical procedures: an analysis of the effects of psychological interventions and of the stressfulness of the procedures. In: Maes S, Defares B, Sarason IG, Spielberger CD (eds) Topics in health psychology. Wiley, Chichester, pp 205-217

Weis OF, Weintraub M, Sriwtanakul K, Lasagna L (1983) Reduction of anxiety and postoperative analgesic requirements by audiovisual instruction. Lancet 1:43-44

Wells JK, Howard GS, Nowlin WF, Vargas MJ (1986) Presurgical anxiety and postsurgical pain and adjustment: effects of a stress inoculation procedure. J Consult Clin Psychol 54:831-835

Wells N (1982) The effect of relaxation on postoperative muscle tension and pain. Nurs Res 31:236-238

Wilson JF (1981) Behavioral preparation for surgery: benefit or harm? J Behav Med 4:79-102
Wilson-Barnett J (1984) Interventions to alleviate patients' stress: a review. J Psychosom Res 28:63-72
Wilson-Barnett J (1990) Diagnostic procedures. In: Johnston M, Wallace LM (eds) Stress and medical procedures. Oxford Univ Press, Oxford, pp 83-98
Ziemer MM (1983) Effects of information on postsurgical coping. Nurs Res 32:282-287

Zum Ergebnis

In einer systematischen Analyse der bestimmten Kriterien genügenden empirischen Literatur werden Arbeiten herangezogen, die erwachsene Patienten mit Wahleingriffen unter Vollnarkose einschließen. Das Vorgehen entspricht methodisch nicht den heute gängigen Metaanalysen. Vielmehr werden mit Hilfe des Binominaltests – und damit den Vor- und Nachteilen eines sehr einfachen statistischen Verfahrens – die Erfolgskriterien verschiedener Vorbereitungsmethoden miteinander verglichen.

Dabei werden die Kriterien der Publikationen zu folgenden 7 Wirkindikatoren zusammengefaßt:

– Befindlichkeit
– Schmerzrating
– Schmerzmedikation
– Hospitalisierungsdauer
– postoperative Erholung (Verhaltens- und klinische Parameter)
– Physiologische Indikatoren und
– Zufriedenheit

Bezüglich aller untersuchten Indikatoren ergeben sich signifikante Verbesserungen durch psychologische Vorbereitungen, deren "Erfolgsquoten" (ermittelt als Prozentsatz erfolgreicher publizierter Studien) um die 50% liegen, wenn man von der wenig untersuchten "Zufriedenheit" mit 80% absieht. Prozedurale Informationen und Verhaltensinstruktionen sowie Entspannungstechniken (mit Ausnahme eines Indikators) haben die umfassendsten positiven Effekte. Detaillierte Tabellen ermöglichen eine eigene Urteilsbildung, die auch für die praktische Tätigkeit der Operationsvorbereitung hilfreich ist.

Die Redaktion

Psychologische Vorbereitung von Kindern auf medizinische Maßnahmen

H. Saile, L. R. Schmidt

Zusammenfassung

Psychologische Vorbereitung von Kindern auf Krankenhausaufenthalte und medizinische Maßnahmen wird zunächst in bezug auf die Ziele, Methoden und Techniken sowie deren Indikation beleuchtet. Anschließend wird auf die Ergebnisse einer Metaanalyse bisher angewandter und systematisch evaluierter psychologischer Vorbereitungsmaßnahmen eingegangen. Deren Grundlage sind 75 bis zum Juni 1986 publizierte kontrollierte Interventionsstudien, in denen die Effekte der Vorbereitung von Kindern unter 13 Jahren quantitativ erfaßt wurden. Die ermittelten Effekte werden aufgeschlüsselt nach Vorbereitungsmethoden, medizinischen Maßnahmen und verwendeten Meßmethoden. Eine differentielle Betrachtung zeigt, daß sich die Ergebnisse überwiegend auf ältere Kinder mit einfacheren medizinischen Maßnahmen und kürzeren Krankenhausaufenthalten beziehen. Deshalb werden ausgewählte Beispiele von Untersuchungen zur psychologischen Vorbereitung bei schwerwiegenden Eingriffen nach Verbrennungen, bei Herzkatheterisierung sowie Knochenmarkpunktion und -transplantation besprochen. Die abschließende Diskussion geht auf einige Aspekte zukünftiger Forschungs- und Praxisstrategien ein.

Summary

Several aspects of psychological preparation for children facing medical procedures are discussed. These include the aims of the intervention, the methods and techniques used, and their proposed indication. The results of a meta-analysis of systematically evaluated studies on preparing children with psychological procedures are reported. This meta-analysis is based on 75 studies published up to June 1986 which assess the effects of psychological preparation of children younger than 13 years. The effects are presented with regard to preparation methods, medical procedures, and assessment methods used. A differentiated analysis reveals that the results mainly refer to older children undergoing minor procedures with short-term hospitalizations. Thus, we present some results of studies on burn injuries, cardiac catheterization, and bone marrow aspiration and transplantation as examples of psychological preparation for major medical procedures. Finally, some aspects of future strategies in research and practice are discussed.

Einführung

Eine von Kaufmann et al. (1989) durchgeführte Erhebung in den USA mit psychologischen Experten aus den Bereichen Pädiatrie bzw. klinischer Kinderpsychologie enthält interessante Informationen über die Schwerpunkte, die in der Ausbildung, der Forschung und den praktischen klinischen Diensten als wesentlich erachtet werden. Zwischen den Fachleuten verschiedener Orientierung bestehen z. T. erhebliche Unterschiede. Man kann aus den Rangreihen erschließen, daß v. a. die in der Pädiatrie arbeitenden Psychologen der Vorbereitung von Kindern auf medizinische Maßnahmen und deren Effektivitätskontrolle eine wichtige Rolle zumessen.

Psychologische Methoden der Vorbereitung von Kindern auf medizinische Eingriffe sind v. a. in den USA weit verbreitet. In ca. 70 % der pädiatrischen Einrichtungen werden psychologische Vorbereitungsmaßnahmen angeboten (vgl. Peterson u. Ridley-Johnson 1980). Im deutschen Sprachraum ist eine standardisierte psychologische Vorbereitung eher selten anzutreffen. Auch in der Forschung bestehen zwischen den USA und der Bundesrepublik Deutschland erhebliche quantitative Unterschiede. So enthält die Metaanalyse von Saile et al. (1988) von 75 Evaluationsstudien nur 5 deutschsprachige, davon 3 aus der Bundesrepublik Deutschland.

Zumindest bis in die 70er Jahre war die Nützlichkeit solcher Angebote unumstritten. Diese etwas pauschalisierend-optimistische Sichtweise wurde nach und nach getrübt durch eine zunehmende Zahl von empirischen Untersuchungen, die zeigten, daß die Effekte häufig spezifischer und differentieller sind als zunächst angenommen wurde (zur Übersicht vgl. Melamed et al. 1982, 1984; Elkins u. Roberts 1983; Peterson u. Brownlee-Duffeck 1984).

Auf der Basis der älteren Literatur wäre die nächstliegende Empfehlung, die zudem noch berufsständisch begrüßt werden könnte, routinemäßig alle Kinder in psychologische Vorbereitungsprogramme einzubeziehen. Die umfangreiche neuere Literatur läßt jedoch derart einfache Schlußfolgerungen nicht zu. Wir werden eine Reihe von Aspekten diskutieren, die für eine *differentielle* psychologische Vorbereitung von Kindern auf medizinische Maßnahmen sprechen.

Es wird oft nicht hinreichend unterschieden zwischen psychologischer Vorbereitung auf Krankenhausaufenthalte in ihrer ganzen Komplexität einerseits und auf umschriebene medizinische Eingriffe andererseits. Die vielfältigen, nicht a priori in allen Fällen negativen Auswirkungen von Krankenhausaufenthalten bei Kindern wurden von Saile u. Schmidt (1990) mit Hilfe eines Rahmenmodells systematisiert und diskutiert. Aus diesem Rahmenmodell kann man die Stellung der medizinischen Eingriffe und ihre Interaktionen mit einer großen Zahl von Variablen des Kindes, seiner personalen und materiellen Umwelt sowie des Kontexts ableiten.

Für die Gestaltung der Vorbereitung sind selbstverständlich die Art und mögliche Sequenz der Maßnahmen und die Krankheit oder Verletzung der Kinder von entscheidender Bedeutung. Meist werden in der Literatur umschriebene Maßnahmen (Operationen, Eingriffe bei Bewußtsein) bei bis auf den Anlaß weitgehend gesunden Kindern analysiert. In einem eigenen Abschnitt wird exemplarisch für 3 Bereiche dargestellt, welche Möglichkeiten und Probleme der psychologischen Vorbereitung sich bei schwerwiegenden medizinischen Maßnahmen bzw. schwerwiegenden Verletzungen und Krankheiten ergeben (vgl. auch Beitrag Dlugosch zu Analatresien in diesem Band).

Ziele, Methoden und Indikationen

Ziele

Die Zielgruppe psychologischer Vorbereitung umfaßt sowohl die von Maßnahmen betroffenen Kinder und deren Eltern als auch die im medizinischen Bereich tätigen Fachleute. Denn eine erfolgreiche medizinische Behandlung setzt voraus, daß durch ein Mindestmaß an Kooperation ärztliche und pflegerische Maßnahmen – insbesondere, wenn sie als Sequenz erforderlich sind – komplikationslos und streßarm durchführbar sind. Bei den Kindern (und Eltern) wird neben Kooperation in erster Linie angestrebt, die im Kontext von Operationen und medizinischen Eingriffen auftretenden Ängste zu reduzieren sowie die adäquate psychische Verarbeitung der unangenehmen Maßnahmen zu erleichtern. Häufig wird ein sehr weitreichender Anspruch formuliert: Prävention psychischer Störungen als Folge von Krankenhausaufenthalten und medizinischen Maßnahmen; die empirische Umsetzung bleibt dann aber auf den Aspekt der situativen Angst im unmittelbaren zeitlichen Umfeld der Maßnahme beschränkt.

Obwohl der Aspekt der Kooperation für das Fachpersonal von hoher Bedeutung sein dürfte, gibt es bislang wenig systematische Forschung zu der Frage, was Ärzte und Schwestern (neben medikamentöser Vorbereitung) selbst tun können, um kindliche Ängste bei medizinischen Eingriffen angemessen zu berücksichtigen und abzubauen. Statt dessen richtet sich psychologische Vorbereitung primär direkt an die betroffenen Kinder und/oder intermediär an deren Eltern.

Eine intermediäre Verhaltensbeeinflussung liegt etwa dann vor, wenn eine schnellere Genesung und postoperative Bewältigung auf seiten des Kindes auch schon durch eine ausschließliche Betreuung der Mutter erzielt werden kann über die Thematisierung von Ängsten, Vermittlung von Informationen und Klärung interaktiver Schwierigkeiten mit dem Pflegepersonal (Mahaffy 1965; Skipper u. Leonard 1968). Die Eltern können auch schon vor einem Krankenhausaufenthalt durch verstärkende Verhaltensweisen das Ausmaß des Spielverhaltens mit krankenhausbezogenem Material und damit das antizipatorische Bewältigungsverhalten des Kindes günstig beeinflussen (Gutstein u. Tarnow 1983).

Die Notwendigkeit psychologischer Vorbereitung wird mit der Häufigkeit von Krankenhausaufenthalten im Kindesalter und der dabei in einigen Fällen beträchtlichen psychischen Belastung begründet (vgl. Saile u. Schmidt 1990). In erster Linie werden Kinder im Vorschulalter als Risikogruppe betrachtet, die von zusätzlicher Vorbereitung profitieren können. Eine Problem- und Bedingungsanalyse des medizinischen Settings, auf die gezielte Interventionen abgestimmt wären, erfolgt selten (vgl. Breitkopf 1985). Statt dessen werden überwiegend verhaltenstherapeutische Techniken ohne differentielle Indikationsstellung eingesetzt.

Petrillo u. Sanger (1980) haben den alternativen Weg über eine adaptive Indikationsstellung psychologischer Interventionen gewählt. Ihr Ziel ist es, die Krankenhausumwelt derart zu verändern, daß die Eltern weiterhin auch im Krankenhaus primär für die emotionalen Belange ihrer Kinder zuständig sein können. Das Krankenhauspersonal soll nach vorheriger Schulung selbst in die Lage versetzt werden, nur jene Kinder zusätzlicher psychologischer Vorbereitung und Betreuung zuzuführen, bei denen die Ressourcen des Kindes und der Eltern für eine adäquate Verarbeitung des Krankenhausaufenthalts nicht ausreichend erscheinen. Dann kommen psychologische Methoden und Techniken problembezogen zum Einsatz, und es wird erforderlich, die Tätigkeiten der im Krankenhaus beschäftigten Berufsgruppen zu koordinieren.

Methoden und Techniken

Psychotherapeutische Ansätze

Zur Vorbereitung von Kindern auf medizinische Maßnahmen werden psychotherapeutische Ansätze in erster Linie in Form von Spieltherapie eingesetzt. Das Spiel wird dabei als zur Sprache alternatives Medium zur Mitteilung von Ängsten und Befürchtungen verstanden, auf die entsprechend geschulte Fachleute ermutigend und unterstützend eingehen können (Clatworthy 1981; Rae et al. 1989). Unter Einsatz thematisch relevanter Materialien (Arztkoffer, Fingerpuppen) soll die Identifikation des Kindes mit der Patienten- oder auch Arztrolle hergestellt und damit verbundene Gefühle (nach Schandl u. Löschenkohl 1980 im Sinne von Katharsis) erlebbar gemacht werden.

Psychotherapeutische Ansätze besitzen den Vorteil, daß sie ein Höchstmaß an Berücksichtigung individueller Ängste und Vorerfahrungen ermöglichen und somit die Gelegenheit für eine auf die jeweilige Bedürfnislage optimal zugeschnittene Vorbereitung bieten. Gerade diese Individualität erschwert jedoch die empirische Evaluation, weil sich die Vorbereitung von Fall zu Fall höchst unterschiedlich gestalten kann.

Modellernen

Der Einsatz des Modellernens hat der psychologischen Vorbereitung von Kindern auf medizinische Maßnahmen einen rasanten Aufschwung gebracht. Neben anderen Gründen dürfte dafür ausschlaggebend gewesen sein, daß etwa Modellfilmvorbereitungen, sofern die Materialien erstellt sind, verglichen mit psychotherapeutischen Ansätzen nur minimalen personellen und finanziellen Aufwand bedeuten.

Bei der Operationsvorbereitung anhand des Modellernens wird das Kind über eine Videoaufnahme der realen Situation, mit Hilfe von Puppen oder Kasperlefiguren oder anhand eines Bilderbuchs mit den wichtigsten Phasen des Krankenhausaufenthalts oder der Maßnahme vertraut gemacht (z. B. Videofilm "Ethan has an operation" von Melamed u. Siegel 1975). Es wird ein Modellkind präsentiert, dessen Erleben und Verhalten im Verlauf des Krankenhausaufenthalts dem beobachtenden Kind relevante Informationen und Hinweise über angemessenes Verhalten geben soll. Durch die Beobachtung des Modells, so wird angenommen, übernimmt das Kind dessen weitgehend angstfreies Verhalten.

Meichenbaum (1971) unterscheidet zwischen einem Coping-Modell, das anfängliche Angstreaktionen überwinden kann, und einem angstfreien Mastery-Modell, wobei sich die Vorgabe eines Mastery-Modells als weniger effektiv bei der Behandlung von Phobien erwies. Bei der Vorbereitung auf medizinische Maßnahmen werden beide Modellarten verwendet, wobei die Befundlage keine als überlegen auszeichnet (vgl. Saile et al. 1988). Zum einen gelingt es in einigen Studien nicht, die Effektivität der Vorbereitung anhand eines Coping-Modells aufzuzeigen (vgl. Klorman et al. 1980; Ginther u. Roberts 1982), zum anderen wird aus der Beschreibung des verwendeten Materials deutlich, daß für die Vorbereitung ein Mastery-Modell zum Einsatz kam, das sich aber durchaus als effektiv herausstellte (vgl. Vernon 1973; Löschenkohl u. Erlacher 1981).

Bei der Technik des verdeckten Modellernens ("covert modeling") wird kein Modell vorgegeben, sondern nur mit der Vorstellung der potentiell angstauslösenden Situation gearbeitet (vgl. Chertock u. Bornstein 1979). Wenn das Modell konkrete Anweisungen zur Bewältigung auftretender Ängste und Schmerzen gibt, hat es sich bei Klingman et al. (1984) als günstiger erwiesen, die Verhaltensweisen (z. B. kontrolliertes Atmen) nicht nur zu demonstrieren ("symbolic modeling"), sondern zum Üben und zum konkreten Einsatz derselben anzuleiten ("participant modeling").

Vermittlung prozeduraler und sensorischer Informationen

Eines der Ziele, die mit dem Modellernen als Vorbereitungsmethode angestrebt werden, besteht in der Vermittlung von Informationen. Vorbereitete Kinder verfügen deshalb auch in einem Wissenstest über mehr Detailkenntnisse in bezug auf die jeweilige Maßnahme (Melamed et al. 1983; Faust u. Melamed 1984; Klingman et al. 1984). Die Vermittlung von Informationen kann jedoch auch ohne Einsatz eines Modells erfolgreich sein (vgl. Ferguson 1979). Dabei ist zu bedenken, daß Informationen in irgendeiner Form Bestandteil jeglicher Vorbereitung sind.

Bei der Informationsvermittlung hat sich mittlerweile die Unterscheidung prozeduraler von sensorischen Informationen bewährt (Johnson et al. 1975; Siegel u. Peterson 1980). Neben dem Ablauf einzelner Phasen der medizinischen Maßnahme (prozedurale Information) werden gezielt neuartige sensorische Eindrücke besprochen. Dies können bei einer Zahnarztbehandlung etwa die Geräusche des Bohrers oder ein Taubheitsgefühl nach örtlicher Betäubung, bei der ambulanten Gipsentfernung etwa die Geräusche der Säge oder ein Gefühl des Kribbelns nach der Gipsentfernung sein. Die der Vermittlung sensorischer Informationen zugrundeliegende Annahme besagt, daß bei erhöhter Kongruenz zwischen erwarteten und tatsächlich auftretenden sensorischen Eindrücken das Ausmaß an erlebtem Streß reduziert ist.

Bewältigungstechniken
Bei der kognitiv-verhaltenstherapeutischen Behandlung von Ängsten und Phobien haben sich Techniken bewährt, die auch auf die Vorbereitung von medizinischen Maßnahmen übertragen wurden. Ihr Vorteil liegt darin, daß die passive Aufnahme von Informationen oder das Betrachten eines Modells durch aktive Elemente ergänzt werden, die dem Kind konkrete Mitarbeit bei der Reduktion von Ängsten, Schmerzen und anderen unangenehmen Empfindungen bieten. Im wesentlichen lassen sich die verwendeten Techniken 3 Gruppen zuordnen (vgl. Peterson u. Shigetomi 1981; Peterson et al. 1984a). (1) Bei der reizgesteuerten *Muskelentspannung* lernt das Kind, sich auf dem Wege der abwechselnden An- und Entspannung von Muskelgruppen zu beruhigen, die Atmung zu verlangsamen und die Entspannung zu vertiefen. (2) Die *gedankliche Ablenkung* in unangenehmen Situationen wird durch Imagination einer Szene unterstützt, die gefühlsmäßig positiv getönt ist und von der Stimmung her Ruhe ausstrahlen soll. (3) Individuell erarbeitete *Selbstinstruktionen* zielen darauf ab, die momentan erlebten unangenehmen Reize als vorübergehend und nicht zu sehr bedrohlich wahrzunehmen.

Bereitstellung emotionaler Unterstützung ("supportive care")
Diese Gruppe von Vorbereitungsmethoden ist im Vergleich zu den anderen Methoden schwer als eigenständiger Bereich zu definieren und kaum von dem auf Station routinemäßig stattfindenden Kontakt zwischen Eltern und Ärzten/Pflegepersonal abzugrenzen. Noch am ehesten ist kennzeichnend, daß für die emotionale Betreuung eine ausgebildete Fachkraft verfügbar ist ("observatrice", Veeneklaas et al. 1975; "child life worker", Plank 1978) oder zumindest vom Stationspersonal die emotionale Betreuung in einzelnen Phasen des Krankenhausaufenthalts über das sonst übliche Maß hinausgeht. Bei der "stress-point preparation" von Wolfer u. Visintainer (1975) ist Ziel der individualisierten Betreuung, die auf die medizinische Maßnahme bezogenen Gedanken und Gefühle der Eltern zu explorieren und zu erklären, angemessen zu informieren, emotionalen Rückhalt

zu geben und die Eltern zu instruieren, wie sie bei der Pflege des Kindes mitwirken können. Als besonders streßreiche Phasen gelten dabei die Aufnahmeuntersuchung, die Blutuntersuchung, der späte Nachmittag am Operationsvortag, die präoperative Medikation, der Transport in den Operationsraum und die Rückkehr auf die Station.

Indikationen und Kontraindikationen

Melamed ist 1984 mit ihrer "master lecture" von ihrem eigenen früheren Vorgehen abgerückt, alle Kinder mit derselben Strategie, meist Modellfilmen, vorzubereiten. Sie spricht in diesem Zusammenhang sogar von einem Mythos, wenn Psychologen glaubten, alle Menschen könnten von psychologischer Vorbereitung profitieren. Ihre Kritik richtet sich nun gegen eine Forschungsstrategie, wonach immer mehr angeblich unterschiedliche Vorbereitungsmethoden und -techniken erprobt werden, ohne deren Indikation und Kontraindikation zu beleuchten.

Die Suche nach *einer* maximal effektiven Vorbereitungsmethode scheint in eine Sackgasse zu führen. Ihr liegt nämlich die ungerechtfertigte Annahme zugrunde, die Ursache psychischer Belastung gehe ausschließlich von der medizinischen *Situation* aus. Genausowenig zutreffend ist die Annahme, es gäbe Merkmale der *Person* (z. B. Alter), die die Notwendigkeit für psychologische Vorbereitung erschöpfend begründen ließen. Angemessener erscheint ein Konzept, wonach psychologische Vorbereitung je nach medizinischer Maßnahme nur bei bestimmten Personengruppen indiziert ist. Schultheis et al. (1987) plädieren in diesem Zusammenhang für eine transaktionale Perspektive, wonach die Reaktion bei medizinischen Maßnahmen Folge einer Wechselwirkung zwischen Merkmalen der Person und situativen Anforderungen ist.

Daß an und für sich als erprobt geltende Vorbereitungsmethoden bei bestimmten Personengruppen schädliche Wirkung haben können, ist in bezug auf das Merkmal "Vorerfahrung mit medizinischen Maßnahmen" am besten belegt (vgl. Melamed et al. 1978, 1983; Dahlquist et al. 1986; Grundner et al. 1988). So zeigten bei Faust und Melamed (1984) etwa operationserfahrene Kinder einen Angstanstieg aufgrund der Vorbereitung mit einem Modellfilm, gleichgültig ob diese am Tag vor der Operation oder am Operationstag stattfand. Weniger Angst trat dagegen nach Betrachtung eines ablenkenden Kontrollfilms auf. Die von den Kindern im Krankenhaus erlebte Angst geht demzufolge auf eine Wechselwirkung zwischen psychologischer Vorbereitung und Vorerfahrung mit medizinischen Belastungssituationen zurück.

Die Wirkung psychologischer Vorbereitung kann durch soziodemographische Merkmale moderiert werden, z. B. Alter (Melamed et al. 1983; Grundner et al. 1988), Geschlecht (McMurray et al. 1987) oder Geschwisterposition (Vernon 1974). Dispositionelle Merkmale der Auseinandersetzung mit Belastungssituationen sind bei Kindern als Moderatorvariablen – im Gegensatz zur Operationsvorbereitung Erwachsener – erst in Anfängen erforscht. So gibt es bei Klingman et al.

(1984) Hinweise, daß die Vorbereitungsprozedur "participant modeling" dann am effektivsten ist, wenn die Kinder ein hohes Ausmaß an Selbstkontrolle zeigen. Demnach scheint die Übernahme der demonstrierten Bewältigungstechniken an das Vorliegen der Fähigkeit gebunden zu sein, sich selbst kontrollieren zu können.

Daß die Effekte psychologischer Vorbereitung durchaus in komplexer Weise durch dispositionelle Merkmale moderiert sein können, wird durch die Ergebnisse von Gramer et al. (1988) nahegelegt. Ziel der Untersuchung war es, die differentiellen Effekte eines emotiv-kognitiven Operationsvorbereitungsprogramms hinsichtlich Alter und präoperativer Angst abzuklären. Untersucht wurden 48 Kinder mit Herniotomien und 20 Kinder mit Hodenoperationen im Alter von 4 bis 8 Jahren. Während sich hoch- und niedrigängstliche Vorschulkinder in ihrem Verhalten nicht unterschieden, waren Schulkinder mit hoher präoperativer Angst weniger kooperationsbereit und negativer gestimmt als Schulkinder mit niedrigem Angstniveau. Dabei ergaben sich die größten Unterschiede zwischen vorbereiteten und nichtvorbereiteten Kindern, wenn man sowohl Alter als auch präoperatives Angstniveau berücksichtigt. Insbesondere die psychologisch vorbereiteten Vorschulkinder mit hoher präoperativer Angst waren bei der Verabreichung der Injektion, relativ gesehen, am kooperativsten.

Personale Merkmale der Kinder können die Wirkung psychologischer Vorbereitung in einfacher oder komplexer Weise moderieren, können aber auch in Wechselwirkung mit anderen Merkmalsbereichen für die Effekte von Vorbereitung verantwortlich sein. Als Beispiel sei die ambulante vs. stationäre Durchführung von Eingriffen und damit verbunden der Zeitpunkt der Vorbereitung erwähnt, der zu berücksichtigen ist, um unerwünschte Angstinduzierungen zu vermeiden (Faust u. Melamed 1984). Die zeitliche Plazierung der Vorbereitung führt auch in Abhängigkeit vom Lebensalter der Kinder zu differentiellen Effekten. Nach Melamed et al. (1976) profitieren Kinder ab 7 Jahren eher von einer Vorbereitung, die schon eine Woche vor dem Krankenhausaufenthalt erfolgt, während sich bei den jüngeren Kindern eine unmittelbar vor der Narkoseeinleitung stattfindende Vorbereitung als günstiger erwies.

Die differentielle Praktizierung psychologischer Vorbereitung vermag jene Anwendungsbereiche aufzudecken, in denen psychologische Vorbereitung am effektivsten ist und in denen sie schädliche Effekte haben kann. Dabei ist der Katalog von Merkmalen, bezüglich derer nach differentiellen Effekten gesucht wird, bislang noch allzu eng gefaßt. Ergänzungen sind etwa notwendig in bezug auf Merkmale der Auseinandersetzung mit Streßereignissen (vgl. Peterson 1989), die Frage der Einbeziehung der Eltern in die Vorbereitung, aber auch in bezug auf die eher formale Gestaltung und Darbietung standardisierter Vorbereitungsprogramme (Chertock u. Bornstein 1979; Peterson et al. 1984b).

Zum Stand der Evaluation: Metaanalyse

Die Vielzahl von Untersuchungen zur psychologischer Vorbereitung medizinischer Maßnahmen bei Kindern mit hinsichtlich Alter und Maßnahmen sehr heterogenen Stichproben läßt kaum einen aussagekräftigen narrativen Überblick zu. Narrative Übersichten haben außerdem den Nachteil, daß sie in der Auswahl der Literatur und deren Interpretation subjektiv sind (vgl. Ludwick-Rosenthal u. Neufeld 1988 zu *Stress management during noxious medical procedures*).

Eine Alternative zu diesem Vorgehen sind Metaanalysen, bei denen alle Untersuchungen ausgewählt werden, die je nach Fragestellung im voraus festgelegte Kriterien erfüllen. Werden quantitative Methoden auch in der Auswertung in transparenter Weise eingesetzt, so bilden sie ein Korrektiv für Überinterpretationen und ermöglichen die Replikation von Schlußfolgerungen.

Aus solchen Überlegungen heraus führten wir eine eigene Metaanalyse (Saile et al. 1988) durch. Dabei wurden kontrollierte *Interventionsstudien* zur Vorbereitung auf medizinische Maßnahmen systematisch gesammelt, soweit sie den Vergleich mit einer Kontrollgruppe enthielten. Weitere Kriterien für die Auswahl von Studien waren, daß die Effekte der Vorbereitung hinsichtlich einer oder mehrerer abhängiger Variablen quantitativ erfaßt worden waren, daß das Lebensalter der Kinder unter 13 Jahren lag und daß die Publikation in deutscher oder englischer Sprache vorlag. Es wurden nur solche Untersuchungen berücksichtigt, die bis zum Juni 1986 publiziert waren.

Für die insgesamt 75 Studien wurden 125 Treatmentvergleiche durchgeführt. In fast allen Fällen wurden die Kinder für ein umschriebenes Ereignis vorbereitet. Die untersuchten medizinischen Maßnahmen waren meist leichterer Art wie kleinere Operationen (etwa Tonsillektomien), Blutentnahmen, Injektionen oder Maßnahmen der Zahnerhaltung. In nur 5 Untersuchungen wurden chronisch kranke Kinder auf stark aversive diagnostische oder therapeutische Maßnahmen vorbereitet.

Durchschnittlich erfolgten die meist nur einmaligen Interventionen 45 min vor der Maßnahme und dauerten 19 min. In etwa der Hälfte der Untersuchungen wurde Modellernen eingesetzt.

Rein quantitativ betrachtet waren die multimethodalen und multimodalen Operationalisierungen der abhängigen Variablen zufriedenstellend, benutzten doch die meisten Untersuchungen Instrumente aus mindestens 2 Modalitäten. Jedoch waren die meisten Instrumente hinsichtlich ihrer Reliabilität und Validität unzulänglich. Bedenkt man, daß das Hauptanliegen psychologischer Vorbereitung in der Prävention besteht, so muß es verwundern, daß zwei Drittel der Interventionsuntersuchungen nur einen Meßzeitpunkt unmittelbar nach Durchführung der Maßnahme enthielten.

Bei weniger als 10 % der Arbeiten waren die Experimentatoren wirklich "blind" in dem Sinne, daß sie nicht an der Intervention beteiligt waren oder nicht gewußt hätten, welche Kinder zur Experimental- bzw. Kontrollgruppe gehörten. Bei 39 %

der Studien war dieselbe Person Experimentator und Therapeut. Diese Schwäche wird besonders gravierend, wenn man bedenkt, daß in vielen Fällen die Effektivität mit Hilfe von Ratings evaluiert wurde.

Aus den 125 kontrollierten Vergleichen resultierte eine durchschnittliche *Effektstärke* von 0,44 mit einer Standardabweichung von 0,48. Dieser statistisch sehr signifikante Effekt kann mit Hilfe sich überlappender Normalverteilungen veranschaulicht werden, wobei er in einer Verbesserung von 17 Rangplätzen besteht. Wir schätzen diese Effektstärke trotz der statistisch sehr hohen Signifikanz in ihrer klinischen Bedeutung als eher bescheiden ein. Diese Interpretation wurde von Eiser (1988; vgl. auch die Replik von Saile et al. 1989) dahingehend mißverstanden, als wäre psychologische Vorbereitung von Kindern generell wenig erfolgreich. Durchschnittliche Effektstärken sind bei hoher Schwankungsbreite jedoch wenig aussagekräftig und ein Hinweis auf die Notwendigkeit, differentielle Effekte zu beachten.

Durch die Verwendung eines Effektstärkenbaums, wie ihn Wittmann u. Matt (1986) weiterentwickelt haben, lassen sich *differentielle* Effekte erfassen, die wir in Tabelle 1 für unterschiedliche Vorbereitungsmethoden, Merkmale der medizinischen Maßnahmen und einzelne Meßmethoden dargestellt haben.

Wie Tabelle 1 zeigt, war die Effektstärke der am häufigsten verwendeten Methode "Modellernen" unterdurchschnittlich. Mit Ausnahme von unterstützenden Methoden wurden die Verfahren mit den stärksten Effekten selten angewandt und weisen die größten Standardfehler und damit eine große Schwankungsbreite auf (vgl. Saile et al. 1988). Bei Maßnahmen, die bei Bewußtsein durchgeführt werden, wächst die Effektstärke mit der Schwere der Prozedur an. Eine ähnliche Tendenz läßt sich für die Schwere der Krankheit feststellen.

Die Güte der in die Metaanalyse einbezogenen Untersuchungen wurde nach den Kriterien von Matt u. Wittmann (1985) hinsichtlich der Aspekte Konstruktvalidität der Ursachen und Effekte, interne und statistische Validität berücksichtigt. Im Gegensatz zu Wittmann u. Matt (1986) fanden wir keine Zusammenhänge zwischen der Validität der Studien und der Effektstärke.

Als Resümee der Metaanalyse läßt sich feststellen, daß bislang nur wenige Arbeiten über die Vorbereitung von Risikokindern auf psychologische Eingriffe publiziert wurden. Kinder, die jünger als 4 Jahre alt sind und länger als eine Woche oder wiederkehrend im Krankenhaus bleiben müssen, sind besonders belastet. Wie erwähnt, wurde die psychologische Vorbereitung jedoch meist mit älteren Kindern praktiziert, die bis auf den üblicherweise kurzen Krankenhausaufenthalt und meist einfachere medizinische Eingriffe weitgehend gesund sind. Ebenso fehlt es weithin an Publikationen über Sequenzen von Eingriffen bei Kindern mit gravierenden Krankheiten oder Verletzungen, wie wir sie im folgenden Abschnitt exemplarisch darstellen.

Tabelle 1. Ausgewählte Effektstärken für Vorbereitungsmethoden, unterschiedliche medizinische Maßnahmen und Meßmethoden. (vgl. Saile et al. 1988)

Methoden und Bereiche	n der Vergleiche	M der Effektstärken
Vorbereitungsmethoden		
Modellernen	56	0,35
Kognitiv-behaviorale Intervention	20	0,51
Kognitiv-behaviorale Behandlungspakete	9	0,29
Unterstützende Verfahren	14	0,61
Expressive Techniken	8	0,40
Information	6	0,69
Entspannungstechniken	1	0,88
Medizinische Maßnahmen		
Kleinere Eingriffe bei Bewußtsein	11	0,22
Mittlere Eingriffe bei Bewußtsein	41	0,50
Schwere Eingriffe bei Bewußtsein (z. B. Herzkatheterisierung)	4	1,50
Einfache Operationen	47	0,36
Einmalige Behandlung	104	0,41
Behandlungsserien	7	0,94
Eingriffe bei gesunden Kindern	105	0,41
Eingriffe bei Kindern mit Krankheitsbeeinträchtigungen	10	0,71
Eingriffe bei chronisch kranken Kindern	4	0,45
Meßmethoden		
Selbstratings	137	0,31
Fremdratings	172	0,53
Verhaltensbeobachtung in konkreten Situationen	90	0,37
Physiologische Messungen	90	0,24
Objektive medizinische Daten und Ergebnisse	58	0,34
Wissenstests	9	0,47
Projektive Tests	4	0,39

Die Grundaussagen der Metaanalyse werden durch später publizierte Arbeiten nicht verändert (vgl. Dahlquist et al. 1986; Twardosz et al. 1986; Zastowny et al. 1986; Atkins 1987; McMurray et al. 1987; Gramer et al. 1988; Grundner et al. 1988). Unsere differentiellen Überlegungen werden beispielsweise durch Grundner et al. (1988, S. 36) unterstrichen, die zu dem Schluß kommen:

...daß die entscheidende Wirkung einer psychologischen Operationsvorbereitung bei 4- bis 8jährigen Kindern nicht von einem allgemeingültigen generellen Betreuungsprogramm, sondern einem personzentrierten Programm, das auf die individuellen Erfahrungen der Kinder und deren Emotionen eingeht, zu erwarten ist.

Gegen Metaanalysen gibt es eine Reihe von Einwänden, die z. B. den Aspekt der Validität der eingeschlossenen Untersuchungen betreffen. Dieses Problem kann methodisch unterschiedlich behandelt werden (Brown 1987), wobei wir methodisch schlechte Studien nicht a priori ausgeschlossen haben, sondern die methodischen Aspekte statistisch kontrollierten. Wie alle Literaturauswertungen, kann die Metaanalyse nur *publizierte* Literatur einbeziehen. Sie ist damit abhängig von den Selektionen, die in die Publikation von Fachliteratur eingehen.

Ausgewählte Beispiele schwerwiegender medizinischer Maßnahmen

Behandlungssequenzen nach Unfall: Verbrennungen

Krankenhausaufenthalte wegen schwerer Verbrennungen sind bei Kindern aus mehreren Gründen besonders belastend. Zum einen erfordern Unfälle mit Verbrennungen oder Verbrühungen sofortige medizinische Behandlung, so daß keine Zeit für eine ausgedehnte psychologische Vorbereitung bleibt. Zum anderen sind Verbrennungen oft mit Nachlässigkeit auf seiten der Eltern verbunden, die dann wegen der Selbstvorwürfe und Schuldgefühle dem Kind nicht die adäquate emotionale Unterstützung geben können. Nach der akuten Versorgung kann das Aussehen des Kindes durch Vernarbungen der verbrannten Hautstellen und Hauttransplantationen dauerhaft verändert sein und über lange Zeiträume an den tragischen Unfall erinnern.

Die *Schwere von Verbrennungen* wird grundlegend charakterisiert durch den Grad der Verbrennung und das Ausmaß der betroffenen Körperoberfläche. Komplexere Einteilungsschemata berücksichtigen darüber hinaus etwa das Vorliegen psychischer Störungen, eine grobe Einteilung der bevorzugten Bewältigungsmechanismen, strukturelle Merkmale der Familie oder die Art der Krankenhausunterbringung (Seligman 1974). Die Rolle des Verbrennungskindes beim Unfall klassifiziert Knudson-Cooper (1984) anhand eines Vierfelderschemas. Sie unterscheidet, ob das Kind selbst oder andere die Situation, die letztendlich zum Unfall führte, herbeigeführt haben und ob das Kind oder andere den Unglücksfall ausgelöst haben. Für jeden der 4 Fälle schildert die Autorin typische Situationen und Auftretensbedingungen.

Verbrennungsunfall und -behandlung werden in der psychologischen Literatur in mehrere Phasen unterteilt (vgl. Wisely et al. 1983; Knudson-Cooper 1984; Tarnowski et al. 1987b):

Für die *Phase vor dem Unfall* stellt sich in erster Linie die Frage nach Merkmalen, die für Verbrennungsunfälle prädisponierend sind. Bereits bestehende Verhaltensauffälligkeiten (z. B. Hyperaktivität) oder emotionale Störungen, ein gehäuftes Vorliegen kritischer Lebensereignisse und damit verbundene mangelhafte Beaufsichtigung der Kinder werden in nichtkontrollierten Studien oft als Ursache genannt. Solide empirische Befunde über Risikofaktoren, die zur Umsetzung in Präventionsprogramme geeignet sind, setzen jedoch u. a. voraus, daß die Ergebnisse an größeren Stichproben gewonnen wurden, um die Grundrate dieser prädisponierenden Merkmale zu kontrollieren. In Ergänzung der überwiegend retrospektiven Datenerhebungen sollte zu klären versucht werden, ob psychische Störungen und familiärer Streß Ursache oder Folge des Verbrennungsunfalls sind (Martin 1970a; Wiseley et al. 1983; Knudson-Cooper 1984).

In der *akuten Phase* unmittelbar nach dem Unfall steht die medizinische Versorgung im Vordergrund mit dem Ziel, die grundlegende körperliche Funktionsfähigkeit aufrechtzuerhalten. Mit deren Stabilisierung beginnt eine *Zwischenphase* ("intermediate phase"), in der psychologische Interventionen die medizinische Behandlung ergänzen sollten. Thema der *Rehabilitationsphase* ist die Wiedereingliederung in den ursprünglichen sozialen Kontext und damit die Auseinandersetzung mit den Langzeitfolgen der Verbrennung.

Erste systematischere Evaluationsstudien liegen für den Behandlungsabschnitt vor, in dem wiederholte Verbandswechsel und Hautabtragungen erforderlich sind, die in bestimmten Phasen als äußerst schmerzhaft gelten. Knudson-Cooper (1981) hat bei 27 Kindern mit schweren Verbrennungen (18 Jungen, 9 Mädchen, Alter: 7-16 Jahre) den Einsatz von *Biofeedback* und *Entspannungstechniken* zur Verringerung von Angst und Schmerz überprüft. In der Biofeedbackgruppe sollte die Hauttemperatur (gemessen an der Fingerkuppe) erhöht werden. Die Rückmeldung erfolgte kindgemäß anschaulich über einen sich bei Erhöhung der Temperatur vorwärtsbewegenden elektrischen Eisenbahnzug. In der Entspannungsgruppe wurde anhand einer Kassette die progressive Muskelentspannung geübt. Der Kontrollgruppe wurden lediglich die Meßinstrumente vorgelegt. Knudson-Cooper (1981) berichtet für selbst- und fremdbeobachtete Angst eine deutliche Verringerung bei beiden Trainingsgruppen, nicht jedoch bei der Kontrollgruppe. Allerdings wurde nicht direkt überprüft, ob die vermittelten Techniken von den Kindern in den entscheidenden Situationen auch angewandt wurden.

Wakeman u. Kaplan (1978) untersuchten den Einfluß von Hypnose auf die Häufigkeit und Dosierung schmerzlindernder Medikation bei hinsichtlich des Alters sehr heterogenen Patienten (7-70 Jahre). Einen Verbrennungsgrad von bis zu 30 % hatten 24 Patienten und von 31 bis 60 % 18 Patienten. Die Therapeuten begleiteten die Patienten bei medizinischen Maßnahmen, um sie mit unterschiedlichen Induktionstechniken in hypnotische Zustände zu versetzen und in der *Selbstanwendung hypnotischer Techniken* zu unterweisen. Eine Kontrollgruppe erhielt lediglich unspezifische verbale Unterstützung, verbrachte aber gleich viel Zeit mit den Therapeuten. In bezug auf den Medikamentenverbrauch war unabhängig vom Verbrennungsgrad die Medikation bei Einsatz von Hypnose gerade bei den jüngeren Patienten am geringsten.

Hypnose und Entspannung haben zum Ziel, den Aufmerksamkeitsfokus von den schmerzhaften Maßnahmen wegzunehmen. Kavanagh (1983) verfolgt die genau entgegengesetzte Strategie, indem sie für die täglichen Behandlungsmaßnahmen *maximale Vorhersagbarkeit und maximale altersentsprechende Kontrollmöglichkeiten* zu etablieren versucht. Die Vorhersagbarkeit schmerzfreier pflegerischer Maßnahmen wurde über Sicherheitssignale erhöht, deren Anwesenheit dem Kind nicht schmerzhafte pflegerische Handlungen ankündigte. Die Vorhersagbarkeit im Verlauf einzelner Maßnahmen wurde durch sensorische und prozedurale Informationen ergänzt. Kontrolle über die unangenehme Situation konnten die Kinder erlangen, indem sie, soweit möglich, aktiv in die Verrichtungen des Pflegepersonals einbezogen wurden. Kavanagh (1983) berichtet erste Erfolge ihres Ansatzes bei einer kleinen Stichprobe von 5 Kindern, die im Vergleich zum herkömmlichen Vorgehen weniger Symptome von Fehlanpassung und geringeren Schmerzmittelverbrauch hatten.

Die Beispiele psychologischer Interventionen im Kontext der Verbrennungsbehandlung setzen sicherlich nur sehr punktuell bei einzelnen medizinischen Maßnahmen an und vernachlässigen eine umfassendere psychosoziale Betreuung. Diese war bislang nicht Gegenstand systematischer Evaluation, obwohl mehrere Untersuchungen hinsichtlich bestimmter Aspekte die Eltern und Geschwister als noch mehr belastet herausstellen als die Patienten selbst (vgl. Martin 1970b; Wright u. Fulwiler 1974; Cella et al. 1988a, b).

Diagnostische Maßnahmen bei Bewußtsein: Herzkatheterisierung

Kinder mit Verdacht auf Anomalien des Herzens oder mit nachgewiesenen Herzfehlern müssen sich z. T. wiederholt massiven diagnostischen Maßnahmen unterziehen. Mit der Herzkatheterisierung werden Anomalien des Herzens identifiziert, lokalisiert sowie deren Ausmaß bestimmt. In sediertem, aber nicht anästhesiertem Zustand wird ein Katheter durch die Vene in die Herzkammern eingeführt. Obgleich es sich nicht um einen lebensbedrohlichen Eingriff handelt, sind Komplikationen nicht ausgeschlossen. Gerade bei älteren Kindern ergibt sich die Bedeutung des Eingriffs auch aus dem Symbolgehalt, der mit dem Körperorgan "Herz" verbunden ist, sowie aus der Erwartung des diagnostischen Befundes, der das weitere Leben u. U. entscheidend beeinflussen kann (vgl. Aisenberg et al. 1973; Youssef 1981).

In der Metaanalyse zur psychologischen Vorbereitung von Kindern auf medizinische Maßnahmen (Saile et al. 1988) erzielten gerade die schweren Eingriffe, die bei Bewußtsein durchzuführen sind, obgleich nur selten vertreten, mit die höchsten Effektstärken (Cassel 1965; Uzark et al. 1982). Dies muß nicht zwangsläufig der Fall sein, etwa dann, wenn die Standardvorbereitung schon auf derart hohem Niveau anzusiedeln wäre, daß der zusätzliche Einsatz eines Videofilms ohne Effekte bliebe.

Bei Bradlyn et al. (1986) bestand die Routinevorbereitung aus einer Visite des Kardiologen, der die erforderliche Nahrungskarenz, die Präkatheterisierungsinjektion sowie die lokale Anästhesie erläuterte. Während einer Besichtigung der Untersuchungsräume erhielt das Kind prozedurale und sensorische Informationen und wurde hinsichtlich des aus der Sicht des Kardiologen angemessenen Verhaltens instruiert. Bei der Modellfilmvorbereitung sahen die Kinder zusätzlich ein Copingmodell, das die einzelnen Phasen der Katheterisierung durchlief. Das Modell demonstrierte die folgenden Bewältigungstechniken: Langsames und tiefes Atmen, Imagination einer angenehmen Situation und Anwendung positiver Selbstaussagen. Untersucht wurden 24 Kinder (4-16 Jahre, durchschnittliches Alter: 7,5 Jahre, 9 Jungen und 15 Mädchen), die – nach Alter und Geschlecht parallelisiert – auf 3 Untersuchungsbedingungen (Routinevorbereitung, Modellfilm zur Herzkatheterisierung und Modellfilm über das Krankenhaus im allgemeinen) aufgeteilt wurden. In bezug auf die multimethodal erfaßte Angst war keiner der Modellfilme der Routinevorbereitung überlegen. Unabhängig von der Gruppenzugehörigkeit ließ sich die Kooperationsbereitschaft des Kindes während der Herzkatheterisierung aufgrund einer Linearkombination aus Alter und selbsteingeschätzter Angst vorhersagen.

Damit psychologische Vorbereitung auf die Herzkatheterisierung eine Optimierung des Routinevorgehens darstellen kann, muß sie in bezug auf Inhalt und zeitlichen Aufwand über das Standardangebot hinausgehen. Campbell et al. (1986) versuchten, dies über ein Streßbewältigungsprogramm zu erreichen, das sich über 3 Sitzungen erstreckte und Kind und Eltern auch über häusliche Übungen aktiv einbezog, um ihnen neben konkreten Bewältigungstechniken auch Selbstvertrauen hinsichtlich der Bewältigung der aversiven Maßnahme zu vermitteln. Das kognitiv-behaviorale Streßbewältigungsprogramm von Campbell et al. (1986) besteht aus folgenden Komponenten:

1) Vermittlung von Informationen über den Krankenhausaufenthalt und die Herzkatheterisierung,
2) unterstützende Beratung der Eltern hinsichtlich ihrer Fragen und Befürchtungen,
3) Training der nachfolgenden Bewältigungsfertigkeiten:
   – kontrollierte Atmung als Ergänzung der Entspannung,
   – progressive Muskelentspannung (auch mit dem Ziel, die Körperwahrnehmung zu verbessern),
   – Imagination angenehmer und entspannter Situationen,
   – EMG-Biofeedback zur Rückmeldung und Vertiefung der Entspannung,
   – Übungen in Hypnose zur Kontrolle von Gefühlen und Wahrnehmungen,
   – kognitive Restrukturierung von negativen Selbstinstruktionen, die auf Streßereignisse bezogen sind.

Die Kontrollgruppe erhielt eine Broschüre über die Herzkatheterisierung und hatte Gelegenheit zu einem Gespräch mit dem Kardiologen. An der Untersuchung nahmen 26 Kinder (Alter: 6-17 Jahre) teil, deren Verhalten zu mehreren Zeitpunkten im Krankenhaus (Venenpunktion, Präkatheterisierungsmedikation, Trennung von den Eltern, Betreten des Labors) sowie nach der Entlassung erfaßt wurde. Für die selbstberichtete Angst der Kinder ergab sich kein Unterschied zwischen den Gruppen einerseits und vom Zeitpunkt des Krankenhausaufenthalts bis zur Messung nach der Entlassung andererseits. Eine Kombination der Verhaltensdaten führte zu aufgebrachterem und weniger kooperativem Verhalten in der Kontrollgruppe und zu einem Maximum dieser Verhaltensweisen zum Zeitpunkt der Präkatheterisierungsmedikation. Verhaltensauffälligkeiten der Kinder nach der Entlassung traten in der Streßbewältigungsgruppe seltener auf; die Eltern dieser Gruppe äußerten im Interview unmittelbar nach der Katheterisierung weniger eigene negative Gefühle.

Maßnahmen im Kontext chronischer Erkrankungen: Knochenmarkpunktion und -transplantation

Dieser Bereich verdeutlicht, wie schwer es im Feld der Medizin häufig ist, psychologische Aspekte schwerer Krankheit mit ihren unterschiedlichen Phasen und Sequenzen von Maßnahmen sinnvoll zu erfassen bzw. davon die Effekte von psychologischen Vorbereitungsmaßnahmen abzugrenzen. So gilt es zu unterscheiden, zwischen der Punktion als eher umschriebener, sich aber wiederholender und in sich schon sehr belastender Maßnahme, der Chemotherapie als etwa einwöchiger Maßnahme (vgl. Dolgin et al. 1985; Burish u. Carey 1986) und der Transplantation insgesamt als langdauernder Serie von Maßnahmen, deren Akutzeitraum sich allein schon über Monate erstreckt. Dabei ist die eigentliche Knochenmarktransplantation selbst unmittelbar keine belastende Maßnahme (vgl. Schmidt 1990; Neuser u. Becker-Grigelat in diesem Band), jedoch kann sie bei Komplikationen durch u. U. länger dauernde Isolationsbehandlung dazu werden. Schließlich gilt es zu bedenken, daß die Knochenmarkpunktion und -transplantation aber ihrerseits nur einen Teil der Belastung und Auseinandersetzung mit der Krebserkrankung (hier v. a. mit Leukämie) ausmachen.

In der Forschung dominieren Übersichten zum gesamten Krebsgeschehen und zu damit verbundenen Betreuungsangeboten (vgl. Katz u. Jay 1984; van Dongen-Melman u. Sanders-Woudstra 1986; Petermann et al. 1987; Siegrist u. Koch 1989; Schwarz 1989), zu den sozialen Unterstützungssystemen (vgl. Kupst et al. 1984) bzw. zur Lebensqualität (vgl. Mulhern et al. 1989).

In bezug auf die Vorbereitung findet man überwiegend Praxisberichte, die einzelne Aspekte akzentuieren. So zeigen Linn et al. (1986) Möglichkeiten auf, Kindern mit Knochenmarktransplantation durch individuell gezieltes Puppenspiel die schwierige Situation zu erleichtern. Atkins u. Patenaude (1987) betonen v. a. das

Zusammenspiel von Kindern, Familie und Fachleuten sowie die Interaktion von spezialisierten Zentren und Behandlungsteams.

Zum Erhebungszeitpunkt unserer Metaanalyse (Juni 1986; vgl. Saile et al. 1988) konnte nur eine Untersuchung zur psychologischen Vorbereitung von Kindern auf die Knochenmarkpunktion aufgefunden werden, die die Kriterien einer kontrollierten Evaluationsstudie erfüllte (Jay et al. 1984). Obwohl die Belastung durch die *Knochenmarkpunktion* bei Kindern zu den aversivsten Ereignissen zählt, läßt sich die geringe Zahl von Untersuchungen durch die sonstige Belastung der krebskranken Kinder und Jugendlichen erklären.

Jay et al. (1987) haben die obige Untersuchung fortgeführt und berichten Ergebnisse von 56 leukämiekranken Kindern von 3-13 Jahren, die in 3 Gruppen mit je verschiedenen Methoden vorbereitet wurden: kognitiv-behaviorale Intervention, pharmakologische Intervention (Valium) und Aufmerksamkeitskontrollgruppe. Die Kinder unter der kognitiv-behavioralen Intervention zeigten signifikant weniger "behavioral distress", niedrigere Schmerzratings und niedrigere Pulswerte gegenüber der Aufmerksamkeitskontrollgruppe, während die Valiumgruppe sich von dieser nur bezüglich des diastolischen Blutdrucks signifikant unterschied.

Von Katz et al. (1987) wurden bei insgesamt 36 Kindern im Alter von 6-12 Jahren mit wiederholten Knochenmarkpunktionen Hypnose und Spieltherapie miteinander verglichen. Zwischen beiden Methoden wurde kein Unterschied hinsichtlich der Selbsteinschätzung von Angst und Schmerz gefunden, jedoch übertrafen beide Treatments die Ausgangswerte.

Psychologische Vorbereitung (Vermittlung sensorischer Informationen oder Ablenkung) wurde von Smith et al. (1989) entsprechend des von den Kindern bevorzugten Bewältigungsstils (Repression oder Sensitization) verabreicht. Entgegen der Hypothese der Autoren war die Selbsteinschätzung der Schmerzen bei der Knochenmarkpunktion dann am größten, wenn die Vorbereitung auf den jeweiligen Bewältigungsstil abgestimmt war, "Sensitizer" also Informationen erhielten und "Repressor" durch angenehme Kognitionen von der aversiven Maßnahme abgelenkt wurden. Smith et al. (1989) vermuten, daß dieses überraschende Ergebnis durch die unterschiedliche Chronifizierung der Erkrankung in den Gruppen zustande kam, die bei der Gestaltung der Vorbereitung zu berücksichtigen sei.

Diskussion und Ausblick

Ein verbindlicher Ausblick ist bei der derzeitigen Forschungslage schwer zu geben. Wir wollen auf Aspekte eingehen, die Forschungs- und Praxisstrategien betreffen. Dabei ist grundsätzlich zu bedenken, daß das Setting Krankenhaus, die Einstellung gegenüber Krankheiten und Maßnahmen sowie damit einhergehende Informationen in den letzten Jahren teilweise drastischen Veränderungen unterworfen waren. Vergleiche verschiedener Kliniken und v. a. epochale Vergleiche werden dadurch außerordentlich erschwert.

Eine generelle Entscheidung liegt darin, ob man v. a. einzelne Kinder vorbereiten will – wobei Eltern bzw. die Familie einbezogen werden können (vgl. Eiser 1985; Peterson et al. 1985; Bush et al. 1986) – oder ob man Verbesserungen v. a. durch Umstrukturierungen der Krankenhäuser und Arztpraxen, also des medizinischen Versorgungssystems zu erreichen versucht. Gänzlich ausgeklammert wurden bislang Fragen der Wechselwirkung von strukturellen Veränderungen (z. B. verbesserte Inanspruchnahme des Rooming-in; vgl. Saile 1988) mit Vorbereitungsprogrammen. Ist psychologische Vorbereitung auch bei strukturellen Verbesserungen notwendig, überflüssig oder in modifizierter Form angebracht?

Nach den oben dargelegten Ergebnissen und Diskussionen ist die Vorbereitung für *alle* – zumindest wenn sie nicht differentiell und individualisiert erfolgt – nicht zu vertreten. Ein unspezifisches Modellernprogramm beispielsweise kann bei aller Ökonomie nicht als generell nützliche oder zumindest unschädliche Strategie empfohlen werden.

Bei der individualisierten Vorbereitung müssen die Einzelindividuen bzw. Gruppen a priori identifizierbar sein, wobei die Schwere und Akzeptanz (vgl. Tarnowski et al. 1987a) des Eingriffs und der Krankheit sowie Persönlichkeitsvariablen ebenso einzubeziehen sind wie Unterstützungssysteme, Rooming-in und makrosystemische Merkmale des Settings. Beispielsweise gestaltet sich die psychologische Vorbereitung in einer weitgehend kindgerechten, nahegelegenen Klinik anders als in einer entfernten Spezialklinik, in der etwa medizinische Spitzenleistungen vor den personbezogenen Aspekten rangieren.

Bezüglich einer erstrebenswerten Ausgestaltung der Forschung sind mehrere Möglichkeiten denkbar. Ein Weg sind sorgfältig kontrollierte *multivariate Studien* mit immer ausgefeilteren differentiellen Designs. Diese sind aber in der Praxis rasch nicht mehr durchführbar und können zudem Interpretationsprobleme mit sich bringen (vgl. Beitrag Meffert in diesem Band). Bedenken wegen der Komplexität und Interpretierbarkeit ergeben sich auch gegenüber den an sich sehr notwendigen *Prozeßanalysen* in klinischen Settings. Die heute noch dominierende Einfachmessung kann für viele Fragestellungen allerdings nicht genügen oder gar durch diese Bedenken gerechtfertigt werden. Durch *praxisnahe Einzelfalluntersuchungen*, deren Ergebnisse sich zur Datenaggregation eignen, könnte man die Schwächen vieler uniformer Gruppenuntersuchungen überwinden und die klinische Relevanz des Vorgehens weitgehend sichern.

Besonders bei sehr jungen Kindern, die häufiger als ältere Probleme mit den medizinischen Maßnahmen haben, bestehen Schwierigkeiten hinsichtlich der Verfügbarkeit und praktischen Verwendbarkeit von *Meßvariablen* (vgl. Siegel 1988). Deshalb wird für diese Altersgruppe das Ausmaß an Subjektivität in der Durchführung von Untersuchungen und praktischen Maßnahmen sowie in der Interpretation von Ergebnissen wahrscheinlich immer recht groß bleiben. Meßinstrumente werden oft ad hoc entwickelt und können dann keiner der Evaluation von Vorbereitungsmaßnahmen vorausgehenden Erprobung unterzogen werden.

Die Definition und theoretische Begründung, noch mehr aber die Beschreibung der *Treatments* ist oft nicht zufriedenstellend. Vor allem bei den Vorbereitungsmethoden aus dem Bereich emotionale Unterstützung muß man oft den Eindruck gewinnen, dies sollte eigentlich zur Routine gehören. Grundsätzlich gilt, daß wegen der unzureichenden Darstellung der Treatments Replikationen kaum möglich sind, v. a. dann, wenn die Vorbereitung ein individualisiertes Vorgehen beinhaltet.

Literatur

Aisenberg RB, Wolff PH, Rosenthal A, Nadas AS (1973) Psychological impact of cardiac catheterization. Pediatrics 51:1051-1059

Atkins DM (1987) Evaluation of pediatric preparation program for short-stay surgical patients. J Pediatr Psychol 12 :289-290

Atkins DM, Patenaude AF (1987) Psychological preparation and follow-up for pediatric bone marrow transplant patients. Am J Orthopsychiatry 57:246-252

Bradlyn AS, Christoff K, Sikora T, O'Dell SL, Harris CV (1986) The effects of a videotape preparation package in reducing children's arousal and increasing cooperation during cardiac catheterization. Behav Res Ther 24:453-459

Breitkopf L (1985) Das Kleinkind auf der chirurgischen Station – ein medizinpsychologisches Forschungsfeld. Verhaltensther Psychosoz Prax 17:400-411

Brown J (1987) A review of meta-analyses conducted on psychotherapy outcome research. Clin Psychol Rev 7:1-23

Burish TG, Carey MP (1986) Conditioned aversive responses in cancer chemotherapy patients. Theoretical and developmental analysis. J Consult Clin Psychol 54:593-600

Bush JP, Melamed BG, Sheras DL, Greenbaum PE (1986) Mother-child patterns of coping with anticipatory medical stress. Health Psychol 5:137-157

Campbell L, Clark M, Kirkpatrick SE (1986) Stress management training for parents and their children undergoing cardiac catheterization. Am J Orthopsychiatry 56:234-243

Cassel S (1965) Effect of brief puppet therapy upon the emotional responses of children undergoing cardiac catheterization. J Consult Clin Psychol 29:1-8

Cella DF, Perry SW, Kulchychy S, Goodwin C (1988a) Stress and coping in relatives of burn patients: A longitudinal study. Hosp Community Psychiatry 39:159-166

Cella DF, Perry SW, Poag ME, Amand RR, Goodwin C (1988b) Depression and stress responses in parents of burned children. J Pediatr Psychol 13:87-99

Chertock SL, Bornstein PH (1979) Covert modeling treatment of children's dental fears. Child Behav Ther 1:249-255

Clatworthy S (1981) Therapeutic play: Effects on hospitalized children. J Assoc Care Child Hosp 9:108-113

Dahlquist LM, Gil KM, Armstrong FD, DeLawyer DD, Greene P (1986) Preparing children for medical examinations: The importance of previous medical experience. Health Psychol 5:249-259

Dolgin MJ, Katz ER, McGinty K, Siegel S (1985) Anticipatory nausea and vomiting in pediatric cancer patients. Pediatrics 75:547-552

Dongen-Melman JEWM van, Sanders-Woudstra JAR (1986) Psychosocial aspects of childhood cancer: A review of the literature. J Child Psychol Psychiatry 27:145-180

Eiser C (1985) The psychology of childhood illness. Springer, Berlin Heidelberg New York Tokyo

Eiser C (1988) Do children benefit from psychological preparation for hospitalization. Psychol Health 2:133-138

Elkins PD, Roberts MC (1983) Psychological preparation for pediatric hospitalization. Clin Psychol Rev 3:275-295

Faust J, Melamed BG (1984) Influence of arousal, previous experience, and age on surgery preparation of same day of surgery and in-hospital pediatric patients. J Consult Clin Psychol 52:359-365

Ferguson BF (1979) Preparing young children for hospitalization: A comparison of two methods. Pediatrics 64:656-664

Ginther LJ, Roberts MC (1982) A test of mastery versus coping modeling in the reduction of children's dental fears. Child Fam Behav Ther 4:41-52

Gramer M, Grundner R, Huber HP (1988) Psychologische Operationsvorbereitung bei 4- bis 8jährigen Kindern: Eine Replikationsstudie. Z Päd Psychol 2:185-191

Grundner R, Götz-Frei ML, Huber HP, Kurz R, Sauer H (1988) Psychologische Operationsvorbereitung bei 4-8jährigen. Prax Kinderpsychol Kinderpsychiatr 37:34-38

Gutstein SE, Tarnow JD (1983) Parental facilitation of children's preparatory play behavior in a stressful situation. J Abnorm Child Psychol 11:181-192

Jay SM, Elliot CH, Katz E, Siegel SE (1984) Stress reduction in children undergoing painful medical procedures. (Paper presented at the Meeting of the American Psychological Association; Toronto)

Jay SM, Elliot CH, Katz E, Siegel SE (1987) Cognitive-behavioral and pharmacologic interventions for childrens' distress during painful medical procedures. J Consult Clin Psychol 55:860-865

Johnson JE, Kirchhoff KT, Endress MP (1975) Altering children's distress behavior during orthopedic cast removal. Nurs Res 24:404-410

Katz ER, Jay SM (1984) Psychological aspects of cancer in children, adolescents, and their families. Clin Psychol Rev 4:525-542

Katz ER, Kellerman J, Ellenberg L (1987) Hypnosis in the reduction of acute pain and distress in children with cancer. J Pediatr Psychol 12:379-394

Kaufmann KL, Holden EW, Walker CE (1989) Future directions in pediatric and clinical child psychology. Prof Psychol 20:148-152

Kavanagh C (1983) Psychological intervention with the severely burned child: Report of an experimental comparison of two approaches and their effects on psychological sequelae. J Am Acad Child Psychiatry 22:145-156

Klingman A, Melamed BG, Cuthbert MI, Hermecz DA (1984) Effects of participant modeling on information acquisition and skill utilization. J Consult Clin Psychol 52:414-422

Klorman R, Hilpert PL, Michael R, LaGana C, Sveen OB (1980) Effects of coping and mastery modeling on experienced and inexperienced pedodontic patients' disruptiveness. Behav Ther 11:156-168

Knudson-Cooper MS (1981) Relaxation and biofeedback training in the treatment of severely burned children. J Burn Care Rehabil 2:102-110

Knudson-Cooper MS (1984) The antecedents and the consequences of children's burn injuries. Adv Dev Behav Pediatr 5:33-74

Kupst MJ, Schulman JL, Maurer H, Honig G, Morgan E, Fochtman D (1984) Coping with pediatric leukemia: A two-year follow-up. J Pediatr Psychol 9:149-163

Linn S, Beardslee W, Patenaude AF (1986) Puppet therapy with pediatric bone marrow transplant patients. J Pediatr Psychol 11:37-46

Löschenkohl E, Erlacher G (1981) Kinder an chirurgischen Stationen: Überprüfung eines kognitiv orientierten Interventionsprogrammes zur Reduktion von Verhaltensstörungen. Prax Kinderpsychol Kinderpsychiatr 30:81-91

Ludwick-Rosenthal R, Neufeld RWJ (1988) Stress management during noxious medical procedures: An evaluative review of outcome studies. Psychol Bull 104:326-342

Mahaffy PR Jr (1965) The effects of hospitalization on children admitted for tonsillectomy and adenoidectomy. Nurs Res 14:12-19

Martin HL (1970a) Antecedents of burns and scalds in children. Br J Med Psychol 43:39-47

Martin HL (1970b) Parents' and children's reactions to burns and scalds in children. Br J Med Psychol 43:183-191

Matt GE, Wittmann WW (1985) Zum Status quo kontrollierter deutschsprachiger Psychotherapieeffektforschung aus dem Blickwinkel einer Meta-Analyse. Z Klin Psychol 14:293-312

McMurray NE, Bell RJ, Fusillo AD, Morgan M, Wright FAC (1987) Relationship between locus of control and effects of coping strategies on dental stress in children. Child Fam Behav Ther 8:1-17

Meichenbaum DH (1971) Examination of model characteristics in reducing avoidance behavior. J Pers Soc Psychol 17:298-307

Melamed BG (1984) Health intervention: Collaboration for health and science. In: Hammonds BL, Scheirer CJ (eds) Psychology and health. American Psychological Association, Washington (Master lecture series, vol 3, pp 45-119)

Melamed BG, Siegel LJ (1975) Reduction of anxiety in children facing surgery by use of modeling. J Consult Clin Psychol 43:511-521

Melamed BG, Meyer R, Gee C, Soule L (1976) The influence of time and type of preparation on children's adjustment to hospitalization. J Pediatr Psychol 1:31-37

Melamed BG, Yurcheson R, Flece EL, Hutcherson S, Hawes R (1978) Effects of film modeling on the reduction of anxiety-related behaviors in individuals varying in level of previous experience in the stress situation. J Consult Clin Psychol 46:1357-1367

Melamed BG, Robbins RL, Fernandez J (1982) Factors to be considered in psychological preparation for surgery. In: Wolraich M, Routh DK (eds) Advances in developmental and behavioral pediatrics, vol 3. JAI Press, Greenwich CT, pp 73-112

Melamed BG, Dearborn M, Hermecz DA (1983) Necessary considerations for surgery preparation: Age and previous experience. Psychosom Med 45:517-525

Melamed BG, Klingman A, Siegel LJ (1984) Childhood stress and anxiety. Individualizing cognitive behavioral strategies in the reduction of medical and dental stress. In: Meyers AW, Craighead WE (eds) Cognitive behavior therapy with children. Plenum, New York, pp 289-314

Mulhern RK, Horowitz ME, Ochs J, Friedman AG, Armstrong FD, Copeland D, Kun LE (1989) Assessment of quality of life among pediatric patients with cancer. Psychol Assess 1:130-138

Petermann F, Noeker M, Bode U (1987) Psychologie chronischer Krankheiten im Kindes- und Jugendalter. Psychologie Verlags Union, München

Peterson L (1989) Coping by children undergoing stressful medical procedures: some conceptual, methodological, and therapeutic issues. J Consult Clin Psychol 57:380-387

Peterson L, Shigetomi C (1981) The use of coping techniques to minimize anxiety in hospitalized children. Behav Ther 12:1-14

Peterson L, Ridley-Johnson R (1980) Pediatric hospital response to survey on prehospital preparation. J Pediatr Psychol 5:1-7

Peterson L, Brownlee-Duffeck M (1984) Prevention of anxiety and pain due to medical and dental procedures. In: Roberts MC, Peterson L (eds) Prevention of problems in childhood: Psychological research and applications. Wiley, New York, pp 266-308

Peterson L, Ridley-Johnson R, Tracy K, Mullins LL (1984a) Developing cost-effective presurgical preparation: A comparative analysis. J Pediatr Psychol 9:439-455

Peterson L, Schultheis K, Ridley-Johnson R, Miller DJ, Tracy K (1984b) Comparison of three modeling procedures on the presurgical and postsurgical reactions of children. Behav Ther 15:197-203

Peterson L, Mori L, Carter P (1985) The role of the family in children's responses to stressful medical procedures. J Clin Child Psychol 14:98-104

Petrillo M, Sanger S (1980) Emotional care of hospitalized children. An environmental approach. Lippincott, Philadelphia

Plank E (1978) Child-Life-Worker. In: Biermann G (Hrsg) Mutter und Kind im Krankenhaus. Reinhardt, München, S 115-118

Rae WA, Worchel FF, Upchurch J, Sanner JH, Daniel CA (1989) The psychological impact of play on hospitalized children. J Pediatr Psychol 14:617-627

Saile H (1988) Rooming-in bei Krankenhausaufenthalten von Kindern. Z Klin Psychol 17:8-20

Saile H, Schmidt LR (1990) Krankenhausaufenthalte bei Kindern. In: Seiffge-Krenke I (Hrsg) Krankheitsbewältigung bei Kindern und Jugendlichen. Springer, Berlin Heidelberg New York Tokyo, S 225-242

Saile H, Burgmeier R, Schmidt LR (1988) A meta-analysis of studies on psychological preparation of children facing medical procedures. Psychol Health 2:107-132

Saile H, Burgmeier R, Schmidt LR (1989) Under which conditions do children benefit from psychological preparation for medical procedures? Comment on Eiser's critique. Psychol Health 3:143-144

Schandl V, Löschenkohl E (1980) Kind im Krankenhaus: Evaluierung eines Interventionsprogrammes bei Verhaltensstörungen. Prax Kinderpsychol Kinderpsychiatr 29:252-258

Schmidt B (1990) Langzeitfolgen im Persönlichkeits- und Leistungsbereich bei knochenmarktransplantierten Kindern und Jugendlichen – eine Pilotstudie. (Unveröffentlichtes Manuskript)

Schultheis K, Peterson L, Selby V (1987) Preparation for stressful medical procedures and person x treatment interactions. Clin Psychol Rev 7:329-352

Schwarz R (1989) Psychologische Hilfen zur Verarbeitung von Chemotherapie und Strahlenbehandlung. In: Verres R, Hasenbring M (Hrsg) Psychosoziale Onkologie. Springer, Berlin Heidelberg New York Tokyo (Jahrbuch der medizinischen Psychologie, Bd 3, S 212-223)

Seligman R (1974) A psychiatric classification system for burned children. Am J Psychiatry 131:41-46

Siegel LJ (1988) Measuring children's adjustment to hospitalization and to medical procedures. In: Karoly P (ed) Handbook of child health assessment. Wiley, New York, pp 265-302

Siegel LJ, Peterson L (1980) Stress reduction in young dental patients through coping skills and sensory information. J Consult Clin Psychol 48:785-787

Siegrist B, Koch U (1989) Das psychosoziale Betreuungsangebot in der pädiatrischen Onkologie. In: Verres R, Hasenbring M (Hrsg) Psychosoziale Onkologie. Springer, Berlin Heidelberg New York Tokyo (Jahrbuch der medizinischen Psychologie, Bd 3, S 224-239)

Skipper JK, Leonard RC (1968) Children, stress, and hospitalization: A field experiment. J Health Soc Behav 9:275-287

Smith KE, Ackerson JD, Blotcky AD (1989) Reducing distress during invasive medical procedures: Relating behavioral interventions to preferred coping style in pediatric cancer patients. J Pediatr Psychol 14:405-419

Tarnowski KJ, Kelly PA, Mendlowitz DR (1987a) Acceptability of behavioral pediatric interventions. J Consult Clin Psychol 55:435-436

Tarnowski KJ, Rasnake LK, Drabman RS (1987b) Behavioral assessment and treatment of pediatric burn injuries: A review. Behav Ther 18:417-441

Twardosz S, Weddle K, Borden L, Stevens E (1986) A comparison of three methods of preparing children for surgery. Behav Ther 17:14-25

Uzark K, Klos D, Davis W, Rosenthal A (1982) Use of videotape in the preparation of children for cardiac catheterization. Pediatr Cardiol 3:287-291

Veeneklaas GMH, Gobee JIA, Kloot Meijburg WJ van der (1975) Kind im Krankenhaus. Thieme, Stuttgart

Vernon DTA (1973) Use of modeling to modify children's responses to a natural, potentially stressful situation. J Appl Psychol 58:351-356

Vernon DTA (1974) Modeling and birth order in responses to painful stimuli. J Pers Soc Psychol 29:794-799

Wakeman RJ, Kaplan JZ (1978) An experimental study of hypnosis in painful burns. Am J Clin Hypn 21:3-12

Wisely DW, Masur FT, Morgan SB (1983) Psychological aspects of severe burn injuries in children. Health Psychol 2:45-72

Wittmann WE, Matt GE (1986) Meta-Analyse als Integration von Forschungsergebnissen am Beispiel deutschsprachiger Arbeiten zur Effektivität von Psychotherapie. Psychol Rundsch 37:20-40

Wolfer JA, Visintainer MA (1975) Pediatric surgical patients' and parents' stress responses and adjustment as a function of psychologic preparation and stresspoint nursing care. Nurs Res 24:244-255

Wright L, Fulwiler R (1974) Long range emotional sequelae of burns: effects on children and their mothers. Pediatr Res 8:931-934

Youssef MMS (1981) Self-control behaviors of school-age children who are hospitalized for cardiac diagnostic procedures. Matern Child Nurs J 10:219-284

Zastowny TR, Kirschenbaum DS, Meng AL (1986) Coping skills training for children: Effects on distress before, during, and after hospitalization for surgery. Health Psychol 5:231-247

Zum Ergebnis

Die psychologische Vorbereitung von Kindern auf medizinische Maßnahmen ist zumindest in den USA schon fast eine Selbstverständlichkeit geworden. Auch in den meisten europäischen Ländern werden Kinder in vielen Kliniken und bei vielen Eingriffen routinemäßig vorbereitet, um Fehlanpassungen zu vermeiden.

Die Autoren dieses Beitrags plädieren für eine differentielle Vorbereitung, die soweit wie möglich auf psychologischen Theorien und Forschungsergebnissen beruhen sollte. Dabei werden auch Kontraindikationen für bestimmte Vorgehensweisen aufgezeigt, die in der älteren Literatur ganz und auch in der heutigen Forschungsliteratur noch überwiegend fehlen. Sodann werden die wesentlichen Ergebnisse einer eigenen Metaanalyse des Bereichs zusammengestellt. Die Autoren heben hervor, daß man die statistisch hochsignifikanten Ergebnisse in ihrer klinischen und personbezogenen Bedeutung nicht überschätzen darf, da vergleichsweise geringe Effektstärken der psychologischen Vorbereitungsmethoden ermittelt wurden. Derartige Ergebnisse sind wesentlich darin begründet, daß bei relativ gesunden Kindern weitgehend nichtdifferentiell kurzzeitige, meist einmalige Vorbereitungsprozeduren zur Anwendung kommen bzw. in den publizierten Analysen evaluiert werden. Zudem wird durch die Routinevorbereitung und die kindgerechte Gestaltung der meisten Kinderkliniken der Nachweis eines zusätzlichen Effekts immer schwieriger.

Schließlich widmet sich der Beitrag kurz einigen ausgewählten Beispielen für schwerwiegende medizinische Maßnahmen bei Kindern, die bisher nur selten empirisch untersucht wurden, nämlich Verbrennungen, Herzkatheterisierung und Knochenmarkpunktionen. Es wird deutlich, daß gerade bei derartigen komplizierten Sequenzen medizinischer Maßnahmen auf die medizinische Psychologie wichtige Aufgaben in Praxis und Forschung zukommen.

Die Redaktion

B. Forschungsstrategien
in der medizinischen Psychologie

Psychologie der persönlichen Konstrukte und Repertory Grid-Technik.

Ein idiographischer Ansatz in klinischer und medizinischer Psychologie

J. W. Scheer

Einleitung

Wenn man eine Darstellung der persönlichkeitspsychologischen Ansätze der letzten 30 Jahre oder eine Abhandlung über Möglichkeiten und Grenzen der Psychodiagnostik zur Hand nimmt, dann findet man nicht selten einen mehr oder weniger knapp gehaltenen Hinweis auf den US-amerikanischen Psychologen George A. Kelly und seine schon 1955 publizierte *Psychologie der persönlichen Konstrukte*, besonders aber auf das von ihm entwickelte Untersuchungsverfahren, den "*Rep-Test*" oder die "*Repertory Grid-Technik*" (Kelly 1955, 1986). Über den Status von Geheimtips sind derartige Andeutungen, etwa von Thomae (1968), Hofstätter (1971) oder in deutscher Übersetzung und schon ausführlicher Pervin (1981), allerdings selten hinausgelangt.

Zwar hat Wewetzer schon 1973 entschiedener auf Kelly hingewiesen; Sader (1980), Groeben u. Scheele (1977), Bonarius et al. (1984) haben sich ausführlicher mit der Konstruktpsychologie auseinandergesetzt; Orlik (1979; Orlik et al. 1982) hat eine eigene Variante der Grid-Technik entwickelt (das Selbstkonzeptgitter); und inzwischen ist die *Repgrid-Technik* (so die mittlerweile eingeführte Kurzbezeichnung) von Haubl u. Spitznagel (1983) – im Kontext einer Diagnostik sozialer Beziehungen – in der neuen Enzyklopädie der Psychologie vorgestellt worden. Die ersten Dissertationen befassen sich mit theoretischen Problemen (Lohaus 1983; Riemann 1987) und Anwendungsfragen (z. B. Gesprächstherapieausbildung: Baumann 1979; ärztliche Ausbildung: Egle 1982; Selbstkonzept von Schizophrenen: Buschmann-Steinhage 1987; Arzt-Patient-Beziehung: Felder 1988; Psychosomatik der Hepatitis: Bartholomew 1990). Doch all dies ist eigentümlich folgenlos für den Methodenkanon der Psychodiagnostik wie der klinischen Psychologie geblieben, und viel mehr als ein Apropos ist die Psychologie der persönlichen Konstrukte im Rahmen des Psychologiestudiums offenbar nicht wert. Bis heute sind es eher einzelne, die sich mit diesem Gebiet beschäftigen. Daß Arbeiten erscheinen, in denen die Repgrid-Technik ebenso selbstverständlich wie andere Verfahren verwendet wird, ist noch die Ausnahme.

Auch in den USA gehört die *"personal construct psychology"* (im folgenden mit PCP abgekürzt) nicht zum allgemein akzeptierten Bestand der akademischen Psychologie. Sie hat jedoch Hochburgen an einer Reihe von Universitäten (z. B. University of Florida/Gainesville, Lincoln/NE, Rochester/NY, Albany/NY, Memphis/TE); darüber hinaus hat sie v. a. in Großbritannien und Australien Bedeutung erlangt, zunehmend auch in Italien und Spanien.

Wenn eine wissenschaftliche Richtung sich 35 Jahre nach ihrer Begründung in einer derartigen Lage befindet, so hat dies natürlich seine Ursachen. Es hat zum einen mit den Ausgangsbedingungen und auch mit der Person Kellys zu tun: Kelly hat seine Vorstellungen in den 50er Jahren in prononcierter Abgrenzung von den damals herrschenden Denkrichtungen entwickelt, insbesondere von der behavioristischen Psychologie einerseits und der tiefenpsychologisch-psychodynamischen andererseits. Er hat es für notwendig erachtet, für seine neuartigen Gedanken auch eine neue Terminologie zu entwickeln. Und er hat in der Folge Entwicklungen in anderen Bereichen, mit denen fruchtbarer Austausch möglich gewesen wäre, weitgehend ignoriert. Dies ist bekanntlich kein ungewöhnliches Geschehen in der Anfangszeit einer neuen wissenschaftlichen Idee: Auf diese Weise entstehen Schulen und bisweilen Sekten; die Exegese des Opus Magnum unter den bereits so genannten *Kellyanern* findet ihre Entsprechung in der konsequenten Ignorierung der innovativen Beiträge der Konstruktpsychologie durch die Vertreter etablierter Paradigmata.

Ein zweiter Gesichtspunkt ist inhaltlicher Art: Aus der Sicht einer nomothetisch interessierten, behavioristisch orientierten Psychologie ist Kellys Ansatz provozierend subjektivistisch; aus psychodynamischer Sicht mag – oder mochte – er zu kognitiv orientiert erscheinen, zu ahistorisch im Sinne einer fehlenden Entwicklungspsychologie und – in Gestalt der Repgrid-Technik – nun wieder zu objektivistisch-quantifizierend. Die ersten 30 Jahre der PCP haben übrigens bereits ihre wissenschaftssoziologische und -historische Einordnung erfahren (Neimeyer 1985).

Es mehren sich jedoch die Zeichen, daß Theorie und Technik v. a. im Bereich von Psychosomatik, Psychotherapie, medizinischer und klinischer Psychologie – nach frühen Ansätzen wie bei Schüffel u. Schonecke (1972) – auch hierzulande zunehmend auf Interesse stoßen (vgl. Bannister u. Fransella 1981; Schüffel 1988; Scheer u. Catina, im Druck a,b). Nach "kognitiver Wende" in der Verhaltenspsychologie, nach zunehmender Bedeutung von Selbst- und Objektbeziehungspsychologie in der Psychoanalyse und bei wachsender Unzufriedenheit mit der nur begrenzten Bedeutung des behavioristischen Forschungsansatzes für das psychologische Verständnis des Alltagslebens scheint Kellys Ansatz für viele Forscher und gerade auch Praktiker interessant zu werden. Es ist die gleiche Entwicklung, die z. B. qualitative Forschungsmethoden in den Vordergrund rückt und die Bedeutung von "subjektiven" und Alltagstheorien betont. Hinzu kommt, daß die zunehmende Verbreitung von Personalcomputern die Rezeption dieses Ansatzes fördert, da sie auch dem Praktiker erlaubt, das relativ komplexe Datenmaterial, das die Repgrid-Technik erbringt, schnell und einfach auszuwerten.

Wer wissenschaftlich und praktisch viel mit Menschen zu tun hat, die nicht im engeren Sinne psychisch krank und hilfebedürftig sind, stößt zunehmend an die Grenzen dessen, was mit den üblichen Erfassungsmethoden, etwa Fragebogen, standardisierten Interviews, Ratingskalen etc. möglich ist. Nicht nur, daß die Kooperationsbereitschaft bei derartigen Untersuchungen oft niedrig ist, v. a. wenn ganze Fragebogenbatterien eingesetzt werden, man kann oft auch Zweifel haben, ob die uns z. B. in Fragebogen vertrauten Begriffe und Konstrukte, etwa faktorielle Dimensionen, wirklich dem angemessen sind, was die Menschen bewegt. Wenn wir z. B. wissen wollten, was in den Köpfen unserer Klienten vorging, dann interessierten wir uns oft weniger für ihren Wert etwa auf der Skala "Dominanz" des Gießen-Tests oder der Skala "psychosomatische Beschwerden" des FPI als dafür, was Dominanz für sie "ganz persönlich" (und mit ihren eigenen Worten) bedeutete und wie ihre Beschwerden, ob nun psychosomatischer Natur oder auch nicht, in ihre Vorstellung von sich selbst als menschlichen Wesen in dieser Welt passen.

Und damit waren wir bei den von Kelly so genannten "persönlichen" Konstrukten. Wir erinnerten uns an die zentrale Metapher Kellys "*der Mensch als Forscher*" und machten uns also zunutze, daß viele Menschen neugierig sind, etwas über sich selbst herauszufinden, wenn man ihnen Gelegenheit dazu gibt und sie dazu ermuntert. Das aber ist ein zentrales Moment der Repgrid-Technik.

Unter den Wissenschaftlern, die sich mit der PCP beschäftigen, lassen sich 2 Hauptgruppen unterscheiden:

– die echten Kellyaner, die sich v. a. für die Theorie der persönlichen Konstrukte und daraus resultierende psychologische und philosophische Implikationen interessieren oder auch für therapeutische Konsequenzen, und
– diejenigen, die v. a. die Untersuchungsmethoden, insbesondere also die Grid-Technik, interessant finden.

Da unter letzteren zuweilen ein eher mechanistisches Verständnis der Grid-Technik zu beobachten ist, scheint es angebracht, auf die *Theorie* der persönlichen Konstrukte hinzuweisen, da sie einerseits die Methode legitimiert, andererseits ihre Möglichkeiten erst sinnvoll auszuschöpfen gestattet.

Zur Theorie der persönlichen Konstrukte

Es mangelt hier an Raum, Kellys Vorstellungen ausführlich darzustellen. Auch würden neuere Entwicklungen etwa der Kognitionspsychologie oder der Linguistik heute ermöglichen oder es sogar erfordern, manche Kategorien Kellys präziser zu entwickeln. Daher seien nur einige wesentliche Gesichtspunkte genannt.

Antizipation

So wie es das Ziel eines Wissenschaftlers sei, durch Vorhersagen und ihre Überprüfung an der Realität diese besser zu kontrollieren, so versuche jeder Mensch,
den Verlauf der Ereignisse, an denen er beteiligt ist, vorherzusagen und zu kontrollieren. Jeder Mensch habe seine Theorien, prüfe seine Hypothesen und werte
seine experimentellen, besser empirischen Befunde aus. In diesem Sinne sei im
Grunde jeder Mensch ein Wissenschaftler. *"Man as scientist"* lautet deshalb Kellys zentrale Metapher. Wir antizipieren demnach Ereignisse und Erlebnisse, wir
"konstruieren" unsere Wirklichkeit und finden diese Konstruktionen an der Erfahrung validiert oder invalidiert. Das *Grundpostulat* Kellys lautet: *Die psychischen
Prozesse einer Person werden durch ihre Art, Ereignisse zu antizipieren, gelenkt.*
    In einer Reihe von weiteren Postulaten und Definitionen, die er etwas eigenwil-
lig – und die Rezeption erschwerend – als "corollaries" (Folgesätze) bezeichnet,
hat Kelly diese Vorstellungen präzisiert. Sie beziehen sich auf die sog. Konstrukte.

Konstrukte

Was ist nun ein Konstrukt? Kelly benutzt den Begriff etwas anders, als es sonst
etwa in der Gegenüberstellung von "theoretischem Konstrukt" und "beobacht-
barem Merkmal" üblich ist. Ein Konstrukt ist, oberflächlich gesehen, ein verbales
Etikett, aber dieses steht für eine begriffliche Unterscheidung, die ein Individuum
vornehmen kann. So sind wir z. B. gewohnt, in Kontrasten (*Dichotomiesatz*) zu
denken: Der Begriff "groß" existiert nicht ohne eine Vorstellung von "klein".

Konstrukte dienen dazu, Ereignisse in der Vorstellung zu replizieren, also ihre
Wiederholungen vorauszusehen, und durch Bestätigung oder Verwerfung unser
Weltbild zu verfertigen, eben "Realität zu konstruieren" (*Konstruktionssatz*). Unsere Konstrukte sind in Systemen mit u. U. hierarchischer Struktur organisiert
(*Organisationssatz*). Wir verfügen über mehrere Konstruktsysteme für verschiedene Bereiche, die auch partiell unvereinbar oder zumindest widersprüchlich sein
können (*Fragmentationssatz*). Konstrukte sind grundsätzlich durch Erfahrung
veränderbar (*Erfahrungssatz*). Eine Person ordnet sich selbst einer Konstruktalter-
native zu ("wählt" diese), wenn sie sich davon eine Erweiterung oder Präzisierung
ihres Konstruktsystems erwartet; sie formt damit ihr Selbstbild, "konstruiert sich
selbst" (*Wahlsatz*). Konstrukte sind individuell (*Individualitätssatz*), also persönlich, aber doch immer wenigstens begrenzt mit den Konstruktionen anderer Menschen kompatibel (*Ähnlichkeitssatz*) – andernfalls wäre keine Verständigung und
kein Austausch im sozialen Prozeß möglich (*Sozialitätssatz*). Jedes Konstrukt hat
einen bestimmten, begrenzten Anwendungsbereich (*Bereichssatz*), der enger oder
weiter sein kann. Dies begrenzt auch die Veränderbarkeit von Konstrukten (Lern-
fähigkeit, Neuorientierung), denn Konstrukte sind unterschiedlich "permeabel",

d. h. in der Lage, "neue" Elemente, z. B. Ereignisse, in ihren Geltungsbereich aufzunehmen (*Modulationssatz*). Es lassen sich "Kernkonstrukte" beschreiben, die
das Ich betreffen und die Aufrechterhaltung der Selbstidentität ermöglichen. Veränderungen der Kernkonstrukte können zu starkem Streß führen. Kernkonstrukte
sind weniger leicht veränderbar, sind anderen übergeordnet und haben deswegen
einen größeren Anwendungsbereich.

Im Zentrum von Kellys Interesse steht demnach die Erforschung der Konstrukte, mit denen das Individuum seine Umgebung analysiert, versteht, strukturiert und letztlich in ihr zurechtkommt. Es ist erkennbar, daß sich Berührungen zur
modernen Kognitionspsychologie ergeben. Wenn wir an Attributionen denken,
z. B. an Kausalattributionen, an kognitive Dissonanz, an Kontrollüberzeugungen,
an Alltagstheorien und subjektive Theorien, dann sehen wir vielleicht, wo Konstruktpsychologie und andere Richtungen der modernen Psychologie einander be-
rühren und voneinander profitieren könnten. Kelly hat einerseits, auch in der Auseinandersetzung mit Psychoanalyse und Behaviorismus, Themen und Konzepte
der klinischen und der Persönlichkeitspsychologie im Lichte der Psychologie der
persönlichen Konstrukte reformuliert und dabei stellenweise neue Perspektiven
eröffnet, auch wenn einige der Postulate einer empirischen Überprüfung nicht in
vollem Umfang stattgehalten haben (wie etwa der Dichotomiesatz, vgl. Riemann
1987, 1990). In einigen Bereichen ist er demgegenüber als – übersehener oder
vergessener – Vorläufer zu betrachten (Groeben u. Scheele 1977; Mischel 1980;
Bonarius et al. 1984). Die Nähe seines "constructive alternativism" zur philoso-
phischen Position des radikalen Konstruktivismus (v. Glasersfeld 1981) ist nicht
zu übersehen. In metatheoretischen Überlegungen wie denen von Mahoney (1988)
und Kenny (1988) wird auf Beziehungen zwischen Kellys theoretischen Vorstellungen über das Konstruieren von Realität und der Theorie selbstorganisierter Systeme im Sinne von Maturana und Varela hingewiesen.

Die Repertory Grid-Technik

Auf der Grundlage seiner Vorstellungen hat Kelly mehrere Vorgehensweisen
entwickelt, mit denen sich persönliche Konstrukte erfassen lassen. Von besonderer Bedeutung, auch über den engeren Bereich von Kellys Konstruktpsychologie
hinaus, ist die Repertory Grid-Technik (s. dazu Fransella u. Bannister 1977;
Scheer u. Catina, im Druck a).

Kelly interessierte sich v. a. für die Konstrukte, die Menschen hinsichtlich ihrer
personalen Umgebung haben, also in bezug auf Personen, die in einer angebbaren
Beziehung zu ihnen stehen. Das sind zum einen die primären Bezugsgruppen,
nahe Verwandte, Partner, Freunde, aber auch Repräsentanten typischer Beziehungen, wie z. B. "der Lehrer, der Sie in Ihrer Jugend am meisten beeinflußt hat" oder
"die Person, in deren Gegenwart Sie sich am unwohlsten fühlen" oder "der glück-

lichste Mensch, den Sie persönlich kennen". Diese Personen werden in der Terminologie des Verfahrens als *Elemente* bezeichnet. Die ursprüngliche Version kannte 24 solcher Elemente.

Die Elemente sind demnach die Gegenstände, auf die sich die Konstrukte beziehen, sie sind also die Grundlage eines Konstruktsystems. Wählt man andere Elemente, z. B. "belastende Situationen", wird man mit einer anderen Art von Konstrukten rechnen können, die ja sozusagen die Medien des "antizipierenden" Denkens im Hinblick auf die Elemente sind. Diese grundsätzliche Wahlfreiheit bei der Definition von Elementen und auch bei der Festlegung der Prozedur zur Gewinnung von Konstrukten macht die vielseitige Verwendbarkeit des Verfahrens aus.

Durchführung

Die Prozedur wird im folgenden ausführlicher dargestellt, da so am besten der besondere Charakter des Verfahrens erkennbar wird.

Der erste Schritt der Untersuchung des Konstruktsystems in der "klassischen" Form besteht aus der *Erhebung der Elemente*. Dazu stellt der Untersucher zusammen mit dem Probanden eine Liste dieser wichtigen Personen zusammen, in der Praxis vielleicht 10 oder 13 oder auch 20, je nach besonderer Eingrenzung des Untersuchungsthemas.

Der zweite Schritt besteht aus der *Gewinnung der Konstrukte*. Hierzu gibt es verschiedene Methoden, die jeweils ihre Vor- und Nachteile, d. h. einen spezifischen Anwendungsbereich haben. Bei der gebräuchlichsten werden aus der Menge der Elemente nach Zufall Triaden gebildet. Diese drei Elemente werden – z. B. auf Karten geschrieben – dem Probanden vorgelegt mit der Aufgabe, sich zu überlegen, *in welcher Weise zwei der drei Elemente einander ähnlich sind und sich darin von dem dritten unterscheiden.*

Wenn beispielsweise die zwei ähnlichen Elemente die *Mutter* und *Tante Emma* sind, ist ihnen vielleicht gemeinsam, daß sie "gefühlsbetont" sind, in Absetzung vom *besten Freund*, der als "sachlich" bezeichnet wird. Das erste Konstrukt ist dann "gefühlsbetont", sein Kontrastpol "sachlich". Danach wird eine weitere Triade ausgelost, ein zweites Konstruktpaar gewonnen. Man fährt fort, bis man ungefähr so viele Konstrukte hat, wie Elemente vorlagen, also vielleicht 10 oder 13 oder 20. In anderen Prozeduren, oft z. B. bei der Untersuchung von Kindern, werden nur je zwei Elemente vorgelegt – dann mit der Frage nach Ähnlichkeit oder Unterschied; manchmal sind systematisch bestimmte Elemente (z. B. das Selbst) in jeder Triade enthalten, wenn das Untersuchungsziel dies sinnvoll erscheinen läßt.

Dieser Prozeß der Konstrukterhebung ist ein längerdauernder Vorgang, der nicht nur aus einer bloßen Befragung besteht. Oft müssen sich die Probanden ihre Konstrukte "erarbeiten", denn nicht immer liegen ihnen alle geläufig vor. Wie bei manchen anderen Testverfahren ist vom Untersucher eine einfühlsame, behutsame Begleitung gefordert. Er muß allzu konkretistische, oft "triviale" Konstrukte abweisen (wie z. B. "alt" – "jung"), deren Nennung allerdings manchmal als Ausdruck von Abwehrvorgängen gedeutet werden kann. Er muß gelegentlich Artikulationshilfe leisten, etwa durch Nachfragen. Es wird vielleicht deutlich, daß auch eine gewisse Vertrauensgrundlage gegeben sein muß, weil durchaus intime Dinge berührt werden können. Die Gewinnung der Konstrukte kann eine Stunde oder auch länger dauern. Der Vorgang der Konstruktgewinnung kann auch eigenes Interesse beanspruchen: die Kommentare der Probanden zu ihren Überlegungen bieten oft reichhaltiges Material, das dem in tiefschürfenden Interviews gewonnenen vergleichbar ist, manchmal durch die Art des Vorgehens ganz unerwartete Bereiche eröffnet. Schon auf dieser Ebene ist es eindrucksvoll zu sehen, wie Konstruktbildungen von dem abweichen können, was als Bestandteil einer allgemeinen Semantik in vielen Fragebogen erscheint: Die eine Person bildet als Kontrastpol zu "mütterlich" "väterlich", was nicht überrascht. Die andere aber sagt: das Gegenteil ist "egoistisch", eine dritte sagt "dünn" oder "drahtig" oder "hart". Es wird andererseits nicht Wunder nehmen, daß auf einer hierarchisch höheren Ebene nicht selten eine evaluative Dimension im Sinne Osgoods ermittelt werden kann (Riemann 1987).

Elemente und Konstrukte werden alsdann so angeordnet, daß eine zweidimensionale Matrix entsteht. Im 3. Schritt wird der Proband aufgefordert, mit Hilfe einer 6stufigen Skala für jedes Element anzugeben, inwieweit jedes Konstrukt bzw. sein Kontrastpol auf das Element zutrifft. Auch dieser Schritt beansprucht verständlicherweise einige Zeit. Das Ergebnis ist eine rechteckige, meist quadratische Matrix mit Zahlen von z. B. 1 bis 6. Manche Autoren verwenden 5stufige, andere 13stufige Skalen, wieder andere lassen die Elemente rangordnen. Damit ist die Durchführung der Untersuchung abgeschlossen.

Die englische Bezeichnung für ein solches Raster oder Gitter lautet "Grid". Und weil es um das *Repertoire* an Konstrukten gegenüber den Trägern der geschilderten *Rollen* geht, nannte Kelly das Verfahren "role construct repertory grid", daher die Abkürzung *Repgrid*. Im Deutschen wird gelegentlich auch die Bezeichnung *Konstruktgitter* verwendet. Der Ausdruck *Rep-Test* wird i. allg. für Kellys Urform benutzt, in der nur registriert wurde, ob ein Konstrukt für ein Element anwendbar ist oder nicht, also ohne quantitative Abstufung. Die meisten Anwender weichen heute von Kellys ursprünglicher Liste von 24 Rollentiteln ab, indem sie – je nach besonderem Untersuchungsinteresse – unterschiedliche Konfigurationen von "personal others" vorgeben, oft mit zusätzlichem Vorschlagsrecht für die Probanden.

Diese Matrix ist nun der Ausgangspunkt für alle weitergehenden Auswertungen.

Auswertung

Auswertung einzelner Grids

Es ist evident, daß in hohem Maße individuumspezifische Information gewonnen wird. Daher liegt das Schwergewicht der Auswertung auf der Untersuchung der Konstruktsysteme einzelner Personen. Da keine allgemeingültigen Merkmalsvariablen erhoben werden, ist das Vorgehen als *idiographisch* zu kennzeichnen.

In der klinischen Arbeit mit einzelnen Klienten, besonders im Rahmen einer therapiebezogenen Diagnostik, mag es schon von Interesse sein, direkt von der Grid-Matrix auszugehen. Man kann wie bei einem Interviewprotokoll das vorliegende Material betrachten, die Beurteilungen verschiedener Personen per Inspektion vergleichen etc.

Es liegt jedoch nahe, eine solche Datenstruktur multivariat auszuwerten und sie den heute in Computern vorliegenden Programmprozeduren zu unterziehen. Schon Kelly hatte eine Art nonparametrischer Faktorenanalyse vorgeschlagen. Heute werden zur Reduktion der Komplexität hauptsächlich einerseits Faktorenanalysen, andererseits Clusteranalysen verwendet. Die geringe Größe der Datenmatrizen erlaubt auch die Auswertung unter Benutzung von PCs. Verbreitet ist v. a. eine von Slater seit 1964 entwickelte *Hauptkomponentenanalyse* namens INGRID (= INdividuelle GRIDauswertung; Slater 1977). Dieses Programmsystem liefert natürlich auch *Zusammenhangsmaße* für die Beziehungen zwischen den Elementen sowie zwischen den Konstrukten und ermöglicht die Berechnung von *Distanzmaßen*. So lassen sich etwa Distanzen zwischen Selbst und Ideal-Selbst in Kennwerten angeben oder auch Distanzen zwischen Personen, z. B. Partner und Vater, welche die empfundene Ähnlichkeit bzw. Unähnlichkeit wiedergeben.

Einfachere Parameter sind die *Varianzen* der einzelnen Konstrukte und Elemente, die z. B. etwas aussagen über die Differenzierungsfähigkeit eines Konstrukts hinsichtlich der Elemente oder die Differenziertheit in der Wahrnehmung (bzw. Beurteilung) eines Elements, und der Varianzanteil der 1. Komponente der Hauptkomponentenanalyse.

Da bei Slaters Hauptkomponentenanalyse die Zeilen und Spalten nur normalisiert werden, können – unter Bezug auf das bekannte Theorem von Eckart und Young (1936) – Elemente und Konstrukte in einem gemeinsamen Raum dargestellt werden (Bell 1988).

Diese gemeinsame Faktorisierung von "Personen" und "Variablen" wird sonst selten praktiziert, weil bei den meisten Anwendungsgebieten der Faktorenanalyse andere Erkenntnisziele vorliegen: in der Regel wird daher getrennt entweder die Variablen-Kovarianzmatrix (als R-Faktorenanalyse) oder die Personen-Kovarianzmatrix (als Q-Faktorenanalyse) auf Hauptkomponenten zurückgeführt. Erinnert sei an die zur Analyse semantischer Strukturen entwickelte "dreimodale" Faktorenanalyse (Tucker 1963).

Bei der Analyse von Repgrids ermöglicht diese Art der Auswertung die Ermittlung einer Assoziation von Elementen und Konstrukten, und dies auf der Grundlage einer Struktur von gegenüber der Ausgangsmatrix reduzierter Dimensionalität.

Um es einfacher zu sagen: Man erhält – angesichts der Größe der Matrizen nicht überraschend – in der Regel 2 - 3 Hauptkomponenten, die sich durch die zugeordneten Konstrukte beschreiben lassen. Dies sind die Hauptdimensionen, die ein Mensch verwendet, um über seine Konstrukte seine wichtigen Bezugspersonen zu beurteilen – jedenfalls in der Situation der Repgrid-Erhebung. Diese Personen lassen sich ihrerseits durch ihre Lage bezüglich dieser Dimensionen charakterisieren. Beispiele finden sich in den in Schüffel (1988) wiedergegebenen Aufsätzen.

Die Anschaulichkeit der so ermöglichten graphischen Darstellung von Beziehungen macht diese Form der Einzelgrid-Auswertung auch für Kliniker attraktiv, deren theoretische Orientierung wenig mit der Theorie der persönlichen Konstrukte zu tun hat (vgl. Bassler 1988). Andere graphische Veranschaulichungen der Hauptkomponentenstruktur sind ebenfalls nicht für die Grid-Auswertung spezifisch, aber u. U. hilfreich, etwa die Darstellung einer dreidimensionalen Struktur in Gestalt einer "Weltkarte".

Wenn sich das Interesse auf Beziehungen zwischen einzelnen Elementen, insbesondere zwischen aktuellem und idealem Selbst, richtet, können die *Distanzen zwischen Selbst bzw. Ideal und allen anderen Elementen* nach einem Vorschlag von Makhlouf-Norris u. Norris (1971) in ein zweidimensionales Schema eingezeichnet werden, in dem diese beiden Elemente die – in der Darstellung – orthogonalen Achsen bezeichnen. Obwohl grundsätzlich keine andere Information verwendet wird, als sie den anderen Auswertungsprozeduren zugrunde liegt, ermöglicht diese Selbst-Identitäts-Graphik eine besondere Sicht auf die Selbst-Ideal-Beziehungen, die v. a. auch in der Besprechung mit dem Klienten selbst nützlich sein kann.

Die Analyse der Grid-Matrix ermöglicht Aussagen über die Dimensionalität des Raumes und über den Anteil der Varianz, der durch die einzelnen Komponenten erklärt wird. Der Varianzanteil des 1. Faktors ist als (komplementäres) Maß für "kognitive Komplexität" beschrieben worden (Bieri 1955).

Beziehungen zwischen Konstrukten (etwa in Gestalt von Korrelationen) lassen sich im Hinblick auf *Inkonsistenzen* analysieren. Auf derartiger Grundlage haben Bannister u. Fransella (1967) einen Test für schizophrene Denkstörungen entwickelt. Es ist zweifellos eine interessante Perspektive, zu untersuchen, wie Konstruktsysteme bei schizophren Erkrankten aussehen, etwa: welche Konstruktbereiche mit denen anderer Menschen vereinbar sind und welche nicht. Aber auch bei nicht psychotischen Patienten lassen sich durch Analyse der Konstruktbeziehungen Konfliktpotentiale identifizieren und solche Bereiche, deren Veränderung durch Therapie Inkonsistenzen bedeuten würde und die daher für Widerstandsphänomene verantwortlich sein können (Winter 1985).

Gruppenauswertung

Den Forscher, der allgemeiner gültige Gesetzmäßigkeiten auffinden möchte – und insofern einem "nomothetischen" Ansatz verpflichtet ist –, befriedigt die Beschäftigung mit dem noch so faszinierenden Einzelfall nicht. Für überindividuelle Auswertungen eignen sich abgeleitete Parameter, z. B. Strukturmerkmale von Grids. Einige derartige Kennwerte wurden bereits genannt: Distanzen zwischen Selbst und Ideal, Selbst und anderen, Varianzanteil der 1. Hauptkomponente, Korrelationen zwischen ausgewählten, u. U. vorgegebenen Konstrukten etc.

Wenn man auf die Konstruktthemen nicht verzichten will, kann man sie inhaltlich klassifizieren. Kategoriensysteme wie das von Landfield (1971) vorgeschlagene haben jedoch nur eine begrenzte Anwendbarkeit. Der Forscher wird daher theorien- oder hypothesengeleitet eigene Kategorien entwickeln müssen, wenn er Grids inhaltlich vergleichen will.

Varianten der Grid-Technik

Die bisher geschilderte Prozedur der Grid-Erhebung läßt sich trotz ihrer zahlreichen Variationsmöglichkeiten als Standardverfahren bezeichnen: Rollenträger bzw. wichtige Personen werden als Elemente gesetzt, Konstrukte werden individuell erhoben. Abweichungen hiervon beziehen sich zum einen auf ein größeres Maß an Standardisierung, zum anderen auf eine kaum noch übersehbare Vielfalt von einfallsreichen Variationen des Grundprinzips (Beispiele in Slater 1976).

Standardisierung

Vor allem zu Forschungszwecken, zum Vergleich von Grids verschiedener Personen, aber auch zum Vergleich von mehreren Grids einer Person ist zuweilen ein stärkeres Maß an Vereinheitlichung des Vorgehens erwünscht.

Dazu können sowohl bestimmte Elemente als auch Konstrukte *vorgegeben* werden. Man kann sie entweder a priori setzen oder in vorausgehenden Explorationen für eine bestimmte Personengruppe als bedeutsam ermitteln. Dies ergibt formal bessere Möglichkeiten, mehrere Grids zu vergleichen, z. B. zum Zwecke einer Reliabilitätsbestimmung. Das kann auch bei Mehr-Punkt-Untersuchungen, etwa bei Therapieerfolgsstudien, sinnvoll sein; auf das spezifisch Attraktive der Konstruktpsychologie, nämlich die Bestimmung maximal individuell relevanter Konstrukte, wird dabei allerdings verzichtet. In Kollektivstudien zum Therapieverlauf kann man das zu Beginn individuell erhobene Grid dem Patienten am Ende erneut zur Beurteilung vorlegen (und Prozeduren des Matrix- oder Faktorenstrukturvergleichs anwenden). Man kann aber auch entweder nur die Konstrukte erneut in identischer Form vorgeben (wenn Variationen der Elementkonfigurationen von besonderem Interesse sind) oder die Elemente (wenn Veränderungen in den Konstruktsystemen erwartet werden).

Variationen von Elementen

Aufgrund der fast unbegrenzten Vielfalt der Variationsmöglichkeiten und der großen Zahl bereits erprobter Ansätze können an dieser Stelle nur einige wenige Beispiele angeführt werden (s. auch die Reader von Beail 1985a und Button 1985a).

Spezifische Vorgaben
Weder die 24 Rollentitel von Kellys Urform noch die "personal others" der inzwischen üblichen Standardprozedur begrenzen die Möglichkeiten des Verfahrens. Ein Beispiel für weitere Rollentitel gibt eine Untersuchung zur Arzt-Patient-Beziehung, in der zusätzlich zu wichtigen Bezugspersonen weitere Rollen vorgege-

ben wurden: "mein Frauenarzt", "mein Hausarzt", "der ideale Arzt", "der ideale Partner", "meine beste Freundin" (Felder 1988). So ließen sich sowohl die Konstrukte ermitteln, die die befragten Frauen zur Kennzeichnung ihres Frauenarztes bevorzugen, als auch die Nähe und Distanz dieser für die Frauen wichtigen Person zu anderen Beziehungspartnern.

Aspekte des Selbst
Durchaus im Sinne Kellys können spezifische Konstruktsysteme durch systematische Einbeziehung bestimmter Elemente gezielt untersucht werden. Button (1985b,c) hat magersüchtige Patientinnen untersucht und dabei Elemente vorgegeben wie: "ich mit meinem höchsten Gewicht"; "ich, wie ich vor einem Jahr war"; "ich selbst, als ich am dünnsten war". Es zeigte sich, daß das "Dünnsein" für die einzelnen Patientinnen eine jeweils spezifische Bedeutung haben konnte: Für einige von ihnen verheißt danach z. B. das Konzept "Dünnsein" gewissermaßen mehr Sicherheit bei der Orientierung in der Welt (im Sinne von Antizipation und Validierung) als eine, bewußt auch von ihnen selbst angestrebte, sogar idealisierte Existenz "mit Normalgewicht". Die therapeutische Bedeutung solcher Ergebnisse dürfte evident sein.

Beziehungen
Ryle u. Lunghi (1970) benutzten nicht einzelne Personen bzw. Rollen als Elemente, sondern *Beziehungen*, d. h. Dyaden von Personen, daher die Bezeichnung "dyad grid". Ein Element ist dann z. B. die Beziehung Selbst–Vater, ein anderes die Beziehung Vater–Selbst, ein drittes die Beziehung Vater–Mutter usw. Die zu bildenden Konstrukte, übrigens hier nicht im oben geschilderten Triadenvergleich, sondern im einfacheren Paarvergleich gewonnen, charakterisieren dann jeweils die Beziehungen. Die Ergebnisse sind nicht unbedingt mit jenen identisch, die aus einer Hauptkomponentenanalyse mit den einzelnen Personen als Elementen erschlossen werden könnten.

Nichtpersonale Elemente
Der Gedanke, daß wir persönliche Konstrukte im antizipatorischen Umgang mit unserer Umwelt verwenden, hat einen wesentlich weiteren Anwendungsbereich als nur den Bezug auf nahestehende Personen.

In der nichtklinischen Forschung sind, neben einer großen Zahl anderer Untersuchungsgegenstände, z. B. britische Seebäder (Riley u. Palmer 1976), Kunstgegenstände im Unterricht (Phillips 1985), Reaktionen auf frustrierende Situationen bei jungen Strafgefangenen (Watson et al. 1976) als konstruktgenerierende Elemente verwendet worden. In einer originellen Studie zur Körperwahrnehmung von magersüchtigen Patientinnen verwendete Feldman (1975) sogar Körperteile mehrerer Personen als Elemente.

Varianten des Untersuchungsansatzes

Es ist durchaus nicht zwingend, nur von einer einzigen Person Elemente und Konstrukte zu gewinnen und in der geschilderten Weise auszuwerten. Vielfältige Variationen des Vorgehens sind denkbar. Als Beispiel sei eine Untersuchung von Gerlach (1988) zitiert, die *Ehepaarbeziehungen* in einer Weise erforschte, die an Willis "gemeinsamen Rorschach-Versuch" (1968) erinnert. Der erste Schritt wird mit beiden Partnern gemeinsam durchgeführt: sie müssen sich auf die (personalen) Elemente einigen. Die Gewinnung der Konstrukte (zweiter Schritt) erfolgt in separaten Sitzungen, ebenso das Ausfüllen des Grids, d. h. die Beurteilung der Elemente hinsichtlich der Konstrukte (dritter Schritt).

Schon in der Versuchsdurchführung entsteht oft eine interessante Dynamik des Aushandelns, in der sich mutmaßlich Aspekte der Beziehung szenisch abbilden. Hier kann bereits eine Fülle von Informationen gewonnen werden, die beispielsweise in einer Ehepaarpsychotherapie von größter Bedeutung sein können. Und es spricht nichts dagegen, die Ergebnisse mit den Klienten bzw. Patienten zu besprechen, weil auf diese Weise vieles kommunizierbar wird, was sonst unter den Eskalationsprozessen einer Beziehungskrise verschüttet bleibt.

Für die Auswertung und den Vergleich solcher Grids mit identischen Elementen stehen Programmpakete zur Verfügung, die übrigens auch bei Verlaufsuntersuchungen (z. B. bei Psychotherapiepatienten) angewandt werden können (vgl. Beail 1985b; Winter 1985).

Bei der Untersuchung von Paaren oder auch *Familien* sind verschiedene Formen von Empathie-Grids erprobt worden, in denen z. B. erhoben wurde, wie der Partner nach Meinung der befragten Person Elemente in bezug auf die Konstrukte der letzteren einschätzen würde (Procter 1985).

Exkurs: Andere Verfahren der Untersuchung von Konstrukten

Die Psychologie der persönlichen Konstrukte und das Vorgehen nach Art der Repertory Grid-Technik sind im Bewußtsein der informierten Fachöffentlichkeit sehr eng assoziiert. Es gibt jedoch auch Möglichkeiten, persönliche Konstrukte *ohne* Grid-Technik zu untersuchen.

Als Beispiel sei eine Untersuchung von Schmitt (1988) zitiert:

Bei einem 12jährigen Patienten mit M. Crohn war eins der zuvor per Repgrid-Technik gewonnenen Konstrukte: "Aufregung spielt keine Rolle vs. Aufregung ist schlecht" (bezogen auf die Beschwerden). Dieses Konstrukt wurde mit der Technik der Leiterbildung ("laddering" nach Hinkle 1965) genauer untersucht. Der Patient wurde auf jeder Stufe der gedachten Konstruktleiter gefragt: "Warum ist dir diese Eigenschaft/Verhaltensweise wichtig?", so daß sich weitere Assoziationen und übergeordnete Bewertungsstrukturen ergaben.

Bei jedem neuen Konstrukt wurden die individuellen Gegensätze und die eigene Zuordnung erfragt. Mit dieser Methode wurde erreicht, daß der Patient ein eigenes, individuelles Ziel definierte, für das er sich engagieren konnte.

Eine hierarchisch umgekehrt vorgehende Technik, die *Pyramidierung* (Landfield 1971), fragt, "wie Leute aussehen, für die diese Beschreibung zutrifft", mit der anschließenden Bildung des Kontrastpols usw. Der Patient erkannte so sukzessive seine eigene Position in dem derart skizzierten System. Schließlich ließ der Therapeut den Patienten auch nonverbale Konstrukte bilden (in Gestalt von Zeichnungen), mit denen er seine viszeralen Sensationen beschrieb. Ein solches war z. B. ein Konstrukt "Streßmännchen vs. Ruhemännchen", das sich zusätzlich noch durch verbale Assoziationen charakterisieren ließ.

Die angedeuteten Techniken können nützlich sein, um – in enger Anlehnung an das Denken und Erleben des Patienten – persönliche Bewertungskategorien für das Kranksein zu erarbeiten, was in diesem Fall in eine spezifische Form des Streßbewältigungstrainings mündete. Der spielerische und kreative Charakter des Vorgehens erhöht in solchen Fällen zusätzlich die Motivation und die Bereitschaft von Patienten, sich mit den psychosomatischen Hintergründen ihrer Erkrankung zu beschäftigen.

Testmethodische Aspekte

Als psychodiagnostisches Verfahren ähnelt die Repgrid-Technik einem vom Probanden selbst konstruierten Fragebogen, der auf eine Reihe von Personen angewandt wird, wobei die einzelnen Items dieses Fragebogens, eben die Konstrukte, ihrerseits unter Berücksichtigung der zu beurteilenden Personen, der Elemente, gewonnen werden. Nicht nur andere Personen (nämlich die Rollenträger) sind Kristallisationskerne des Konstruktsystems, auch der Proband selbst. Erkennbar sind technische Ähnlichkeiten z. B. mit Q-Sort-Verfahren oder Prozeduren, wie sie etwa in der Gesprächspsychotherapie nach Rogers verwendet werden, um Selbst-Ideal-Kongruenz zu erfassen. Kennzeichnend für das Repgrid ist demgegenüber zum einen, daß der Proband seine eigenen Konstrukte verwendet, zum anderen, daß auch seine wichtigen Bezugspersonen systematisch mit berücksichtigt werden.

In anderer Hinsicht ist die Repgrid-Technik einem systematischen Interview vergleichbar, bei dem nicht die Inhalte standardisiert sind, sondern eine Strukturvorgabe gemacht wird (Wiedemann 1986)

Trotz der Bezeichnung Rep-*Test* ist die Grid-Technik kein Test im Sinne der tradierten Testtheorie. Testgütekriterien wie Reliabilität und Validität sind in der üblichen Weise nur eingeschränkt anwendbar, da sie, an Kollektiven bestimmt, überindividuell einheitliche "Testwerte" erfordern, die ein "idiographisches" Verfahren nicht von vornherein liefert. Am ehesten sind derartige Kriterien für abgeleitete Parameter oder Teilaspekte bestimmbar, etwa die Höhe der Konstruktbeziehungen, Differenziertheit des Konstruktsystems, Zuordnung von Elementen zu

Rollenbezeichnungen in zeitlichem Abstand, Distanzen zwischen Elementen. In darauf bezüglichen Studien werden Reliabilitäten berichtet, die in der Größenordnung liegen, wie sie von technisch vergleichbaren Methoden (z. B. Persönlichkeitsfragebogen) bekannt sind. Dabei gibt es individuell und stichprobenabhängig beträchtliche Unterschiede, was darauf hinweist, daß Konstruktsysteme individuell unterschiedlich stabil sein können. Detailliert wird diese Frage behandelt von Fransella u. Bannister (1977), Bell (1990), Lohaus (im Druck).

Forschungsstrategische Überlegungen

Da grundsätzlich sehr viele Untersuchungsgegenstände zweidimensional angeordnet werden können und die multivariaten Auswertungstechniken heute griffig zur Verfügung stehen, liegt eine gewisse Versuchung darin, dies auch ungehemmt zu tun und alles und jedes in ein Grid-Format zu pressen. Um so wichtiger ist es, sich genau zu überlegen, was tatsächlich der gegebene Anwendungsbereich erfordert. In erster Linie kommt es darauf an, "das Thema" so zu konzeptualisieren, daß ein konstruktpsychologischer Zugang möglich wird.

Wenn wir beispielsweise die psychosoziale Situation von Aids-Patienten oder von Krebskranken untersuchen, müssen wir uns fragen: Geht es um die Beziehungen zu anderen Menschen, geht es um Konstrukte hinsichtlich der Auswirkungen der Erkrankung, um Ursachen- oder Schuldzuschreibungen, um Vorurteile, um diskriminierende Praktiken, um das Erleben der tödlichen Bedrohung?

Welche Art von "Realität" ist Gegenstand des vermuteten Konstruktionsprozesses? Was bedeutet "konstruieren" im gegebenen Zusammenhang? Alle derartigen Fragestellungen erfordern eine jeweils andere kreative Nutzung des methodischen Prinzips. Entsprechend werden die Leitlinien zur Auswahl der Elemente und die Prozeduren zur Gewinnung der Konstrukte ausfallen. Es ist dabei nicht erforderlich, das theoretische Gebäude der PCP uneingeschränkt zu übernehmen, doch sollte vermieden werden, die Grid-Technik als bloße Technik zur Ermittlung der Assoziation beliebiger Eigenschaften mit beliebigen Objekten zu benutzen.

Weiterhin ist es notwendig, sich auch der Eigenschaften und Voraussetzungen der zugrundeliegenden Auswertungsmethodik zu erinnern, z. B. der Restriktionen, die mit der faktorenanalytischen Technik verbunden sind, oder der notwendigen Entscheidungen, die einer Clusteranalyse vorausgehen, etwa hinsichtlich der Metrik oder der Aggregationsregeln. Sonst besteht die Gefahr, daß Anwender, die über keine psychologische Methodenausbildung verfügen, z. B. das durch eine Hauptkomponentenanalyse gegebene zweidimensionale graphische Bild hypostasieren und als direktes Abbild etwa der Elternbeziehungen nehmen.

Dies ist allerdings ein Problem, das im Umgang mit psychologischen Befunden jeder Art entstehen kann.

Erfreulicherweise besteht jedoch immer die Möglichkeit, zur Überprüfung auf das Originalgrid zurückzugreifen; und Auswertungsprozeduren, die diesem nahe bleiben, sind zweifellos gegenüber stark abstrahierenden in vielen Fällen zu bevorzugen.

Für mich liegt die große Attraktivität dieser Methode v. a. auch darin, daß der Proband ernster genommen wird, daß er weniger bloßes Objekt einer Untersuchung ist als bei vielen anderen Untersuchungsverfahren, daß er selbst aktiver beteiligt ist, daß er nicht nur reaktiver Datenlieferant ist, sondern in gewisser Weise tatsächlich, wie Kelly sagt, als *Forscher* gefragt ist.

Nach alledem sollte deutlich geworden sein, daß die Repgrid-Technik nicht ein klar definierbarer Test ist, sondern eine ganze Gruppe von Verfahren darstellt, ein methodisches Prinzip, einen heuristischen Ansatz. Viele Fragen sind noch offen, auch hinsichtlich bestimmter methodischer, und das heißt auch psychometrischer Eigenschaften. Ein intensiverer Austausch mit anderen Schulen oder theoretischen Konzeptionen ist daher wünschenswert.

Literatur

Bannister D, Fransella F (1967) Grid test of thought disorder: A standard clinical test. Psychological Test Publications, Barnstable

Bannister D, Fransella F (1981) Der Mensch als Forscher (Inquiring Man). Die Psychologie der persönlichen Konstrukte. Aschendorff, Münster (Original 1977)

Bartholomew U (1990) Selbstbild, Isolation und Objektbeziehungen bei Patienten mit akuter Virushepatitis. – Eine Untersuchung mit dem Role-Repertory-Grid. Verlag der Ferberschen Universitätsbuchhandlung, Gießen

Bassler M (1988) Stationäre psychoanalytische Psychotherapie bei einer Patientin mit chronischem Schmerz. In: Schüffel W (Hrsg) Sich gesund fühlen im Jahre 2000. Springer, Berlin Heidelberg New York Tokyo, S 316-322

Baumann C (1979) Veränderung des persönlichen Konstruktsystems bei der Ausbildung von Gesprächspsychotherapeuten. Phil. Dissertation, Universität Saarbrücken

Beail N (ed) (1985a) Repertory grid technique and personal constructs – Applications in clinical and educational settings. Croom Helm, London Sydney

Beail N (1985b) An introduction to repertory grid technique. In: Beail N (ed) Repertory grid technique and personal constructs – Applications in clinical and educational settings. Croom Helm, London Sydney, pp 1-24

Bell R (1988) Theory-appropriate analysis of repertory grid data. Int J Pers Constr Psychol 1: 101-118

Bell R (1990) Repertory grids as mental tests: implications of test theories for grids. Int J Pers Constr Psychol 3: 91-103

Bieri J (1955) Cognitive complexity-simplicity and predictive behavior. J Abnorm Soc Psychol 51: 263-268

Bonarius H, Angleitner A, John O (1984) Die Psychologie der persönlichen Konstrukte: Eine kritische Bestandsaufnahme einer Persönlichkeitstheorie. In: Amelang M, Ahrens H-J (Hrsg) Brennpunkte der Persönlichkeitsforschung, Bd 1. Hogrefe, Göttingen, S 109-138

Buschmann-Steinhage R (1987) "Wenn das Selbst zerbricht...". Selbstkonzept und Einstellung zur Erkrankung bei Schizophrenen, Lang, Frankfurt am Main Bern New York Paris

Button E (ed) (1985a) Personal construct theory and mental health, Brooksline, Cambridge /MA

Button E (1985b) Eating disorders: a quest for control? In: Button E (ed) Personal construct theory and mental health, Brooksline, Cambridge /MA, pp 153-168

Button E (1985c) Women with weight on their minds. In: Beail N (ed) Repertory grid technique and personal constructs – Applications in clinical and educational settings. Croom Helm, London Sydney, pp 61-74, 153-168

Eckart C, Young G (1936) The approximation of one matrix by another of lower rank. Psychometrika 1: 211-218

Egle UT (1982) Die Arzt-Patient-Beziehung als affektives Lernziel im Medizinstudium – Konzept und Evaluation der Anamnesegruppe. Med Dissertation, Universität Marburg

Felder H (1988) Das Bild der Frau vom Frauenarzt. Untersuchungen zur Arzt-Patientin-Beziehung in der Gynäkologie. Verlag der Ferberschen Universitätsbuchhandlung, Gießen

Feldman MM (1975) The body image and object relations: exploration of a method utilizing repertory grid techniques. Br J Med Psychol 48: 317-332

Fransella F, Bannister D (1977) A manual for repertory grid technique. Academic Press, London New York San Francisco

Gerlach I (1988) Anwendung der Grid-Technik zur Erfassung von Selbstkonzepten in Familien. In: Schüffel W (Hrsg) Sich gesund fühlen im Jahre 2000. Springer, Berlin Heidelberg New York Tokyo, S 341-352

Glasersfeld E von (1981, 1985) Einführung in den radikalen Konstruktivismus. In: Watzlawick P (Hrsg) Die erfundene Wirklichkeit. Piper, München Zürich, S 16-38

Groeben N, Scheele B (1977) Argumente für eine Psychologie des reflexiven Subjekts. Steinkopff, Darmstadt

Haubl R, Spitznagel A (1983) Diagnostik sozialer Beziehungen. In: Groffmann K-J, Michel L (Hrsg) Verhaltensdiagnostik. Hogrefe, Göttingen Toronto Zürich (Enzyklopädie der Psychologie, Bd B II 4, S 702)

Hinkle D (1965) The change of personal constructs from the view point of a theory of construct implications. PhD thesis, Ohio State University

Hofstätter PR (1971) Differentielle Psychologie. Kröner, Stuttgart

Kelly GA (1955) The psychology of personal constructs. Norton, New York (Neuauflage 1991)

Kelly GA (1986) Die Psychologie der persönlichen Konstrukte. Junfermann, Paderborn (die ersten 3 Kapitel von Kelly 1955)

Kenny V (1988) Autopoiesis and alternativism in psychotherapy: fluctuations and reconstructions. In: Fransella F, Thomas LF (eds) Experimenting with personal construct psychology. Routledge & Kegan Paul, London, New York, pp 36-47

Landfield AW (1971) Personal construct systems in psychotherapy. Rand McNally, Chicago

Lohaus A (1983) Möglichkeiten individuumzentrierter Datenerhebung. Aschendorff, Münster

Lohaus A (im Druck) Testtheoretische Aspekte der Repertory Grid-Technik. In: Scheer JW, Catina A (Hrsg) Einführung in die Repertory Grid-Technik, Bd 1: Grundlagen und Methoden. Huber, Bern Stuttgart

Mahoney MJ (1988) Constructive metatheory: I. Basic features and historical foundations. Int J Pers Constr Psychol 1: 1-35

Makhlouf-Norris F, Norris HG (1971) Conceptual distance indices as measures of alienation in obsessional neurosis. Psychol Med 1: 381-387

Mischel W (1980) George Kelly's anticipation of psychology: a personal tribute. In: Mahoney MJ (ed) Psychotherapy process. Current issues and future directions. Plenum, New York London, pp 85-87

Neimeyer RA (1985) The development of personal construct psychology. Univ of Nebraska Press, Lincoln

Orlik P (1979) Das Selbstkonzept als Bezugssystem sozialer Kognitionen. Z Sozialpsychol 10: 167-182

Orlik P, Arend H, Schneider-Düker M (1982) Das Selbstkonzept-Gitter als therapiebegleitendes Diagnostikum. In: Zielke M (Hrsg) Diagnostik in der Psychotherapie. Kohlhammer, Stuttgart, S 203-230

Pervin LA (1981) Persönlichkeitstheorien. Reinhardt, München, S 299-340 (Original 1970)

Phillips EM (1985) Using the repertory grid in the classroom. In: Beail N (ed) Repertory grid technique and personal constructs – Applications in clinical and educational settings. Croom Helm, London Sydney, pp 275-294

Procter H (1985) Repertory grids in family therapy and research. In: Beail N (ed) Repertory grid technique and personal constructs – Applications in clinical and educational settings. Croom Helm, London Sydney, pp 218-239

Riemann R (1987) Struktur und Organisation persönlicher Konstrukte. Roderer, Regensburg

Riemann R (1990) The bipolarity of personal constructs. Int J Pers Constr Psychol 3: 149-165

Riley S, Palmer J (1976) Of attitudes and latitudes: a repertory grid study of perceptions of seaside resorts. In: Slater P (ed) The measurement of intrapersonal space by grid technique, vol 1: Explorations of intrapersonal space. Wiley, London New York Sydney Toronto, pp 153-165

Ryle A, Lunghi MW (1970) The dyad grid: a modification of repertory grid technique. Br J Psychiatry 117: 323-327

Sader M (1980) Psychologie der Persönlichkeit. Juventa, München

Scheer JW, Catina A (Hrsg) (im Druck a) Einführung in die Repertory Grid-Technik, Bd 1: Grundlagen und Methoden. Huber, Bern Stuttgart

Scheer JW, Catina A (Hrsg) (im Druck b) Einführung in die Repertory Grid-Technik, Bd 2: Klinische Anwendung. Huber, Bern Stuttgart

Schmitt GM (1988) Die subjektiven Krankheitsvorstellungen eines 12 Jahre alten Patienten mit Morbus Crohn. In: Schüffel W (Hrsg) Sich gesund fühlen im Jahre 2000. Springer, Berlin Heidelberg New York Tokyo, S 299-307

Schüffel W (Hrsg) (1988) Sich gesund fühlen im Jahre 2000. Springer, Berlin Heidelberg New York Tokyo, S 297-376

Schüffel W, Schonecke OW (1972) Assessment of hostility in the course of psychosomatic treatment of three patients with functional disorders, part II. Psychother Psychosom 20: 282-293

Slater P (ed) (1976) The measurement of intrapersonal space by grid technique, vol 1: Explorations of intrapersonal space. Wiley, London New York Sydney Toronto

Slater P (ed) (1977) The measurement of intrapersonal space by grid technique, vol 2: Dimensions of intrapersonal space. Wiley, London New York Sydney Toronto

Thomae H (1968) Das Individuum und seine Welt. Hogrefe, Göttingen

Tucker LR (1963) Implications of factor analysis of three-way-matrices for measurement of change. In: Harris CW (ed) Problems in measuring change. Univ of Wisconsin Press, Madison, pp 122-137

Watson JP, Gunn JC, Gristwood (1976) A grid investigation of long-term prisoners. In: Slater P (ed) The measurement of intrapersonal space by grid technique, vol 1: Explorations of intrapersonal space. Wiley, London New York Sydney Toronto, pp 209-217

Wewetzer KH (1973) Konstruktive Alternativen – Die Psychologie der "personellen Konstrukte" von George Kelly. In: Förster E, Wewetzer KH (Hrsg) Selbststeuerung. Huber, Bern, S 44-65

Wiedemann PM (1986) Konzepte und Methoden zur Analyse des Körpererlebens. In: Brähler E (Hrsg) Körpererleben. Springer, Berlin Heidelberg New York Tokyo, S 199-219

Willi J (1968) Der gemeinsame Rorschach-Versuch, ein Mittel zum Studium von Paarbeziehungen. Psychother Psychosom 16: 375-384

Winter D (1985) Repertory grid technique in the evaluation of therapeutic outcome. In: Beail N (ed) Repertory grid technique and personal constructs – Applications in clinical and educational settings. Croom Helm, London Sydney, pp 154-172

C. Rezensionen

Zwischen Medikalisierung und Ideologie: Bücher zur Sexualmedizin/Sexualwissenschaft

B. Strauß, H. Appelt

Vorbemerkung

Einen wirklich umfassenden Überblick über die neuere Literatur zur Sexualmedizin bzw. Sexualwissenschaft zu geben, ist schier unmöglich. Zu inflationär ist die Flut von Veröffentlichungen zum Thema Sexualität, sowohl auf dem Fachbuchmarkt als auch im Bereich der populären Literatur. Somit müssen die nachfolgend diskutierten Bücher zwangsläufig eine subjektive und eingeschränkte Auswahl darstellen. Schwerpunkt dieser Auswahl waren jene Bücher, die in den letzten Jahren neu oder in neuer Auflage (primär im deutschsprachigen Raum) erschienen sind und die zusammengefaßt nach unserer Auffassung ein weitgehend repräsentatives Bild der gegenwärtigen sexualwissenschaftlichen Literatur bieten können. Dabei werden auch Trends sichtbar, die für die Theorie *und* Praxis der Sexualmedizin typisch sind, ebenso wie neuere Schwerpunkte. Zu diesen gehört seit Beginn der 80er Jahre das Thema AIDS mit all seinen möglichen Facetten. Bücher, die sich explizit mit dieser Thematik befassen, wurden in dieser Sammelrezension *nicht* berücksichtigt (s. dazu die Rezension von H. Zenz in Band 3 des Jahrbuches der medizinischen Psychologie). Die hier aufgeführten Bücher lassen sich grob gliedern in

- Monographien von Lehrbuchcharakter, in denen die Sexualität des Menschen umfassend dargestellt werden soll,
- Bücher zu klinischen Themen,
- Bücher zur Sexualität von Frauen und Männern und
- einige "Sammelwerke", wie z. B. Kongreßberichte und Reader.

Lehrbuchähnliche Bücher

Unter den Veröffentlichungen mit "Lehrbuchcharakter" sei zunächst ein schon etwas älteres Buch erwähnt, das aber aufgrund seiner offensichtlichen Verbreitung in einer Sammelrezension nicht fehlen darf:

Haeberle EJ (1985) Die Sexualität des Menschen – Handbuch und Atlas,
2. Aufl. de Gruyter, Berlin

Haeberles Buch wurde erstmals 1978 in den USA publiziert und dort – laut Klap-
pentext – mehr als 500000mal verkauft. Die 1. Auflage der deutschen Version erschien 1983. Das von Haeberle verfaßte Vorwort zeugt von seinem Selbstbe-
wußtsein: "In diesem Buch sind die Erkenntnisse der heutigen Sexualwissenschaft
knapp, kritisch und allgemein verständlich zusammengefaßt." Der Autor bekennt,
daß er sich mit seinem Buch an ein breites Publikum wendet, kein Spezialwissen
voraussetzt. Es läßt sich also vermuten, daß es sich hier nicht um ein Lehrbuch im
eigentlichen Sinne, eher um ein Aufklärungsbuch handelt. Den Inhalt dieses Buches grenzt der Autor ein. Zwar verweist er auf die Wiege der Sexualwissenschaft,
die in Deutschland insbesondere in Berlin zu finden sei, und plädiert für ein
"Zurück an die Wurzeln". Gleichzeitig distanziert er sich aber von der Wurzel
"Psychoanalyse" und betont die Notwendigkeit, in einem Buch wie seinem die
amerikanische, empirische Forschung zur Sexualität umfassend zu resümieren.
Der Untertitel *Handbuch* ließe sich damit – wenn es diesem Anspruch genügen
würde – rechtfertigen. Der zweite Untertitel, *Atlas*, bezieht sich wohl auf die
295(!) Abbildungen des Buches. Zu einem großen Teil sind dies Originalfoto-
fien von Genitalien in unterschiedlicher Form, Aufnahmen von Geburten,
fotografische Dokumentationen der Tamponbenutzung, Darstellungen vielfältiger
sexueller Praktiken, vom "gewöhnlichen Koitus", über Fellatio, Cunnilingus, Masturbation, homosexuelle/lesbische Kontakte bis hin zu spezifischen "Eingriffen",
wie der Squeeze-Technik, von Masters und Johnson zur Handhabung der vorzeiti-
gen Ejakulation empfohlen. Haeberle selbst spricht im Zusammenhang mit diesen
Bildern von "klaren und unbefangenen Illustrationen", die nicht in der Nähe der
Pornographie sein sollen (bekanntlich bestimmt die Phantasie, was Pornographie
ist und was nicht), die aber "tiefere seelische Schichten erreichen sollen". Der
"Atlascharakter" des Buches wird auch durch die Aufmachung unterstrichen: ein
umfangreiches, unhandliches und "gewichtiges" Buch mit einem schiefen Verhältnis von Text zu Papier.

Zum Inhalt: Insgesamt gliedert sich das Buch in 3 Hauptabschnitte: 1. der
menschliche Körper, 2. das menschliche Sexualverhalten, 3. Sexualität und
Gesellschaft. Dazu kommt ein Anhang, der die Erweiterung im Vergleich zur ersten Auflage darstellt. Dieser Anhang enthält einen Abschnitt zum Thema AIDS,
ein etwas deplaziertes Kapitel über audiovisuelle Hilfsmittel in der Sexualtherapie; die Erwähnung des Gräfenbergpunktes und der weiblichen Ejakulation dürfen
auch nicht fehlen. Neben einer etwas dürftig ausgefallenen Beschreibung neuerer
Entwicklungen der Sexualwissenschaft und zum Konzept sexueller Menschen-
rechte wurde außerdem eine ganze Reihe sexualwissenschaftlicher Testfragen
(nebst Auflösung) in den Anhang aufgenommen, mit denen der Leser prüfen
kann, ob er die Inhalte des Handbuches verstanden und internalisiert hat. Bei einer
genaueren Durchsicht der einzelnen Kapitel, die sicherlich ihren Informationsgehalt haben, fällt sehr schnell auf, daß der im Vorwort erwähnte Anspruch (insbe-

sondere knapp, kritisch) in diesem Buch nicht erfüllt wird. Der erste große Abschnitt hat folgende Themen: die Entwicklung körperlicher Geschlechtsunterschiede, der männliche Körper (das dazugehörige Bild ist ein erigierter Penis!), der weibliche Körper (Illustration: die Vagina einer weißen und einer schwarzen Frau), die Fortpflanzung und "körperliche Probleme". Im letztgenannten Abschnitt finden sich Ratschläge für den Umgang mit Filzläusen, ebenso wie die Erwähnung der Unfruchtbarkeit als körperliches Problem. Das nachfolgende Zitat aus diesem Abschnitt kann als exemplarisch für den Inhalt des Buches gelten:

> Wenn ein Paar keine Kinder bekommt, kann das verschiedene Gründe haben, die den Mann, die Frau oder beide betreffen. Sie reichen von sexueller Unerfahrenheit, mangelhafter Ernährung, psychischen Problemen bis hin zu Störungen der männlichen und weiblichen Fortpflanzungsorgane. Ein offensichtlich gesundes junges Paar (beide Partner unter 35 Jahren) sollte daher fachlichen Rat einholen, wenn länger als ein Jahr vergeblich versucht wurde, ein Kind zu bekommen.... Bei einer sorgfältigen medizinischen Untersuchung beider Partner wird oft die Ursache des Scheiterns festgestellt. Manchmal sind Diagnose und Therapie ausgesprochen einfach. So bleiben z. B. manchmal Paare deshalb kinderlos, weil sie niemals während der fruchtbaren Tage der Frau Geschlechtsverkehr hatten. Manchmal erweist sich das Problem aber auch als wesentlich schwieriger und erfordert intensive Behandlung, z. B. psychologische Beratungen, Hormonbehandlungen oder chirurgische Eingriffe. Eine neuere und immer verbreitetere Methode der Behandlung von Unfruchtbarkeit ist die künstliche Befruchtung. In manchen Fällen (etwa bei jedem 10. Paar) kann trotz aller medizinischen und psychologischen Maßnahmen eine Fruchtbarkeit nicht erreicht werden. Diese Paare können jedoch ihre Erfüllung als Eltern dennoch finden, indem sie ein Kind adoptieren (Haeberle 1985, S. 119 f).

So einfach ist das. Diese Passage zeigt, daß es dem Autor darum geht, die Sexualität des Menschen sehr positivistisch darzustellen. Die Sexualwissenschaft wird als Disziplin charakterisiert, die für alle Probleme eine Lösung parat hält.

Eine Fülle von Definitionen und Feststellungen des Autors dürfte aber auch bei "Lesern ohne Spezialwissen" etwas Befremden auslösen, z. B. die Auffassung: "Geschlechtsverkehr ist jede Kommunikation zwischen Menschen, bei der eine sexuelle Reaktion mitspielt." An anderer Stelle, wenn Haeberle verschiedene sexuelle Praktiken beschreibt, meint er zum sexuellen Kontakt mit Tieren: "Nur Männer und Frauen, die Tiere einem menschlichen Partner für immer vorziehen, kann man als sexuell gestört bezeichnen." Ähnliche Formulierungen finden sich zuhauf in diesem Buch, das – wie erwähnt – sicher auch einen Informationsgehalt hat, insbesondere im dritten Teil (Sexualität und Gesellschaft), in dem Bezug genommen wird auf die soziale Rolle von Männern und Frauen, Begriffe wie Anpassung und Abweichung, Ehe und Familie, sexuell Unterdrückte, und – unter dem Stichwort "sexuelle Revolution" – auch auf die Geschichte der Sexualforschung. Die Informationen sind bedauerlicherweise recht wenig integriert, aneinandergereiht und kaum diskutiert. Insgesamt gesehen ist dem Buch doch anzumerken, daß es bemüht ist, US-amerikanischen Standards zu genügen, damit weist es Haeberle nicht als seriösen Lehr- und Handbuchautor aus, sondern als eher wenig selbst- und wissenschaftskritischen Volksaufklärer, was – s. sein Vorwort – letztlich wohl seine Absicht zu sein scheint. In diesem Fall hätte man aber eine

andere Aufmachung für dieses Buch wählen sollen, um die Assoziation zum
"Etikettenschwindel" zu vermeiden.

Ebenfalls den Charakter eines Handbuches, gedacht für Mediziner, Psychologen
und Berater, hat

Hertoft P (1989) Klinische Sexologie. Deutscher Ärzte-Verlag, Köln

Mit diesem Buch wird die deutsche Übersetzung des in den skandinavischen Ländern am meisten verbreiteten sexologischen Werkes vorgelegt, das 1976 erstmals
publiziert wurde. Zu Recht meint F. Pfäfflin in seinem Geleitwort, daß in diesem
Buch das, "was in zahlreichen Einzeluntersuchungen an sexologischem Wissen
erarbeitet worden ist ... in übersichtlicher Form dargestellt [und] jedem greifbar
[gemacht wird]". Die Beschreibung klinisch relevanter sexualwissenschaftlicher
Befunde erfolgt interdisziplinär, zwar mit medizinischem Schwerpunkt, aber häufiger Bezugnahme auf die Psychologie, Soziologie, Kulturanthropologie und Ge-
schichtswissenschaft. Interessant ist dabei sicherlich die Integration der
skandinavischen Fachliteratur, die hierzulande nur marginal bekannt ist.

Inhaltlich gliedert sich das Buch in 9 größere Abschnitte, in denen Themen sehr
präzise und knapp dargestellt werden, unter Verwendung zahlreicher Abbildungen
und – insbesondere in den Kapiteln über sexuelle Störungen – vieler Fallbeispiele.
In den ersten Kapiteln werden die Entwicklung von Geschlecht und Geschlechtsidentität, sexuelle Verhaltensweisen und physiologische Aspekte sexuellen Erlebens resümiert. Es folgen Abschnitte über sexuelle Dysfunktionen und ihre Behandlung, wobei zunächst die psychischen Aspekte ausführlich beleuchtet werden.
An dem entsprechenden Kapitel ist die sehr ausführliche Diskussion von Diagno-
sesystemen bemerkenswert. Unter den Behandlungstechniken sexueller Dysfunktionen überwiegen verhaltensorientierte Methoden, wie das Sensualitätstraining,
Übungen zur körperlichen Selbsterfahrung, sowie die Darstellung zahlreicher spezifischer Maßnahmen, wie Masturbationsübungen und Ansätze zur Behandlung
einzelner sexueller Dysfunktionen. In einem weiteren Abschnitt werden die somatischen Aspekte sexueller Funktionsstörungen, getrennt für die Frau und den
Mann, einschließlich der heute üblichen somatischen Behandlungsansätze überschaubar dargestellt. Sexuelle Probleme im Zusammenhang mit Behinderung und
Krankheiten verschiedener Art werden gesondert in einem Abschnitt beschrieben.

Jedes Kapitel enthält ein eigenes Literaturverzeichnis, das es dem Leser ermöglicht, sich Detailinformationen zu einzelnen Fragen zu beschaffen. In dem Kapitel
über sexuelle Minoritäten geht Hertoft von einer Diskussion des Normalitätsbe-
griffs aus und beschreibt dann – wiederum unter Zugrundelegung zahlreicher
Fallbeispiele – einzelne Formen der sexuellen Deviation. Besonders ausführlich
und kritisch werden dabei ätiologische Modelle der Homosexualität abgehandelt.
Einem Abschnitt zum Einfluß von Pharmaka auf die Sexualfunktionen folgt das
abschließende Kapitel, dessen Überschrift mit dem Buchtitel identisch ist: Klinische Sexologie. Hier werden Verbindungen von Reproduktion und Sexualität diskutiert, die Geschichte der skandinavischen, speziell dänischen Sexualwissen-

schaft, skizziert und Modelle sexologischer Kliniken erörtert. Das Kapitel schließt mit anregenden Betrachtungen möglicher Inhalte einer sexologischen Ausbildung und mit einer Diskussion der Besonderheiten der Rolle des Arztes als Sexualtherapeut.

Insgesamt gesehen ist Hertofts Buch ein gelungenes Überblickswerk, das Klinikern eine wertvolle Hilfe bei der Behandlung von Patienten mit sexuellen Störungen sein kann. Einschränkend ist allerdings zu sagen, daß die Theorie der Sexualität in diesem Buch zu kurz kommt.

Dies ist nicht der Fall in dem folgenden Buch :

Bräutigam W, Clement U (1989) Sexualmedizin im Grundriß 3. neubearbeitete und erweiterte Aufl. Thieme, Stuttgart

Die beiden ersten Auflagen (1977, 1979) des von Bräutigam allein verfaßten Taschenbuchs gehören seit langem zur sexualmedizinischen Standardliteratur. Die Auffassung, daß sich die Sexualmedizin in der Zeit seit der letzten Auflage so "lebhaft weiterentwickelte", führte dazu, daß das Büchlein völlig neu bearbeitet und Ulrich Clement als Koautor hinzugenommen wurde. Die Tatsache, daß die beiden Autoren "unterschiedlicher wissenschaftlicher und fachpolitischer Herkunft" sind, was offenbar auch Spannungen bedingte, kommt dem Buch zugute. Es gelingt hier wirklich eine integrierte Darstellung medizinischer, psychoanalytischer und sozialwissenschaftlicher Auffassungen und Ergebnisse der Sexualwissenschaft, wobei durchaus auch die Widersprüche zwischen den verschiedenen Betrachtungsweisen deutlich werden, den Leser zur kritischen Diskussion und zum Nachdenken anregen.

In der inhaltlichen Gliederung unterscheidet sich das Buch in mancherlei Hinsicht von anderen. In der Einführung werden die Geschichte der Sexualforschung skizziert, der Begriff der Norm diskutiert und sowohl psychoanalytische als auch lern- und systemtheoretische Modelle der menschlichen Sexualität erläutert. Einem Abschnitt über die körperlichen Grundlagen der sexuellen Funktion folgt ein Kapitel über das diagnostische Gespräch, in dem sich die klinische Erfahrung der Autoren positiv niederschlägt. Getrennt werden sodann sexuelle Funktionsstörungen, Perversionen und die Transsexualität sowie Möglichkeiten der Behandlung dieser Störungen aufgezeigt. Im Gegensatz zu den anderen Büchern wird das Thema Homosexualität in einem eigenen Kapitel ("Sexuelle Partnerorientierung") abgehandelt. Seiner klinischen Bedeutung gerecht wird die ebenfalls gesonderte Darstellung des Themas Inzest. Abschnitte über die Reproduktion, in denen sowohl Methoden der Empfängnisverhütung erörtert werden als auch die Themen Schwangerschaftsabbruch und Infertilität, und Kapitel über psychosomatische Störungen aus sexuellen Ursachen und die HIV-Infektion und AIDS (mit deutlich psychosozialem Schwerpunkt) beschließen dieses gelungene Buch.

Als besonders positiv ist hervorzuheben, daß die Autoren sich kritisch mit der "Gefahr der Medizinalisierung der Sexualmedizin" auseinandersetzen, gleichzeitig aber auch davor warnen, daß sowohl die Verhaltenstherapie als auch die Psychoanalyse Gefahr laufen, die sinnlich-sexuellen Qualitäten aus den Augen zu verlieren. Dem im Vorwort formulierten Anspruch, wonach sexuelle Störungen nur "vom psychosomatischen Ansatz her zu verstehen und zu behandeln" sind, wird dieses Buch durchaus gerecht.

Kon IS (1985) Einführung in die Sexuologie. Pahl-Rugenstein, Köln (vom VEB Deutscher Verlag der Wissenschaften genehmigte Lizenzausgabe)

Der Leningrader Soziologe I. Kon hat hier ein beachtliches Lehrbuch zur "Sexuologie" geschrieben, das v. a. unter gesellschaftskritischen Gesichtspunkten für Spezialisten interessant ist. Es entstand auf der Grundlage einer Vorlesungs-reihe, die der Autor am Leningrader Bechterew-Institut für Psychoneuroendokri-nologie gehalten und 1981 erstmals in ungarischer Sprache publiziert hatte. Ein-malig ist das Buch, da ein sehr gebildeter und belesener russischer Wissenschaft-ler seine Rezeption der westlichen Sexualwissenschaft, v. a. aus den USA und der BRD, in eindrücklicher Weise deutlich macht und mit Arbeiten aus der UdSSR ergänzt.

Das Buch habe 2 Aufgaben: "eine popularisierende, die darin besteht, über die wichtigsten Erkenntnisse und Fragestellungen der modernen Sexuologie zu be-richten, und eine wissenschaftliche, die darin besteht, Gesetzmäßigkeiten der Her-ausbildung eines neuen Wissenschaftszweiges am Berührungspunkt einer Vielzahl von verschiedenen und mitunter weit voneinander entfernten Wissenschaften zu verfolgen."

Kein Buch der letzten Jahre auf dem Gebiet der Sexualwissenschaft hat einen so hohen Anspruch, die Arbeiten aus den unterschiedlichsten Wissenschaftszweigen zum Thema Sexualität so umfangreich darzustellen. Dies wird deutlich an der vom Autor gestellten Frage: "Was gibt es Gemeinsames zwischen der Physiologie der sexuellen Erregung, dem sozialen Verhalten der Tiere, dem sexuellen Symbo-lismus des Altertums und der Semantik eines russischen Fluchs?"

Überwältigt von der großen Zahl dargestellter Untersuchungen und Publikatio-nen fragt man sich, wie es für einen russischen Wissenschaftler Anfang der 80er Jahre überhaupt möglich war, diese ungefähr 600 dargestellten Arbeiten, von denen nur ca. 15 % in russischer Sprache erschienen sind, zu sammeln und zu re-zipieren. Bei dieser Menge erscheint es für den Laien auf dem Gebiet der Sexual-wissenschaft fast unmöglich, sich eine eigene Meinung zu verschiedenen Themen zu bilden. Dies muß noch viel mehr für die Leser aus der UdSSR, aus Ungarn und der DDR gegolten haben, für die es ja kaum möglich war, Arbeiten im Original nachzulesen.

In der Zwischenzeit sind einige Bücher zur Sexualität, v. a. auch zum Leben der Frau in der Sowjetunion erschienen, so daß man anmerken muß, daß die durch die wirtschaftliche und politische Situation bedingten Probleme im Bereich der Se-xualität in Sowjetrußland in diesem Buch eher verharmlost dargestellt werden. Bedenkt man, daß dieses Buch 1981 erstmals erschienen ist, kann man dies aber dem Autor kaum zum Vorwurf machen.

An die Sprache in diesem Buch muß man sich erst gewöhnen. Obwohl klar und verständlich geschrieben, werden häufig Ausdrücke verwendet, die im deutschsprachigen westlichen Wissenschaftsbetrieb nicht üblich sind, z. B. wenn von der "Wissenschaft des Geschlechts" gesprochen wird.

Das Buch umfaßt 4 Kapitel, die den Leser mit Arbeiten aus den verschiedensten Disziplinen bekanntmachen sollen.

In *Kapitel I* "Vom Mythos zur Wissenschaft" beschreibt Kon die historische Entwicklung der Sexualwissenschaft – oder Sexuologie, wie sie in diesem Buch genannt wird. Nach einleitenden Bemerkungen zur Bedeutung der Sexualität im 19. Jahrhundert und zu Beginn des 20. Jahrhunderts gibt Kon einen Überblick über Freuds Ansichten zur Sexualität. Es würde zu weit gehen, sich hier im einzelnen mit den Kritikpunkten Kons auseinanderzusetzen, d. h. mit den Punkten, in denen er meint: "Hier irrte Freud." Bedenkt man jedoch, daß Freud in der UdSSR im Original bis vor kurzem überhaupt nicht zu haben war, so erstaunt vielmehr die fundierte Kenntnis des psychoanalytischen Gedankenguts. Nach einer Auseinandersetzung mit dem Begriff der Norm wird kurz auf die Suche nach einer Synthese in der Sexuologie eingegangen und die Forderung ausgesprochen: "Anstatt über den Gegenstand der Sexuologie und ihr Wechselverhältnis zu anderen Wissenschaften zu streiten, wollen wir uns deshalb ansehen, wie sich ihre Problematik in den Hauptbereichen der wissenschaftlichen Erkenntnis entwickelt, die ein sexuologisches Dreieck bilden, nämlich in der Biologie, in den Gesellschafts- und Humanwissenschaften sowie in der Psychologie."

Kapitel II liefert einen Überblick über naturwissenschaftliche Grundlagen der Sexuologie. Hier werden v. a. US-amerikanische Arbeiten dargestellt, aber auch solche russischer Autoren, die bei uns weitgehend unbekannt sind. In diesem Abschnitt irritiert etwas der wiederholte, fließende Übergang der Darstellung spezieller Aspekte der Sexualität bei Tieren und Menschen. Manchmal weiß man nicht so genau, ob von Mäusen, Affen oder Menschen die Rede ist. Dennoch findet man eine sehr differenzierte Betrachtungsweise der Thematik. Interessiert sich ein westlicher Leser jedoch weniger für die Rezeption amerikanischer Arbeiten durch einen Russen, so erhält man sicherlich in anderen Büchern einen besseren Überblick.

In *Kapitel III* "Sexualität und Kultur" stellt Kon den Übergang von der Biologie zu den Gesellschaftswissenschaften unter starker Betonung der historischen Entwicklung dar. Von besonderem Interesse sind hier wieder die hierzulande wenig bekannten Arbeiten sowjetischer Autoren. Es folgt ein Abschnitt über Symbole und Riten sowie über Verbote und Vorschriften. Nach einem Blick in die Vergangenheit werden schließlich in einem umfangreichen Teil des Buches zu "Sexualität und Lebensweise" v. a. Untersuchungen zum Sexualverhalten (Alter bei Menarche, Masturbation, Koitus usw.) aus verschiedenen Ländern dargestellt. Leider liegen kaum Untersuchungen aus der UdSSR vor, so daß man über das Ursprungsland des Autors hier nur wenig erfährt. Die Bedeutung statistischer Angaben über uneheliche Geburten ergibt wohl ein falsches Bild, da in dem ganzen Buch Kontrazeption und Abtreibung, beides Tabuthemen in der UdSSR, nicht diskutiert werden. Im letzten Kapitel ("Motivation und Verhalten") setzt sich Kon nach einer Darstellung der psychosexuellen Entwicklung sehr differenziert mit der Homosexualität auseinander und schließt dieses Kapitel mit einem Abschnitt über "Nuancen der Liebe".

Bezeichnend ist die Tatsache, daß – obwohl die Bedeutung der Hormone für das Sexualverhalten ausführlich diskutiert wird – auch sexuelle Erfahrungen von Jugendlichen und Erwachsenen detailliert berichtet werden, das Thema Kontrazeption in diesem Buch praktisch nicht auftaucht. Überhaupt hat man den Eindruck, daß man mehr über Sexualität bei den alten Griechen, in der DDR oder sogar den USA und der BRD erfährt als über die alltägliche Sexualität in der Sowjetunion.

Die Geleitsätze (von Goethe, Freud, Foucault, Mead, Fowles, Puschkin etc.), die der Autor für die verschiedenen Kapitel ausgesucht hat, geben in eindrücklicher Weise einen Hinweis auf die enorme Allgemeinbildung Kons. Für einen Nichtfachmann ist es schwierig, in den 376 Seiten Wesentliches vom Nichtwesentlichen zu unterscheiden. Manchmal dürfte es auch nicht einfach sein, die Sichtweise des Autors zu erkennen bzw. von der des Originalautors referierter Arbeiten zu differenzieren. Besondere Beachtung sollte diesem Buch v. a. von Fachleuten geschenkt werden, da es ermöglicht, oft zwischen den Zeilen die wissenschaftliche Betrachtungsweise des zur Zeit bedeutendsten lebenden russischen Sexualwissenschaftlers kennenzulernen.

Als "Leitfaden für Medizinstudenten" der (ehemaligen) DDR deklariert ist

Aresin L, Günther E (Hrsg) (1988) Sexualmedizin 3. Auflage VEB-Verlag Volk und Gesundheit, Berlin

An diesem Buch arbeiteten mit K. Bach, S. Schnabl, K. Starke und H. Szewczyk auch andere namhafte Sexual- bzw. Sozialforscher mit. Das Buch will "einen Überblick über die Varianzbreite der normalen Sexualität des Menschen in alltäglichen und besonderen Situationen des Lebens geben", unter anderem auch Anregungen für die "weitere Sexualforschung unter sozialistischen Gesellschaftsverhältnissen" und "ein gravierendes Manko im akademischen Unterricht der Mediziner" ausgleichen.

Inhaltlich enthält das erstmals 1983 verlegte Buch einen recht knappen Überblick über die körperlichen und psychosozialen Grundlagen der Sexualität des Menschen, Daten und Fakten zum sexuellen Erleben und Verhalten, sexuellen Funktionsstörungen und deren Behandlung, zu Problemen der Intersexualität, zur Homosexualität einschließlich der Entstehungstheorien, "anderen sexuellen Verhaltensweisen" (d. h. sexuelle Deviationen), sexuell motivierte Handlungen und das Strafrecht. In dem Kapitel "Sexualverhalten in besonderen Situationen" werden u. a. die Themen Kontrazeption, Schwangerschaft und Schwangerschaftsabbruch, Kinderlosigkeit und das Sexualverhalten nach/bei Krankheiten, Operationen und Behinderungen abgehandelt. Nach einem Kapitel über sexuell übertragbare Krankheiten (unter denen AIDS kaum erwähnt wird), runden Abschnitte über die "Sexualerziehung als Vorbereitung der Heranwachsenden auf Liebe, Partnerschaft, Ehe und Familie" und über die "Ehe-, Sexual- und Familienberatung in der Deutschen Demokratischen Republik" das Buch ab.

Nicht nur in den Kapiteln mit Bezug zum Strafrecht ist der Inhalt dieses Lehr- buchs sehr auf die Verhältnisse in der ehemaligen DDR zugeschnitten, was sich an Engels-Zitaten, Auszügen aus dem Programm der SED, aber im besonderen Maße auch an einer Ausblendung der westdeutschen Sexualwissenschaft zeigt. Insgesamt gesehen ist die Darstellung der menschlichen Sexualität sehr orientiert an der WHO-Definition sexueller Gesundheit, aber auch an den Idealen des So- zialismus, was einzelne Abschnitte doch etwas befremdlich erscheinen läßt, wie z. B. die sehr starren "Richtlinien" zur Sexualerziehung. Da wegen ihrer Orientie- rung an dem Strafrechts- und Gesellschaftssystem der Deutschen Demokratischen Republik viele der in dem Buch enthaltenen Erörterungen bald der Vergangenheit angehören werden, ist fraglich, wie lange dieser Band, der u. a. auch wegen seiner Einseitigkeit als Leitfaden für Medizinstudenten nicht empfehlenswert erscheint, noch auf dem Büchermarkt bleiben wird.

An dieser Stelle sei erwähnt:

Aresin L, Hörz H, Hüttner H, Szewczyk H, (Hrsg) (1990) Lexikon der Human- sexuologie, Verlag Gesundheit, Berlin

Das ebenfalls von führenden Sexualwissenschaftlern der ehemaligen DDR her- ausgegebene Lexikon ist gedacht als Nachschlagewerk für alle, die sich für die Ergebnisse der Sexuologie des Menschen im weitesten Sinne interessieren. Die Stichworte des Lexikons beziehen sich auf zahlreiche Einzeldisziplinen der Medi- zin, aber auch auf Ethnologie, Soziologie und Philosophie und – recht ausführ- lich – auf die Kunst- und Literaturwissenschaft. Das aktuelle Lexikon orientiert sich an einem *Wörterbuch der Sexuologie und ihrer Grenzgebiete*, herausgegeben von Dietz und Hesse, das 1964 erstmals erschien und offenbar weite Verbreitung fand. Die Stichwortliste dieses Vorbildes wurde übernommen, aber um neue Be- griffe ergänzt, die von AIDS bis zu einzelnen Techniken der Fortpflanzungsmedi- zin reichen. Unter mehreren tausend Einzelbegriffen werden Sachverhalte und Personen, die in irgendeiner Form mit der Sexualität des Menschen verbunden sind, knapp, manchmal sprachlich etwas umständlich (durchaus aber aktuell) defi- niert. Die 19 Autoren des Lexikons sind vorwiegend Mediziner. Medizinische Be- griffe scheinen neben Stichworten zu Kunst und Sexualität besonders stark reprä- sentiert. In mancherlei Hinsicht sind in die Definitionen auch hier DDR-spezifi- sche Aspekte eingearbeitet, weswegen dieses Lexikon auch als historisches Do- kument gelten kann. Diese Spezifika beziehen sich v. a. auf gesellschaftstheoreti- sche und juristische Aspekte, aber auch auf statistische Angaben (z. B. über sexu- elle Praktiken und Erfahrungen, Ehescheidungshäufigkeiten etc.), schließlich auch auf Gesetzestexte, die im Anhang des Bandes abgedruckt sind (Auszüge aus dem Strafgesetzbuch und dem Familiengesetzbuch der DDR). Ansonsten ist das Lexi- kon sehr stark "westlich", sprich US-amerikanisch orientiert, was z. B. an der teilweise unkritischen Übernahme von Angaben zu sexualmedizinischen Behand-

lungsmethoden (z. B. Pharmaka und sexuelle Reaktion) sichtbar wird. Die Völker-
kundler und Kunsthistoriker unter den Autoren dürften für einen weiteren Anhang
des Lexikons verantwortlich zeichnen, der eine Reihe von farbigen Abdrucken diverser Werke bildender Kunst aus unterschiedlichen Epochen wiedergibt, die im
weitesten Sinne die Sexualität darstellen. Dieser Bilderteil (mit Verweisen auf
Stichworte) lehnt sich wohl an der Idee des berühmten Bilderlexikons der
Sexualwissenschaft an, das in den 30er Jahren vom Berliner Institut für Sexualwissenschaft herausgegeben wurde. Insgesamt gesehen scheint hier die Auswahl etwas willkürlich, sie trägt aber durchaus dazu bei, daß das Lexikon der
Humansexuologie über den Charakter eines Nachschlagewerkes hinausgehend als
bibliophiles Bändchen mit ansprechender Ausstattung gelten kann.

Um die Menge der relevanten Bücher einigermaßen überschaubar zu halten,
wurde bei dieser Sammelbesprechung auf die Hinzunahme englischsprachiger
Bücher zur Sexualforschung weitgehend verzichtet. Erwähnt werden sollte allerdings

Bancroft J (1989) Human sexuality and its problems, 2nd Edition. Churchill
Livingstone, Edinburgh London Melbourne New York

Mit diesem Buch legt John Bancroft, ein seit vielen Jahren international renommierter Sexualwissenschaftler, an einem Institut für Fortpflanzungsbiologie in
Edinburgh tätig, die 2. Auflage seines 1983 erstmals erschienenen Buches von
Lehrbuchcharakter vor. Die Erstauflage wurde 1985 auch in deutscher Sprache
publiziert (Grundlagen und Probleme menschlicher Sexualität, Enke, Stuttgart).
Dieses Buch ist deshalb bemerkenswert, weil es wie kaum ein anderes den aktuellen Stand der *empirischen* Sexualwissenschaft zusammenfaßt und somit ein wert-
volles Nachschlagewerk für viele Teilgebiete der Sexologie sein kann, das auch
durch seine übersichtliche und verständliche Darstellung für Leser geeignet ist,
die mit einzelnen Gebieten nicht vertraut sind. In dieser Bewertung liegt allerdings auch die Einschränkung, daß der Autor, dem man an vielen Stellen seine
wissenschaftliche Neugier, aber auch Naivität anmerkt, sich auf die Darstellung
von Forschungsbefunden der empirischen Sexualforschung (vorwiegend des an-
glo-amerikanischen Sprachraums) beschränkt und diese relativ wenig interpretiert
und kritisiert. Der Autor macht keinen Hehl daraus, daß seine theoretische Basis
die Soziobiologie ist, was sich niederschlägt in sehr ausführlichen Darstellungen
der biologischen Grundlagen von Sexualität und sexueller Schwierigkeiten sowie
von Tiermodellen. Was die klinischen Kapitel des Buches anbelangt, so wird die
behavioristische Vergangenheit des Autors deutlich, der in den 60er und 70er Jahren selbst mit sehr strikten verhaltenstherapeutischen Techniken bei der Behandlung sexueller Probleme experimentierte.
    Der Autor beginnt die Zusammenstellung von Befunden mit einer Darstellung
der persönlichen Wertvorstellungen, er grenzt sich ab von einem extrem konservativen Verständnis von Sexualität, wie es etwa die katholische Kirche verkörpert,
macht aber gleichzeitig deutlich, daß er allzu große sexuelle Freizügigkeit auch

deshalb ablehnt, weil er als Kliniker deren negative psychische Folgen zur Genüge kennengelernt hat.

Anders als in der 1. Auflage, beginnt der inhaltliche Teil mit einem umfangreichen Kapitel zu den biologischen Grundlagen der Sexualität, was die Gliederung des Buches verständlich macht. Die eigenen Arbeiten Bancrofts zur Hormonsubstitutionstherapie beim Hypogonadismus, zur Veränderung des sexuellen Verhaltens im Verlauf des Menstruationszyklus und zur Penisplethysmographie sind im ersten Kapitel ausführlich zusammengefaßt. Dazu kommt eine sehr verständliche Darstellung neurophysiologischer Grundlagen sexueller Funktionen und Befunde der Neuropharmakologie. In einem Kapitel über die sexuelle Entwicklung und deren Störungen läßt sich die soziobiologische Ausrichtung des Autors besonders deutlich erkennen, wenn er anhand von Tierexperimenten zu belegen versucht, daß insbesondere die Entwicklung von sexuellen Präferenzen zu einem nicht geringen Teil biologisch (d. h. genetisch und hormonell) determiniert ist.

Sehr ausführlich wird im folgenden Kapitel die Methodik sexualwissenschaftlicher Befragungen und deren Ergebnisse im Hinblick auf heterosexuelles Verhalten diskutiert, ergänzt durch einen Abschnitt über die Partnerwahl. In einem gegenüber der Erstauflage neu hinzugekommenen Kapitel über die Sexualität im Alter, resümiert Bancroft Untersuchungen zum Sexualverhalten im höheren Lebensalter und nimmt vornehmlich Bezug auf die Bedeutung physiologischer Veränderungen. In dem Kapitel zur Homosexualität stellt Bancroft Betrachtungen über die Ursachen der negativen Einstellung gegenüber dieser Variante an und ergänzt die Beschreibung sexualwissenschaftlicher Befunde mit einer knappen Darstellung von Ergebnissen zu den Auswirkungen der AIDS-Erkrankung auf das sexuelle Verhalten Homosexueller.

Die weiteren Kapitel des Buches sind sehr stark auf die klinische Praxis ausgerichtet und befassen sich mit sexuellen Deviationen und Funktionsstörungen. Insbesondere im Zusammenhang mit letzteren wird die Faszination deutlich, die der Autor offensichtlich angesichts der Entwicklungen auf dem Gebiet der somatischen Diagnostik von Erektionsstörungen erlebt. In dem Kapitel über die Therapie sexueller Störungen, das zahlreiche Fallbeispiele enthält, herrschen verhaltensorientierte Psychotherapiekonzepte vor, die weitgehend unkommentiert mit einer Reihe anderer Behandlungs-"techniken", wie etwa Einsatz von Surrogatpartnern, von Hormonen und Medikamenten und anderen Hilfsmitteln ebenso wie chirurgischen Methoden aneinandergereiht dargestellt werden. Wie schon in der 1. Auflage, ist das Kapitel über Zusammenhänge zwischen körperlichen Erkrankungen, medizinischen Behandlungsmaßnahmen und sexuellen Problemen eine sehr geeignete Informationsquelle für Praktiker. Demgegenüber ist der Abschnitt über sexuelle Aspekte der Fruchtbarkeit, Fruchtbarkeitskontrolle und Sterilität doch sehr einseitig auf Details, z. B. Zusammenhänge von Koitusfrequenz und Fruchtbarkeit, konzentriert. In dem abschließenden Kapitel über Sexualstraftaten werden v. a. klassifikatorische Probleme und juristische Feinheiten diskutiert, daneben aber auch einige psychologische Befunde zum Thema Vergewaltigung etc.

Auf die sicherlich verständliche Einseitigkeit des Buches wurde in der 1. Auflage noch in einem Vorwort von Gunter Schmidt hingewiesen, der darin wohlwollend-kritisch anmerkte, daß z. b. psychoanalytische und sozialphilosophische Theorien unberücksichtigt bleiben, und gleichzeitig die Grenzen empirischer Sexualforschung betonte. Interessanterweise fehlt dieses Vorwort in der 2. Auflage des Buches. Dies ist insbesondere auch deshalb bedauerlich, weil gerade die in den englischsprachigen Ländern praktizierte Sexualwissenschaft größtenteils die auch in diesem Buch fehlenden kritischen Positionen vermissen läßt. Trotz dieser Einschränkungen muß das Buch von Bancroft als ein sehr umfassendes und fleißiges Überblickswerk der empirischen Sexualforschung bezeichnet werden, das seinesgleichen sucht.

Während Bancrofts Buch durchaus für einen breiten Leserkreis geeignet ist, auch was das Spezialgebiet des Autors – nämlich die Pharmakologie und Endokrinologie sexueller Funktionen – anbelangt, ist das folgende Buch sehr spezifisch und wahrscheinlich nur für die Leser sinnvoll, die sich selbst intensiv wissenschaftlich mit der Endokrinologie und Pharmakologie sexuellen Verhaltens befassen:

Sitsen JMA (ed) (1988) Handbook of sexology, vol VI: The pharmacology and endocrinology of sexual function. Elsevier, Amsterdam

Das Buch ist der erste von mehreren geplanten Ergänzungsbänden des 1977 verlegten, von J. Money und H. Musaph herausgegebenen Handbuchs der Sexualwissenschaft. Der Herausgeber dieses Bandes ist Mitarbeiter der Forschungsabteilung der niederländischen Pharmafirma Organon. Ihm gelang es, namhafte Autoren aus den USA und Europa für dieses Buch zu gewinnen, z. B. J. Bancroft, J. Buffum, L. Gooren, J. Money, G. Wagner oder E. Gladue. Auch das Handbuch von 1977 enthielt einen Band, der sich mit der Endokrinologie sexueller Funktionen befaßte. Seither hat sich der Stand der Forschung auf diesem Gebiet aber derart dramatisch verändert, daß eine neuerliche Bestandsaufnahme sicher gerechtfertigt ist.

Das Buch besteht aus 3 Teilen: 1. Der allgemeine Teil besteht aus 4 Kapiteln zur Neuropharmakologie, Zusammenhängen zwischen dem autonomen Nervensystem und sexuellen Funktionen, der Bedeutung von Neuropeptiden und der peptidergen Innervation der Geschlechtsorgane. Diese Einführungen weisen auf den hohen Grad an Spezialisierung endokrinologisch-pharmakologischer Untersuchungen zur Sexualität hin; dementsprechend schwer lesbar sind diese Abschnitte, dennoch aber wichtig für das Verständnis der spezifischen Teile des Buches.

2. In dem ersten der beiden speziellen Teile des Buches werden in insgesamt 7 Kapiteln tierexperimentelle Studien zum Zusammenhang zwischen Gehirnentwicklung und Sexualverhalten beschrieben, jeweils getrennt nach einzelnen Arten. Insgesamt erweckt dieser Teil den Eindruck, daß die Entwicklungen der letzten Jahre auf diesem Gebiet primär gekennzeichnet sind durch eine Erweiterung experimenteller Ansätze und eine Spezifizierung und Ausweitung der Stoffe, die für sexuelle Entwicklung und Reaktionen verantwortlich gemacht werden. Diese Fortschritte haben aber offenbar nicht zu einer Klärung der Sachverhalte beigetragen.

3. Der dritte Teil des Buches, in dem Untersuchungen bei Menschen und klinische Befunde zusammengetragen sind, ist sicher der relevanteste und auch für einen breiteren Leserkreis wichtigste: Hier werden zunächst die Befunde zur Bedeutung von Hormonen für die sexuellen Funktionen des Mannes resümiert. In einem weiteren Kapitel werden die wesentlichen Befunde zur Psychoendokrinologie der weiblichen Sexualität dargestellt, gegliedert nach den Grundlagen, Befunden zum Zusammenhang von Menstruationszyklus und Sexualität und endokrinen Veränderungen in verschiedenen Lebensabschnitten, wobei die Bedeutung soziokultureller Faktoren zu Recht sehr betont wird. Das gleiche gilt für die klinischen Befunde bei Menschen mit angeborenen endokrinen Auffälligkeiten, die Effekte pränataler Hormonvergaben und Merkmale des sexuellen Verhaltens im Zusammenhang mit Hormonstörungen und exogen verabreichten Hormonen. Die Frage nach der Bedeutung endokriner Faktoren für die sexuelle Orientierung und die Entwicklung der Geschlechtsidentität sind Thema zweier Beiträge, verfaßt von Gladue und Gooren, die sich darin sehr kritisch äußern, v. a. gegenüber der Theorie der pränatalen Bedingung homosexuellen Verhaltens. Gooren faßt die Befunde mit der Feststellung zusammen, daß bis zum heutigen Zeitpunkt wirklich fundierte Hinweise auf biologische Korrelate der Homosexualität fehlen.

In den übrigen Kapiteln des Abschnitts schließlich werden die Auswirkungen von Medikamenten, Drogen und von Alkohol auf die sexuellen Funktionen zusammengefaßt. Money und Mitarbeiter betrachten die "Aphrodisiologie" historisch und inhaltlich und nennen dabei auch als neues Aphrodisiakum die zur Schwellkörperautoinjektionstherapie benutzte Substanz Papaverin. Die letzten beiden Beiträge schließlich fassen Befunde zum Einsatz von Medroxyprogesteronacetat und Cyproteronacetat bei der Behandlung von Sexualstraftätern zusammen, beide mit dem Ergebnis, daß die Substanzen – allein verabreicht, d. h. ohne begleitende psychotherapeutische Maßnahmen – ineffektiv sind. Insbesondere jener dritte Teil weist das Buch als ein sehr brauchbares Nachschlagewerk aus, in dem die Literatur zu den einzelnen Themenbereichen vollständig, aktuell, kritisch und in ansprechender Form dargestellt ist.

Enttäuscht von der sexualwissenschaftlichen Literatur haben sich folgende Autoren zusammengefunden, um "Alltägliches" über Sexualität zu schreiben:

Massing A, Weber I (Hrsg) (1987) Lust und Leid: Sexualität im Alltag und alltägliche Sexualität. Springer, Berlin, Heidelberg, New York, Tokyo

Die Autoren sahen sich bei Durchsicht bisheriger Literatur überhäuft von "Meßdaten, abstrakten Begriffen, Kategorisierungen, mehr oder weniger direkten Be- und Verurteilungen und v. a. von Darstellungen zur Pathologie der Sexualität und technisch-therapeutischen Vorschlägen zur Verbesserung des Sexualverhaltens". Somit wird mit diesem Buch die Absicht verbunden, "das Thema 'Sexualität' als ein alle Bereiche des Menschen durchdringendes, im wissenschaftlichen Kontext wieder mehr ins Gespräch zu bringen und dadurch in gewisser Weise einen Kontrapunkt zur Fraktionierungstendenz im wissenschaftlichen Umgang mit Sexualität zu setzen." Aus diesem Grund kamen in diesem Buch auch nicht Experten der Sexualwissenschaft zu Wort, sondern Fachleute aus folgenden Wissenschaftsbereichen: Psychoanalyse, Ethnologie, Soziologie, Feminismus, Psychiatrie, Psychologie. Einleitend behaupten die Herausgeber, dadurch fachwissenschaftliche Heterogenität gewährleisten zu können. Auffallend bei der Lektüre dieses Buches ist aber, daß man immer wieder enttäuscht ist, da die im Titel angekündigte Thematik nur sehr unzureichend dargestellt wird.

Einige Kapitel befassen sich mit der historischen Sicht des Wandels von Sexualität und gesellschaftlichen Werten, Normen und Moralvorstellungen. In einem weiteren Beitrag wird das Hineinragen von Vergangenem in die Gegenwart als "modernes Problem" der Studenten an Hochschulen dargestellt. Über das Thema "Sexualität und Kirche" wird auf sehr persönliche Art und Weise berichtet. Weitere Autoren problematisieren die Beziehung zwischen psychoanalytischen Konzepten und technischen Aspekten therapeutischer Prozesse. Schließlich findet man einige Arbeiten zur alltäglichen Sexualität in Beziehungen der 3 Generationen. Der Aussage der Herausgeber, daß man trotz der inhaltlichen Breite einiges vermissen wird, kann man nur zustimmen. Das Buch sammelt eine Reihe persönlicher Eindrücke zu den unterschiedlichsten Bereichen der Sexualität. Wissenschaftliche Untersuchungen werden entweder einfach zusammengefaßt referiert, in der Regel jedoch in der Argumentation völlig weggelassen. So findet man z. B. ein Kapitel über die Entwicklung der Sexualwissenschaft, in dem mit einer Ausnahme keine einzige Arbeit von Sexualwissenschaftlern im deutschen Sprachraum nach dem 2. Weltkrieg Erwähnung findet. Das Buch ist sicherlich eine Anregung für Menschen, die sich bisher wenig mit Sexualität im Alltag auseinandergesetzt haben. Als wissenschaftlich kann man es v. a. wegen der seltenen Begründung von Argumenten wohl kaum bezeichnen. Vielmehr ist es eine gute populärwissenschaftliche Einführung zum Thema Sexualität.

Bücher zu klinischen Themen

Unter den zahlreichen Büchern zu Sexualtherapie und -beratung ist das folgende mittlerweile bereits etabliert:

Buddeberg C (1987) Sexualberatung 2. Aufl. Enke, Stuttgart

Mit dem Versuch, eine Einführung in die Sexual*beratung* für Ärzte, Psychotherapeuten und Familienberater zu geben, war Buddeberg wahrscheinlich der erste deutschsprachige Autor, der (in der 1. Auflage des Buchs, 1983) praktische Vorschläge für die Berücksichtigung sexualmedizinischer Fragen in der alltäglichen ärztlichen Praxis formulierte. Letztendlich, dies sei vorweggenommen, wird nicht ganz deutlich, wann der Autor eine Sexualberatung, wann eine weitergehende psychotherapeutische Behandlung empfiehlt. Seiner Definition zufolge geht es bei der Sexualberatung "in erster Linie um Vermittlung von Informationen ... zur Erreichung eines befriedigenden Sexuallebens".

Das Buch ist naturgemäß praxisorientiert, wobei der Autor sicher von reichhaltigen Erfahrungen als Arzt an einer Abteilung für psychosoziale Medizin in Zürich zehren kann. Gegliedert in 3 Teile, behandelt das Buch zunächst recht kurz und bündig die "sexualmedizinischen Grundlagen". Hierunter fallen eine Diskussion der Probleme bei der Thematisierung der Sexualität in der Praxis ("ein heißes Eisen"), gelungene Übersichten über die diagnostische Einteilung von Sexualstörungen und deren Ursachen. Schließlich versucht der Autor die wahrhaft schwierige Frage zu beantworten: "Was ist Sexualität – Körperreaktion, Triebkraft oder Erlebnisbereich?" Buddebergs Antwort: Die Sexualität "ist eine biologisch verankerte Möglichkeit des Erlebens, das sich sowohl im individuellen Empfinden wie im partnerschaftlichen Verhalten ausdrückt. Sexuelle Symptombildungen sind demnach als Störungen aufzufassen, die sowohl einen Konflikt in der Beziehung zu sich selbst wie zum Partner symbolhaft ausdrücken".

Die Betrachtung sexueller Probleme auf 2 Ebenen, der individuellen und der partnerschaftlichen, bestimmt den nächsten größeren Abschnitt des Buchs: "Methodik der Sexualberatung". Hier wird zunächst auf sprachliche Schwierigkeiten bei der Sexualberatung eingegangen, die Notwendigkeit betont, die Sprache des Patienten, ob sie nun vulgär, blumig, kindlich etc. sei, sprechen zu können. Prinzipiell, so Buddeberg, sei jeder Arzt in der Lage, Sexualberatung durchzuführen, vorausgesetzt (u. a.), er ist vertraut mit Techniken der Gesprächsführung, verfügt über sexualmedizinische Kenntnisse und räumt der Sexualität einen wichtigen Rang für das Wohlbefinden eines Menschen ein. Die Technik der Sexualanamnese sowie Einzel- und Paargespräche werden in weiteren Kapiteln sehr anschaulich, teilweise unter Verwendung von Verbatim-Protokollen aus Beratungsgesprächen, demonstriert. Die Einschätzung von Paarkonflikten, orientiert an Willis Kollusionsmodell, nimmt dabei breiten Raum ein. Schließlich geht Buddeberg in einem gesonderten Abschnitt auf Widerstände im Beratungsgespräch ein.

Im letzten Teil des Buches bespricht der Autor sexuelle Probleme in verschiedenen Lebensphasen unter Überschriften wie "Geschlechtsorgane als Spielzeug – Psychosexuelle Entwicklung im Kindesalter", " Jugendsexualität – ein Dauerkonflikt?", "Nach der Heirat – zwischen Glück und Frustration" oder "Die mittleren Jahre – rettet die Zärtlichkeit!" Die Sexualität im Alter und sexuelle Probleme bei körperlichen und psychischen Krankheiten sind weitere Themen des Abschnitts über die "Praxis der Sexualberatung". Während speziell die Kapitel über die Auswirkungen verschiedenartiger Erkrankungen auf die Sexualität recht überzeugend und informativ wirken (der Autor selbst hat auf diesem Gebiet ausgiebig empirisch geforscht), lesen sich die oben erwähnten Teile recht mühsam. Das mag daran liegen, daß hier die persönliche Sichtweise Buddebergs besonders deutlich wird, die durch ein eher konservatives Verständnis von Sexualität geprägt zu sein scheint. Dies führt auch dazu, daß die aggressive Seite der Sexualität kaum zur Sprache kommt, sexuelle Gewalt und Mißbrauch nur marginal erwähnt werden. Dies wird bei vielen Lesern ebenso Erstaunen hervorrufen, wie einige konkrete

Empfehlungen des Autors oder seine Bewertung ethischer Aspekte der Sexualtherapie (wenn ein Arzt Genitalmassage durchführt, soll er doch vorher seine Patienten informieren!). Alles in allem ist Buddebergs Anleitung zur Sexualberatung als ein persönlicher Erfahrungsbericht zu sehen, der – neben wirklich fundierten Informationen – Vorschläge enthält, wie Sexualberatung aussehen *kann*. Damit ist das Buch brauchbar und anregend für Ärzte und Berater, die es allerdings nicht unreflektiert als "Kochbuch" verwenden sollten.

Ebenfalls als Hilfe in der täglichen Praxis gedacht sind die folgenden Bücher:

Kockott G (1988) Männliche Sexualität: Funktionsstörungen.
Erkennen-Beraten-Behandeln. Hippokrates Stuttgart
Kockott G (1988) Weibliche Sexualität. Hippokrates Stuttgart
Kockott G (1988) Sexuelle Variationen. Hippokrates Stuttgart

In der Reihe "Psychiatrie für den Praxisalltag" sind von Kockott 3 ausgezeichnete Büchlein zur männlichen und weiblichen Sexualität sowie zu sexuellen Variationen erschienen. In klarer Sprache wird hier der neueste Stand des Wissens in diesen 3 Bereichen kritisch und differenziert kurz dargestellt.

Die beiden Büchlein zur männlichen und weiblichen Sexualität sind analog aufgebaut und umfassen folgende Teilbereiche: ungestörte Sexualität, Symptomatologie, Diagnostik, organische Ursachen, Psychogenese, sexuelle Funktionsstörungen bei psychiatrischen Erkrankungen, Sexualberatung, Therapie körperlich bedingter Störungen, Psychotherapie, die Sexualität im höheren Lebensalter, und in dem Buch zur Sexualität der Frau, einen Abschnitt über Sexualität und Schwangerschaft. Organische Ursachen und Behandlungsmethoden sexueller Störungen werden kurz dargestellt, aber nicht überbewertet. Selbst dem Laien dürfte es möglich sein, auch einen Eindruck von möglichen psychotherapeutischen Behandlungsansätzen zu erhalten.

Im dritten Büchlein zu sexuellen Variationen findet man eine ausführliche Darstellung der Diagnostik und Klassifikation sexueller Variationen, z. B. Exhibitionismus, Fetischismus, Pädophilie usw. Es folgt eine Gegenüberstellung der Häufigkeit sexueller Deviationen bei Männern und Frauen. Weitere Kapitel beschäftigen sich mit klinischen Aspekten, Auftreten sexueller Deviationen im Zusammenhang mit anderen Erkrankungen, Entstehungstheorien, Beratung, Therapie. Zwei ausführlichere Kapitel beschäftigen sich mit Homosexualität und Transsexualität. Abschließend wird ein kurzer Überblick über die Problematik des Sexualverhaltens Behinderter gegeben. In allen 3 Bänden werden die wichtigsten Aussagen am Ende der Kapitel kurz zusammengefaßt.

Diese didaktisch ausgezeichneten Arbeiten des Münchner Sexualwissenschaftlers Kockott sind sowohl für Ärzte und Psychologen in der Praxis sehr brauchbare Informations- und Nachschlagewerke, wie auch ausgezeichnet für den Studentenunterricht sowohl in der Psychologie als auch der Medizin geeignet.

Zu den Büchern, die sich primär mit sexuellen Störungen beschäftigen, gehört auch:

Kaplan HS (1988) Sexualaversion, sexuelle Phobien und Paniksyndrome. Enke, Stuttgart

Die Autorin dieses Buches, ursprünglich Psychoanalytikerin, ist auch im deutschsprachigen Raum lange bekannt, vorwiegend durch ihre Bücher *Neue Sexualtherapie* (1974) und *Hemmungen der Lust* (1981), in denen sie zur Behandlung sexueller Funktionsstörungen und Beeinträchtigungen der sexuellen Appetenz eine Kombination verhaltensorientierter und psychodynamischer Therapieansätze propagiert. Eine derartige Kombination hat sich mittlerweile bei umgrenzten Störungen als sehr sinnvoll und praktikabel erwiesen, wie dies auch andere Autoren gezeigt haben. In ihrem neuesten Buch geht Kaplan zunächst von einer Erweiterung der Diagnoseklassifikation sexueller Störungen aus, die sich in der letzten Revision des DSM III finden läßt (und an der die Autorin offenbar selbst maßgeblich beteiligt ist). Insbesondere werden die Konzepte der Sexualaversion und der phobischen Sexualvermeidung "als zwei klinische Varianten sexueller Panikzustände" eingeführt. Diese neue Diagnose beinhaltet, in Anlehnung an den derzeit sehr modernen Begriff des Paniksyndroms, ein "psychiatrisches Umdenken", eine "starke Abkehr von psychoanalytischen Positionen" und die Annahme einer "vermutlich biologisch bedingten Vulnerabilität für Panik". Darauf aufbauend schlägt die Autorin für Patienten mit *sexuellem* Paniksyndrom (die in ihrem eigenen Klientel angeblich 25 % aller Patienten mit sexuellen Phobien und Aversionen ausmachen) eine Kombination von Psychopharmakagabe und psychodynamisch orientierter Sexualtherapie als den optimalen Behandlungsansatz vor. Es ist sehr rasch erkennbar, daß dieser Vorschlag nicht wissenschaftlich fundiert ist. Zum einen wird nicht deutlich, auf welche Ausgangsdaten sich die Angaben der Autorin stützen, zum anderen – und dies ist viel schwerwiegender – enthält das Buch keinerlei Angaben zur Evaluation dieser Behandlungstechnik.

Einer ausführlichen Beschreibung von klinischen Merkmalen der genannten Störungen, die im extremen Fall nach Kaplan dazu führen können, daß Menschen "lebenslang jungfräulich bleiben", folgt die Darstellung eines "pluralistischen Ätiologiekonzeptes", in dem lerntheoretische, psychodynamische und die neuen biologischen Theorien der phobischen Angstzustände dargelegt und auf die sexuellen Panikzustände übertragen werden. Letztendlich ist die Vermutung, daß Patienten mit sexuellen Phobien eigentlich Panikpatienten im engeren Sinne sind. Kaplan weist darauf hin, daß Patienten mit Paniksyndrom stark anfällig sind für Trennungsangst die – abgrenzbar von anderen Formen der Trennungsangst – das Produkt einer biologisch bedingten Disposition ist, wenngleich die meisten Patienten in ihrer Kindheit Probleme mit Trennungen gehabt zu haben scheinen. Aufgrund dieser Bedeutung biologisch wirkender Faktoren sind antipanisch wirkende Stoffe, womit vorwiegend trizyklisch wirkende Antidepressiva gemeint sind, "eine neue Waffe gegen sexuelle Inkompetenz". Diese Stoffe tragen nach Kaplan zur Löschung von Angst bei und ermöglichen, sofern sie kortikale Funktionen und

Wahrnehmungen nicht beeinträchtigen, darüber hinaus ein psychodynamisch orientiertes, sexualtherapeutisches Vorgehen, das aber letztendlich sekundär zu bleiben scheint, genau genommen dann auch wenig Sinn macht. Insgesamt gesehen ist die von der Autorin beschriebene Indikation für den Einsatz dieser antipanischen "Waffen" sehr unscharf, im Zweifelsfall für alle Patienten mit Sexualstörungen passend.

Auch wenn der Grundtenor des Buches ein Plädoyer für die Integration verschiedener Behandlungsansätze ist, steht die Betonung des Biologischen doch im Vordergrund. Dies zeigt sich sowohl in den zahlreichen Fallbeispielen, in denen die Psychodynamik wenig Gewicht erhält, als auch in einem von Donald F. Klein (einem "führenden Experten für Psychopharmakologie und Psychiatrieprofessor") verfaßten Kapitel über "Sexuelle Störungen und Medikamente", das Richtlinien zum Einsatz psychotroper Medikation bei sexuellen Störungen, einschließlich sehr großzügiger Dosierungsanleitungen, enthält. In diesem Kapitel wird auch das Problem erwähnt, daß psychotrope Medikamente ja oftmals die sexuellen Funktionen beeinträchtigen können. Kaplan, man höre und staune, empfiehlt für solche Fälle die zusätzliche Vergabe von Cholinergika oder Serotoninantagonisten, die dann wieder sexuelle Nebenwirkungen der Psychopharmaka beheben sollen.

Diese Beispiele belegen, daß nun auch H. S. Kaplan eine "somatische Wende" in ihrer Auffassung von Störungen der Sexualität vollzogen hat, wie sie für die letzten Jahre typisch ist. Im speziellen Fall ihres Buches ist dies besonders problematisch, da das von ihr vorgeschlagene therapeutische Vorgehen, dem – wie erwähnt – jegliche wissenschaftliche Fundierung fehlt, dazu einlädt, unkritisch übernommen zu werden und die Attribution der Ursachen sexueller Störungen auf das Körperliche sowohl bei Klinikern als auch bei Patienten stützt. Dies ist ohne Zweifel ein Rückschritt, aber auch eine Herausforderung an potentielle Autoren, die Psychodynamik und Psychologie von sexuellen Störungen in der Zukunft plausibel und verständlich darzulegen.

Ähnliches gilt für das Buch:

Bähren W, Altwein JE (Hrsg) (1988) Impotenz – Diagnostik und Therapie in Klinik und Praxis. Thieme, Stuttgart

Dieses vorwiegend von Urologen verfaßte Buch zur Impotenz ist gedacht für Kliniker, die "sich auch nur im entferntesten mit dem Problem der erektilen Dysfunktion" beschäftigen (S. V). Der Titel des Buches ist gleichzeitig Programm. Seit vielen Jahren gibt es in der sexualwissenschaftlichen Literatur Bestrebungen, den diskriminierenden, sehr in medizinischer Tradition stehenden Begriff "Impotenz" durch adäquatere Bezeichnungen wie Erektionsstörungen oder erektile Dysfunktion zu ersetzen. Dennoch wurde dieser Titel gewählt, wenngleich im Text der Begriff erektile Dysfunktion eher vorgezogen wird. G. Ludwig, Autor des Geleitwortes, weist in diesem Zusammenhang darauf hin, daß der Begriff "erektile Dysfunktion" die Bezeichnung Impotenz ablöse und – was sicher anfechtbar ist –, "daß der Begriff Dysfunktion ... auf Störungen eines *physiologi-*

schen Geschehens" hinweise. Die Betonung der Physiologie, die Auffassung somatischer Ursachen für Erektionsstörungen, sind Charakteristika dieses Buches. In
der Einleitung von Lumberopoulos heißt es z. B.: "Bei den Ursachen der erektilen
Dysfunktion unterscheiden wir prinzipiell zwischen organischen (ca. 80 %) und
psychischen (ca. 20 %). Bei früheren Statistiken lag der Prozentsatz genau spie-
gelbildlich" (S. 3). An anderer Stelle erwähnt Hauri in einem Kapitel über die operative Behandlung der erektilen Dysfunktion: "Wir sind aber ebenso überzeugt,
daß die bis dato angenommene hohe Quote von psychischer Impotenz den Reali-
täten nicht entspricht, sondern daß Erektionsausfälle vielmehr in überwiegender
Anzahl eine morphologische Antwort finden" (S. 174). Diese Auffassungen werden belegt mit dem Verweis auf Verbesserungen der Grundlagenforschung über
die Physiologie und Pathogenese der Erektion, die mögliche Unterscheidung zwischen arteriellen, venösen, arteriovenösen, neurogenen, endokrinen und anderen
Dysfunktionen. Das Buch ist eine Dokumentation dieser Grundlagenforschung,
gut aufgemacht, auf Glanzpapier und reich bebildert.

Die Gliederung dieses Bandes, der schwerpunktmäßig von Autoren des Bun-
deswehrkrankenhauses in Ulm verfaßt wurde, beginnt mit Beiträgen zur Anatomie
und Physiologie der Erektion (2 Beiträge). Es folgen Abschnitte über diagnostische Verfahren (9), dazu eine Betrachtung des Wandels in der Diagnostik der
Erektionsstörung und – am Ende des Buches – ein Beitrag eines Urologen, der in
eigener Fachpraxis tätig ist. Weitere Schwerpunkte sind die Ursachen der erektilen Dysfunktion (6 Beiträge) und deren Therapie (5) sowie ein Kapitel zum
Thema Priapismus. Lediglich 3 der insgesamt 26 Kapitel befassen sich mit psychologischen Fragen. Dies ist charakteristisch für die Ausrichtung des Buches.
Obwohl mehrfach von multifaktoriellem Geschehen bei der Entstehung der erektilen Dysfunktion die Rede ist, wirken diese 3 Beiträge doch eher wie ein Alibi. In
dem Abschnitt zur Diagnostik werden alle heute verfügbaren Verfahren ausgiebig
beschrieben, z. B. Sonographie, neurophysiologische Diagnosemethoden, Zysto-
metrie, Pharmakotestungen, Kavernosographie, Arteriographie und Messung der
nächtlichen penilen Tumeszenz bzw. Rigidität. Das Kapitel zur psychologischen
Diagnostik wurde von einem Psychologen verfaßt (A. Gallwitz). Dieser vertritt
zwar differenziertere Auffassungen und betont die Grenzen persönlichkeitsdia-
gnostischer Methoden. Die Darstellung exemplarischer MMPI- bzw. FPI-Profile
erweckt aber doch den Eindruck, daß der Autor dieser Art der Diagnostik größeres
Gewicht beimißt. In jedem Fall bleibt die Darstellung der Sexualanamnese vergleichsweise knapp, allgemein, weitgehend auf lerntheoretische Aspekte begrenzt.
Ähnliches gilt auch für die von dem Münchner Psychiater und Sexualforscher
G. Kockott verfaßten Kapitel zu psychogenen Ursachen der erektilen Dysfunktion
und zu ihrer Psychotherapie. Insbesondere im Vergleich zu den ausführlichen, mit
zahlreichen Tabellen und Abbildungen versehenen, "wissenschaftlich" imponie-
renden Kapiteln über somatische Ursachen und Behandlungsmethoden, wird der
Kliniker wenig beeindruckt sein von den sehr theoretisch anmutenden Abhand-
lungen psychotherapeutischer Auffassungen der Erektionsstörung, denen beispielsweise illustrative Fallgeschichten gutgetan hätten.

Zum Abschnitt über die somatische Therapie ist anzumerken, daß die Mehrzahl der dort beschriebenen Methoden noch sehr neu ist. Auch vor diesem Hintergrund erscheint die Beschreibung von chirurgischen Methoden der Behandlung, insbesondere aber auch der sog. Schwellkörperautoinjektionstherapie (SKAT) und der Anwendung von Penisprothesen zu unkritisch. Insgesamt gesehen wird das Buch dem mehrfach formulierten Anspruch der Interdisziplinarität keineswegs gerecht. Psychologen, Psychiater und andere Nichturologen werden in dem Buch eher als notwendiges Übel dargestellt, auf die man für Hilfsdienste (z. B. Gutachten) zurückgreifen kann und die – so sieht es in der Praxis aus – erst dann wichtig werden, wenn zahlreiche somatische Behandlungsansätze nicht greifen. Wenn man sich intensiv mit dem Problem der erektilen Dysfunktion befassen möchte, wird man – wie Ludwig in seinem Geleitwort anmerkt – um dieses "Standardwerk" (?) vielleicht nicht herumkommen; eine wirklich umfassende Sicht dieses Problems bietet dieses Buch jedoch nicht. Im Gegenteil, es ist ein Paradebeispiel für die Tendenz zur "Medikalisierung" der Sexualität in dem Sinne, daß komplexe psychische und körperliche Abläufe auf eine meßbare Körperfunktion reduziert werden.

Männlichkeit/Weiblichkeit, Sexualität der Frau/des Mannes

Unter den zahlreichen Büchern der letzten Jahre, die sich mit der weiblichen und männlichen Rolle/Identität befassen, sei beispielhaft erwähnt:

Reinisch JM, Rosenblum LA, Sanders SA (eds) (1987) Masculinity, femininity. Oxford Univ. Press, New York

Das Kinsey-Institut hat eine neue Serie mit einem Buch über Männlichkeit und Weiblichkeit eröffnet, in dem sich Wissenschaftler verschiedener Fachrichtungen – unter ihnen führende Sexualforscher der USA wie Money, Beach, Gorsky, Ehrhardt u. a. – mit diesem schwierigen Thema beschäftigen, das in der Regel vornehmlich von Frauen abgehandelt wird. Um so erfreulicher ist es, daß die Beiträge zu diesem Thema hier zu 2/3 von Männern geschrieben wurden. Bedauerlich ist jedoch, daß es so sehr naturwissenschaftlich ausgefallen ist. Ist man am neuesten Stand tierexperimenteller und behavioristischer Forschung interessiert, dann bietet das Buch einen ausgezeichneten Überblick.

Unzählige Male wird der Versuch unternommen, die Begriffe Männlichkeit und Weiblichkeit zu definieren. Vor dem Hintergrund der Anlage-Umwelt-Diskussion gelangen fast alle Autoren zu der Auffassung, daß es sich hier nicht um eine eindeutige Dichotomie handelt. Das Buch enthält eine Reihe von Detailinformationen zu psychobiologischen, evolutionären, verhaltensgenetischen, entwicklungspsychologischen, psychosozialen und kulturellen Aspekten von Männlichkeit und Weiblichkeit. Und dennoch hat man das Gefühl, wenig über Männlichkeit und

Weiblichkeit zu erfahren. Dies mag daran liegen, daß – wenn man nicht gerade tierexperimentell arbeitet – mit diesen Begriffen, vielleicht manchmal zu schnell, menschliche Eigenschaften verbunden werden.

Zu vielen Kapiteln wurden "Gegendarstellungen" geschrieben. Leider unterscheiden sich die Kontrahenten aber oft wenig in ihren Auffassungen. Wenn Kritik geübt wird, dann v. a. an den experimentellen Methoden, Designs und statistischer Auswertung.

Möchte man aber über Männlichkeit und Weiblichkeit der Menschen wirklich etwas erfahren, so bleibt man nach Lektüre des Buches etwas enttäuscht zurück. Man lernt Interessantes über geschlechtsspezifische Ausprägungen geistiger Minderbegabung, von Leistungs- und Schulverhalten bei Kindern und Studenten, Verhaltensweisen von Ballettänzern und schließlich über Veränderungen von Familienstrukturen im Kibbuz. Die Beliebigkeit dieser Auswahl mag Grund dafür sein, daß letztlich eine Synthese der Einzelergebnisse schwer fällt. Auch wenn Sandra Bem versucht klarzumachen, daß es stark von unserer kulturell geprägten Sichtweise abhängt, wie wir Männlichkeit und Weiblichkeit definieren, bleibt die Frage offen, ob wir über Männlichkeit und Weiblichkeit essentielle Dinge erfahren, wenn wir uns auf Tierbeobachtungen und Untersuchungen von Extremgruppen hinsichtlich Verhalten und Leistung beschränken. Trotz aller Einschränkungen muß gesagt werden, daß es sich innerhalb einer naturwissenschaftlich-behavioristisch orientierten Tradition um ein informatives und aufschlußreiches Buch handelt. Unter diesem Gesichtspunkt ist es auch als Lehrbuch für Seminare zu diesem speziellen Thema gut geeignet.

Während in dem von Reinisch u. a. edierten Buch die Sexualität eine eher untergeordnete Rolle spielt, nehmen die Autoren des folgenden Buches explizit zur Sexualität von Frau und Mann Stellung.

Meulenbelt A, Amsberg A, Manen B van (1988) Frauensexualität. Verlag Frauenoffensive, München

1981 erschien von Anja Meulenbelt ein Buch, das unter Frauen großes Interesse weckte: "Für uns selbst". 1988 kam nun von derselben Autorin dieses Buch auf den Markt, von dem sie behauptet, daß es sich nicht direkt um eine Neuauflage handele. Zum ersten Werk meint die Autorin: "Voller Optimismus suchten wir, suchte ich, nach unserer 'eigenen Sexualität', Sex, frei von männlichen Normen und patriarchalen Vorschriften." Und weiter meint sie: "Als ich 'Für uns selbst' schrieb, hatte ich vor noch nicht langer Zeit die Frauenliebe entdeckt, und voller Freude und Überzeugung stürzte ich mich in meine neue lesbische Identität." Das war diesem Buch auch deutlich anzumerken. Sicherlich stand darin vieles über weibliche Sexualität, aber wenig über weibliche Sexualität in der Beziehung zu Männern.

Die Autorin machte aber in den letzten 10 Jahren nach ihrer eigenen Aussage eine Entwicklung durch. Sie mußte erkennen, daß auch Beziehungen zwischen Frauen ihre eigenen Probleme haben können. Sie nahm wieder eine Beziehung zu einem Mann auf und verteidigt sich dafür, da sie meint, damit eine wichtige Regel der feministischen Ideologie gebrochen zu haben. Zur Zeit nennt die Autorin sich bisexuell, und aus dieser Situation hat sie dieses neue Buch mitverfaßt. Sie meint allerdings, gegenwärtig mehr Fragen als Antworten zu haben. Dem muß man als Leser wohl auch zustimmen.

Das Buch soll eine Fortsetzung von *Für uns selbst* und gleichzeitig ein Ersatz sein. Die Abschnitte über Gesundheit und Körper, Krankheiten und Verhütungsmittel wurden nicht mehr aufgenommen, hingegen wurde ein Kapitel über AIDS ergänzt. Nach einem Abschnitt über Feminismus schreibt die Autorin über die Bedeutung des Lernens im Bereich der Sexualität. Es folgt eine Bilderserie, im Gegensatz zu *Für uns selbst* diesmal nicht nur nackte Frauen, sondern auch nackte Männer; ein Kapitel über Masturbation, in dem die Enttäuschung von Frauen über Männer anhand von Interviewbeispielen deutlich wird. In dem Kapitel "Sex zusammen" geht es im wesentlichen um eine sehr reduzierte Sichtweise partnerschaftlicher Sexualität, nämlich fast ausschließlich um den Orgasmus. So lautet auch der erste Untertitel dieses Abschnitts "Orgasmus und Technik" und der zweite "Orgasmus und Verliebtheit". Im Kapitel "Erregung" geht es eher darum, nicht erregt sein zu müssen, bzw. es wird versucht, darzustellen, was Frauen eigentlich nicht erregend finden, obwohl das vielleicht von ihnen erwartet wird. Nach 2 Kapiteln zu "lesbischem Sex" folgen 2 weitere über Unterschiede zwischen Männern und Frauen, in denen die Auffassung deutlich wird, daß eigentlich nur in einer lesbischen Beziehung die Wünsche von Frauen wirklich erfüllt werden könnten.

Das ganze Buch ist aus der eher defensiven Haltung einer Frau im Sexuellen geschrieben, und man gewinnt den Eindruck, daß die Autorin, auch wenn sie sich in der Zwischenzeit als bisexuell bezeichnet, Heterosexualität, v. a. aber männliche Sexualität, immer noch als etwas Bedrohliches erlebt. Letztlich ist die Betrachtungsweise weiblicher Sexualität sehr persönlich. Als sexual*wissenschaftlich* kann man es deshalb nicht bezeichnen.

Cyran W (1989) Sexuelle Probleme der Frau; Leitfaden für Ärzte. Deutscher Ärzte-Verlag, Köln

Dieses Büchlein zeichnet sich dadurch aus, daß es eine große Anzahl falscher, wissenschaftlich widerlegter Äußerungen zur weiblichen Sexualität enthält. Gleich auf der ersten Seite wird man mit der Tatsache konfrontiert, daß "der Mann ein sexuelles, die Frau ein soziales Wesen" sei. Das Weltbild des Autors wird immer wieder deutlich, wenn er z. B. schreibt: "Ziel christlicher Erziehung muß es sein, den zentralen sittlichen Wert ernst zu nehmen und das Gewissen dem Evangelium und dem Geist zu öffnen; dann wird der Mensch auch unvermeidlich eine wachsende Sensibilität für das richtige geschlechtliche Verhalten gewinnen." Außer acht gelassen ist dabei, daß gerade religiöse Skrupel und Schuldgefühle, wie auch eine repressive Sexualmoral häufig Ursachen sexueller Störungen darstellen.

Noch beunruhigender ist jedoch die Tatsache, daß viele Angaben zu rein medizinischen Betrachtungsweisen der weiblichen Sexualität, z. B. zur Bedeutung von Hormonen für die Sexualität der Frau, schlicht falsch sind: "Die Androgene wirken dagegen direkt auf Libido und Orgasmusfähigkeit, wie sich sowohl an kastrierten Affenweibchen als auch an Frauen mit Libidostörungen und Anorgasmie nachweisen läßt." Es gibt keine einzige Untersuchung, die gezeigt hat, daß Frauen mit Anorgasmie auffällige Androgenwerte hätten, so daß die Schlußfolgerung des Autors besorgniserregend ist, wenn er schreibt: " ... auch ein normalstarker Sexualtonus läßt sich durch Testosteron weiterhin steigern. Der Grad der Wirkung ist sowohl bei normaler als auch bei verminderter Libido dosisabhängig." Dies stimmt schlicht und einfach nicht!

Für jedes Kapitel ließen sich derart falsche Äußerungen zur weiblichen Sexualität in Fülle nennen, so z. B. "je mehr eine Frau fühlt, daß Liebesobjekte leicht verlorengehen können, desto weniger gelingt es ihr, zum Orgasmus zu kommen." Die sexuelle Reaktion der Frau wird einzig und allein unter dem Gesichtspunkt des Orgasmus beschrieben. Weiter meint der Autor: "In unserem Kulturkreis hat der Orgasmus der Frau niemals gleiche Anerkennung gefunden wie der mit der Ejakulation verbundene Orgasmus des Mannes ... Nach Masters & Johnson könne sich die Frau von dem uralten Irrtum freimachen, sie müsse dem Mann einen Orgasmus vorspielen." In einem weiteren Kapitel beschäftigt sich der Autor mit "Frigidität" – als der "Fähigkeit, mit dem Körper nein zu sagen."

Viele Untersuchungen haben gezeigt, daß Frauen sexuelle Probleme häufig auf ihren Mann bzw. Schwierigkeiten in der Partnerschaft zurückführen, Männer hingegen die Ursache eher in organischen Faktoren suchen. Nicht so Cyran: "Häufig sieht die Frau die 'Schuld' für diese Störung ausschließlich bei sich und kommt gar nicht auf den Gedanken, daß eine Störung der partnerschaftlichen Beziehung vorliegt." Wiederholt empfiehlt der Autor eine familientherapeutische Behandlung, womit er wohl eine Paartherapie meint. Man kann nicht davon ausgehen, daß er vermutet, Kinder sollten in die Therapie der "Frigidität" einbezogen werden.

Zur Sexualität des Kindes- und Jugendalters erwähnt Cyran Freud, der Kindern einen Geschlechtstrieb zugebilligt hat, versichert aber gleich danach, man solle die Spielonanie der Kinder nicht als sexuell ansehen.

Im Abschnitt über die Sexualität der älteren Frau wird die Grundeinstellung des Autors deutlich, wenn er auf die Bedeutung der Hormone im Alter zu sprechen kommt: "Es ist also offenbar so, daß die Östrogene mehr die Ausprägung der Weiblichkeit, die Attraktivität und die Erotisierung bestimmen, daß die Androgene dagegen für Libido und Orgasmus entscheidend sind." Der Autor gibt zwar an, woher er diese Aussage hat, er stellt diesen Unsinn jedoch nicht weiter in Frage. In weiteren Kapiteln beschäftigt er sich mit der Sexualität in und nach der Schwangerschaft und nach gynäkologischen Operationen. Hier spielen plötzlich die Hormone im Verhältnis zur Qualität der Partnerbeziehung eine untergeordnete Rolle. Nach Entfernung der Eierstöcke empfiehlt der Autor eine Hormontherapie, durch deren hervorragende Wirkung "die Scheide vor diesen Altersveränderungen bewahrt und bis ins Alter hinein kohabitationsfähig gehalten werden kann"!

Schließlich behauptet der Autor noch: "Von der aufgeklärten, menschlich und sexuell gereiften Frau wird die Entfernung der Gebärmutter so gut wie stets positiv
verarbeitet." Und weiter: "Sie erfährt am eigenen Leib, daß die Gebärmutter nur
für Schwangerschaft und Geburt, nicht aber für das Wohlbefinden der Frau und
ihre Sexualität von Bedeutung ist." Psychische Auswirkungen der Entfernung der
Gebärmutter auf die Frau scheinen dem Autor unbekannt zu sein.

   In dem Kapitel "Die Behandlung der Sexualstörungen der Frau" gibt der Autor
einen Überblick über einige Behandlungsformen wie Gesprächspsychotherapie,
klassische psychoanalytische Therapie, antidepressive Therapie, katathymes
Bilderleben, positive Psychotherapie, Verhaltenstherapie, hormonelle Therapie,
Badekuren. In diesem Kapitel bekommt man den Eindruck, als habe der Autor
sich über Sekundärliteratur über verschiedene Therapieformen informiert, ohne
jedoch wirklich verstanden zu haben, worum es dabei geht. Anders ist nicht zu
erklären, daß er eine psychoanalytische Behandlung mit einer Badekur gleichsetzt.
Erstaunlich an diesem Abschnitt ist ferner, daß umfangreiche Forschungsprojekte
zur Behandlung sexueller Funktionsstörungen, wie jenes der Hamburger Abteilung für Sexualforschung (s. dazu G. Arentewicz, G. Schmidt: Sexuell gestörte
Beziehungen, Springer, Heidelberg, 1986), in dem über 200 Paare mit einer differenzierten verhaltensorientierten Behandlungsmethode behandelt und nachunter-
sucht wurden, keine Erwähnung finden. Statt dessen werden Vorschläge im Sinne
von Wendt aufgenommen, "einen romantischen Abend zu gestalten". Besonders
erschreckend ist der Abschnitt zur hormonellen Therapie. Ohne Skrupel wird die
Behauptung vertreten: "Da die Androgene das Libidohormon für Mann und Frau
sind, kann eine Androgenmedikation gute Erfolge haben." Immerhin ist der Autor
aber so fair, auf den möglichen Haarausfall bei der Frau bei einer derartigen Therapie hinzuweisen: "Wenn auch bei zyklischem Verabfolgen von Androgen-
tabletten oder von monatlichen Testovironinjektionen im allgemeinen keine Viri-
lisierung zu erwarten ist [was nicht stimmt!], so muß doch der Frau gesagt werden, daß sie männliche Hormone erhält und daß möglicherweise ein Tieferwerden
der Stimme, Haarausfall und verstärktes Wachstum der Barthaare eintreten können." Während diese Symptome mehrfach wissenschaftlich belegt wurden, fehlt
der Nachweis, daß Androgene sich wirklich positiv auf sexuelle Funktonsstörun-
gen der Frau auswirken. Um so erschreckender sind daher Äußerungen der Art,
daß der Zweck einer Therapie v. a. darin liege, "daß er durch die Verbesserung der
Libido und der Orgasmusfähigkeit den Kreis der psychischen Hemmungen an einer Stelle durchbricht und es dadurch der Patientin erleichtert, ihre Probleme zu
bewältigen."

   Schließlich werden in einem umfangreichen Kapitel Kontrazeptionsmethoden
erörtert (wie zu erwarten, beschränkt sich der Autor dabei weitgehend auf die medikamentöse Kontrazeption und das Intrauterinpessar). Er bezeichnet "die Pille"
als Kontrazeption ohne Alternative. In diesem Abschnitt schildert er die Menstruation bzw. Ovulation als etwas Unnatürliches, was früher durch aufeinander-
folgende Schwangerschaften "verhindert" wurde. Das Natürliche ist "nicht die
monatliche Ovulation oder Menstruation, an die wir uns in der westlichen Welt

erst in den letzten hundert Jahren gewöhnt haben". Die völlig unkritische Einstellung zur hormonellen Kontrazeption wird v. a. auch in folgender Äußerung deutlich: "Wenn wir also durch die Ovulationshemmer die Ovulation unterdrücken, so tun wir damit nichts anderes, als was die Natur während der Schwangerschaft und Stillzeit auch tut, und zwar auf ganz ähnlichem Wege." So verwundert auch nicht die Behauptung: "Die Östrogene verhindern die Entstehung hormonabhängiger Depressionen; sie erhöhen ferner Stimmung und Leistungsfähigkeit der Frau, und zwar sowohl die geistige wie die körperliche, und auch die Geschicklichkeit."

Als weitere Kontrazeptionsmethoden werden das IUP (Spirale) und die Sterilisation beschrieben. Eine Kontrazeption für den Mann wird genausowenig erwogen, wie arztunabhängige Kontrazeptionsmethoden, wie das Diaphragma. Vielmehr wird Wille folgend zur Sterilisation (der Frau, wohlgemerkt!) behauptet, daß sie für die Gleichberechtigung von Mann und Frau faktisch mehr bewirkt habe als 25 Jahre Bonner Ministerialbürokratie. Willes Untersuchung habe gezeigt, daß "alle Einwände gegen die Sterilisation dem emotionalen Bereich entstammen und weltanschaulich, aber nicht wissenschaftlich objektiv begründet sind. Mancher Einwand läßt den Verdacht begründet erscheinen, daß mit der Ablehnung der Kontrazeption einschließlich der Sterilisation die phallokratische Diktatur des Mannes aufrechterhalten werden soll, die unseren heutigen sozialethischen Grundsätzen nicht mehr entspricht". Zur Erinnerung: Cyrans Buch stammt aus dem Jahr 1989!

Wenn der Autor im letzten Kapitel "Zur ärztlichen Beratung" Erstaunen über die Ergebnisse einer Untersuchung von Pacharzina äußert, in der das unzureichende sexualmedizinische Wissen von Allgemeinpraktikern belegt wurde, kann man sich nur fragen, woher Ärzte denn fundiertes Wissen über Sexualität erhalten sollen, wenn ihnen in einem Buch zu sexuellen Problemen der Frau fast ausschließlich falsche Tatsachen, Ergebnisse einseitig ausgewählter, methodisch zweifelhafter Untersuchungen in einem Buch des Deutschen Ärzte-Verlags angeboten werden.

Dieses kleine Buch wurde hier deshalb so ausführlich dargestellt, weil es sich um einen *Ratgeber* handelt, von dem man sich vorstellen kann, daß Ärzte, die sich auf diesem Gebiet informieren wollen, gerne zu einer derartigen Veröffentlichung greifen, in der Hoffnung, durch den renommierten Ärzte-Verlag gut beraten zu sein.

Im Gegensatz zur weiblichen Sexualität gibt es zur Sexualität des Mannes deutlich weniger Literatur. Den Versuch, die männliche Sexualität wissenschaftlich zu betrachten, macht das Buch:

Swanson JM, Forrest KA (Hrsg) (1987) Die Sexualität des Mannes. Deutscher Ärzte-Verlag, Köln

Dies ist ein (übrigens nicht besonders gut) übersetztes US-amerikanisches Buch, herausgegeben von 2 Frauen, aber vorwiegend von männlichen Autoren (in erster Linie Ärzten) verfaßt. Der Titel der 1984 erschienenen Originalausgabe lautet

Men's Reproductive Health. Titel und Verlag verraten, daß es sich um ein medizinisches Buch handelt. Gegliedert in 4 Teile, geht es zunächst um das Thema: "Die Gesundheit des Mannes und seine Rolle in der Gesellschaft". Hier wird die höhere Mortalität des Mannes in allen Altersstufen mit ihren möglichen sexuellen und reproduktiven Konsequenzen dargestellt und propagiert, daß Männer sich künftig mehr Gedanken über ihre Gesundheit, ihren Lebensstil und ihren Körper machen sollen. Der zweite Teil des Buches ist überschrieben mit dem Titel: "Das männliche Fortpflanzungssystem und seine Störungen"; er umfaßt insgesamt 7 Kapitel, in denen die wesentliche Schwäche des Buches, d. h. seine vorwiegend medizinische Ausrichtung, überdeutlich wird. Eine psychologisch-psychosomatische und soziologische Betrachtung des Themas fehlt gänzlich, dafür finden sich ausführliche Darstellungen der Anatomie und Physiologie männlicher Sexualfunktionen, der Sexualität in der Adoleszenz und sexuell übertragbarer Krankheiten. Zu dem Abschnitt "Männer und Familienplanung" ist positiv hervorzuheben, daß die Themen Familienplanung – Kontrazeption, gerade von Männern häufig nicht mit der Sexualität assoziiert, in ihrer Beziehung zum sexuellen Verhalten ausführlich berücksichtigt werden. Einem soziologischen und historischen Überblick über die Entwicklungen in der Verantwortung für die Kontrazeption folgt eine Darstellung der Vor- und Nachteile der "männlichen Verhütungsmittel", wie Kondom, Coitus interruptus und Vasektomie. Empfehlungen für die von Mann und Frau gemeinsam durchgeführte Empfängnisverhütung und der Skizzierung eines Beratungsmodells für Männer folgt ein notgedrungen eher pessimistischer Ausblick auf künftige Kontrazeptionsmethoden für den Mann nach Art der Pille.

Der letzte Abschnitt des Buches "Sexualität beim Mann" befaßt sich mit sexuellen Funktionsstörungen von Männern und ihrer Behandlung. Auch hier steht das Organische im Mittelpunkt, ausgehend von der Feststellung, daß "neuere Forschungen gezeigt [haben], daß männliche Sexualfunktionsstörungen, deren Ätiologie häufig als weitgehend psychogen angesehen wird, oft organische Ursachen haben". Dementsprechend werden diagnostische und therapeutische Maßnahmen eher aus medizinischer Sicht diskutiert. Psychologische Interventionen werden in weiteren Kapiteln aber auch aufgegriffen, allerdings zu sehr in Form von "Kochrezepten" rezipiert.

Eine tiefergehende Diskussion der Bedeutung der Sexualität für den Mann und besonders der psychologisch-psychosomatischen Aspekte gestörter und ungestörter Sexualität, geschweige denn deren Psychodynamik, bietet dieses Buch nicht. Interessanterweise fehlen die sexuellen Perversionen, die fraglos auch zur Sexualität des Mannes gehören, gänzlich. Die sexuelle Gesundheit des Mannes (es ist fraglich und bleibt unklar, was darunter zu verstehen ist) wird hier hauptsächlich definiert über Krankheit und Abnormität. Diesbezüglich mag dieses Buch ein Nachschlagewerk sein, wenngleich es hiervon bessere gibt. Was die Empfehlungen für die Beratung und Behandlung von Männern anbelangt, so soll das Buch wohl als eine Art Rezeptbuch für den praktizierenden Arzt dienen. Universelle Rezepte gibt es in diesem Bereich aber nicht. Sie dürften eher gefährlich sein, weil sie den männlichen Patienten stereotypisieren und damit einer von vielen Stereotypen geprägten, funktionalisierten männlichen Sexualität das Wort reden. Was die männliche Sexualität daneben kennzeichnen könnte, läßt sich auf der Grundlage des Buches nicht beantworten.

Kongreßberichte und Reader

Kongreßberichte sind in mehrerlei Hinsicht problematisch. Wenn sie nicht sorgfältig geplant sind, die Beiträge nicht wirklich kritisch ausgewählt wurden, ist ihr wissenschaftlicher Wert meist gering, viele Beiträge von einer Qualität, die den Ansprüchen renommierter Fachzeitschriften keineswegs genügen würde. So dienen sie allenfalls als (teures) "Kongreßsouvenir" und – den Autoren – zur Erweiterung ihrer Veröffentlichungslisten um einen oft unoriginellen Beitrag. Dies gilt in besonderem Maße für das Buch:

Eicher W, Kockott G (eds) (1988) Sexology. Springer, Berlin Heidelberg New York Tokyo

Unterstützt durch die Koherausgeber H.-J. Vogt, V. Herms und R. Wille, wählten Eicher und Kockott aus über 500 Beiträgen zum 8. World Congress of Sexology, der 1987 in Heidelberg stattfand, 59 aus, wobei die Kriterien für diese Auswahl neben der vermeintlichen Qualität die Möglichkeit war, die Beiträge den "zentralen medizinischen Themen" des Kongresses zuordnen zu können. Daraus resultierte letztendlich eine Einteilung des Kongreßberichts in 9 Themenschwerpunkte, beginnend mit der *Familienplanung*. Unter den Beiträgen hierzu sind solche mit direktem Bezug zur Sexualität eher die Ausnahme. Einige Arbeiten wirken wie Werbeschriften für bestimmte kontrazeptive Mittel und Hilfsmittel, wie etwa die Spirale oder "Temperaturcomputer". Mit dem Themenschwerpunkt *Sterilität und Sexualität* liegen die Autoren im Trend. Die 4 Beiträge zu dieser Thematik sind aber im Vergleich zur vorliegenden Literatur dürftig. Besonders grotesk erscheint ein Beitrag, in dem der Zusammenhang von Sterilität und Sexualität aus der Sicht von Andrologen betrachtet wird. Die Autoren berichten auf 21 Seiten mit 30 (!) Tabellen über die Ergebnisse einer Befragung von 7781 Paaren unter Zugrundelegung eines WHO-Protokolls. Abgesehen davon, daß viele der zahlreichen Tabellen unverständlich bleiben, wirkt dieser Beitrag eher wie eine Wiederholung einer Kongreßdiashow denn als integrierter, informativer Buchbeitrag. Im 3. Teil des Kongreßberichts geht es um *Erektionsstörungen* mit – wie könnte es auch anders sein – eindeutig medizinischem Schwerpunkt. Lediglich ein echter psychologischer Beitrag zur Gruppentherapie alleinstehender Männer mit Erektionsschwierigkeiten (Umfang 1 1/2 Seiten) deutet an, daß andere Behandlungsmöglichkeiten als z. B. die intrakavernöse Papaverininjektion im Falle der Erektionsstörung sinnvoll sind. Etwas befremdend ist die Überschrift des 4. Teils: *Sexualität im Alter und in der Ehe*. Dem Inhalt nach zu schließen, scheint sich in dieser Überschrift die Auffassung widerzuspiegeln, daß sowohl das Alter als auch die Ehe das sexuelle Interesse mindern. Qualitativ noch verhältnismäßig ansprechend ist der 5. Abschnitt des Buches, in dem einige Arbeiten zur *Transsexualität* zusammengefaßt sind, z. B. eine Beschreibung der ersten 10 Fälle Harry Benjamins und einige katamnestische Untersuchungen. Neue *Trends in der Sexualtherapie*, wie es die Überschrift des 6. Abschnitts verheißt, lassen sich unter den 9 Beiträgen hierzu nicht erkennen. Es werden lediglich auch hier bereits gängige Entwicklungen in der Sexualmedizin, etwa die (wissenschaftlich nicht begründete) Empfehlung medikamentöser Behandlung bei Störungen der sexuellen Appetenz von Frauen, aufgegriffen und weiter propagiert. Auf 2 blasse Abschnitte zum Thema *Sexualität und Krankheit* (einschließlich Krebs) und *Sexualität und Behinderung* folgt zum Abschluß ein größeres Kapitel über *AIDS*, das die Schwierigkeit von Kongreßberichten dieser Art noch einmal deutlich macht. In sehr salbungsvoller Weise nutzt beispielsweise E. J. Haeberle den ihm zur Verfügung gestellten (anderswo sicher nicht so leicht erhältlichen) Raum, um Helen Singer Kaplan zu schelten, die im Editoral einer Zeitschrift die Möglichkeit des "safe sex" anzweifelte. Haeberles Beitrag folgt ein sehr umfangreicher, informativer und sachlicher Beitrag zu epidemiologischen Angaben der AIDS-Erkrankung von Koch und L'Age-Stehr, insgesamt der längste Beitrag in diesem Bericht, der sicherlich seine Berechtigung hat, ganz im Gegensatz zu anderen Arbeiten, wie etwa jener von Fröschl et al. zu den psychosozialen Aspekten von AIDS, der mit der wahrhaft revolutionären Schlußfolgerung endet: "In summary, HIV infection is not only a medical problem." Auf derartige Beiträge hätte man besser verzichtet, dies gilt auch für den bezeichnenderweise letzten Beitrag in diesem Buch, in dem T. L. Crenshaw über das "Congressional Testimony for the Republican Leadership Task Force on Health Care: AIDS" schreibt. Wenn man nicht zufällig entdeckt, daß die Herausgeber im Vorwort darauf hinweisen, daß sie bewußt kontroverse Beiträge in das Buch aufgenommen haben, die ihren eigenen Ansichten nicht entsprechen, dann muß man durch die unkommentierte Darstellung der Arbeit von Crenshaw doch befremdet sein. In sehr emotionaler und rigider Art rechtfertigt Crenshaw repressive Maßnahmen im Zusammenhang mit AIDS (z. B.: "promote celibacy for teenagers, exclusivity, monogamy, and trustworthiness for the sake of health") und endet mit der Feststellung: "Our nation needs courageous and definitive leadership." Kritisch betrachtet hält kaum einer der Beiträge dieses Kongreßberichts einer genauen Prüfung stand, was sehr schnell zu dem Urteil verleiten kann, daß Bücher wie *Sexology* absolut überflüssig sind. Freilich ist aber auch zu vermuten, daß das Niveau der Buchbeiträge das allgemeine Niveau der Weltkongresse für Sexologie widerspiegelt. In diesem Fall wäre das von Eicher und Kockott herausgegebene Buch sowohl Dokument wie Warnung.

Positiver zu beurteilen ist ein weiterer Kongreßbericht:

Gindorf R, Haeberle EJ (Hrsg) (1989) Sexualitäten in unserer Gesellschaft.
de Gruyter, Berlin-New York

Dieses Buch ist bereits der zweite Band der "Schriftenreihe sozialwissenschaftlicher Sexualforschung", in der die Ergebnisse der Tagungen der Deutschen Gesellschaft für sozialwissenschaftliche Sexualforschung zusammengefaßt werden. Die 8. Tagung, die 1986 in Düsseldorf stattfand, hatte das sehr allgemeine Leitthema "Sexualitäten in unserer Gesellschaft". Dementsprechend heterogen sind die Beiträge des Kongreßberichts. Dieser enthält die Hauptvorträge des Kongresses (größtenteils nicht überarbeitet, so dankt z. B. der erste Autor, Schadewaldt, für die Aufmerksamkeit, die man ihm noch am späten Abend zuteil werden ließ!), ergänzt durch 2 Vorträge der Herausgeber, die diese andernorts gehalten hatten. Daran wird schon deutlich, daß der Kongreßbericht auch eine Selbstdarstellung von Gindorf und Haeberle und ihrer Gesellschaft (eine von mehreren sexualwissenschaftlichen Vereinigungen in der BRD) sein soll. Inhaltlich gliedert sich der Band in 5 Bereiche: 1) Sexualitäten in der Wissenschaftsgeschichte, 2) AIDS, 3) Beiträge zur Theorie der Sexualitäten, 4) Beiträge zur empirischen Sexualforschung und 5) Weiblichkeit zwischen Erleben, Wissenschaft und Dogma.

Im 1. Teil wird zunächst aus der Sicht eines Medizin- (erkennbar nicht Sozial-) Historikers ein knapper Überblick über verschiedene Konzepte von Sexualität von der Antike bis zum 19. Jahrhundert gegeben (Schadewaldt). Gindorf stellt in der Folge die Entwicklung verschiedener Haltungen in der Sexualwissenschaft gegenüber der Homosexualität dar, wobei diese Entwicklung zu enden scheint mit einer potentiellen Überwindung einer Dichotomie sexueller Orientierungen. I. W. Kittel, Psychiater aus Heidelberg, würdigt im folgenden Beitrag die Bedeutung Arthur Kronfelds, zumindest zeitweise Weggefährte von Magnus Hirschfeld, für die frühe Sexualwissenschaft.

Der Abschnitt über AIDS beginnt mit einer historischen Betrachtung zum Thema Politik mit Krankheit und enthält 2 Beiträge von Erwin J. Haeberle, die insgesamt gesehen sehr redundant sind. Im großen und ganzen wertet Haeberle AIDS als Testfall für die Sexualwissenschaft und klagt ausgiebig über die geringe Förderung von AIDS-Forschungen in den USA, über das geringe Gehör, das dort Sexologen im Zusammenhang mit AIDS-Fragen geschenkt wird, über Spekulationen, mangelnde internationale Kooperation; er betont die Notwendigkeit von Forschung und Lehre und endet mit praktischen Empfehlungen, die an Erfahrungen aus San Francisco orientiert sind. Diese Empfehlungen enthalten u. a. auch die Anregung, das Berliner Institut für Sexualwissenschaft wieder aufzubauen, das dann die Aufgabe einer zentralen AIDS-Studienkommission und AIDS-Stiftung übernehmen könnte. Teil 2 wird abgeschlossen durch eine Schilderung der Erfahrungen Gindorfs mit einer Beratungsstelle für bi- und homosexuelle Männer, Frauen und Jugendliche vor und in der AIDS-Krise.

Der Theorieteil des Kongreßberichts soll wohl zeigen, daß auch die Deutsche Gesellschaft für sozialwissenschaftliche Sexualforschung ihre Theoretiker und

Denker hat. N. Luhmann und G. Runkel denken in ihren Beiträgen, u. a. aus systemtheoretischer Sicht, über Wahrnehmung und Kommunikation sexueller Interessen bzw. Evolution, Autopoiesis, Moral und Sexualität nach. Nicht fehlen darf da Ernest Bornemann, der schon wieder ein Fragment über die Eifersucht liefert.

Im 4. Teil des Buches, der sich mit empirischer Sexualwissenschaft beschäftigt, ist die Arbeit von Straver erwähnenswert. Straver versucht, einen Vergleich der soziosexuellen Entwicklung homo- und heterosexueller Jungen und Mädchen anzustellen, dies sowohl theoretisch als auch auf der Basis vieler zusammengefaßter Forschungsergebnisse aus den Niederlanden. Im Kontrast dazu steht ein Beitrag von Wille und Mitarbeitern über Haftehen in Schleswig-Holstein und Hamburg, eine empirische Untersuchung mit einer Diskussion möglicher Konsequenzen für Strafvollzugsreformen. Der letzte Teil des Buches schließlich ist dem Thema Weiblichkeit gewidmet, und zwar aus der Sicht einer Frau (Schmied) und eines Mannes (Savramis), der die Marienverehrung als frauen- und sexualfeindliche Ideologie zu entlarven sucht.

Die von Gindorf und Haeberle herausgegebene Reihe soll wohl ein Pendant zur Reihe *"Beiträge zur Sexualforschung"* bilden, in der, zumindest bis 1986, die Ergebnisse der Kongresse der Deutschen Gesellschaft für Sexualforschung veröffentlicht wurden (Enke-Verlag, Stuttgart). Unabhängig vom Inhalt, hat die traditionsreichere Gesellschaft für Sexualforschung mit Sicherheit die preiswertere Lösung gefunden. Die Beiträge in dem Band *Sexualitäten in unserer Gesellschaft* sind zwar vom Niveau teilweise lesenswert, dies rechtfertigt aber nicht den Preis (DM 128.-). Vielleicht ist der Weg, gelungene Kongreßbeiträge, wie dies ebenfalls von der Deutschen Gesellschaft für Sexualforschung seit dem letzten Kongreß praktiziert wird, als Originalbeiträge der seit 1988 (ebenfalls im Enke-Verlag, Stuttgart) erscheinenden *Zeitschrift für Sexualforschung* zu publizieren, auch deshalb noch adäquater, da in diesem Fall die Autoren gezwungen sind, ihre Kongreßbeiträge den Standards der Zeitschriftenliteratur anzupassen. Dann könnte es auch gelingen, sozialwissenschaftliche Sexualforschung als wichtige Ergänzung zur *sexualmedizinischen* Literatur, die auf dem Bücher- und Zeitschriftenmarkt ansonsten dominiert, wieder in den Vordergrund zu rücken.

Den Versuch, der heute üblichen medizinischen Sichtweise gegenüberstehende, kritisch sexualwissenschaftliche Positionen zu vertreten, unternehmen seit langem die Mitglieder der beiden universitären Institutionen für Sexualforschung in Frankfurt/Main und Hamburg. Diese Positionen herrschen auch in ihren Publikationen vor, unter denen beispielhaft erwähnt seien:

Dannecker M (1987) Das Drama der Sexualität. Athenaeum, Frankfurt/Main

Sigusch V (1989) Kritik der disziplinierten Sexualität. Campus, Frankfurt/Main

Sigusch V (1990) Antimoralia: Sexualpolitische Kommentare. Campus, Frankfurt/Main

Für alle genannten Bücher gilt, daß sie eine ganze Reihe lesenswerter Beiträge enthalten und einen Eindruck davon vermitteln, was kritische Sexualwissenschaft heißen *kann* (der Band von Sigusch: *Kritik der disziplinierten Sexualität*, enthält zu dieser Frage "Was heißt kritische Sexualwissenschaft?" ein Manifest). Die einzelnen Arbeiten betreffen eine Fülle von möglichen Themen; einige Beispiele: Geschichte der Sexualwissenschaft, Ernest Bornemanns Ratschlägerei, Perversion als Kunstwerk, kritische Gedanken zur Sexualmedizin und Sexualberatungen, Homosexualität, Triebtheorie, Strafrecht, Reproduktionsmedizin, eine Selbstdarstellung der Frankfurter Abteilung für Sexualwissenschaft und immer wieder AIDS. Grundsätzlich ist bedauerlich, daß die Arbeiten sehr fragmentarisch sind, wenig integriert. Dies liegt nicht zuletzt daran, daß die Mehrzahl der einzelnen Abschnitte dieser Bücher zu unterschiedlichen Zeiten und an verschiedenen Stellen bereits publiziert/referiert wurden. Es handelt sich also um eine Sammlung von Aufsätzen, Rezensionen, Kommentaren und (wie in Siguschs Fall) Interviews, die die Arbeitsschwerpunkte der Frankfurter Abteilung dokumentieren.

Den Vorwurf mangelnder Integration kann man dem Buch, das hier zuletzt erwähnt werden soll, nicht machen:

Schmidt G (1988) Das Große Der Die Das – über das Sexuelle (überarbeitete und erweiterte Neuausgabe). Rowohlt, Reinbek bei Hamburg

Dies mag auch daran liegen, daß die Kapitel im wesentlichen die überarbeiteten Manuskripte einer Vorlesung sind, die der Autor Mitte der 80er Jahre unter dem Titel "Die Sexualität des Menschen" an der Universität Hamburg hielt. Die Lektüre dieses Buches bietet einen wohltuenden Kontrast zu den meisten hier besprochenen Büchern. Einer der Schwerpunkte Schmidts ist die sozialgeschichtliche Betrachtung der Sexualität (die Entstehung der modernen Sexualität, Sexualität in den hochindustrialisierten Gesellschaften, die neuen Probleme). "Klinische Themen" werden weniger an den körperlichen Grundlagen orientiert dargestellt, sondern mit dem Versuch, Fragen zu beantworten: Wie bildet sich die Lebensgeschichte in der Sexualität ab? Welchen Sinn haben die Symptome? Wie normal ist das Perverse, und wie pervers ist das Normale? Aber auch: Wie gefährlich ist die Wissenschaft für Minderheiten (insbesondere die Homosexuellen)? Weitere Kapitel über Hexenverfolgung, Pornographie, die Geschlechterfrage und "AIDS, Moral und Volksgesundheit" runden das Büchlein ab, das als Taschenbuch einem breiten Leserkreis verfügbar sein kann und wird. Freilich, auch hier wird man feststellen, daß einiges fehlt (z. B. eben jene naturwissenschaftlichen Auffassungen, die mehrfach erwähnt wurden). Es zeigt sich die persönliche Sicht eines Autors, der sich einer kritisch-sozialwissenschaftlichen und sozialhistorischen Tradition verpflichtet fühlt.
    Dies zeigt aber auch, daß es auf dem Büchermarkt kein Werk gibt, ja geben kann, das auch nur annähernd ein komplexes Grundverständnis der Sexualität des Menschen ermöglicht, und das ist letztendlich gut so.

D. Historische Seiten

Randbemerkungen einer Kasuistik in ihrem medizinhistorischen Kontext

C. Schröder

Der medizinpsychologische Problembereich der Belastung bei diagnostischen und therapeutischen Maßnahmen trifft immer auch Menschen, die eine neurotische Verhaltensdisposition besitzen oder dazu neigen, unter außergewöhnlichen Anforderungsbedingungen mit psychopathologischen Symptomen zu reagieren. Medizinische Eingriffe – an erster Stelle sicher noch die schwierige Operation – bringen für sie eine zusätzliche Belastung mit sich. Sie bedürfen deshalb der besonderen Aufmerksamkeit der medizinischen Psychologie, die inzwischen Erkenntnisse über Anteil und Verhaltensweisen dieser Patientengruppe bei unterschiedlichen Operationstypen erarbeitet hat.

Es ist verständlich, daß gerade dieses Phänomen in der Geschichte der Medizin aus dem Gesamtkomplex medizinischer Probleme des Operationsprozesses zuerst beobachtet und diskutiert worden ist. Aus der Sicht der Medizin hätte eine Problematisierung von 2 Seiten erfolgen können:

Einmal wäre sie den Chirurgen möglich gewesen, denen beim Vergleich ihrer Patienten diese besondere Gruppe auffallen konnte.

Zum anderen lag sie für Psychiater und Psychotherapeuten nahe, die ihren bereits vorgeschädigten Patienten weiteres Leid zu ersparen wünschten oder sogar mit gravierenden psychopathologischen Entwicklungen infolge von Operationen in Berührung kamen.

Zu dem letzteren, im eigentlichen Sinne psychiatrischen Aufgabenfeld ist die Arbeit des Psychiaters Karl Kleist *Postoperative Psychosen* aus dem Jahre 1916 zu zählen. Karl Kleist (1879-1960) versuchte, das als symptomatische Psychose geltende Symptombild zu beschreiben, in die psychiatrische Nosologie aufzunehmen und einen zeitlichen Rahmen zwischen dem Eingriff und dem Auftreten der Symptome abzustecken.

In der relevanten Fachliteratur findet sich auch ein früher Beleg für die Beschäftigung eines Psychotherapeuten mit der psychischen Zusatzbelastung bei Operationen, der sogar eine spezifisch medizinpsychologische Motivation und Denkweise erkennen läßt. Medizinpsychologische Reflexionen im Rahmen der naturwissenschaftlich orientierten Medizin der Jahrhundertwende, die modernen Auffassungen einer medizinischen Psychologie nahekommen, können generell 2 Bereichen zugeordnet werden: Entweder trafen sie klinisch tätige Fachärzte, die mit dem Phänomen der funktionellen Störung konfrontiert waren, oder sie fanden einen bescheidenen Platz in psychotherapeutischen Arbeiten, in denen sie allerdings mehr oder weniger zufällig entstanden. Namhafte ärztliche Psychotherapeuten dieser Zeit, wie Leopold Loewenfeld (1847-1923) oder Albert Moll (1862-1939) zeichnete es aus, die Psychotherapie als ein konstituierendes Element psychologischen Denkens für die gesamte Medizin zu betrachten und medizinische Psychologie u. a. dann mit Psychotherapie zu assoziieren, wenn es sich um Inhalte und Erkenntnisse der Psychotherapie handelte, die verallgemeinerungswürdigen Charakter trugen und der Medizin insgesamt zugute kommen konnten. Da sich die Psychotherapie im weitesten Sinne psychologischer Denkweisen und Theorien bediente, wurde der Begriff "medizinische Psychologie" oftmals sogar synonym für Psychotherapie verwandt. Das geschah in bester Absicht. Schließlich ging es darum, die psychologische Dimension der Medizin als unabdingbar hervorzuheben. Natürlich blieb der Begriff auf diese Weise diffus und alltagspsychologisch gesättigt. Aus diesem Grund finden sich explizite medizinpsychologische Aussagen und Passagen in der psychotherapeutischen Spezialliteratur der Jahrhundertwende relativ selten und ohne als solche gekennzeichnet zu sein. Medizinpsychologische Reflexionen ausgewählter diagnostischer und therapeutischer Probleme, deren praktische Konsequenz für die Medizin noch nicht zu überschauen waren, wie in dem hier kommentierten Beispiel zu Narkose und Operation, sind sogar eine Rarität.

Zu diesem Beispiel:

Von Breuer und Freud angeregt, beschäftigte sich eine Reihe von Psychotherapeuten mit der kathartischen Verfahrensweise in einem streng therapeutisch-intervenierenden Sinne. Sie übten die Psychokatharsis auch dann noch aus, als die Psychoanalyse ihren Siegeszug angetreten hatte – eine Tatsache, die in der psychoanalytischen Selbstdarstellung gern ignoriert wird.

Der Schweizer Ludwig Frank (geb. 1863), Schüler, Verehrer und Mitarbeiter des Psychiaters August Forel (1848-1931), war sicher der publizistisch fleißigste und ausdauerndste Vertreter der reinen Psychokatharsis. Frank, der eine Zeitlang als Direktor der Irrenanstalt Münsterlingen (Thurgau) wirkte und sich später als Nervenarzt in Zürich niederließ, schrieb 1908 über sein Verhältnis zu dieser Form der Psychotherapie:

> Durch meine seit Jahren fortgesetzten Beobachtungen an einer großen Anzahl von Psychoneurosen habe ich die von Breuer und Freud in ihren Studien über Hysterie niedergelegten Erfahrungen nachprüfen und bestätigen und auf verschiedene andere dort nicht erwähnte Zustände mit Erfolg anwenden können ... (Frank 1908, S. 127).

Dazu zählten u. a. verschiedene situative Angstzustände, für die Suggestionstherapie und Psychoanalyse noch kein spezifisches Interesse zeigten (Schröder 1986). 1913 veröffentlichte Frank unter dem Titel *Affektstörungen – Studien über die Ätiologie und Therapie* ein reichhaltiges empirisches Material aus seiner psychokathartischen Praxis. Die Anhäufung von Krankengeschichten stellte ein verbliebenes Bindeglied zur klassischen Suggestionstherapie dar und sollte die Methode für jeden Praktiker veranschaulichen. Frank berief sich weiterhin auf die frühen

Ansichten Freuds und lehnte dessen neue Methode als spekulativ ab. Außerdem wäre sie im Vergleich zur Psychokatharsis schwierig zu erlernen. Sein Vorgehen sei im Kern eine bestimmte Art der Psychoanalyse, und zwar in einem Halbschlafzustand, in dem der Patient nur offenbare, was tatsächlich in ihm vorhanden sei, und er jederzeit die Behandlung abbrechen könne. Unbewußtes Material werde direkt zugänglich und durch "Wiedererleben" der ursprünglichen Gefühlsqualität in Worte faßbar.

Freud hatte erstmals erkannt und konzeptualisiert, daß der Patient auf diese Weise sein emotionales Erleben zum Gegenstand der Therapie werden läßt. Damals ergab sich die methodische Verbindung zwischen Psychokatharsis und Affektstörungen. Gegenüber der passiv zu erduldenden Heilsuggestion stellte die Psychokatharsis deshalb einen entscheidenden psychotherapeutischen Fortschritt dar. Ihre anhaltende Beliebtheit bei Praktikern wie Frank läßt sich ebenfalls auf die Favorisierung des affektiven Geschehens zurückführen. Die erweckten Emotionen lagen an der Oberfläche und genügten sich selbst. Der Therapeut agierte als Beobachter.

Frank entwickelte in dieser Arbeit, ausgehend von der Annahme eines hypnoiden Zustands beim Erleben des Traumas, eine logisch aufgebaute Affektdynamik ähnlich der Freuds, wobei er dessen Grundanschauung über die psychische Ursache der Psychoneurosen teilte. Er hielt fest:

> Wie unsere seitherigen Betrachtungen uns gezeigt haben, steht bei den Psychoneurosen die Angst als Krankheitssymptom im Vordergrund (Frank 1913, S. 310).

Nur leichtere Angstzustände wären vom Willen des Patienten zu beeinflussen, die massiveren bedürften der kathartisch-analytischen Behandlung, in der die Synthese zwischen habituellen und aktuellen Angstzuständen aufgelöst werden könne.

Aus dieser generellen Prävalenz der Angstsymptomatik erklärt sich Franks Aufmerksamkeit für Lebenssituationen, in denen der Psychoneurotiker zusätzlich belastet wird und sein Affekthaushalt aus dem mühsam erlangten Gleichgewicht zu geraten droht. Der Psychoneurotiker als beliebiger Patient war einer solchen Bedrohung ausgesetzt. Außerdem sah Frank eine Analogie zwischen Narkose und dem erwähnten Hypnoidzustand, der den Affektstau seines Erachtens einleite.

Dem "Fall 12, Bernhard O." seiner Krankengeschichten aus der Arbeit *"Affektstörungen"* stellt Frank voran:

> Sowohl während der Analyse verschiedener Krankheitsfälle ... als auch bei Krankheitszuständen mit bestimmtem Gepräge läßt sich die Entstehung einer Reihe von Gefühlsstörungen auf Narkosen mit Chloroform oder Äther zurückführen, und zwar besonders auf Narkosen in den ersten Lebensjahren. Es scheint mir wichtig zu sein, hierauf hinzuweisen, weil solche in der Regel stark psychoneurotisch veranlagten Kinder durch ihr Wesen dem Chirurgen auffallen müssen. Sowohl die einzelnen Eindrücke vor, während und direkt nach der Operation können bei solchen Kindern zum primären Komplex von Determinantengruppen werden. Besonders eigentümlich sind die während der Narkose sich einstellenden Störungen im Gefühlsleben. In einem von mir analysierten Falle wurden solche ganz eigenartigen Gefühle Jahre hindurch im Traume immer wieder durchlebt und bildeten zahllose Determinanten für ein außerordentlich kompliziertes Krankheitsbild. Neben diesen eigenartigen Gefühlen führten schreckhafte Visionen wäh-

rend der Narkose, die auch im Traumleben weitergesponnen wurden und mit späteren
Erlebnissen in Verbindung traten, zu eigentümlichen Symptomen. Unter den mannigfa-
chen, von den Patienten geschilderten Gefühlen spielt besonders ein Fremdgefühl, das
sich bald auf einzelne Körperteile, bald auf den ganzen Menschen bezieht, eine große
Rolle. In einem von mir behandelten Falle steht dieses Gefühl ganz im Vordergrund.
(Frank 1913, S. 86-87)

Nach der diffizilen Beschreibung der einzelnen Schritte des Abreagierens dieses
Patienten (auch mit Hilfe von Narkosemitteln) kommt Frank zu einer unkonven-
tionellen Interpretation des Themas "Narkosen bei Psychoneurotikern", illustriert
am "Fall 13, Frau Therese R.". Hier finden sich nun die eigentlichen medizinpsychologischen Details, die über den thematisierten Zusammenhang von Neurose
und Operationsträumen hinausgehen.

Die ausführliche Wiedergabe der Krankengeschichte erfolgte, um zu zeigen, wie ein Abreagieren im Halbschlafzustand allein nicht erfolgt, wenn die primären Erlebnisse in einer Narkose stattgefunden haben. Wie sich in einzelnen Krankengeschichten erwähnt
findet, mußte ich schon öfters zum Chloroform oder Äther greifen, um in der Narkose
entstandene Komplexe zum völligen Abreagieren bringen zu können. Ich mußte dies
auch in anderen, nicht wiedergegebenen Fällen tun. Auf Grund meiner Erfahrungen
werde ich oft zu dieser Anwendung von Chloroform oder Äther geführt, wenn sich eigenartige Symptomenkomplexe zeigen, wie sie eben nur in Narkoseträumen entstehen
können. Es sind dies vor allem Gefühlsträume. Solche Narkoseträume spielen dann im
späteren Traumleben eine eigentümliche Rolle; sie werden Jahre und Jahrzehnte hin-
durch fortgesponnen, nicht selten lediglich als Gefühlstraum, ohne Verbindung mit ir-
gendwelchen Vorstellungen. Man muß dies wissen, um gerade, wie im vorliegenden
Falle, konsequent im Abreagieren der Gefühle fortzufahren, bis man ans Ziel kommt,
wenn man seiner Sache sicher ist, daß es sich um einen psychoneurotischen Zustand handelt. Die außerordentlich große Menge von pathologischen Affekten entsteht durch das
fortwährende Verdrängen. Es ist deshalb bei der Behandlung außerordentlich wichtig, die
Patienten gleich von Anfang an auf ihr sich selbst schädigendes Verhalten aufmerksam
zu machen und sie so zu instruieren, daß sie beim Auftreten der pathologischen Gefühle
jedes Verdrängen vermeiden. Gerade der vorliegende Fall zeigt, wie wenig primäre Erlebnisse den Ausgangspunkt des neurotischen Zustandes bilden. Deutlich geht aus der
Krankengeschichte hervor, wie sich der Zustand in der frühen Jugendzeit gebildet hat
und erst in späteren Jahren zum Durchbruch gekommen ist. In mehreren Fällen passierte
es mir, daß die Patienten in ganz charakteristischer Weise zunächst vergessen hatten, mir
von in Narkose durchgemachten Operationen zu erzählen. Erst ihr eigenartiges Verhalten
bei der Hypnose – die Angst vor dem Einschlafen, ein plötzliches Sichabwenden bei Beginn des Schlafes oder erst im Halbschlafzustand auftretende eigenartige Gefühle, besonders Fremdgefühle im ganzen Körper oder in Extremitäten oder wieder Bewegungen
des Mundes, des Unterkiefers, der Zunge, auffallende Schluckbewegungen etc. – ließ
mich Verdacht schöpfen, ob der Patient nicht eine Narkose durchgemacht hat. Ebenso
können es besonders starke Lichterscheinungen sein, die im Halbschlaf darauf hinweisen.
So treten bei der Bromäthylnarkose offenbar äußerst starke Lichterscheinungen auf, keh-
ren im Halbschlaf wieder und legen den erwähnten Verdacht nahe. Besonders wird dieser
Verdacht noch bestärkt, wenn sich eine Idiosynkrasie gegen den Geruch von Chloroform,
Äther, Bromäthyl etc. konstatieren läßt. Man muß diese Umstände kennen, besonders
weil man in einzelnen Fällen gar nie zu einem eigentlichen Schlafzustand gelangen kann,
weil assoziativ die gleiche Angst wieder angeregt wird, wie sie zur Zeit der Narkose bei

der Operation vorhanden war. Erst nach dem Abreagieren dieser Narkoseangst kommt es überhaupt zum Schlafen, oder wenn sich der Narkosekomplex während der Behandlung eingestellt hat, schreitet das Abreagieren erst wieder vor, wenn dieser wieder bewußt und abreagiert worden ist. Daran muß man stets auch bei Fällen denken, die sonst gut abreagieren und plötzlich beim Abreagieren nicht weiterkommen. Selbstverständlich sind für ein solches Versagen meist andere Momente die Ursache, wie starke Verdrängungen, Affektspannung, Peinlichkeitsgefühle oder das Fehlen der assoziativen Anregung für den der Bewußtseinsschwelle nahen Komplex. Diese Angstzustände vor, während und nach der Operation spielen bei psychoneurotisch veranlagten Zuständen eine ganz außerordentlich große Rolle, sie finden sich in den Analysen immer wieder. In mehreren Fällen, die ich beobachten konnte, spielten gerade diese Angstzustände in früher Jugend eine den Krankheitszustand determinierende Rolle. In dem vorliegenden Falle dürfte dem auch so sein. Oder diesen Angstzuständen und dem der Operation folgenden Schwächezustand kommt eine die Krankheit auslösende Rolle zu. Für ein psychoneurotisch veranlagtes Kind, das schon in früher Jugend Angstzustände haben kann, ohne daß es die Umgebung oder auch der behandelnde Arzt ahnt, bedeutet eine Operation soviel wie der Tod. Von dem Moment an, von dem ein solches Kind weiß, daß es in ein Spital verbracht wird, macht es sich mit dem Gedanken ans Sterben vertraut und durchlebt eine Unmasse von Szenen in solcher Angst, daß sie zu Determinanten des späteren Krankheitszustandes werden. Die Abschiedsszene von zu Hause, der Eintritt ins Spital, die Beobachtungszeit dort, die Vorbereitung zur Operation, der erstmalige Transport in den Operationssaal, der Aufenthalt dort, die zahlreichen Eindrücke von den zur Operation gehörigen Apparaten, jede einzelne Handlung, jeder Schritt der Umgebenden, jedes Geräusch wird in der Sterbensangst aufgenommen und unterbewußt aufbewahrt. Da diese Szenen sich abspielen, ohne daß die Umgebung es ahnt, so möchte ich hier auf deren Bedeutung hinweisen. Selbstverständlich liegt es mir fern, den chirurgischen Kollegen hieraus den mindesten Vorwurf zu machen, denn bei dem Betrieb einer chirurgischen Klinik ist es unmöglich, sich viel um die Psyche des Einzelnen zu kümmern, und die Patienten sind bei ihrer eigenartigen psychischen Reaktionsweise nicht imstande, sich über diese Zustände, die so peinlich für sie sind, zu äußern. Es dürfte aber doch in Erwägung gezogen werden, da die psychoneurotische Veranlagung eine sehr stark verbreitete ist, ob es sich in chirurgischen Kliniken nicht durchführen ließe, den Patienten diese Aufregungen möglichst zu ersparen, dadurch, daß sie schon in einem Schlafzustand in den Operationssaal verbracht werden und rechtzeitig durch einen der Assistenzärzte oder hierzu geeignetes Personal möglichst beruhigt werden von dem Zeitpunkt an, wo der Patient weiß, daß und wann er operiert werden soll. Ganz besonders noch sehe ich mich veranlaßt, vor der Operation ohne Narkose bei psychoneurotisch veranlagten Individuen zu warnen. Der nachfolgende Fall (13, Frau Therese R.) ist hierfür ein warnendes Beispiel. Es ist für solche Patienten ein schlechter Tausch, wenn sie wohl von ihrem Leiden, wie z. B. einem Kropf, befreit sind, dann aber eine Psychoneurose zum Ausbruch kommt, die ihnen jede Lebensfreude und Arbeitsfähigkeit raubt. Gewiß dürfte ein solches Vermeiden nicht leicht sein, aber es sollte doch jeder Arzt befähigt sein, wenn er, wie dies doch in jedem Falle geschieht, die Anamnese aufnimmt, sich über den psychischen Zustand und die Reaktionsweise eines Patienten, der ihm auf Leben und Tod übergeben wird, zu orientieren. Wäre eben die psychologische Durchbildung unserer Ärzte auf der Höhe, gerade so selbstverständlich wie die anatomische, so würden sich da gar keine Schwierigkeiten ergeben. Bekanntlich aber ist die Psyche für den heutigen Arzt meist das nebensächlichste. Wenn aber das "nihil nocere" das erste Prinzip des Arztes sein muß, so müssen sich eben auch die Chirurgen dazu bequemen, dem psychischen Zustand ihrer Patienten mehr Rechnung zu tragen, als dies ganz im allgemeinen geschieht. Von größter Bedeutung ist – darauf möchte ich mit Nachdruck hinweisen – der Narkosezustand des psychoneurotischen Patienten.

Wenn solche Psychoneurotiker narkotisiert werden, so sollten sie in völligem Narkosezustand in den Operationssaal gebracht werden. In diesem Zustand kann ihre Psyche gar nichts mehr in sich aufnehmen; sowie aber die Narkose nur einen Halbschlaf darstellt, so liegen sie wohl bewegungslos da, scheinen nicht zu reagieren, hören aber alles, was um sie vorgeht und zwar im stärksten Angstzustand. Dieser Zustand ist für solche Patienten in psychischer Hinsicht außerordentlich gefährlich. Jeder einzelne Sinneseindruck, der durch das Ohr oder durch die Haut oder durch die Nase, den Mund in die Psyche gelangt oder die rein psychischen Gefühle, die in diesen Zuständen auftreten, ebenso die Träume, die in diesen Zuständen entstehen, können zu Komplexen und zum Ausgangspunkt von Determinanten werden, die das spätere Schicksal des Patienten bestimmen. Nicht allein die Narkose und alle die Vorgänge, die mit der Operation im Zusammenhang stehen, sind hier von ausschlaggebender Bedeutung, sondern der der Operation folgende körperliche Schwächezustand bietet einen günstigen Boden für die Entstehung einer Neurose, entweder in dem Sinne, daß zur Zeit der Operation besonders bei jugendlichen Individuen die primären Komplexe ins Unterbewußtsein gelangen, oder daß, wenn diese schon vorhanden waren, eine weitere Aufspeicherung stattfindet oder daß die Aufspeicherung schon so weit gediehen war, daß nun die Affektzustände einen so hohen Spannungsgrad erreichen, daß die Neurose in dem der Operation folgenden Schwächezustand zur Manifestation gelangt. Es scheint mir wichtig zu sein, auf diese Verhältnisse hinzuweisen, weil sie in mannigfacher Hinsicht einen tieferen Einblick in den Zusammenhang von operativen Eingriffen und der Entstehung von Neurosen gewähren. Aus diesem Grunde möchte ich die Krankengeschichte einer Patientin wiedergeben, bei der die während einer Kropfoperation ohne Narkose zur Verdrängung und unterbewußten Aufspeicherung gelangten Gefühle und Schmerzen in der Psychoneurose eine wesentliche Rolle spielten:

Fall 13: Frau Therese R.

Ich wurde zur Patientin gerufen, weil sie seit längerer Zeit an Angstzuständen und großem Müdigkeitsgefühl leidet. Dabei hat sie oft das Gefühl im Halse wie wenn sie ersticken müßte und außerdem heftige Schmerzen im Genick und starke Schwindelgefühle. Diese Schmerzen treten besonders während der Angstanfälle auf und zwar so stark, daß es sie förmlich "zusammenziehe". In der letzten Nacht hatte sie einen so starken Angstanfall, daß sie meinte, ihr Ende sei nahe. Es wäre so schauderhaft gewesen, daß sie meine, einen solchen Anfall könne sie nicht mehr ertragen. Sie bittet deshalb, die von ihrem Arzt vorgeschlagene psychoanalytische Behandlung bei ihr durchzuführen.

6. X. 11. Patientin schläft sofort ein, lernt gleich, sich richtig zu verhalten und sieht eine Szene undeutlich mit einer Tragbahre, wie ein Bett. Sie erzählt dann nach dem Erwachen, sie habe in der letzten Nacht immer etwas geträumt, und dann sei ein Angstanfall gekommen. So das erste Mal um Neujahr herum.

13. X. 11. Hypnose: Patientin hat starke Angst, sieht schwarze Gestalten vorüberziehen, die sie aber nicht festhalten könne. Dann fängt sie im Schlafe an heftig zu weinen, sie habe Angst, sie müsse an Bestimmtes denken. Nach dem Erwachen äußert sie: da fühlt man erst, was alles in einem ist.

16. X. 11. Patientin sieht wieder allerlei vorüberziehen, kann aber nichts festhalten. Hypnose: Gerät in starke Angsterregung, sieht den Arzt, der ihre Struma gerade vor einem Jahr operierte, in ein Zimmer kommen. Hypnose: Patientin gerät in starke Angst, klagt über heftigen Schwindel, hat Schmerzen im Hals und beim Schlucken sei es ihr wie bei der Strumaoperation, die bei ihr ohne Narkose durchgeführt wurde. Ebenso habe sie die starken Schmerzen im Genick wieder wie bei der Operation. Genau die gleichen Schmerzen habe sie später öfters empfunden.

17. X.11. Gestern nach der Sitzung sei sie bald wieder ruhiger geworden, spürte nur die Nackenschmerzen eine Zeitlang, wie nach der Operation auch. Die Nächte seien in der letzten Zeit gut gewesen ohne Schlafmittel. Hypnose: Patientin durchlebt unter heftigster Erregung ganz genau wieder alle Szenen, wie bei der Operation ohne Narkose. Sie fühlte wieder die verbundenen Augen, wie ihr jemand die Ohren zuhielt. Die Extremitäten waren fest gebunden, was man deutlich an der Hemmung ihrer Bewegungen während der heftigsten Erregung beobachten konnte. Sie durchlebt jetzt genau wieder die Schmerzen an der Operationswunde und im Genick während der starken Rückwärtsbeugung des Kopfes. Sie empfindet genau wieder das dumpfe Gefühl im Kopf, wie es ihr schlecht wurde, auch den Schmerz im Rücken, und die außerordentliche Angst wie damals. Dann habe sie sich wieder zusammengenommen. Patientin jammert und stöhnt, atmet in heftigster Erregung. Nach dem Erwachen erzählt die Patientin alle Einzelheiten, die sie ganz deutlich wiedergesehen habe. Nach dem Erwachen ist es ihr übel, Arme und Hände sind ihr wie tot, genau wie damals nach der Operation. Während der Operation habe sie sich mit nichts wehren können, nur mit der Brust konnte sie sich bewegen. Sie habe sich nur zeitweise während der Operation zusammennehmen können und dann sei sie ruhig und gefaßt gewesen. Auch jetzt habe der Operateur, wie damals, mit ihr gesprochen. Patientin gibt von selbst an, daß sie während ihrer Angstanfälle genauso wie jetzt Krämpfe in den Armen gespürt habe. Die Hände habe sie wie tot gefühlt. Patientin durchlebte die Operation wieder in einer Hypnose von ca. 3/4 Stunden Dauer. Nach dem Erwachen ist Patientin erschöpft und klagt über ein Surren im Hinterkopf.

...

27. XI.11. Die letzten Nächte schlecht eingeschlafen. Patientin klagt wieder über Schmerzen in den Händen, sie fühle sich elend und müde. Die Hände seien bald blau, bald wieder weiß. Sie habe oft das Gefühl, als wollten die Beine nicht mit und empfindet starke Schmerzen darin. Sie habe keine Angstgefühle gehabt, aber die letzten Tage sei sie wieder deprimiert. Hypnose: Empfindet starkes Tosen im Kopf, es sei ihr wie im Narkosetraum bei der Geburt. Sie durchlebt wieder den Traum, wie damals; sie fahre mit dem Manne im Auto und stürze hoch herunter. Dabei empfindet sie ein sehr starkes Schwindelgefühl, alles gehe mit ihr ringsum. Das durchlebt sie genau wieder so. Der Schwindel hält in starkem Grade noch nach dem Erwachen an. Sie habe, bevor der Sturz mit dem Auto kam, auch jetzt wieder ein sehr starkes Angstgefühl empfunden. Ein dumpfes Gefühl im Kopf blieb noch einige Zeit nach der Hypnose fortbestehen. Dann wurde es ihr wieder hell im Kopf.

Aus äußeren Gründen wurde die Behandlung hier abgebrochen. Das war auch möglich, da es der Patientin gut ging. Mitte Juli 1912 stellte sie sich wieder vor. Patientin sieht blühend aus und gibt an, es gehe ihr sehr gut; doch fühle sie, daß noch nicht alles bei ihr entfernt sei; sie spüre zeitweise deutlich, daß noch frühere Aufregungen in ihr wirken. Sie wünscht, daß die Behandlung noch fortgesetzt werde (1913, S. 98–101).

Ludwig Frank gebührt mit diesen wenigen und keineswegs originellen Überlegungen über die individuelle Erfahrung des Patienten und die Bedeutung der psychologischen Diagnose vor der Operation die Ehre, als einer der ersten deutschsprachigen Mediziner dem Problem der psychologischen Operationsvorbereitung durch Chirurg und Anästhesist Beachtung geschenkt zu haben. Außerdem zeigte er sich der Tatsache bewußt, daß Narkose und Operation zu den Belastungen gehören, die psychopathologische Verarbeitungstendenzen auslösen und verstärken können.

Bis in die 20er Jahre bemühte er sich darum, die Psychokatharsis für das Repertoire der ärtzlichen Psychotherapie zu bewahren und Kritik an der für ihn unverständlichen Ignoranz der Psychoanalyse zu üben. 1927 erschien seine Monographie *Die psychokathartische Behandlung nervöser Störungen*. Als die Psychoanalyse ihr "Rudiment" Psychokatharsis im Zuge der Therapie der Kriegsneurotiker wiederentdecken sollte, besannen sich ihre Vertreter leider nicht auf den Erfahrungsschatz Ludwig Franks.

Literatur

Frank L (1908) Zur Psychoanalyse. J Psychol Neurol 13: 126-135
Frank L (1913) Affektstörungen – Studien über ihre Ätiologie und Therapie. Springer, Berlin
Frank L (1927) Die psychokathartische Behandlung nervöser Störungen. Rascher, Zürich
Kleist K (1916) Postoperative Psychosen. Springer, Berlin
Schröder C (1986) Die Entwicklungsgeschichte der Psychotherapie im Zeitraum von 1880 bis 1932 unter besonderer Berücksichtigung der in Deutschland wirksamen Konzepte und Organisationsformen. Dissertation, Universität Leipzig

Jahrbuch der medizinischen Psychologie

Band 8, Psychologie in der Rheumatologie

H.-D. Basler, H.P. Rehfisch, Angela Zink (Hrsg.)

Über den Inhalt des nächsten Bandes:

Im ersten Teil wird exemplarisch die Epidemiologie dreier Krankheitssyndrome aus dem entzündlich-rheumatischen, degenerativ- und weichteilrheumatischen Formenkreis dargestellt. Zudem wird die herausgehobene sozialmedizinische Bedeutung rheumatischer Störungen und Erkrankungen belegt.

Im zweiten Teil wird auf die Situation des Rheumakranken eingegangen. Die Erkrankung beeinflußt den Patienten sowohl psychisch als auch sozial in eindeutig negativer Weise. Offenbar gelingt es aber den Patienten überwiegend, die Erkrankung hinreichend zu bewältigen. Spezifische Bewältigungsprozesse werden durch empirische Studien belegt dargestellt.

Im dritten Teil werden ätiologische Modelle zur Genese rheumatischer Erkrankungen abgehandelt. Nach einer Darstellung empirischer Untersuchungen zu Laientheorien rheumatischer Erkrankungen wird insbesondere auf die Hypothese der Psychogenese der chronischen Polyarthritis eingegangen. Es schließt sich eine Diskussion psychologischer Konzepte zur Erklärung der mit rheumatischen Erkrankungen verbundenen Funktionseinschränkungen an, wobei insbesondere operante Bedingungen diskutiert werden.

Der vierte Teil beschäftigt sich mit der psychologischen Diagnostik bei rheumatischen Erkrankungen. Nach einer ausführlichen Darstellung der Schmerz- und Verhaltensdiagnostik wird insbesondere die Messung der Lebensqualität und der sozialen Unterstützung bei chronisch Kranken abgehandelt. Es schließt sich ein Beitrag zur Prädiktion des Erfolgs von Operationen an der Wirbelsäule an.

Der fünfte Teil beschäftigt sich mit Interventionen bei ausgewählten rheumatischen Krankheitsbildern, so bei Gelenkerkrankungen, Krankheiten und Beschwerden des Rückens und der Fibromyalgie. Die Methodik der Behandlung sowie die Effektivität der eingesetzten Methoden werden kritisch beleuchtet.

Im letzten Teil schließlich geht es um die Versorgung von Patienten mit rheumatischen Erkrankungen. Hierbei wird die bestehende Versorgungslage einer kritischen Würdigung unterzogen sowie in exemplarischer Weise aufgezeigt, wie unter bestehenden Versorgungsbedingungen Verbesserungen zu erzielen sind. Bestehende Modellvorhaben zur komprehensiven Versorgung von Rheumakranken werden in einer Übersicht dargestellt.

Zusätzlich zu den Beiträgen zum Schwerpunktthema "Psychologie in der Rheumatologie" enthält der Band eine forschungsstrategische Arbeit zur quantitativen Einzelfallforschung. Im Rezensionsteil wird eine kritische Übersicht über den gegenwärtigen Stand der Psychologie in der Dermatologie gegeben.

Hinweise für Autoren

In der Regel werden die Manuskripte von der Schriftleitung angefordert; daneben können Beiträge und Vorschläge für Schwerpunktthemen an die Adresse eines der Schriftleiter (siehe Seite I) eingereicht werden.

Bedingungen für die Einsendungen: Manuskripte sind in 2facher Ausfertigung 2zeilig maschinengeschrieben mit breitem Rand einzureichen. Sie müssen formal und inhaltlich einwandfrei sein und dürfen den Umfang von 25 Manuskriptseiten (2zeilig beschrieben, mit 33 Zeilen á 65 Anschlägen) einschließlich Literaturverzeichnis und Abbildungen nicht überschreiten. Die Schriftleitung behält sich das Recht vor, ihr notwendig erscheinende sprachliche Verbesserungen vorzunehmen. Gegebenenfalls wird das Manuskript zum Neuschreiben an den Autor zurückgeschickt. Voraussetzung für die Einreichung eines Manuskriptes an die Schriftleiter ist, daß die Arbeit noch nicht publiziert oder an anderer Stelle zur Publikation eingereicht wurde. Die endgültige Annahme des Manuskriptes kann erst erfolgen, wenn die oben genannten Bedingungen erfüllt sind.

Gestaltung der Manuskripte: Sie sollen kurz und präzise abgefaßt werden, überflüssige Literaturhinweise und doppelte Darstellungen in Abbildungen, Tabellen und Text sind zu vermeiden. Die Beiträge sollen durch Zwischenüberschriften gegliedert sein. Die gewünschte Position von Abbildungen und Tabellen ist am Rand der Manuskripte anzugeben.

Am Anfang des Beitrages- unter dem Titel – erscheint der Name des Autors (Vor- und Zuname) und seine komplette (Instituts-)Adresse, gefolgt von einer kurzen deutschen Zusammenfassung und einem englischen Summary.

Fußnoten werden fortlaufend numeriert. Ausnahme: Fußnoten, die sich auf den Beitragstitel oder auf den Autor beziehen; sie werden mit * versehen.

Literatur: Alle im Text zitierten Arbeiten – *und nur diese* – sind in einem Literaturverzeichnis aufzuführen. Im Text sollen Autorenname und Erscheinungsjahr angegeben werden. Arbeiten, die im selben Jahr erschienen sind, werden durch den Zusatz a, b, c etc. hinter der Jahreszahl (z. B. 1981a) gekennzeichnet. Das Literaturverzeichnis muß alphabetisch geordnet sein.

Bei Zeitschriftenbeiträgen sind anzugeben: Sämtliche Autorennamen mit nachgestellten Initialen, Jahreszahlen, vollständiger Beitragstitel, abgekürzter Titel der Zeitschrift (gemäß Index Medicus), Bandnummer, erste und letzte Seitenzahl. Bei Monographien sind anzugeben: Sämtliche Autorennamen mit nachgestellten Initialen, Jahreszahl, vollständiger Buchtitel, Auflage, Verlag, Verlagsort. Bei Beitragswerken, Handbüchern, Reihen und Symposien sind anzugeben: Autorennamen mit nachgestellten Initialen, Jahreszahl, Beitragstitel, Herausgeber, Buchtitel, Verlag, Verlagsort, erste und letzte Seitenzahl.

Beispiele:
Beckmann D (1984) Grundlagen der medizinischen Psychologie. Vandenhoeck & Ruprecht, Göttingen
Steingrüber HJ (1974) Grundlagen psychischer Störungen. In: Kerekjarto M von (Hrsg) Medizinische
  Psychologie. Springer, Berlin Heidelberg New York, S 219-251
Zenz H (1978) Professionelle Aspekte der Schwesternrolle. Med Psych 3:229-230

Abbildungen: Zahl und Größe der Abbildungen sind auf das zum Verständnis der Arbeit nötige Minimum zu beschränken. Erläuterungen zu Abbildungen, die als Bildlegenden gebracht werden, sollen nicht im Text wiederholt werden. Numerische Daten sollen nicht doppelt in Diagrammen und Tabellen erscheinen. Farbabbildungen werden in der Regel nicht veröffentlicht, es sei denn, der Autor trägt die Kosten. *Strichabbildungen:* Einzureichen sind qualitativ einwandfreie Hochglanzabzüge in der gewünschten Endgröße, mit deutlich lesbarer Beschriftung. (Schrifthöhe 2 mm). *Halbtonabbildungen:* Einzureichen sind kontrastreiche Hochglanzabzüge, rechtwinklig in der gewünschten Endgröße beschnitten (Beschriftung: 3 mm Schrifthöhe).

Legenden: Jede Abbildung ist kurz und verständlich zu beschreiben. Bemerkungen wie "Erläuterungen siehe Text" sind zu vermeiden. Legenden werden auf einem gesonderten Blatt aufgeführt.